新世紀・新視野・新文京 ─ 精選教科書・考試用書・專業參考書

膳食
療養學
THERAPEUTIC NUTRITION

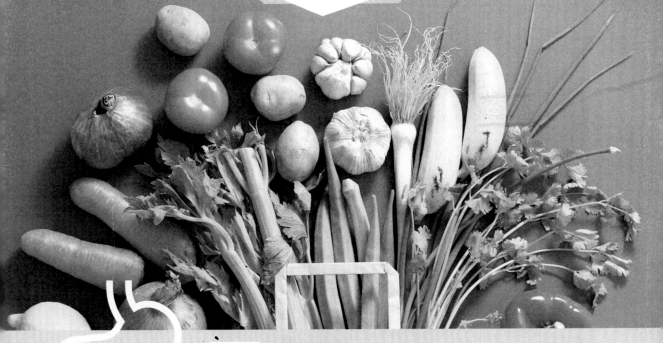

總校閱　葉松鈴

編著　葉松鈴、陳淑子、簡怡雯、翁慧玲、許秋萍
　　　翁德志、鄭佾琪、陳巧明、林栩禎、蘇秀悅
　　　戰臨茜、邱琬淳、吳柏姍、蔡維德

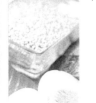

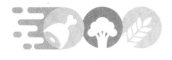

—— 總校閱序 ——

膳食療養學為大專以上營養科系的必修課程,也是營養師國家高等考試之必考科目,伴隨醫療科技的進步,臨床指引的日新月異,疾病的營養處置亦須隨之改變,原文課本雖與時俱進、吐故納新,然原文書對大部分讀者而言,恐閱讀費時且不易掌握重點,為求提供詳盡完整的專業知識及幫助學習,本書特邀集具各該領域和疾病專長的教師及資深營養師,以國家考試膳食療養學參考用書為藍本,加上最新研究論文與臨床指引,以及國人健康現況與相關指標編撰而成;除囊括各疾病的病理變化、生化反應、臨床症狀、醫療和營養處置及飲食原則外,也包括營養評估及嬰幼兒、老人之營養照護,內容詳實細緻。書中亦輔以相關圖表盼增進理解,且各章節搭配臨床案例、膳食設計及問題與解答,以利讀者提升臨床實務能力。

當然,膳食療養學的知識是需要活用的,單靠課本的論述和練習遠遠不夠,專業營養師的養成需要實務訓練始能融會貫通。營養師的工作是多元、繁重而任重道遠的,期許讀者們能透過本書,於專業知識和技能上全面提升,未來能在維護病人,乃至於全體國民的健康上扮演重要的角色。

葉松鈴 謹識

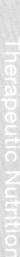

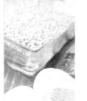
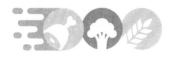

——— 編著者簡介 ———

總校閱暨編著者

葉松鈴

學歷：國立臺灣大學醫學院生化學研究所博士

現職：臺北醫學大學名譽教授暨保健營養學系兼任教授

編著者（依章節順序排序）

陳淑子

學歷：臺北醫學大學保健營養學系碩士

臺北醫學大學藥學研究所博士

經歷：國泰綜合醫院營養組管理師

新光吳火獅紀念醫院臨床組組長

行政院衛生署食品衛生處薦任技士

臺灣營養學會腎臟小組召集人

現職：臺北醫學大學保健營養學系兼任助理教授

中國醫藥大學營養學系兼任助理教授

文林診所營養師

臺灣營養學會常務理事

臺北市營養師公會常務理事

簡怡雯

學歷：美國阿拉巴馬州立大學伯明罕分校營養科學博士

經歷：臺北醫學大學保健營養學系副教授

臺灣營養學會理事

現職：臺北醫學大學保健營養學系教授

臺北醫學大學代謝與肥胖科學研究所合聘教授

中華民國肥胖研究學會秘書長

Therapeutic Nutrition

翁慧玲

學歷： 臺北醫學大學保健營養研究所碩士

經歷： 國立臺北護理健康大學護理系兼任講師

馬偕醫護管理專科學校幼兒保育科兼任講師

現職： 國立臺灣大學醫學院附設醫院營養師

許秋萍

學歷： 臺北醫學大學保健營養學研究所碩士

經歷： 衛生福利部基隆醫院營養師暨組長

臺北醫學大學附設醫院營養師暨教學長

臺北市立萬芳醫院營養師

基隆市營養師公會總幹事

基隆市營養師公會居家營養師

英倫產後護理之家兼任營養師

獎卿文山養護中心兼任營養師

衛生福利部第四屆醫事人員優良獎得主

現職： 臺北醫學大學附設醫院營養師

翁德志

學歷： 臺北醫學大學保健營養學系博士

經歷： 第十二屆亞洲營養大會(ACN 2015) Travel Award 得主

長庚科技大學保健營養系兼任講師

實踐大學進修暨推廣教育部兼任講師

臺灣營養學會雜誌第十八屆編輯委員會委員兼執行編輯

臺北醫學大學 105 學年度優秀博士後研究人員

現職： 中國文化大學保健營養學系專任副教授

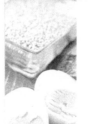

鄭佾琪

學歷：臺北醫學大學保健營養學系博士

經歷：臺北醫學大學附設醫院營養室及體重管理中心營養師

　　　雙和醫院體重管理中心營養師

現職：中華民國肥胖研究學會監事

陳巧明

學歷：臺北醫學大學藥學系博士

經歷：臺北醫學大學附設醫院營養師兼組長

　　　臺北醫學大學保健營養學系合聘講師

現職：實踐大學食品營養與保健生技學系副教授

林栩禎

學歷：臺北醫學大學保健營養學系學士

　　　國立臺灣大學醫學院生理學研究所碩士

經歷：臺北榮民總醫院營養部營養師

　　　財團法人康寧大學護理科兼任部定講師

現職：三軍總醫院營養部營養師

蘇秀悅

學歷：中國文化大學家政研究所食品營養組碩士

經歷：三軍總醫院營養部營養師

現職：臺北醫學大學附設醫院營養室主任

戰臨茜
學歷：國防醫學院公共衛生研究所碩士
經歷：實踐大學兼任講師
　　　康寧大學兼任講師
　　　臺北市營養師公會理事
　　　臺灣靜脈暨腸道營養醫學會理事
現職：三軍總醫院營養部主任
　　　國防醫學院兼任講師
　　　輔仁大學兼任講師

邱琬淳
學歷：臺北醫學大學藥學研究所食品化學組博士
經歷：臺北醫學大學附設醫院兼任臨床營養師
現職：臺北醫學大學保健營養學系副教授

吳柏姍
學歷：臺北醫學大學保健營養學系碩士
現職：臺北榮民總醫院營養部營養師

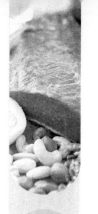

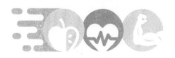

目 錄

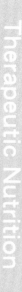

Therapeutic Nutrition

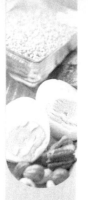

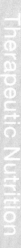

Therapeutic Nutrition

CHAPTER **07** 心血管疾病的營養照顧

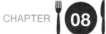

CHAPTER **08** 貧血的營養照顧

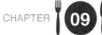

CHAPTER **09** 糖尿病的營養照顧

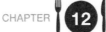

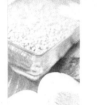

Therapeutic Nutrition

掃描 案例探討答案請掃描「QR Code」

Therapeutic Nutrition

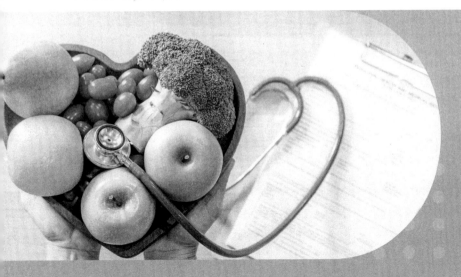

CHAPTER 01

葉松鈴／編著

膳食療養學介紹與營養評估

本章大綱

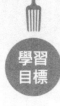

1. 了解膳食療養學的目的與治療飲食的分類。
2. 熟悉營養師的角色與功能。
3. 明白營養評估的方法和各種營養評估的項目及其應用。

前言｜INTRODUCTION

　　隨著生活水準的提高，國人對身體健康的維護也越加重視。衛生福利部針對國人所訂定的飲食指南及指標，提供國人營養均衡飲食的建議，適用於所有健康的民眾。但在疾病的狀況下，因為生理機能的改變，此時必須將飲食或營養素的分配做適度的調整，以因應疾病的需要，此類飲食即稱為治療飲食。

　　治療飲食除了提供病人足夠的營養素和熱量外，也希望能夠達到改善病人營養狀況、減輕代謝負擔並及早恢復健康的目標。治療飲食是整體醫療照護中很重要的一環，有些疾病可因飲食的介入而達到治療的目的，但有時仍需配合醫療處置或藥物治療始得以緩解，並使疾病有良好的控制。

　　病人的營養狀況常是疾病進程和預後的指標，若能經由營養評估了解病人的營養狀況，並校正營養不良或營養素缺乏的情況，將可使疾病有更好的控制和恢復，而營養師不論在病人營養狀況的評估，或針對各種疾病的飲食設計、調整和指導上均扮演非常重要的角色。本章將介紹膳食療養學的目的與重要性、營養評估的方法及營養師在食療上擔任的角色與職責。

THERAPEUTIC NUTRITION

第一節　何謂膳食療養學？

一、定義與目的

　　膳食療養學是一門將醫學、生理、生化、食品與營養等知識結合的科學，不僅可用於自身及家人的營養保健，也實際應用於各種疾病病人的飲食介入。

　　病人可能因各種器官疾病導致生理機能的改變，例如胃腸蠕動能力變差、腸道營養素吸收不良、肝膽、胰、腎、心肺代謝功能改變等，都需要在飲食質地或內容成分上做調整，以符合個別需求。

　　飲食調整的主要的目的為：(1)恢復或維持病人良好的營養狀態；(2)配合醫療處置和藥物治療使疾病有良好的控制；(3)因應各種疾病的狀況，期望能讓某些器官組織獲得休息，並減輕身體代謝的負擔。

二、治療飲食與分類

　　治療飲食以健康均衡飲食為基礎，再依據病人的個別需求，在質地、份量、熱量或營養素分配比例上做修正，治療飲食包括下列幾類：

1. 修正飲食的質地：如流質飲食、半流質飲食、軟質飲食、剁碎飲食等。

2. 增加或減少熱量的攝取：如減重個案的低熱量均衡飲食或創傷病人的高熱量飲食。

3. 增加或降低某種特定營養素的飲食：如高血壓的低鈉飲食、便祕的高纖飲食、憩室炎的低纖低渣飲食等。

4. 調整三大營養素分配比例的飲食：如腎臟病的低蛋白飲食、胃切除術後的低醣類飲食、慢性阻塞性肺病病人增加脂肪攝取比例以降低呼吸的負擔等。

5. 去除某種食物或食物成分：如對花生、堅果過敏或先天性麩質耐受不良，需完全排除這些食物及其製品、先天性代謝異常如苯酮尿症，需降低含苯丙胺酸蛋白質食物的攝取等。

6. 改變飲食攝入的方式：如以鼻胃管、鼻腸管或腸道灌食等。

7. 改變餐食供應的次數：如少量 1 天 6 餐，或是為配合糖尿病胰島素注射，1 天 4~6 餐的供應型態等。

　　各章將針對不同疾病，介紹疾病的病因、症狀、治療原則及營養照顧。

THERAPEUTIC NUTRITION
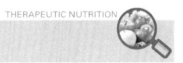

第二節　國人的營養現況

　　為了解全體國人的營養狀況，衛生署（現為衛生福利部）分別於 1981、1986 年舉辦兩次國民營養調查，並於 1993 年起委託中央研究院，定期執行國民營養健康狀況變遷調查(Nutrition and Health Survey in Taiwan, NAHSIT)，依據飲食攝取情形評估國人的營養狀況，並藉以作為制定飲食指標及營養政策的依據。

1993~1996 年的國民營養健康狀況變遷調查，以青壯、中老年為對象，而 1999~2000 年則進行老年人及國小學童的營養健康狀況變遷調查，2004~2008 年又再進行一次調查，以比較自 1996~2008 年之十二年間，國民營養及健康狀況之變化。2010~2011 年間則是進行國、高中生的營養健康狀況變遷調查，另 2013~2016 年進行的大型調查，是國內第一次舉行的全年齡層營養健康狀況變遷調查，2017~2020 年的全年齡層營養健康狀況變遷調查資料仍在整理中。

比較 1993~1996 年及 2004~2008 年的調查資料，發現相較於 1996 年，十二年後國人全穀雜糧類攝取減少，纖維攝取量顯著降低，而飲食型態的轉變也偏向對速食麵、糕餅、甜食、含糖飲料的選擇較多，且年輕人較為明顯。

在成年人過重與肥胖的盛行率上，男性由 33.4%增加到 51%，其中 32%過重、19%肥胖；女性則由 33.5%增加到 35.9%，其中 19.3%過重、16.9%肥胖，顯示臺灣肥胖過重的情形漸趨嚴重，尤以男性更為明顯。肥胖與代謝症候群發生的風險呈正相關，代謝症候群為一群容易導致心血管疾病的危險因子的集合，包括腹部脂肪堆積、高血壓、高血脂、血糖偏高、胰島素抗性等。調查結果也顯示，相較於前次，不論男女平均腰圍、糖尿病及代謝症候群發生率均顯著上升。此外，國中、小及高中生的營養健康狀況變遷調查結果也表明，體重過重及代謝性疾病的發生有年輕化情形，這也是未來極需要關注的議題。

衛生福利部根據國人對營養素的需求，制訂了「國人膳食營養素參考攝取量」，供專業營養從業人員參考，自 2011 年公布第七版以來，國人的飲食、營養、健康狀況與疾病風險均有所變遷，在營養科學領域的相關研究也有新的實證，為因應這些變化及更新實證科學之證據，故在 2020 年增修訂醣類及碘、維生素 D 的建議攝取量及鈣的上限攝取量，以符合國人之營養保健需求。

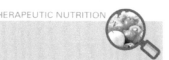

第三節　營養師的角色與功能

隨著時代的進步，飲食習慣生活型態的改變，國人對食品安全、營養保健的相關知識日趨重視，但因網路媒體資訊的發達，大量迅速的訊息傳遞，常使一般民眾無法分辨真偽，有賴專業人士釋疑和解答。

營養師作為醫事團隊的一環，除可提供營養專業知識，並在「預防醫學」的概念上成為先驅，其角色是多元而任重道遠的，但凡與個人健康飲食相關的評估、建議，團膳烹飪製備過程監督、疾病所需之特殊膳食療養，都占有重要地位。

翻開營養師發展的歷史，1984 年《營養師法》通過，1989 年 2 月營養師證照制度正式上路，在臺灣第一批營養師出爐 10 週年的 1999 年 2 月 22 日，第一屆營養師節誕生，這是營養師發展的重要里程碑。

營養師的工作場所，包括公立及私立醫療機構、團膳公司、學校、長期照護機構、衛生單位、各食品工業及餐飲業、營養諮詢機構等。從事營養師的工作，除了需要通過高考取得執照外，亦需於六年內修滿 120 學分的繼續教育課程，以維持專業能力，且為了更專精於某些科別的營養照護，尚有專門課程或證照可協助提升個人的專業能力，如糖尿病衛教師、腎臟專科營養師等。

依工作內容不同，可分為臨床營養師、膳食管理營養師、社區營養師三類。

1. 臨床營養師：包含對門診病人的各種疾病飲食衛教、一般病人營養均衡的諮詢、住院病人營養狀況的評估、提供住院病人膳食、臨床病人飲食衛教及出院飲食設計與規劃、營養補充劑或特殊營養品之諮詢建議等。

2. 膳食管理營養師：負責開立團體飲食的菜單、食材安全衛生的把關、管理與監督飲食供應流程、廚房規劃和衛生管理事項、營養規劃、人員管理、衛生教育及食材成本控制，如學校的營養午餐、政府機關等團體供餐、團膳公司便當製備等。

3. 社區營養師：從事公共營養保健方案之教育推廣與執行，或是配合研究機構對特定族群做營養調查及地區營養知識的傳播等，例如孕婦或新生兒、長照中心及銀髮族等的營養諮詢。面對高齡化的社會，突顯了許多老年人健康照護的問題，其中，營養不良和肌少症在弱勢的老年族群較常見，對健康與生活品質造成很大的影響。

在未來，希望能早日催生國民營養法，落實醫療、學校與衛生單位營養師之編制，將長期照護機構配置營養師納入現行法律，擴大營養師對於社區整體營造的角色與功能，並期許營養師在專業知識與技能上的全面提升，而能在維護病人，乃至於全體國民的健康上扮演重要角色。

第四節　營養評估的原則與流程

一、營養評估的原則

　　營養評估可用在社群中，以篩檢出有營養狀況不良風險的個案，在疾病發生前給予營養補充，避免疾病發生；或是在醫院中篩選出高危險群的病人，期望能經由營養的介入，改善疾病的進程或預後。

二、營養評估的流程

　　先篩選出高危險群的個案，以各種評估方法確認個案的營養狀況，設定計畫目標，並給予適當的營養介入（圖1-1）。

（一）資料收集

　　哪些人屬於營養不良的高危險群呢？可藉由基本資料的收集，來了解受評估者的營養狀況。

```
篩 選
  ↓
高危險群個案
  ↓
評 估
 ↙    ↖
設定計畫 → 營養介入
```

🍎 圖 1-1　營養評估的流程

1. 體重不正常

(1) 孩童：體重／身高在正常範圍值之外。

(2) 成人：超過理想體重 20%以上，或低於理想體重 10%以上。

(3) 明顯體重流失：6 個月減輕原始體重 10%以上。

2. 有任何原因造成飲食攝取不足

(1) 咀嚼／吞嚥困難、味覺／嗅覺異常。

(2) 飲食或營養素攝取有多重限制，如清流質、低蛋白飲食等。

(3) 禁食(NPO)或長時間靜脈(IV)營養。

(4) 罹患會影響進食和腸胃功能之慢性疾病。

3. 身體增加對營養的需求

(1) 懷孕、吸收不良、腹瀉、手術、發燒、燒傷、敗血症等。

(2) 流失體液：有開放性傷口、出血、血液透析或腹膜透析。

4. 藥物影響營養素之利用

藥物與營養素間常有交互作用，當服用多種藥物時，有可能影響某些營養素的吸收、利用，而需要額外補充營養素。

5. 生化檢驗值不正常

血紅素(hemoglobin, Hb)、血比容(hematocrit, HCT)、淋巴球(lymphocytes)、血中各種指標包括白蛋白(albumin)、運鐵蛋白(transferrin)、膽固醇(cholesterol)、血肌酸酐(creatinine)、尿素氮(blood urea nitrogen, BUN)等。

（二）營養評估項目

營養評估的項目如下：

1. 體位測量(Anthropometric measurement)。

2. 生化檢驗(Biochemical measurement)。

3. 臨床評估(Clinical assessment)。

4. 飲食評估(Dietary assessment)。

5. 心理狀況評估(Emotional assessment)。

6. 功能性評估(Functional assessment)。

取每種評估法之英文字首，共有 ABCDEF 六種，但也有將心理狀況及功能性評估併入臨床及生化評估，或只提及 ABCD 四種。雖然各個方法均有其優點及適用狀況，但也有使用上的限制和缺點，若要了解受測者的整體營養狀況，必須結合幾種評估方法，才能得到客觀的結論。

以下僅敘述 ABCD 評估方法最常用的測量項目及測量結果所代表的意義。

THERAPEUTIC NUTRITION

第五節　體位測量

體位測量是最常用於大型調查的營養評估方法，評估體位最常測量的項目包括：(1)體重；(2)身高（嬰兒為身長）；(3)身體質量指數；(4)頭圍（常用於 2 歲以下之嬰幼兒）；(5)體脂肪；(6)瘦體組織；(7)腰圍、臀圍與腰臀比。

- 優點

1. 過程簡單、安全，不具侵入性，可用於床邊測量，也可應用於大樣本數的調查研究。

2. 所用儀器價位相對較低，而且多為可攜帶式，可長期使用，甚至能在檢測當地購買使用。

3. 測量儀器只要依照標準程序操作，即具有精密度及準確性，檢測人員僅須簡單的儀器操作訓練即可執行。

4. 可獲得過去長時間的營養狀態資訊。

5. 與其他評估方法結合，可輔助確認輕度到中度，甚至嚴重的營養不良狀態。

6. 測量數據可用於世代研究，作為評估一個世代與上一個世代體位與營養狀態的改變。

7. 可作為大族群的篩檢，以找出營養不良的高風險族群。

- 缺點

1. 只能觀察長期的營養狀況，無法評估近期短時間內的變化。

2. 不具有特異性，只能觀察到體位的變化，但無法判斷為何種營養素缺乏所致。

一、體重

成人之體重直接以體重計測量，臥床病人則以床秤測量之。

對病人而言，生病期間體重的變化與日常體重相比，相較於理想體重更具參考價值，不預期的體重減輕，通常也是疾病或營養狀況改變的警訊，需要更進一步地檢查以確定原因。

若 1 個月內體重減輕 5%、3 個月內減輕 7.5%、6 個月內減輕 10%，即認定為顯著體重減輕；若 1 個月內體重減輕大於 5%、3 個月減輕大於 7.5%、6 個月減輕大於 10%，則被認為是嚴重體重減輕。

二、身高

可以站立的人以身高測量器直接測量；但有些病人可能因長期臥床或脊柱彎曲而無法站立測量時，因膝高與直立身高有極高的相關性，可採測量膝高方式來間接獲知其身高。

　　膝高測量時通常採用左腳，測量方法為左膝彎曲與左大腿呈 90 度角，左腳底板則斜放置於 90 度三角錐之斜邊，以軟尺測量腳跟至大腿前端表面的直線距離，見圖 1-2。

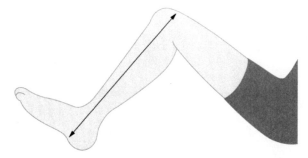

🍎 圖 1-2　膝高測量擺位及測量位置

　　得知膝高後，可以下列公式估算身高，但此公式會因種族不同而略有差異。

男性身高（cm）＝ 64.18 －（0.04×年齡(歲)）＋（2.02×膝高(cm)）
女性身高（cm）＝ 84.08 －（0.24×年齡(歲)）＋（1.83×膝高(cm)）

三、身體質量指數

　　身體質量指數(body mass index, BMI)是最常用來評估體位是否正常的指標；因為肥胖的定義是體內過多脂肪組織堆積，直接秤量體重並無法分辨多餘的體重是來自於體脂肪或肌肉組織，而 BMI 係以體重除以身高的平方計算而得，此公式算出的指數高低與體脂肪量具高相關性，故獲知身高後可與體重一起帶入公式，以評估體位是否正常。其公式如下：

BMI ＝體重（公斤）／身高（公尺）^{2}

　　不同人種體內脂肪分布不同，BMI 訂定的標準亦不同，同樣的 BMI 值亞洲人體脂肪量較白種人多，故白種人界定的肥胖 BMI 數值較高（表 1-1）。

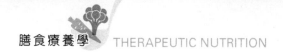
表 1-1　國人體位評估的 BMI 標準值與美國的比較　　　　　（單位：kg/m²）

	臺灣	美國
過輕	<18.5	<18.5
正常範圍值	18.5~24（標準值 22）	18.5~24.9
過重（>10%理想體重）	24~27	25.0~29.9
肥胖（>20%理想體重）	>27	>30
輕度肥胖(Class I)	27~30	30.0~34.9
中度肥胖(Class II)	30~35	35.0~39.9
重度肥胖(Class III)	≧35	≧40

　　正常體重範圍（表 1-2）的人罹病風險最低，體重越重則罹患代謝性疾病（如心血管疾病、糖尿病）的風險越高，而低於體重範圍則是罹患呼吸道感染和腸胃道疾病的風險較高。

表 1-2　正常體重範圍值

身高 (cm)	健康體重 (kg)	正常體重範圍 (kg) 18.5≦BMI<24	身高 (cm)	健康體重 (kg)	正常體重範圍 (kg) 18.5≦BMI<24
145	46.3	38.9~50.4	168	62.1	52.2~67.6
146	46.9	39.4~51.1	169	62.8	52.8~68.4
147	47.5	40.4~51.8	170	63.6	53.5~69.3
148	48.2	40.5~52.5	171	64.3	54.1~70.1
149	48.8	41.1~53.2	172	65.1	54.7~70.9
150	49.5	41.6~53.9	173	65.8	55.4~71.7
151	50.2	42.2~54.6	174	66.6	56.0~72.6
152	50.8	42.7~55.3	175	67.4	56.7~73.4
153	51.5	43.3~56.1	176	68.1	57.4~74.2
154	52.2	43.9~56.8	177	68.9	58.0~75.1
155	52.9	44.4~57.6	178	69.7	58.6~75.9
156	53.5	45.0~58.3	179	70.5	59.3~76.8
157	54.2	45.6~59.1	180	71.3	59.9~77.7
158	54.9	46.2~59.8	181	72.1	60.6~78.5

表 1-2　正常體重範圍值（續）

身高 (cm)	健康體重 (kg)	正常體重範圍 (kg) 18.5≦BMI<24	身高 (cm)	健康體重 (kg)	正常體重範圍 (kg) 18.5≦BMI<24
159	55.6	46.8~60.6	182	72.9	61.3~79.4
160	56.3	47.4~61.3	183	73.7	62.0~80.3
161	57.0	48.0~62.1	184	74.5	62.6~81.2
162	57.7	48.6~62.9	185	75.3	63.6~82.0
163	58.5	49.2~63.7	186	76.1	64.0~82.9
164	59.2	49.8~64.5	187	76.9	64.7~83.8
165	59.9	50.4~65.2	188	77.8	65.4~84.7
166	60.6	51.0~66.0	189	78.6	66.1~85.6
167	61.4	51.6~66.8	190	79.4	66.8~86.5

資料來源：衛福部國民健康署 (2018)．成人健康體重對照表。https://www.hpa.gov.tw/Pages/Detail.aspx?nodeid=542&pid=705

四、嬰幼兒成長評估

孩童正值生長發育期時，身高、體重均在成長之中，故其評估方法與標準皆與成人不同。每個孩童的成長速率不一，在做體位測量時，應同時測量體重與身高／身長，且持續追蹤觀察一段時間，始得以客觀評估成長狀況。

◎ 評估項目

1. 體重

可以站立的孩童以體重計測量，不能站立的嬰兒則以嬰兒體重計測量之。

2. 身高／身長

孩童以身高測量器量測，嬰兒則是採仰躺，需兩人進行，一人用手固定住頭腳，一人以量尺測量頭頂的最高點與腳跟的距離，即為身長。

3. 身體質量指數(BMI)

評估體位（表 1-3）。

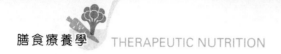

表 1-3　2歲以上的兒童及青少年之過重及肥胖評估標準

年齡	男生			女生		
	正常範圍 (BMI 介於)	過重 (BMI≧)	肥胖 (BMI≧)	正常範圍 (BMI 介於)	過重 (BMI≧)	肥胖 (BMI≧)
2	15.2~17.7	17.7	19.0	14.9~17.3	17.3	18.3
3	14.8~17.7	17.7	19.1	14.5~17.2	17.2	18.5
4	14.4~17.7	17.7	19.3	14.2~17.1	17.1	18.6
5	14.0~17.7	17.7	19.4	13.9~17.1	17.1	18.9
6	13.9~17.9	17.9	19.7	13.6~17.2	17.2	19.1
7	14.7~18.6	18.6	21.2	14.4~18.0	18.0	20.3
8	15.0~19.3	19.3	22.0	14.6~18.8	18.8	21.0
9	15.2~19.7	19.7	22.5	14.9~19.3	19.3	21.6
10	15.4~20.3	20.3	22.9	15.2~20.1	20.1	22.3
11	15.8~21.0	21.0	23.5	15.8~20.9	20.9	23.1
12	16.4~21.5	21.5	24.2	16.4~21.6	21.6	23.9
13	17.0~22.2	22.2	24.8	17.0~22.2	22.2	24.6
14	17.6~22.7	22.7	25.2	17.6~22.7	22.7	25.1
15	18.2~23.1	23.1	25.5	18.0~22.7	22.7	25.3
16	18.6~23.4	23.4	25.6	18.2~22.7	22.7	25.3
17	19.0~23.6	23.6	25.6	18.3~22.7	22.7	25.3
18	19.2~23.7	23.7	25.6	18.3~22.7	22.7	25.3

資料來源：衛福部國民健康署 (2019)．兒童與青少年生長身體質量指數 (BMI) 建議值。
https://www.hpa.gov.tw/Pages/Detail.aspx?nodeid=542&pid=9547

4. 生長曲線百分位圖

用以評估並追蹤生長情形；同時必須考量身高和體重發育狀況，始得以知曉孩童生長情形。若體重百分位很高，不一定表示體重過重，還要視身高百分位而定，若身高百分位與體重百分位相當，代表該孩童成長速度較其他孩童快，但體重相對於身高並不重；若體重百分位很高，而身高百分位很低，則表示該孩童身高較一般孩童矮，而體重相對於身高則過重（參見附錄一及二）。

5. BMI 的百分位

可用來評估孩童體位是否適當。當 BMI 超過該年齡層的 85 百分位時為過重、超過 95 百分位時為肥胖、低於 5 百分位時為過輕。

6. 頭圍

頭圍的測量方法，是以軟皮尺計量頭部最寬部位的周長，通常用於 3 歲以下幼童整體營養狀況評估及生長異常之診斷（如先天性小頭症、水腦症）。

腦細胞的成長需要足夠的熱量及各種營養素的攝取，若錯過了腦細胞成長最快速的時期，日後即便再供應足夠的營養，也無法使腦細胞的生長回復；胎兒時期及出生一年內是頭圍增長最快速的時期，頭圍之增加可反應嬰幼兒整體營養狀況之好壞，出生至 1 歲約可增長 12 cm，1 歲之後增長速度明顯降低，1~2 歲約增長 2 cm，2~4 歲間僅增長大略 2 cm，4 歲時可達成人腦容量的 80%，之後每年只以 0.3~0.5 cm 的速度增長。

五、體脂肪的評估

（一）體脂肪

脂肪是能量儲存的方式，體內脂肪以三酸甘油酯的形式存在脂肪組織中，其中約有一半的脂肪保留在皮下。正常體重的成年男性，體脂平均約占體重的 15%，女性則約占體重的 25%。體脂肪百分比也可作為判斷肥胖的標準（表 1-4）。

體內脂肪又分為必需脂肪及儲存脂肪，必需脂肪存在於骨髓、中央神經系統、肌肉組織及肝、腎、脾等器官中，具有重要的生理功能。成年男性必需脂肪約占體重的 3%，女性則因具生育功能的相關組織，如乳腺、骨盆及大腿周邊組織，故含較多脂肪，約占體重的 12%。

表 1-4　以體脂肪百分比判斷肥胖的標準

年齡與性別		體脂肪（肥胖的判斷標準）
30 歲以上	男性	≧ 25%
	女性	≧ 30%
30 歲以下	男性	≧ 20%
	女性	≧ 25%

資料來源：中華民國肥胖研究學會(2015)．理想體脂率．https://ctsso.tmu.edu.tw/

（二）評估體脂肪的方法

1. 生物電阻法

　　生物電阻法(bioelectrical impedance analysis, BIA)為利用少量電流通過人體，脂肪組織因不導電故會產生阻抗性，非脂肪組織含水分、電解質，導電性佳，故以阻抗性之大小估算體組成，電阻越大表示體脂肪越高，可以此測量體脂肪及瘦體組織量多寡。

2. 皮下脂肪厚度

　　身體約 50%的脂肪都儲存在皮下，皮下脂肪厚度可用以推估體內脂肪量。皮脂厚度可用皮脂測量器(skinfold caliper)（圖 1-3）測量二頭肌、三頭肌、肩胛骨及腸骨上方等部位，以四個部位測得的皮脂厚度總和，推估體脂肪量及評估是否肥胖。雖然測定部位越多越準確，但耗時、費力且受測者不易完全配合，故單一測量仍是最常參考的數值，而最常測量的部位為三頭肌。表 1-5 為三頭肌皮脂厚度(triceps skinfold, TSF)之評估標準。

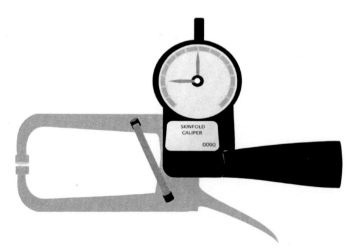

圖 1-3　皮脂測量器

表 1-5　三頭肌皮脂厚度標準　　　　　　　　　　　　　　　　（單位：毫米）

性別	過瘦	正常範圍	過高
成年男性	<5.5	6.0~17.5	>18
成年女性	<11.5	12.0~25.5	>26

資料來源：衛福部國民健康署 (2018)．*健康體能的評估*。https://www.hpa.gov.tw/Pages/Detail.aspx?nodeid=571&pid=883

• 三頭肌皮脂厚度測量方法

　　皮脂測量器上之彈簧施加於測量部位的壓力為 10 g/mm^2，測量範圍值為 2~40 毫米，可準確至 0.1 毫米；三頭肌皮脂測量並未限定為左手或右手，若為大型研究受測者均選定同一側的手即可，測量步驟如下：

(1) 測量時，受測的手自然彎曲，以確定鷹嘴突的位置；使用軟皮尺測量肩峰突和鷹嘴突的長度，取得中點（圖 1-4）。

(2) 受測者的手自然下垂，測量者用左手拇指和食指，垂直捏起受測者手臂中點上方約 1 cm 左右的皮層，以備測量時能準確掌握中點的位置。注意只需拉起脂肪層，而非下層的肌肉。

(3) 測量者以右手壓住彈簧夾口，夾住中點部位皮層後，放開拇指 2 秒，讀出指針上所指的刻度。

(4) 連續測量三次，擷取三次數值之平均值。

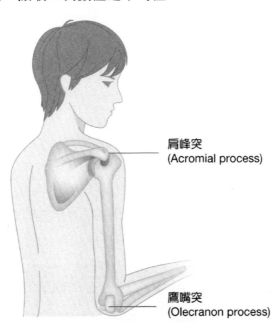

肩峰突
(Acromial process)

鷹嘴突
(Olecranon process)

🍎 圖 1-4　肩峰突和鷹嘴突的位置

六、瘦體組織

可作為體內蛋白質及肌肉組織是否充足之指標。

◎ 測量項目

1. 中臂圍(Mid Upper Arm Circumference, MAC)

以軟皮尺測量中臂位置周長；對體內蛋白質營養狀態的評估並不敏感，通常作為計算中臂肌肉圍時使用。

2. 中臂肌肉圍(Mid Arm Muscle Circumference, MAMC)

無法直接測量取得，需經由計算而得，作為體內蛋白質營養狀態的評估較中臂圍為敏感，公式如下（π為圓周率 3.14）：

$$MAMC = MAC \text{ (cm)} - \pi \times TSF \text{ (cm)}$$

3. 中臂肌肉面積(Arm Muscle Area, AMA)

可作為體內蛋白質營養狀態的評估指標，又較中臂肌肉圍為敏感，藉由下列公式計算而得：

$$AMA = \frac{(MAC - \pi \times TSF)^2}{4\pi}$$

4. 評估肌肉強度及功能性

以握力計(handgrip dynamometry)（圖 1-5）測量握力的強度及耐力；握力低是衰弱、肌肉量流失及嚴重營養不良的表徵。

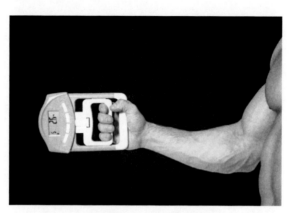

🍎 圖 1-5　握力計

七、腰圍、臀圍與腰臀比

　　腰圍(waist circumference, WC)即是測量肋骨下緣與腸骨上緣之間、肚臍上方腰部最狹窄部位的周長。腰圍過大表示腹部及內臟脂肪堆積，是代謝性疾病的獨立危險因子，女性 > 80 cm、男性 > 90 cm 可定義為肥胖，是代謝症候群診斷標準之一；臀圍(hip circumference)為測量臀部最寬部位的周長；而腰臀比(waist-hip ratio, WHR)男性以 0.9 為上限，女性以 0.85 為上限，大於此數值便稱為肥胖，代謝性疾病之罹病率也會隨之上升。

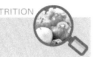

第六節　生化指標

　　藉由測量生理液或組織中的營養素含量，用以評估各類營養素的營養狀況。

一、常規檢驗

　　最常用以測量的樣本如下：

1. 全血：攜帶剛被吸收的營養素運送至組織。

2. 血清：全血不加抗凝劑，經靜置離心後，去除血球及凝塊取得之上清液。

3. 血漿：全血加抗凝劑，如 EDTA 或肝素(heparin)，離心後取得之上清液。

4. 紅血球：全血離心後取得；因半生期較長，測量紅血球中營養素濃度通常可反映較長期的營養狀況。

5. 白血球：全血離心後介於紅血球與血漿之間的白膜層。由於白血球的壽命較短，測量白血球中營養素濃度通常可反映較短期的營養狀況。

6. 其他組織：如肌肉、脂肪、毛髮或口腔黏膜組織等，由刮取或切片取得。

7. 尿液：用以檢測可正常排出之營養素含量（如水溶性維生素），以反映體內是否有缺乏。可取一次性樣本或一定時間內收集之樣本做分析。尿液的酸鹼值為 4.6~8，高蛋白飲食時偏酸性，攝取素食及奶類製品時則尿液偏鹼。正常的尿液能含微量蛋白質 2~8 mg/100 ml，但不該存在葡萄糖、酮體、紅血球及膽紅素；若出現明顯的蛋白尿，則多為腎臟病變的表徵。

8. 糞便：糞便中營養素含量的分析可用以評估是否有吸收不良的情形；潛血測試則可作為腸道病變的指標；腸道菌培養可評斷是否因病原菌造成的長期腹瀉。

9. 其他：(1)唾液：可測定免疫球蛋白 A (IgA)或荷爾蒙濃度，作為免疫反應的指標；(2)指甲：可作為有毒金屬暴露的指標；(3)頭髮：可作為 Zn、Cu、Cr、Mg 的暴露及有毒金屬 Cd、Pb、As 等暴露之指標；(4)汗液：測定其中電解質含量，可作為纖維性囊腫(cystic fibrosis)的診斷指標。

二、 蛋白質營養狀況評估

蛋白質在體內具有多項重要的功能，如為身體組織的構成分、酵素及荷爾蒙可調節生理代謝功能，亦是營養素的攜帶者、免疫相關介質如免疫球蛋白及細胞激素可調節身體的免疫反應等。因此，當蛋白質營養狀況不良時，會影響到整體生理運作。我們可藉由血中特定蛋白質的濃度來評估蛋白質的營養狀況。

體內蛋白質的評估，可分為體蛋白(somatic protein)和內臟蛋白(visceral protein)兩部分，體蛋白指的是肌肉蛋白，約占總體蛋白的 30~50%；內臟蛋白代表的是血清蛋白、紅血球、顆粒球、淋巴球及器官組織等的蛋白質。

（一） 體蛋白的評估

1. 尿中肌酸酐排出量

肌酸(creatine)存在於肌肉中，由三個胺基酸 arginine、glycine 和 methionine 所合成。肌酸經過 creatine phosphokinase (CPK)的作用，使 ATP 釋出一個磷酸根，肌酸攜帶高能磷酸鍵作為能量之儲存，當肌肉需要能量時（例如維持正常的肌肉張力或運動時），會將磷酸根釋出，以供肌肉運作時能量需求之用，肌酸則代謝成肌酸酐(creatinine)。

肌酸酐是肌肉代謝的產物，一旦生成便無法在體內回收利用，須從尿液中排出（圖 1-6）。肌酸酐的排出量與肌肉量的多寡呈正相關，故可作為評估肌肉量的指標。若要以尿中肌酸酐的排出量作為肌肉量的指標，因肌酸酐是肌肉代謝的產物，故必須遵從下列原則：(1)至少收集三天 24 小時尿液分析肌酸酐濃度，並取其平均值；(2)收集尿液前三天，須每天攝取 70~80 g 蛋白質，且為低肌酸不含肉類的飲食。尿液中 1 g 肌酸酐的排出量，可相當於 18~20 kg 的非脂質量(fat free mass)。

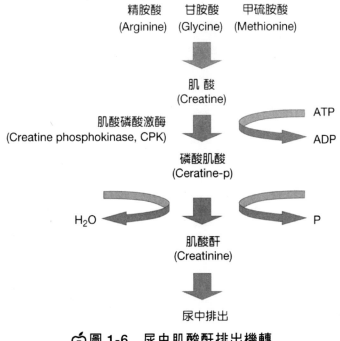

精胺酸　甘胺酸　甲硫胺酸
(Arginine) (Glycine) (Methionine)

肌　酸
(Creatine)

ATP
ADP

肌酸磷酸激酶
(Creatine phosphokinase, CPK)

磷酸肌酸
(Ceratine-p)

H₂O

P

肌酸酐
(Creatinine)

尿中排出

圖 1-6　尿中肌酸酐排出機轉

2. 肌酸酐身高指數

　　以肌酸酐身高指數(creatinine height index, CHI)與標準體型的人做比較，可作為肌肉量多寡的指標，公式如下：

CHI ＝（受測者 24 小時尿中肌酸酐排出量／與受測者同身高同性別標準體型 24 小時尿中肌酸酐排出量）×100%

　　若 CHI >80%表示正常；60~80%為輕微骨骼肌流失；40~60%屬中度骨骼肌流失；<40%則為嚴重骨骼肌流失。

　　同身高、同性別標準體型 24 小時尿中肌酸酐排出量，可參考表 1-6 以身高為基礎之成人尿中每日肌酸酐排出量基準值，但此參考值乃根據白種人資料收集而得，可能會因不同種族而有差異。

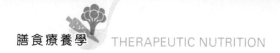

表 1-6　成人尿中每日肌酸酐排出量基準值

男性		女性	
身高(cm)	肌酸酐(mg)	身高(cm)	肌酸酐(mg)
157.5	1,288	147.3	830
160.0	1,325	149.9	851
162.6	1,359	152.9	875
165.1	1,386	154.9	900
167.6	1,426	157.5	925
170.2	1,467	160.0	949
172.7	1,513	162.6	977
175.3	1,555	165.1	1,006
177.8	1,596	167.6	1,044
180.3	1,642	170.2	1,076
182.9	1,691	172.7	1,109
185.4	1,739	175.3	1,141
188.0	1,785	177.8	1,174
190.5	1,831	180.3	1,206
193.0	1,891	182.9	1,240

3. 尿中三甲基組胺酸排出量

　　三甲基組胺酸(3-methylhistidine, 3-ME)（圖 1-7）為肌肉蛋白分解之產物。肌凝蛋白(actin)和肌動蛋白(myosin)是合成肌微纖維最小的蛋白質單位，當肌纖維組織蛋白質合成時，組胺酸會做甲基化的修飾，以三甲基組胺酸的形式與其他胺基酸組成肌纖維蛋白質。

histidine

CH₃ — N　NH　NH₂

3-methylhistidine

圖 1-7　三甲基組胺酸(3-methylhistidine, 3-ME)

當肌肉蛋白質代謝分解時，三甲基組胺酸會被釋出，但並不會被體內回收利用，而是由尿液排除，正常狀態下肌肉蛋白之合成與分解能達成平衡，故尿液中排除的三甲基組胺酸可反應肌肉組織量的多寡，但身體處於異化作用時，體內蛋白質分解大於合成，此時尿中三甲基組胺酸排出量不宜作為肌肉量的指標，但可用以評估蛋白質異化分解的嚴重度，或是評估在營養支持介入前後、手術前後的體蛋白營養狀態變化情形。

4. 血總蛋白量

血總蛋白濃度會受到下列因素影響：(1)飲食中蛋白質攝取不足；(2)創傷、代謝壓力或敗血症、感染等體內代謝改變；(3)腸道病變造成血中蛋白質流失；(4)肝臟疾病使蛋白質合成降低；(5)熱量、電解質、維生素與礦物質的缺乏使蛋白質合成降低；(6)懷孕造成體液變化；(7)疾病造成微血管通透性改變；(8)藥物；(9)激烈運動，由於上述原因，血總蛋白量無法作為體蛋白營養狀態的敏感指標。

（二）以血中蛋白質作為評估指標

血中蛋白質若要在短期內反應蛋白質營養狀態之變化，必須符合下列原則：(1)體內儲存量少；(2)合成速率快；(3)主要存在於血管內；(4)穩定的分解速率，不會受到體內蛋白質營養狀態的影響；(5)半衰期短。

1. 白蛋白(Albumin)

正常值為 3.5~5 g/100 ml，係由肝臟合成，也可用以評估肝臟功能，是血中含量最多的蛋白質，也是維持血管中膨脹壓的主要蛋白質。當濃度降低時，會造成組織液在周邊組織堆積造成水腫。因測量簡單而快速，常用於病人蛋白質營養狀況的評估，但因半衰期長，且有約 60%的白蛋白存在於血管外的組織液中，當合成量降低、血中濃度降低時，血管外的白蛋白會進入血管中，且體內的發炎反應亦會使血中濃度降低，因此，血中白蛋白濃度並非蛋白質營養狀況的良好指標。

2. 球蛋白(Globulin)

正常值為 2.3~3.4 g/100 ml。血中總蛋白減去白蛋白後剩下的即為球蛋白，但一般很少以球蛋白作為評估指標，因為球蛋白的種類太多，包括脂蛋白(lipoprotein)、血紅素(hemoglobin)、醣蛋白(glycoprotein)、纖維蛋白(fibrinogen)、運鐵蛋白(transferrin)、免疫球蛋白(immunoglobin)等，無法分辨為何種球蛋白造成的變化。

白蛋白／球蛋白比例(albumin/globulin ratio)正常值約為 1，若＜1，可能代表肝臟疾病導致白蛋白合成量降低，或是感染及發炎反應使免疫球蛋白大量增加。

3. 運鐵蛋白(Transferrin)

為肝臟合成運送鐵的蛋白質。當鐵缺乏時合成量增加，鐵質過量堆積時則降低；因此，只有鐵營養狀況良好時始可作為蛋白質營養狀況指標。

4. 視網醇結合蛋白(Retinol Binding Protein, RBP)

為肝臟合成運送維生素 A 的蛋白質。因其本身分子量小，會被腎小球過濾並在腎小管被代謝，故在血中會與前白蛋白(prealbumin)結合在一起。當維生素 A 缺乏時合成量會降低，在營養不良和身體處於發炎反應時也會降低，因此，在維生素 A 營養狀況充足且身體未處於異化發炎狀態時，始可作為蛋白質營養狀況指標。

5. 前白蛋白(Prealbumin, PAB or Transthyretin, TTHY)

甲狀腺素運送蛋白在血中會與 RBP 結合在一起，由於半衰期短，可反映短期內蛋白質的營養狀況，是蛋白質營養狀況的敏感指標；但其在肝臟的合成和分泌受到鋅營養狀態的影響。另外，碘的營養狀態及甲狀腺素的合成量也會影響其濃度。

表 1-7　血中蛋白質體內儲存量及半衰期

血中蛋白質	半衰期	體內儲存量(g/kg)
白蛋白(albumin)	3 週	3~5
運鐵蛋白(transferrin)	約 9 天	<0.1
前白蛋白(PAB)	2 天	0.01
視網醇結合蛋白(RBP)	12 小時	0.002

表 1-7 所列蛋白質中，視網醇結合蛋白體內儲存量少、半衰期短，最能在短期內反應蛋白質缺乏的狀況，但這些蛋白質也會因身體創傷、感染等發炎反應而降低血中濃度，故被稱為負急性期蛋白質(negative acute phase protein)。此外，也有部分血中蛋白質會因發炎反應而增加血中濃度，稱為正急性期蛋白質(positive acute phase protein)，如 C 反應蛋白(C reactive protein, CRP)、藍胞漿素(ceruloplasmin)、纖維蛋白原(fibrinogen)、血清澱粉樣蛋白 A (serum amyloid A)、儲鐵蛋白(ferritin)、補體(complement)等。

（三）氮平衡

氮平衡(nitrogen balance)是指飲食中氮攝取和體內含氮廢物排出之間的平衡，公式如下：

氮的攝取＝飲食中氮的攝取量（飲食蛋白質攝取量／6.25＝氮量）
氮的排出＝尿中尿素氮＋尿中非尿素氮（包括尿酸、肌酸酐、氨）
＋糞便氮＋其他

由於人體內的氮排出以尿中尿素氮為最主要的氮排出型式，其他氮的來源收集過程繁複且不易執行，故將氮排出量的計算過程簡化之。

如收集 24 小時尿液測定其中的尿素氮，而尿中非尿素氮＋糞便氮＋其他氮的流失以 4 g 氮估算，氮排出的計算可簡化為：尿中尿素氮＋4。

尚有一種計算法為：非尿素氮以尿素氮×0.2 估算；毛髮、皮膚、糞便中氮則以 2 g 來估算。

氮的平衡可分為以下三種狀況：

1. 正氮平衡：氮的攝取＞氮的排出。出現在生長、懷孕、病後復原、體育訓練、胰島素、生長激素和睪固酮分泌增加時。

2. 負氮平衡：氮的攝取＜氮的排出。出現在蛋白質攝取不足、能量攝取不足、發燒、感染、異化性疾病、長期臥床、攝取蛋白質品質太低，缺乏必需胺基酸、腎臟病或腸道病變造成蛋白質流失、甲狀腺素或皮質荷爾蒙分泌增加，造成蛋白質分解等。

3. 氮平衡：氮的攝取＝氮的排出。健康成人不論是攝取蛋白質量等於或超過身體需要時，均可維持氮平衡的狀態；超過身體需要的蛋白質，並不會以蛋白質型式儲存於體內，而是被分解，其中碳、氫、氧的部分會轉換成脂肪儲存，或是以能量方式消耗，氮的部分則會由尿中排除，因此，攝取過多蛋白質仍能維持氮的平衡。氮平衡的測量雖然可以知道體內蛋白質的淨利用狀況，但也有使用上的限制，因測量尿中成分需收集 24 小時尿液，對一般人而言有執行上的困難，且受測者需有正常腎臟功能。另外，當身體有發炎反應時，會使生理代謝改變而影響其測量的正確性。

（四） 免疫試驗

可作為蛋白質及一般性營養狀況的評估。如總淋巴球計數(total lymphocyte count, TLC)大於 2,700 cells/mm^3 為健康；1,800~2,700 cells/mm^3 為輕度營養不良；900~1,800 cells/mm^3 為中度營養不良；小於 900 cells/mm^3 為嚴重營養不良。

三、以血液中成分評估疾病狀況

1. 抗氧化能力評估

包括測量血中維生素 A、維生素 C、β－胡蘿蔔素、硒及麩胱苷肽(glutathione)等之濃度。

2. 抗氧化酵素

測量麩胱苷肽過氧化酶(glutathione peroxidase)、超氧化物歧化酶(superoxide dismutase)及過氧化氫酶(catalase)等之活性。

3. 非蛋白質氮

尿素氮(blood urea nitrogen, BUN)與肌酸酐(creatinine, Cr)濃度過高為腎功能損傷之指標，尿酸(uric acid, UA)濃度過高會導致痛風；氨(ammonia)濃度過高常出現在肝功能衰竭的病人。

4. 血中葡萄糖

用於診斷葡萄糖耐受不良或糖尿病。

5. 血脂質

三酸甘油酯(triglyceride)、膽固醇(cholesterol)、低密度脂蛋白(LDL)過高與心血管疾病的發生相關；高密度脂蛋白(HDL)則是有益於防止心血管疾病的脂蛋白。

6. 酵素

(1) 澱粉酶(amylase)：胰臟炎時會升高。

(2) 鹼性磷酸酶(alkaline phosphatase)：不具有組織特異性，升高通常與骨頭、肝、膽疾病有關。

(3) 丙胺酸轉氨酶(ALT; GPT)與天冬胺酸轉胺酶(AST; GOT)：可作為肝臟功能之指標，當濃度高時可作為肝細胞被破壞的指標。

(4) 乳酸脫氫酶(lactate dehydrogenase, LDH)：是存在於所有細胞細胞質中的酵素；當人體組織受到破壞時，LDH 會被釋放至血液中，但若要確定受損傷部位，尚需配合其他檢查始可得知。

(5) 肌酸激酶(creatine kinase, CK)：又稱為肌酸磷酸激酶(creatine phosphokinase, CPK)。以骨骼肌、心肌和平滑肌含量最多，主要存在於細胞質和粒線體中，是與細胞內能量利用、肌肉收縮有直接關係的酵素。肌酸激酶活性測定常用於骨骼肌及心肌疾病的診斷。

四、維生素的評估

表 1-8　脂溶性及水溶性維生素的評估

脂溶性維生素	測定方法	判讀
維生素 A (retinols)	1. 測定血中 retinol 及 retinol ester 濃度	1. 正常濃度為 30~80 μg/dL；濃度小於 20 μg/dL 表示嚴重缺乏
	2. 對黑暗的適應性(dark adaptation)	2. 通常在嚴重缺乏時才會顯現
維生素 D	1. 血中 cholecalcidiol（25 hydroxy vitamin D, 25(OH)D₃）濃度	1. 是體內肝臟儲存量多少的最佳指標。小於 20 μg/ml 顯示缺乏，大於 200 μg/ml 顯示過多
	2. 血中 calcitriol（1,25-(OH)₂-D₃）濃度	2. 活化型態的維生素 D，通常用以表示體內維生素 D 的代謝狀況，並非維生素 D 營養狀態的良好指標
	3. 鹼性磷酸酶(alkaline phosphatase, ALP)活性	3. 可間接反應維生素 D 狀態
維生素 E (tocopherols)	1. 血中 α－生育醇(α-tocopherol)濃度	1. 小於 5 μg/ml 顯示有缺乏的風險，但在高脂血狀況下須計算與脂質的比值。若小於 0.8 mg/g 總脂質，則顯示有缺乏
	2. 血小板中的 α-tocopherol 濃度	2. 是飲食攝取量較敏感的指標
	3. 紅血球溶血試驗(RBC hemolysis test)	3. 維生素 E 缺乏時紅血球容易破裂
維生素 K	1. 凝血酶原時間(prothrombin time)	1. 凝血酶原是血漿中重要的凝血因子之一，需要維生素 K 使得以合成於肝臟。各種肝病和維生素 K 缺乏時均可能引起 prothrombin 減少。正常凝血時間為 11~18 秒，大於 25 秒表示異常
	2. 血漿 phylloquinone (K₁)濃度	2. 反應維生素 K 24 小時內的攝取量，缺乏時會降低

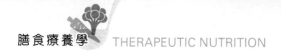 表 1-8　脂溶性及水溶性維生素的評估（續）

水溶性維生素	測定方法	判讀
維生素 B_1 (thiamin)	紅血球中 transketolase 的活性：transketolase 是以 thiamin pyrophosphate (TPP)為輔因子的酵素，測定紅血球在加或不加 TPP 狀況下之活性係數(activity coefficient, AC) AC = [transketolase (+TPP) / tranketolase (-TPP)] x 100%	若加 TPP 後酵素活性較未加 TPP 時增加大於 20% (AC > 1.2)，表示有缺乏
維生素 B_2 (riboflavin)	紅血球中 glutathione reductase (GR)的活性：GR 是以 flavin adenine dinucleotide (FAD)為輔因子的酵素，測定紅血球在加或不加 FAD 狀況下之活性係數(AC) AC = [GR (+FAD) / GR (-FAD)] x 100%	若加 FAD 後酵素活性較未加 FAD 時增加大於 40% (AC > 1.4)，表示有缺乏
菸鹼酸 (niacin)	測定尿中 N-methylnicotinamide (NMN)排出量	排出量小於 0.8 mg/day 表示缺乏
維生素 B_6 (pyridoxine)	1. 測定紅血球 alanine transaminase (ALT)或 aspartate transaminase (AST) 在加或不加 pyridoxal phosphate (PLP)狀況下之活性係數(AC) AC = [ALT 或 AST (+PLP) / ALT 或 AST (-PLP)] x 100% 2. 直接測定血漿中 PLP 濃度 3. 口服色胺酸(tryptophan)耐受試驗：給 3~5 g 色胺酸收集 24 小時尿液，測定黃尿酸 (xanthurenic acid)排出量	1. 若加 PLP 後 ALT 活性增加大於 25%、AST 活性增加大於 50%表示缺乏 2. PLP 是維生素 B_6 主要運送的形式，正常範圍：男性：5.3~46.7 μg/L；女性：2.0~32.8 μg/L 3. 若大量黃尿酸排出表維生素 B_6 缺乏
葉酸 (folate)	1. 測定血中或紅血球中葉酸濃度 2. 口服組胺酸(histidine)耐受測試 3. 紅血球體積變大	1. 為體內葉酸儲存量之指標 2. 給予組胺酸後，若葉酸缺乏則在 8 小時內會有 N-Formiminoglutamate (FIGLU)在尿中排出 3. 會出現巨球性貧血

表 1-8　脂溶性及水溶性維生素的評估（續）

水溶性維生素	測定方法	判讀
維生素 B$_{12}$ (cobalamin)	1. 直接測定血中維生素 B$_{12}$ 濃度 2. 測定尿中 methylmalonic acid (MMA)排出量 3. Schilling 試驗為評估維生素 B$_{12}$ 吸收的方法，空腹口服具放射活性的維生素 B$_{12}$ 後一小時，再以靜脈注射不具放射活性的維生素 B$_{12}$ 4. 紅血球體積變大 5. 血中半胱胺酸(homocysteine)濃度增高	1. 濃度小於 150 µg/L 表示缺乏 2. MMA 排出量大於 300 mg/24 h 尿液表示缺乏 3. 若 24 小時後尿中排出量低於口服劑量的 3%，表示缺乏 4. 會出現巨球性貧血 5. 為間接評估維生素 B$_{12}$ 缺乏的方法
維生素 C	測定血漿或白血球中之濃度	正常範圍： 1. 血漿：幼兒及青少年：0.2~2.3 mg/dL、成人 0.2~1.5 mg/dL 2. 白血球：20~50 µg/10^8

五、電解質與礦物質的評估

表 1-9　電解質與礦物質的評估

電解質與礦物質		測定方法	判讀
電解質	鈉、鉀、氯	測量血清中之濃度	正常範圍： 1. 鈉：135~145 mmol/L 2. 鉀：3.5~5 mmol/L 3. 氯：100~110 mmol/L 水分流失或脫水時，血中濃度增高；嘔吐、腹瀉或飲食攝取過低時，會造成鈉、鉀濃度降低。氯離子濃度過低常與體內滲透壓濃度變化有關
巨量礦物質	鈣	1. 血中鈣濃度受到許多荷爾蒙的調節，並非鈣營養狀況之良好指標 2. 測量骨質密度是間接評估鈣營養狀況的方法，以雙能量 X 光測定儀(Dual-energy X-ray absorptiometry, DEXA)測量	血中鈣濃度正常範圍： 8.5~10.5 mg/dL

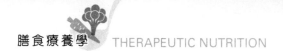

表 1-9　電解質與礦物質的評估（續）

電解質與礦物質		測定方法	判讀
巨量礦物質（續）	磷	血清磷濃度	1. 正常範圍：3~4.5 mg/dL 2. 磷濃度過低發生於體內磷異常分布的重症病人；嚴重營養不良病人、長期酗酒者會造成磷排出過多；過高則常見於腎衰竭病人
	鎂	1. 血清鎂濃度 2. 紅血球中鎂濃度	1. 正常範圍：0.65~1.25 mmol/L 2. 代表長期鎂的營養狀況
微量礦物質	鐵	1. 血清鐵濃度：並非鐵儲存量的良好指標	1. 女性：40~150 μg/dL； 男性：50~160 μg/dL
		2. 血比容(hematocrit, HCT)	2. 女性：35~47%； 男性：42~52%；孕婦：33%
		3. 血紅素(hemoglobin)	3. 女性：12~16 g/dL； 男性：14~18 g/dL； 孕婦大於 11 g/dL
		4. 平均紅血球體積(mean corpuscular volume, MCV)：一定體積血液之血比容／紅血球數目	4. 80~100 femtoliter (fL)
		5. 平均血球血色素(mean corpuscular hemoglobin, MCH)：一定體積血液中血紅素濃度／紅血球數目	5. 27~31 pg/cell
		6. 運鐵蛋白(transferrin)	6. 女性：250~300 mg/dL； 男性：215~365 mg/dL
		7. 總鐵合能力(total iron binding capacity, TIBC)：指運鐵蛋白可結合鐵的總量	7. 250~400 μg/dL
		8. 運鐵蛋白飽和度＝血清鐵濃度／TIBC x 100%	8. 女性：15~50%； 男性：20~50%
		9. 儲鐵蛋白(ferritin)	9. 儲存於肝臟，血清濃度與鐵儲存量呈正相關，是鐵過量或缺乏最敏感的指標，大於 400 ng/ml 表示鐵過量；小於 20 ng/ml 表示因慢性疾病引起之貧血
	鋅	1. 血清濃度 2. 味覺敏銳度(taste acuity)：通常於早餐後兩小時測試	1. 正常範圍：0.7~1.2 mg/L 2. 屬功能性測試，鋅缺乏會造成胃口變差及味覺、嗅覺的異常

表 1-9　電解質與礦物質的評估（續）

電解質與礦物質		測定方法	判讀
微量礦物質（續）	銅	1. 血清銅濃度 2. 紅血球中超氧化物歧化酶活性(superoxide dismutase, SOD) 3. 血清藍胞漿素(ceruloplasmin)濃度	1. 正常範圍：成人：70~175 µg/dL 2. SOD 是含銅的抗氧化酵素，銅缺乏會造成酵素活性變低 3. 是運送銅的蛋白質，並非銅營養狀態的良好指標，但可用以評估營養補充後銅的狀態是否有改善
	硒	1. 血清硒濃度 2. 紅血球中麩胱甘肽過氧化酶(glutathione peroxidase, GSHPX)活性	1. 正常範圍：80~320 µg/L 2. 硒是 GSHPX 的構成分，當硒缺乏時會造成此酵素活性降低
	碘	1. 測量血中甲狀腺素(T$_4$)濃度 2. 測量尿中碘排出量	1. 女性：5~12 µg/dL； 男性：4~12 µg/dL 2. 排出量越多表體內碘足夠

THERAPEUTIC NUTRITION

第七節　臨床評估

　　以臨床症狀評估病人的營養狀況，首先需取得醫療病史及飲食歷史。

一、醫療病史

1. 過去和目前對營養狀況的診斷。

2. 過去是否進行過手術、化學治療或放射治療？

3. 過去是否有過營養相關的問題及目前是否有營養素缺乏的情形？

4. 目前服用哪些藥物？這些藥物是否會影響營養素代謝？

5. 過去是否有吸菸或酒精、藥物濫用？

6. 是否有維生素或礦物質缺乏的症狀？

二、 飲食歷史

1. 過去或最近體重是否有變化？

2. 飲食型態、胃口、對食物的喜好和厭惡及之前飲食的限制。

3. 咀嚼、吞嚥的能力、是否有食物過敏？是否有味覺改變？

4. 是否有噁心、嘔吐及排便習慣的改變？

5. 生活狀態、購買和製備食物的能力。

6. 是否食用點心？

7. 是否有服用維生素、礦物質營養補充劑？

三、臨床評估的限制

　　許多臨床症狀並不具有特異性，多項營養素缺乏的症狀亦非常類似（表 1-10），例如維生素 B_2、菸鹼酸、葉酸和維生素 B_{12} 缺乏都會造成舌炎；必需脂肪酸、維生素 B_6、B_2 及菸鹼酸缺乏都會造成鼻翼兩側脂漏性皮膚炎，另外，有些臨床症狀可能因非營養的因素造成，其與營養素缺乏不相關，但分辨上並不容易。而同時存在多種營養素缺乏時，也可能顯現多重臨床症狀造成不易辨別，且單一時間點出現的症狀，無法判斷是在恢復中，還是處於缺乏更為嚴重的進程中。此外，同樣的症狀也可能因診斷者的判斷而產生不一致性。

表 1-10　可能與營養素缺乏相關的臨床症狀

部位及臨床症狀		可能缺乏的營養素
全身	整體生長受阻	熱量、蛋白質、鋅
頭髮	脆弱易斷落、無光澤、脫色、如旗幟般髮色不均(flag sign)	熱量、蛋白質、鋅、生物素、必需脂肪酸
臉部	蒼白	鐵、維生素 B_6、B_{12}、葉酸
	鼻翼兩側皮膚炎	維生素 B_2、B_6、菸鹼酸、必需脂肪酸
	水腫	蛋白質
眼睛	結膜蒼白	鐵、葉酸、維生素 B_{12}
	Bitot's 斑點、角膜軟化、乾眼症	維生素 A
	角膜乾燥	維生素 B_2、B_6
	瞼緣炎	維生素 B_2、菸鹼酸
嘴唇	嘴角潰爛、疤痕、口角炎	維生素 B_2、B_6、菸鹼酸、鐵

表 1-10　可能與營養素缺乏相關的臨床症狀（續）

	部位及臨床症狀	可能缺乏的營養素
舌頭	顏色呈紫紅或腥紅色、發炎	維生素 B_2、B_6、菸鹼酸、葉酸、鐵
	平滑、舌乳頭萎縮	維生素 B_2、B_{12}、菸鹼酸、葉酸、鐵
牙齒	琺瑯質有斑點	氟過多
牙齦	浮腫、流血、牙齦炎	維生素 C
腺體	甲狀腺腫	碘
	腮腺腫大	蛋白質
皮膚	傷口癒合慢	蛋白質、鋅
	乾燥症	維生素 A 或必需脂肪酸
	毛囊角化症	維生素 A 或必需脂肪酸
	皮下紫斑狀出血	維生素 C 或 K
	對稱性皮膚炎	菸鹼酸
	粗糙呈鱗片狀	維生素 B_2
指甲	易斷裂、有菱線、呈湯匙狀	鐵
	蒼白有斑點	維生素 A、C
皮下組織	水腫	維生素 B_1 或蛋白質
肌肉	流失、虛弱無力	蛋白質、熱量營養不良
	痠痛	維生素 B_1
骨骼	發育不全、囟門閉合遲緩、O 型或 X 型腿、串珠狀肋骨、關節變大	維生素 D
	短暫性關節疼痛	維生素 C
腸胃系統	噁心	維生素 B 群
	脂肪肝、肝腫大	蛋白質
	下痢	菸鹼酸
心臟系統	心臟擴大、心跳過速	維生素 B_1
	心律不整	鉀
神經系統	意識不清	蛋白質、維生素 B_1
	膝蓋、關節、腳踝軟弱無力	維生素 B_1
	無膝反射	維生素 B_1、B_{12}
	肌肉震顫	鎂
	周邊性神經炎	維生素 B 群

第八節　飲食評估

一、目的

1. 調查群體或是個體之營養素攝取量。

2. 評估不同族群的營養問題，比較不同族群飲食攝取狀況。

3. 評估進行中之飲食計畫是否達到目標。

4. 探討飲食與疾病之相關性。

二、評估方法

　　飲食評估有以家戶為單位及個人為對象的評估方法。

（一）以家戶為單位的評估方法

　　常用於營養調查研究，以了解家戶與個人食物消費的情形。包括下列四種：(1)食物計算法(food account method)；(2)列舉回憶法(list recall method)；(3)家戶盤存法(household inventory method)；(4)家戶食物記錄法(household food record method)。

1. 食物計算法

　　以食物準備或採購者為受訪者，調查 1 週的時間，並詳實記錄所有購買的食物，包括食物名稱、廠牌、數量、價格等。

・優點

　　(1) 受訪者較無心理負擔，不易改變其飲食型態。

　　(2) 方法簡單參與率高。

　　(3) 花費少。

　　(4) 適合大族群、長時間調查。

・缺點

　　(1) 外食、外買、飲料量評估困難。

　　(2) 食物可獲取量無法代表食物攝取量。

　　(3) 可能造成食物庫存量增加。

2. 列舉回憶法

　　訪問家中食物準備或採購者，調查時間 1~7 天，方法為回憶調查期間內家庭所購買食物，包括食物名稱、數量、價格，以秤重、家用量器或食物模型等輔助確認食物份量。

- 優點
  (1) 受訪家庭只需測一次。
  (2) 完成問卷時間短。
  (3) 花費少。

- 缺點
  (1) 受訪者回憶困難。
  (2) 受訪者需記錄或是保留食物購買資料。
  (3) 無法提供外食資料及訪客之食物攝取量。
  (4) 無法得知食物在家中分配之情形。
  (5) 效度缺乏一致性。
  (6) 可能高估或低估。

3. 家戶盤存法

　　訪問食物準備者，調查時間通常為 4 天，記錄第 1 天和最後 1 天的盤存量、每餐食用人數、年齡和計算每人食物平均攝取量。但食物腐敗、廚餘、餵食寵物之食物量，均需要秤重並扣除或扣除總食物量的 10%。公式如下：

　　（第 1 天所秤得之存貨量＋每天購貨量＋自家生產食物量＋在外所吃點心量＋營養午餐量）－（最後 1 天所秤存貨量＋每天丟棄的食物量）＝該戶四天所攝取食物總量

　　計算總攝取食物中，個別食物的熱量及營養素，可獲知該戶在測量期間所攝取熱量及各種營養素的總合。

　　該戶四天所攝取食物總量、熱量及營養素÷總消耗（攝取）人數÷4（天）＝平均每人每天所攝取的食物總量、熱量及營養素

- 優點
    (1) 適用教育程度高、交通便利以及非外食之消費型態。
    (2) 可直接測量個別家庭的食物及營養素（熱量）攝取量。
    (3) 可用以探討家族食物與營養素消耗量，以及對疾病發生之關係。

- 缺點
    (1) 受訪者心理負擔較重。
    (2) 參加意願低。
    (3) 為配合記錄可能影響正常飲食型態。
    (4) 無法得知特定個人及不同年齡者之攝取量。

4. 家戶食物記錄法

　　以食物準備者為受訪問對象，調查時間至少 1 週。方法為秤重式或估計式 24 小時回憶法，記錄內容包含食物購買和消耗量、每餐所有食物攝取量，外食時也須個別記錄名稱和消耗量（攝取量）及每餐的家庭成員、訪客數。另外，訪客所食用的食物量須扣除家中消耗量。

- 優點
    (1) 秤重式可較正確獲得食物攝取資料。
    (2) 適合作為食物消費型態與飲食習慣之調查。
    (3) 了解食物消費型態的季節性或是地區性的變化。
    (4) 探討家戶的飲食與疾病的相關性。

- 缺點
    (1) 受訪者記錄工作過重、參與率低。
    (2) 可能改變原有之食物消費型態。
    (3) 需經常訪視。
    (4) 調查花費高。

（二）以個人為單位的評估方法

　　共有四種，包含：(1) 24 小時飲食回憶法(24-hour recall)；(2)飲食攝取頻率問卷(food frequency questionnaire, FFQ)；(3)飲食日記(diet record or food diary)；(4)飲食歷史(dietary history)。

1. 24 小時飲食回憶法

　　24 小時飲食回憶法是臨床上常用於了解病人飲食型態及營養攝取量的方法。方法為請受訪者回憶過去 24 小時內確實消耗的所有食物及飲料，並記錄於問卷中，需由受過食物份量專業訓練的訪視員實施。

　　記錄的內容包括攝食時間、地點、食物名稱、材料、數量和製備方式等。數量的估算則使用食物秤量工具及食物定量輔助工具協助；常用的定量輔助工具為食物模型和臺灣常見的食物圖鑑。

- 優點
  - (1) 可得到個人飲食狀況之資料。
  - (2) 可得到熱量及營養素分配比率之資料。
  - (3) 花費時間不長，民眾配合度較高。
  - (4) 適用於個人及群體的調查。

- 缺點
  - (1) 只單一次 24 小時回憶無法得知日常的飲食型態。
  - (2) 受訪者忘記或者隱瞞，可能導致低估實際攝取量。
  - (3) 需要有專業訪視人員配合實施。
  - (4) 飲食攝取量因不同季節或週末、假日可能有所不同。
  - (5) 不適用於飲食營養素與健康之間相關性的研究。

2. 飲食攝取頻率問卷

　　飲食攝取頻率問卷是營養流行病學研究中最被廣泛使用的飲食評估工具，可了解某種特殊營養素與疾病的關係，如高血壓族群與飲食之關係、過動兒與零食攝取種類之關係等。

　　此方式可估計被調查者在指定一段時期內攝取某些食物的頻率。其採問卷形式，將需要調查的食物項目之問題、答案、選項逐一列出，受訪者再根據自己的飲食狀況，圈選答案進行膳食調查，用以得知個人經常性地食物攝入種類，根據每日、每週、每月，甚至每年所食入各種食物的次數或種類，來評估膳食營養狀況。

- 優點
  - (1) 省時、簡單。
  - (2) 心理負擔輕、參與率高。

(3) 問卷由受測者自填、面訪、電訪、電子郵件等取得，調查花費較少。

(4) 可了解受測者各種食物不同的消費型態。

(5) 可得知營養素與個人疾病的關係。

- 缺點

(1) 無法精確估計食物與營養素攝取量。

(2) 不適用於不同飲食文化的個人或族群。

(3) 只能判斷長時間之影響，短期之飲食型態改變不易發現。

(4) 設計較費時。

3. 飲食日記

飲食日記係將日常飲食攝取量秤重並詳實記錄，適用於了解個人目前的飲食狀況，但可能受到季節、記錄天數、研究時間、性別、肥胖、外食等因素的影響。

- 優點

(1) 可獲得食物、飲料攝取種類及量的數據

(2) 可提供食物製備方式、攝取時間來源等資訊。

(3) 記錄實際攝取量不受記憶力影響。

(4) 對營養專業人員而言較省時省力。

(5) 適合評估個人或是群體的飲食攝取情形。

(6) 可用於校正其他飲食評估方法。

- 缺點

(1) 記錄時間長。

(2) 受訪者要將所有食物秤重與記錄，負擔較重。

(3) 有可能忽略配菜或是調味品的使用。

(4) 可能因此改變個人飲食型態。

(5) 食物選項受季節性影響。

4. 飲食歷史

主要用於了解個人的飲食習慣；調查收集一段時間內（1 個月、季或年）之飲食習慣及飲食攝取狀況，包括藥物使用、健康狀況、日常食物攝取型態及特定食物類型消費等。

- 優點
  (1) 了解長時間之飲食型態。
  (2) 了解個體對於食物之喜好。

- 缺點
  (1) 問卷張數多、處理費時,適用個案數較少的研究。
  (2) 訪視員需要特別訓練。
  (3) 只能了解食物攝取「質」的問題,無法定量。
  (4) 受訪者需要有參與意願並且識字。

THERAPEUTIC NUTRITION

第九節　營養篩檢工具

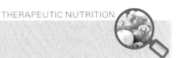

　　住院病人及有營養不良風險的族群(如老年人、長照中心住民等),需要有可信且效度佳的篩檢工具,以了解高風險族群的營養狀況,並給予適當的營養支持。不同的評估篩檢工具均有其最適用的對象,因此,應針對不同族群來選擇適宜的評估量表。本書第五章第三節詳列了七種臨床上最常用的營養篩檢與評估量表(見128頁),以供營養專業人員作為早期營養介入的評估工具。

專有名詞介紹
TERMINOLOGY

1. 膝高(knee height)：與直立身高有極高的相關性，為無法站立或脊柱彎曲者間接獲知身高的一種測量方法。

2. 身體質量指數(body mass index, BMI)：公式：體重（公斤）／身高（公尺）^{2}。

3. 三頭肌皮脂厚度(skinfold thickness)：推估體內脂肪量的評估方法。

4. 腰臀比(waist-hip ratio, WHR)：腰臀圍比值；數值越大表代謝性疾病罹病率越高。

5. 肌酸酐身高指數(creatinine height index, CHI)：與標準體型同身高的人做比較，可作為肌肉量多寡的指標。

6. 氮平衡(nitrogen balance)：是飲食中氮攝取和體內含氮廢物排出之間的平衡，為身體蛋白質代謝的淨反應。

案例探討
CASE DISCUSSION

1. 一名胃癌病人在切胃手術後第 1 天，其尿中 3-methylhistidine 排出量為 162 mg/day，經過一星期的特殊配方靜脈營養支持後，其排出量為 65 mg/day，較第 1 天顯著為低，請回答下列問題：

   (1) 請說明何為 3-methylhistidine？

   (2) 此病人術後不同時間點 3-methylhistidine 的變化所代表之意義為何？

   (3) 經過一年後此病人已完全康復，此時其尿中 3-methylhistidine 排出量可作為何種評估指標？

2. 收集一手術病人 24 小時尿液，總量為 2.1 公升，經分析其尿液尿素氮含量為 500 mg/dL，若其每日蛋白質攝取量為 40 g，請回答下列問題：

   (1) 1 g 氮相當於多少公克蛋白質？

   (2) 請問此病人體內是處於何種氮平衡之狀態？

   (3) 若要達到氮攝取等於氮排出的狀態，此病人每日需攝取多少公克蛋白質？

   (4) 在哪些生理狀況下會出現氮的攝取量大於氮的排出量？

學習評量
REVIEW ACTIVITIES

( ) 1. 3 個月內體重減輕多少百分比，可認定為顯著體重減輕？
(A) 3% (B) 5% (C) 7.5% (D) 10%

( ) 2. 成人 BMI 23.5 kg/m²，屬於：
(A)過輕 (B)正常 (C)過重 (D)肥胖

( ) 3. 女性成人腰臀比認定為肥胖標準的臨界值為？
(A) 0.75 (B) 0.8 (C) 0.85 (D) 0.9

( ) 4. 若不考慮其他影響因素，下列何者是蛋白質營養狀況最敏感的指標？
(A)白蛋白 (B)運鐵蛋白 (C)視網醇結合蛋白 (D)前白蛋白

( ) 5. 色胺酸負荷試驗是用來評估何種維生素缺乏？
(A) B_1 (B) B_2 (C) B_6 (D) B_{12}

( ) 6. 以下何者與維生素 B_{12} 的評估無關？
(A)尿中 MMA 排出量 　　　　　　　(B)血中半胱胺酸濃度
(C) Schilling 試驗 　　　　　　　　(D)口服組胺酸耐受測試

( ) 7. 血中 amylase 濃度升高可能與何種器官病變相關？
(A)肝 (B)胰 (C)腎 (D)膽

( ) 8. 毛囊角化、角膜軟化、乾眼症與何種營養素缺乏相關？
(A)維生素 A (B)維生素 D_3 (C)維生素 B_2 (D)維生素 B_6

( ) 9. Glutathione peroxidase 活性降低與何種微量元素的缺乏相關？
(A)銅 (B)硒 (C)錳 (D)鉻

( ) 10. 欲了解某種特殊營養素與疾病的關係，下列何種飲食評估方法最為適當？
(A) 24 小時飲食回憶法 　　　　　　(B)飲食歷史
(C)飲食日記 　　　　　　　　　　(D)飲食攝取頻率問卷

解答

CBCCC　DBABD

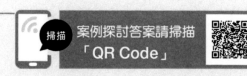

掃描　案例探討答案請掃描「QR Code」

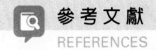

參 考 文 獻
REFERENCES

衛生福利部國民健康署（2018，10月）·*每日飲食指南手冊*。https://niuosa.niu.edu.tw/ezfiles/4/1004/img/103/113461895.pdf

衛生福利部國民健康署（2020，7月）·*國人膳食營養素參考攝取量（第八版）*。https://www.hpa.gov.tw/Pages/Detail.aspx?nodeid=4248&pid=12285

謝明哲、葉松鈴、蔡雅惠、邱琬淳(2015)·*膳食療養學實驗*·臺北醫學大學保健營養系。doi:10.6831/TMU.2008.00116

Kondrup, J. E. S. P. E. N., Allison, S. P., Elia, M., Vellas, B., & Plauth, M. (2003). ESPEN guidelines for nutrition screening 2002. *Clinical nutrition*, *22*(4), 415-421.

Mahan, L. K., & Raymond, J. L. (2016). *Krause and mahan's food and the nutrition care process e-book*. Elsevier Health Sciences.

Raymond, J. L., & Morrow, K. (2020). *Krause and mahan's food and the nutrition care process e-book*. Elsevier Health Sciences.

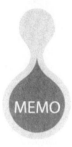

MEMO

Therapeutic Nutrition

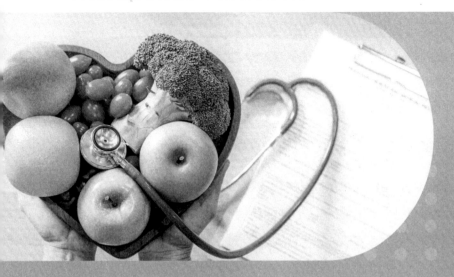

Therapeutic Nutrition

CHAPTER

02

陳淑子／編著

營養支持療法

本章
大綱

1. 了解營養支持療法的使用時機與適用對象。
2. 了解腸道營養與靜脈營養的營養輸入路徑、配方成分與選擇。
3. 知悉營養支持療法之常見併發症的預防、監測與處理方法。

前言 | INTRODUCTION

　　營養支持(nutrition support)是將腸道營養配方或靜脈營養溶液輸入給病人，以維持或重建其營養狀態。廣義來說，腸道營養(enteral nutrition)是指經由腸胃道消化吸收獲得的營養，包括由口攝食或經由灌食管(tube)將營養素送入腸胃道中，但是在本章中，腸道營養是指營養素經由灌食管灌入腸胃道中；靜脈營養(parenteral nutrition)是指營養素經由靜脈輸入。

註：本章內容依據營養師國家考試指定用書編寫，與最新臨床處置略有差異。

THERAPEUTIC NUTRITION

第一節　營養支持療法介紹

　　當病人無法由口攝食、腸胃道有消化吸收障礙或腸胃道無功能時，便需要使用營養支持療法，以維持或重建其營養狀態。

　　選擇營養支持療法時，應優先考慮腸道營養，除了能減少腸道細菌轉移、維護免疫功能、減少感染併發症外，相對於靜脈營養，其產生的代謝異常較少，費用也較低。但是，當病人腸胃道無功能或耐受力差，無法經由腸道獲得足夠營養時，則需使用靜脈營養或合併使用，以達到營養需求。

　　單獨使用靜脈營養時，腸道沒有食物，會導致腸道絨毛與黏膜萎縮，破壞黏膜完整性與功能，再加上缺乏胃酸與腸道相關淋巴組織分泌的免疫球蛋白，因此無力抵抗腸胃腔裡的致病物質，使得腸內病原菌或內毒素，容易穿透損傷的腸胃道上皮細胞，進入血液或淋巴系統（即細菌移位；bacterial translocation），繼而發生感染、敗血症或多重器官損傷，故臨床上因禁食使用靜脈營養的病人，併發症會較多。常見需要營養支持的適用對象見表 2-1。

表 2-1　常見需要營養支持的適用對象

營養支持療法	適應症	適用對象
腸道營養	無法由口攝食	吞嚥困難、臉部創傷、口腔或食道創傷、使用呼吸器、昏迷、腸胃道手術（如食道切除）
	無法由口攝取足夠的營養	高代謝狀態，如：燒燙傷、癌症惡病質、厭食症、口臉部手術或受傷後有攝食困難
靜脈營養	腸胃道消化功能障礙	嚴重胃麻痺
	腸胃道無功能	短腸症（大量切除）、嚴重胰臟炎無法經腸道進食、嚴重發炎性腸道疾病、小腸缺血、腸穿孔、小腸萎縮、嚴重肝衰竭、腸阻塞、嚴重腸道出血、無法用藥物控制的嚴重嘔吐或腹瀉
	腸胃道耐受力差	血液動力學不穩定、多器官衰竭、重大創傷或燒燙傷、骨髓移植、小腸移植、急性呼吸衰竭、急性腎臟損傷

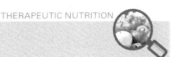

THERAPEUTIC NUTRITION

第二節　腸道營養支持

　　就定義而言，經由腸胃道供應的營養皆稱為腸道營養，但在臨床上，腸道營養通常指管灌食；以往手術或創傷後的病人使用腸道營養前，常以腸蠕動音或排氣來判定腸道是否有功能，然而近來的研究認為，腸音是大腸蠕動的徵兆，但營養素吸收主要在小腸，腸道灌食不需要大腸與胃的蠕動，只需小腸有功能（最少要有 60~90 cm 具功能性的小腸）即可。

　　一般在手術與創傷後數小時內，小腸就可恢復蠕動，此時便能使用腸道營養，若採小腸灌食合併胃部減壓引流的方式，可使那些原先因腸道功能被認為不足而使用靜脈營養者，早期開始腸道營養，減少因靜脈營養產生的併發症。

一、腸道營養的灌食路徑與選擇

依灌食管放置的位置可分為二大類：非造口灌食與造口灌食。短期灌食通常使用前者（鼻胃管或鼻腸管），需長期灌食者，則採用胃或腸造口灌食。

灌食路徑的選擇需視病人是否能插管、使用腸道灌食的時間長短、發生肺吸入的風險、腸胃道有無正常的消化與吸收功能、是否有外科手術計畫等而定。

（一）短期腸道營養路徑

1. 鼻胃路徑

鼻胃管(nasogastric tube, NG tube)是經由鼻子到胃，插管容易、快速，是臨床上最常使用的灌食管路徑，通常供小於 3~4 週短期的腸道營養使用（圖 2-1）。

使用鼻胃管灌食的病人，需有正常的腸胃功能，且能夠耐受嘔吐反射，此種灌食方式仍有胃部正常消化、酵素分泌與胃酸殺菌的功能，是最接近生理的灌食方式。

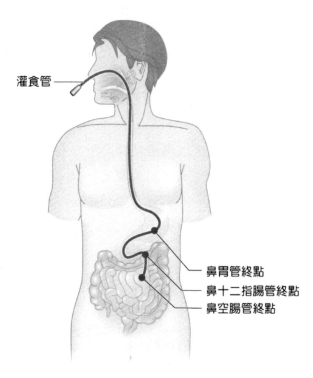

灌食管

鼻胃管終點
鼻十二指腸管終點
鼻空腸管終點

🍎圖 2-1　鼻胃管與鼻腸管位置

灌食管可依據配方的特性與灌食需求，選擇不同口徑與材質。臨床上常使用的有聚胺酯(polyurethane)或矽力康(silicone)兩類。矽力康管價格較高但較柔軟且可放置時間長，目前臨床上多使用矽力康管。灌食管的大小以 French size 表示，其後的數字代表管路外徑，1 French unit=0.33 公厘，通常小孔管指 5~12 號，14 號以上為大孔管。國外成人多用 8~12 號，臺灣成人通常使用 14~16 號（機構 18 號）、小孩 6~8 號，而減壓引流多用 16~18 號管。

2. 鼻十二指腸與鼻空腸路徑

適用於胃部蠕動異常、容易胃食道逆流或嘔吐的病人。鼻腸管(nasoduodenal or nasojejunal tube, ND or NJ tube)由鼻腔進入，經過食道與胃，末端依病人狀況，放置在幽門後的十二指腸或空腸，可供 3~4 週短期的腸道營養使用（圖 2-1）。

（二）長期腸道營養路徑

◎ 胃造口或空腸造口

管灌食超過 3~4 週的病人，使用造口灌食可以擁有較好的生活品質。傳統的造口需進行開腹手術，但目前臨床上多使用僅局部麻醉即可的經皮下內視鏡胃造口術(percutaneous endoscopic gastrostomy, PEG)及經皮下內視鏡空腸造口術(percutaneous endoscopic jejunostomy, PEJ)，利用內視鏡將灌食管直接穿過腹壁，前者放置在胃部（圖 2-2），容易施行；後者難度較高，且腸子蠕動後灌食管容易移位，併發症較多，需多加注意。

（三）多種內徑的灌食管

胃－空腸雙口徑灌食管(multiple lumen tubes)可以內試鏡或手術方式置放，一端供胃部減壓引流(gastric decompression)，一端用來灌食。使用此種管路可使病人在術後早期獲得腸道營養支持。

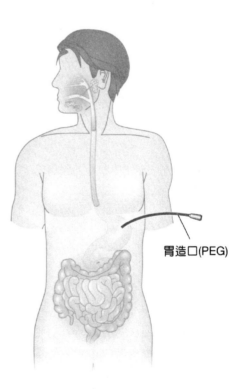

胃造口(PEG)

圖 2-2　胃造口

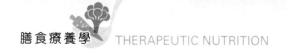

二、腸道營養灌食配方的營養素組成

（一）醣類

　　管灌食配方的醣類(carbohydrate)來源，來自澱粉與澱粉的水解物，黏稠度高的澱粉不適合作為醣類來源。麥芽糊精(maltodextrin)為 6~10 個葡萄糖的聚合物，與玉米糖漿(corn syrup)及玉米澱粉(corn starch)是商業配方最常使用的醣類來源，有些商業配方也會使用蔗糖、果糖與葡萄糖。

　　醣類的水解程度影響滲透壓，碳水化合物的分子越小，配方的滲透壓越高。為避免乳糖不耐引起腹瀉，大部分的商業配方中，不會使用乳糖作為醣類來源，因為多數急性疾病的病人會缺乏乳糖酶。

　　膳食纖維也是碳水化合物，商業配方常用的來源有：黃豆纖維、菊糖(inulin)、果寡糖(fructooligosaccharides)、果膠(pectin)、關華豆膠(guar gum)、阿拉伯膠(arabic gum)、纖維素(cellulose)等，蔬菜與水果則是天然攪打配方的纖維來源。

（二）蛋白質

　　酪蛋白、乳清蛋白、牛奶蛋白、黃豆分離蛋白與這些蛋白質水解後的胜肽片段及胺基酸，是商業配方常使用的蛋白質(protein)來源。以胜肽或胺基酸作為蛋白質來源的配方，臨床上稱為預解配方（預先水解配方），其蛋白質來源經過水解，分解成分子較小的胜肽或胺基酸，滲透壓較高，供有消化吸收障礙的病人使用。

　　特定疾病使用的特殊配方，有時會添加某些具有協助治療功效的胺基酸，如促進傷口癒合與免疫調節配方，常添加的有精胺酸(arginine)、麩醯胺(glutamine)與支鏈胺基酸(branched-chain amino acid)三類。

　　精胺酸與膠原蛋白(collagen)、一氧化氮(nitric oxide)的合成、T 細胞和 B 淋巴球的功能有關，可能對促進傷口癒合，重建免疫功能具功效；麩醯胺是肌肉細胞、腸道黏膜細胞與淋巴細胞的能量來源，與維持消化系統黏膜細胞的完整性以及免疫功能有關；肌肉細胞能利用支鏈胺基酸作為能量來源，對促進傷口癒合也許有益。

（三）脂質

　　每日來自亞麻油酸的熱量約需 2~4%，才可避免必需脂肪酸缺乏。一般配方中的脂質(lipid)，通常來源為芥花油(canola oil)、黃豆油、葵花油或玉米油。有些商業配方，會以中鏈三酸甘油酯(medium-chain triglycerides, MCT)作為脂質來源，其

吸收過程並不需要膽酸與胰臟的脂解酶，可直接由門脈循環吸收，故適合有脂肪吸收障礙、代謝異常的病人，但其成分不含必需脂肪酸，使用時需注意。

此外，某些疾病特殊配方，會以 ω-3 脂肪酸 EPA 作為部分脂質來源，因 EPA 具有抗發炎的作用，可能有益免疫功能調節。

高脂肪特殊配方，可降低二氧化碳的產生，有利於病人脫離呼吸器。但近來的 ESPEN (Europen Society for Parenteral and Enteral Nutrition)與 ASPEN (American Society for Parenteral and Enteral Nutrition)指引皆不建議慢性阻塞性肺病(COPD)病人使用高脂肪低醣類配方；研究顯示，呼吸商(respiratory quotient, RQ)增加，並非是二氧化碳升高，而是氧氣降低，故總熱量對增加呼吸商的影響，比高脂肪低醣類飲食大。雖然高醣類飲食會增加二氧化碳的產生量，但高脂肪飲食也會增加呼吸困難(dyspnea)，且延長胃排空時間，影響病人攝取足夠的營養素，選擇上需視病況斟酌。

（四） 維生素與礦物質

一般完整均衡的商業配方，在攝取一定熱量時，就可獲得維生素和礦物質(vitamins and minerals)的每日建議攝取量(Dietary Reference Intakes, DRIs)。要達成目標，每個配方需攝取的熱量不同，有些甚至 1,000 kcal 就可達到，有些則需 2,000 kcal，但以 1,500~1,800 kcal 最常見，配方上都有清楚說明，選擇時需留意。

供腎臟病使用的特殊配方，通常會調整鉀、磷的含量；免疫調節與促進傷口癒合配方，則會增加抗氧化營養素的含量，如維生素 A、C、E 與硒、鋅等。

（五） 液體

成人水分(fluid)的需要量，約 1 kcal/ml 或 30~35 ml/kg；一般粉狀的商業配方，通常沖泡成 1 kcal/ml，液態的標準配方(1 kcal/ml)約含 85%的水，而高熱量密度配方(2 kcal/ml)則是約含 70%的水。

評估灌食病人水分攝取量時，除了配方的水量外，沖洗灌食管的水、藥物與靜脈輸液也要考量，若需要較多水分，額外添加的水可經由管灌方式獲取。

（六） 滲透壓

營養素分子的大小與數目，決定溶液的滲透壓(osmolality; mOsm/kg water)。一般商業配方的滲透壓介於 300~500 mOsm 間，與體液滲透壓(290 mOsm/kg water)接

近，高營養密度配方的滲透壓較高，大約在 400~700 mOsm 的範圍內，而水解配方則高達 900 mOsm。

近來研究認為，配方的滲透壓並不一定要與體液接近，需視病人的情況做選擇。

三、腸道營養灌食配方的種類與選擇

使用於腸道營養的灌食配方，可分為天然食物攪打與商業配方兩類。天然食物攪打配方，因濃稠度高、達到營養需要的灌食量大，不容易灌到足夠的營養，因此臨床上多使用商業配方。

選擇時，要考慮到腸胃道功能與營養需求，以及價格、便利性，如配方的熱量與蛋白質含量是否合乎病人需要、蛋白質、脂肪、醣類與纖維的型式是否適合病人的消化吸收能力、鈉、鉀、磷的含量是否符合病人疾病限制、配方的黏稠度是否適合灌食管的大小、灌食方法、配方的價格與使用是否符合病人狀況等。

商業配方有粉狀與液狀型態，依營養素的分子大小和組成不同，可分為四類，分別是聚合配方(polymeric formula)、預解配方(predigested formula)、單素配方(modular formula)與疾病特殊配方(specialty formula)，分別敘述如下。

（一）商業配方

1. 聚合配方

供消化功能正常的病人使用。具完整分子的蛋白質、醣類與脂肪，蛋白質來源主要為酪蛋白、乳清蛋白和黃豆蛋白；脂肪來源為芥花油、黃豆油、玉米油；醣類來源為麥芽糊精。

每毫升提供 1.0 kcal（大多數），因此通稱為一般或標準配方(standard formula)。

2. 預解配方

也稱為元素配方(elemental formula)或單體配方(monomeric formula)。供腸胃道功能障礙，需要水解營養素促進消化吸收的病人使用。通常為低渣；其蛋白質經過水解，以胜肽或胺基酸形式供應，分子小滲透壓高。脂肪含量低，有些產品會以中鏈三酸甘油酯(medium chain triglyceride, MCT)提供部分熱量。價格比一般配方貴。

3. 單素配方

為提供蛋白質、脂肪或醣類等單一營養素的配方。常見的蛋白質單素配方有乳清蛋白、奶蛋白；醣類為麥芽糊精；脂肪主要是 MCT oil。這些單一營養素的配方，通常用來添加在商業配方或日常飲食中，讓蛋白質或熱量等能達到營養需求。

4. 疾病特殊配方

供特殊器官功能異常或代謝不正常的病人使用。通常以提供完整營養素為基礎，依不同疾病的特殊生理需求來調整營養素比例與含量。

此類配方會依疾病需求調整水分含量，每毫升可能提供 1.5~2.0 kcal。臨床上常用的有腎臟疾病（慢性腎臟病與透析配方）、糖尿病、慢性阻塞性肺病(COPD)、創傷與免疫功能障礙等特殊配方。

（二）天然食物攪打配方

天然食物（如蛋、馬鈴薯、肉類、蔬菜等）煮熟後，用果汁機攪打成的灌食配方。價格比商業配方便宜，但黏稠度高、水量多，如果完全使用不易達到營養需要量。實務上，可以利用添加商業配方來改善黏稠度及營養密度不足的問題，如以單素配方中的麥芽糊精或乳清蛋白取代部分醣類與蛋白質來源。製作天然攪打配方需要添加鹽，以提供足夠的鈉。此外，天然食物攪打製備過程中人員、器具與環境的衛生條件，會影響配方的安全性，而攪拌不均勻則易造成灌食管阻塞，需嚴加注意。

近來有研究認為，胃造口病人使用天然食物攪打的稠狀配方，可降低 Nissen fundoplication surgery 術後產生的嘔吐反射(retching&gagging)，此種灌食方式稱為 pureed by gastrostomy tube diet (PBGT diet)，有研究顯示此法能促進兒童病人的營養狀態與生長，能增加轉換成由口進食的機會，且灌食頻率較低，病人與家人可擁有較好的生活品質。

四、灌食方法

常見的灌食方法 (administration)有批式灌食(bolus feeding)、間歇式灌食(intermittent drip)與連續式灌食(continuous drip)三種，選擇時需考慮病人的臨床狀況，包括腸胃道蠕動功能與消化吸收能力、灌食需求量、生活品質等，當病人狀況發生改變，灌食方法也需要隨之更動。

（一） 批式灌食

適用於臨床症狀穩定、腸胃功能良好者。灌食空針批式灌食法(syringe bolus feeding)，是將配方倒入灌食空針（通常使用 60 ml 的針筒）後，以手推或把空針高舉，藉重力讓配方流入灌食管，約 5~20 分鐘可輸注完；胃功能正常者，每次能耐受 500 ml 的量。

對大多數病人而言，每天通常需要 3~4 次的批式灌食，才能達到營養需求。此法方便、便宜且最符合生理，因此在病人可耐受(tolerance)的情況下，應盡量使用此方式。唯需注意的是，手推針筒的灌食流速較快，容易導致腹部不適，因此，臨床上多建議讓配方以重力方式慢慢流入。

每次灌食前後，都需將灌食空針清洗乾淨，防止病菌滋生；灌食後需以 30~50 ml 的水沖洗灌食管，避免食物殘留，確保管路暢通。

（二） 間歇式灌食

間歇式灌食(intermittent feeding)的灌食方式是將配方倒入灌食袋後，利用重力滴注或幫浦輸入的方式灌食。

重力滴注是利用灌食袋連接管上的控制閥來調整流速，每日灌食 4~6 次、每次 20~60 分鐘；間歇式灌食也能以幫浦控制流速，通常是白天灌食，夜間（或灌食 8~20 小時）休息，所以也稱為循環式灌食(cycle feeding)。

間歇式灌食每次灌食量可從 100~150 ml 開始，然後視病人耐受度逐次增加。

（三） 連續式灌食

當病人的腸胃道功能因疾病、手術或治療受到影響（如蠕動變慢導致胃排空差或有吸入性肺炎風險者），無法耐受一次大量灌食時，就可選擇連續式灌食(continuous feeding)。此種方式對於經由小腸通路的灌食者，其耐受性較好併發症也少。

使用連續式灌食不需要稀釋配方，可以從全濃度開始。連續式灌食的灌食方式，是將配方倒入灌食袋中，由幫浦(pump)控制每分鐘灌食流速，依狀況調整灌食量。灌食速度以每小時輸入的毫升數（每日需要灌食的總量除以 24 小時）為目標，剛開始灌食時，從 1/4~1/2 量的目標灌食速度開始，通常為 10~40 ml/hr，此後每 8~12 小時增加一次，直到達到目標灌食量。

五、腸道營養的併發症與常見問題

腸道營養併發症(complications)可分為機械性、腸胃性與代謝性三大類（表2-2）。因插管引起的併發症，可因改進插管技術或改用小管徑的灌食管有所改善，長期灌食者則可改用胃造口灌食即能避免。此外，將灌食配方攪拌均勻、使用適當濃度、灌食前後以 30~50 ml 開水沖洗灌食管、不要同時灌入藥物與配方，皆可預防灌食管阻塞。

表 2-2　腸道營養常見併發症

機械性併發症	・插管導致鼻腔、口腔、腸胃道的潰瘍、穿孔、出血 ・急性鼻竇炎、中耳炎、鼻肉糜爛壞死 ・灌食管阻塞、造口處皮膚腐蝕或裂開 ・食物吸入呼吸道(aspiration)、微生物汙染、胃內容物逆流
腸胃性併發症	・噁心、嘔吐、腹脹、腹絞痛 ・胃殘留量大、便祕、腹瀉
代謝性併發症	・低血糖或高血糖 ・脫水或水分過多 ・低／高鈉血症、低／高鉀血症、低／高磷血症 ・復食症候群

將灌食配方吸入呼吸道、灌食後胃殘留量大、腹瀉與便祕，是使用腸道營養的病人臨床上最常見的問題，以下分別敘述。

（一）肺吸入

過去認為造成吸入性肺炎(aspiration pneumonia)的重要原因，是將食物吸入呼吸道(aspiration)，故胃殘留量大容易增加風險。但是近來研究顯示，吸入喉中的物質與唾液含有細菌才是真正主因，但為了避免肺吸入，病人在灌食中與灌食後，仍應將頭頸部抬高（高於胸腔）。此外，注意口腔清潔（如以 chlorhexidine 漱口）與連續性聲門下抽吸(subglottic suctioning)也可減少其發生機會。

（二）胃殘留量大

是指停止灌食 3~4 小時後，批式及間歇式灌食者胃反抽量大於灌食量的 1/2、連續式灌食者大於 1.5 小時的灌食量，但也有研究以每 4~6 小時反抽量大於 150~500 ml 定義為胃殘留量(gastric residual volumes, GRV)大。

果膠、關華豆膠等纖維質或每小時灌食熱量高於 200 kcal 時，腸道蠕動會降低，導致反抽量大；而高熱量與高脂肪的灌食配方，則會增加胃排空時間，故減少灌食熱量、選擇脂肪含量低、避免使用果膠與關華豆膠為纖維質主要來源的配方，可避免 GRV 發生。其他非灌食配方造成的胃排空時間延長常見原因，見表 2-3。

◆ 表 2-3　非灌食配方造成的胃排空時間延長常見原因

- 頭部創傷、休克、敗血症、燒燙傷、創傷、腹部手術、使用大量止痛藥
- 胃輕癱、腸阻塞、假性腸道阻塞(chronic intestinal pseudoobstruction)
- 便祕、使用呼吸器、長期臥床、發炎反應
- 脫水或水分過多、低鈉血症、低鉀血症、低鎂血症
- 高血糖（血糖大於 270 mg/dL 時會降低腸蠕動）、消化道潰瘍或出血

穩定的灌食病人（特別是長期灌食），不需例行檢查胃殘留量，因殘留物中包含的分泌物與胃酸可能比食物多，不能作為耐受性的指標；腸胃蠕動變慢延長胃排空時間，才是導致胃殘留量大的主因，治療或改善原因才是根本之道。研究也表示，檢查胃殘留量除提高護理工作量之外，並不會降低肺吸入風險，只會增加管路阻塞的機會，唯有重症與胃輕癱(gastroparesis)的病人，才需要每 4 小時例行檢查一次胃殘留量。表 2-4 是美國腸靜脈營養學會(ASPEN)對重症病人胃殘留量大時之灌食建議。

◆ 表 2-4　美國腸靜脈營養學會(ASPEN)對重症病人胃殘留量大時之灌食建議

- 重症病人應每 4 小時檢測一次胃殘留量
- 胃殘留量大於 500 ml 應停止灌食，並應考慮空腸灌食(jejunal feeding)
- 胃殘留量大於 500 ml，但若沒有其他無法耐受灌食的徵兆(intolerance signs)，不應該停止灌食
- 胃殘留量介於 200~500 ml 時，應將病人頭部抬高 30~45 度、使用幽門後插管的連續式灌食(postpyloric continuous feeding)以降低肺吸入風險。當連續 2 次反抽量大於 250 ml 時，需使用促進腸道蠕動的藥物(prokinetic agents)

（三）腹瀉

定義為每天水便 3 次以上、每次＞250~300 g，或每天經由直腸(rectum)排出＞500 ml、經由迴腸造口(ileostomy)排出＞1,000 ml 的糞便。當腸胃道蠕動受影響時，可能同時存有腹瀉(diarrhea)與便祕問題，但臨床上有時可見便祕數天的病人，

因糞便過硬形成糞石堵在肛門口，使用緩瀉劑後滲出水便被誤以為是腹瀉，需謹慎評估。

急性或重症疾病引起的腸胃道蠕動異常、藥物、低白蛋白血症與偽膜性困難梭狀桿菌(*Clostridium difficile*)感染、腸胃道潰瘍或出血等，是導致腹瀉常見的非飲食因素，而藥物所引起的腹瀉，最常見的是抗生素，但其他具高滲透壓的藥物（含鎂的制酸劑、含三梨糖醇(sorbitol)的藥物、電解質補充劑），也都可能造成腹瀉。

導致腹瀉的灌食常見因素有配方滲透壓太高（尤其直接灌食到小腸時）、細菌過度生長等。近來研究顯示，配方太冷或含有促進腸蠕動的短鏈碳水化合物(short-chain carbohydrates)（如果糖、高果糖糖漿）、纖維質（如果寡糖(fructooligosaccharides)、菊糖），也會引發腹瀉。

矯正腹瀉的方式有：(1)停止使用會導致腹瀉的藥物（如某些抗生素）；(2)調整灌食的滲透壓與速度；(3)配方改用含降低腸道蠕動的纖維質（如果膠或關華豆膠）；(4)避免促進腸道蠕動的纖維質（如菊糖）等。如果是偽膜性困難梭狀桿菌腸炎造成的腹瀉，則需使用抗生素（Vancomycin 或 Metronidazole）治療才能改善。

（四）便祕

活動量不足、腸胃道潰瘍或出血、水分攝取太少、藥物副作用或配方纖維質不足等，會導致腸蠕動減慢，造成便祕(constipation)；長久便祕也會使得腸蠕動變慢，延長胃排空時間，造成胃殘留量大。因此，使用腸道營養的病人，若出現胃殘留量大的問題，應先檢查是否因便祕引起。

改善與預防便祕的方法，則有藉由調整藥物、給予足夠水分、選擇含纖維質的配方、鼓勵可下床的病人多活動等。

六、腸道營養監測

使用腸道營養的病人，需要定期監測代謝與腸胃道耐受性、水分、營養狀態(monitoring for tolerance and nutrient intake goals)，以矯正或避免併發症發生。腸道營養監測建議項目見表 2-5。監測的重點在於實際攝食量而不是處方量，如此才能確認營養目標是否達成。

照護者可能因病人消化差、腹瀉或醫療需要停止灌食（如檢查或手術）或因病人拔掉灌食管、管子阻塞等減少灌食量，因此，制定實務操作的步驟與指標、標準化醫囑程序，可以幫助確認是否有適當安全的腸道營養支持。

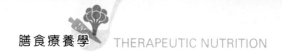

表 2-5　腸道營養監測建議項目

- 液體攝取與排出量(fluid intake and output)
- 體重
- 灌食量
- 排便狀況
- 灌食時頭部是否抬高 30 度
- 血液電解質、尿素氮、肌酸酐、血磷、血糖、血鎂、血鉀、血鈉
- 重症病人每 4 小時檢查一次胃殘留量

第三節　靜脈營養支持

　　靜脈營養是指將營養素經由靜脈直接輸入血液中。當腸道功能無法使用或由腸道無法攝取到足夠營養時，就需要考慮靜脈營養支持。靜脈營養的適用對象見表 2-1。

　　使用靜脈營養支持時，需選擇輸入途徑與方式、營養輸液種類，且需要定期監測避免併發症發生。

一、靜脈營養輸入途徑

　　靜脈營養可經由中央或周邊通路輸入。中央通路是將導管(catheter)置放在一個大的、血流快速的靜脈，如上腔靜脈(superior vena cava)，此稱為中央靜脈營養(central parenteral nutrition, CPN)，如果病人的營養完全來自靜脈營養，則稱為全靜脈營養(total parenteral nutrition, TPN)；周邊通路則是將導管置於小靜脈中（通常是手臂），稱為周邊靜脈營養(peripheral parenteral nutrition, PPN)，但小靜脈無法耐受高滲透壓的溶液，故對於營養狀態的影響很小，通常只能作為營養補充使用。

（一）中央靜脈營養

　　中央通路導管最普遍的置放位置，是由鎖骨下靜脈插入後置入上腔靜脈，也可以選擇放置於內頸、外頸靜脈或股靜脈（圖 2-3），但這些只能供短期使用；若為長期使用者，可利用手術方式在放置導管時，做一個皮下隧道(tunneled catheter)，如此一來，導管與靜脈入口便可有數吋的距離，能將感染的危險降至最低，延長放置時間。

為了降低感染風險，全靜脈營養的管徑最好不要併用（如輸注藥物等），故導管的選擇理想上是單口徑，但臨床上因採集血液或給藥等原因需要使用中央通路時，會置放多口徑的導管。

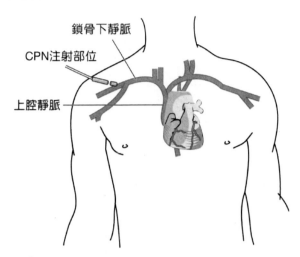

鎖骨下靜脈

CPN注射部位

上腔靜脈

🍎圖 2-3　中央靜脈營養管路的置放位置

（二）周邊靜脈營養

適用於滲透壓小於 800~900 mOsm/kg 的營養溶液。此路徑只供短期使用，需輪流改變導管的放置位置，以免周邊血管靜脈炎的發生。

靜脈輸液的滲透壓(osmolarity)與靜脈的耐受度(venous tolerance)有關，計算其滲透壓，可以確保靜脈耐受性，見表 2-6。

表 2-6　靜脈營養溶液滲透壓的計算

營養素		滲透壓(mOsm/ml)	計算結果
葡萄糖	Dextrose 5%	0.25	500 ml=125 mOsm
	Dextrose 10%	0.505	500 ml=252 mOsm
	Dextrose 50%	2.52	500 ml=1,260 mOsm
	Dextrose 70%	3.53	500 ml=1,756 mOsm
胺基酸	Amino acids 8.5%	0.81	1,000 ml=810 mOsm
	Amino acids 10%	0.998	1,000 ml=998 mOsm

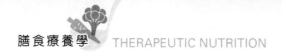
表 2-6　靜脈營養溶液滲透壓的計算

營養素		滲透壓(mOsm/ml)	計算結果
脂質乳劑	Lipids 10%	0.6	500 ml=300 mOsm
	Lipids 20%	0.7	500 ml=350 mOsm
維生素與礦物質	Multitrace elements	0.36	5 ml=1.8 mOsm
	Mutltivitamin concentrate	4.11	10 ml=41 mOsm

註　1. 溶液滲透壓的單位為：osmolarity (mOsm/ ml)。

　　 2. 體液滲透壓的單位為：osmolality (mOsm/ kg)。

二、靜脈營養輸液的組成

（一）蛋白質

　　靜脈營養輸液的蛋白質來源，由必需與非必需結晶胺基酸組成，一般的商業標準配方溶液(standard solution)已包含所有的必需胺基酸與部分非必需胺基酸，濃度範圍在 3~20%間。市面上也有只含必需胺基酸，或調整過胺基酸種類含量的特殊配方溶液，可供肝腎疾病或高代謝症的病人使用，而供嬰兒使用的會含有牛磺酸(taurine)。

　　10%的胺基酸溶液，每公升可提供 100 g 蛋白質，熱量為每 1 g 蛋白質產生 4 kcal。

（二）醣類

　　醣類(carbohydrate)的來源，是含一個結晶水的葡萄糖(dextrose monohydrate)，濃度範圍在 5~70%間。

　　70 kg 的人每天至少需要 100 g 的醣類，才可確保蛋白質不會被代謝成熱量使用。需要注意的是，重症病人葡萄糖輸入的最大速度，不可以超過 5~6 mg/kg/min，輸入過多可能會導致高血糖、高三酸甘油酯血症、肝臟異常等，且會產生過多的二氧化碳，增加換氣需要。

　　10%的葡萄糖溶液，每公升可提供 100 g 葡萄糖，熱量為每 1 g 醣類產生 3.4 kcal。

（三）脂肪

　　靜脈營養輸液的脂肪(lipid)來源是脂質乳劑(lipid emulsion)，由黃豆油、葵花油、紅花子油與蛋黃磷脂質、甘油等乳化劑形成的水溶性懸浮物組成。此外，尚有橄欖油、椰子油、魚油或中鏈三酸甘油酯等製成的乳劑。

　　使用脂質乳劑，是為了提供熱量與避免必需脂肪酸缺乏，如果熱量需求不高，不用每天給予，以防血液三酸甘油酯濃度上升，通常 2 週輸注一次即可。臨床上常用的有 10%、20%、30%三種濃度，每日最大劑量不可超過 2 g/kg，一般多為 1~1.5 g/kg（通常給到總熱量 20~30%時約達到 1 g fat/kg）。使用時應監測血液三酸甘油酯濃度，超過 400 mg/dL 時則停止輸入。

　　因添加甘油(4.3 kcal/g)作為乳化劑，所以 10%的脂質乳劑，可提供 1.1 kcal/ml、20%提供 2.0 kcal/ml、30%提供 2.9 kcal/ml。另外，有些含有脂質的藥物（如鎮靜劑 Propofol (1.1 kcal/ml)），使用時需要算成脂肪熱量。

（四）電解質、維生素與微量元素

　　使用靜脈營養時的電解質、維生素與微量元素(electrolytes, vitamin and trace elements)需要量與腸道營養相同，皆需達到 DRIs，但靜脈輸入維生素與微量元素因直接進入血液，給予量會低於 DRIs。成人使用全靜脈營養時每日電解質、維生素與微量元素處方建議量見表 2-7。

表 2-7　成人使用全靜脈營養時每日電解質、維生素與微量元素處方建議量

	營養素	建議量
電解質	鈣	10~15 mEq
	鎂	8~20 mEq
	磷	20~40 mmol
	鈉	1~2 mEq/kg＋replacement
	鉀	1~2 mEq/kg
	醋酸	視需要調整以維持酸鹼平衡
	氯	視需要調整以維持酸鹼平衡

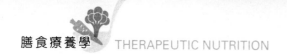

表 2-7　成人使用全靜脈營養時每日電解質、維生素與微量元素處方建議量（續）

營養素		建議量	
		NAG-AMA [註1]	FDA [註2]
維生素	A (retinol)	3,300 IU (1 mg)	3,300 IU (1 mg)
	D (cholecalciferol)	200 IU (5 μg)	200 IU (5 μg)
	E (tocopherol)	10 IU (10 mg)	10 IU (10 mg)
	B_1 (thiamin)	3 mg	6 mg
	B_2 (riboflavin)	3.6 mg	3.6 mg
	B_3 (niacinamide)	40 mg	40 mg
	B_5 (dexpanthenol)	15 mg	15 mg
	B_6 (pyridoxine)	4 mg	6 mg
	B_{12} (cyanocobalamin)	5 μg	5 μg
	C (ascorbic acid)	100 mg	200 mg
	Biotin	60 μg	60 μg
	Folic acid	400 μg	600 μg
	K	—	150 μg
微量元素	鉻(chromium)	10~15 μg	
	銅(copper)	0.3~0.5 mg	
	錳(manganese)	60~100 μg	
	鋅(zinc)	2.5~5.0 mg	
	硒(selenium)	20~60 μg	

註 1. NAG：Nation Advisory Group; AMA：American Medical Association。
2. FDA：Food and Drug Administration。

　　標準的靜脈營養溶液不含鐵（因鐵劑與脂質不相容，且可能促進細菌生長），故有需要時才補充鐵劑。而靜脈營養輸液占了每日液體與電解質總攝取量的很大部分，且電解質鹽類型式的選擇（如氯化物、醋酸鹽）可能會影響酸鹼平衡，因此需依病人狀況調整。長期使用靜脈營養的病人，必須注意微量營養素給予的量，使用全靜脈營養超過 6 個月者，則需要監測錳(manganese)與鉻(chromium)是否缺乏。

（五）液體

　　無論是使用靜脈營養或腸道營養，每日水分的需要量約為每公斤體重 30~35 ml。全靜脈營養溶液很少超過 3 L，通常處方量每日約在 1.5~3 L 間。此外，要注意藥物或治療也含有水分，如點滴、輸血等。有心肺、腎臟與肝臟衰竭的病人，對於液體的輸入量特別敏感，需要小心監測。

（六）靜脈營養溶液的混合輸入

　　一般來說，靜脈營養溶液需由藥師在無菌操作臺上調配，也就是將葡萄糖與胺基酸混合在一個袋子中，脂質乳劑分開輸入，或是將脂質乳劑、葡萄糖及胺基酸全部混合後再輸入(compounding methods)。但目前已有許多商業配方可供直接使用，方便之餘也節省人力支出，許多醫院的標準靜脈營養溶液直接使用商業配方。

　　此外，因治療需要，有時也會將藥物添加在全靜脈營養溶液中，最常使用的如糖尿病或持續高血糖病人的靜脈營養溶液中會添加胰島素；而重症或外科手術病人，為預防其出現壓力性潰瘍(stress ulcer)，則會添加抑制胃酸分泌的藥物(histamine-2 antagonist)。

三、靜脈營養給予方式

　　靜脈營養輸入方式(administration)依輸注時間分為連續性與週期性輸入二種。輸入速度由幫浦控制，剛開始要低於目標速度，然後漸進式增加。

（一）連續性輸入

　　連續性輸入(continuous infusion)是指 24 小時持續輸注。開始的速度可依據葡萄糖的含量來決定，以每日輸入 100~200 g 開始，然後在 2~3 天內進展至最終目標。

　　輸入高葡萄糖溶液時要避免突然中斷，以免發生反應性低血糖(rebound hypoglycemia)，尤其是葡萄糖耐受性不良的病人要特別留意。

（二）週期性輸入

　　週期性輸入(cyclic infusion)是指每日輸注小於 24 小時（白天或晚上使用，約8~12 小時）。有研究認為，一整天持續不斷地供應營養並不符合正常生理活動，容易導致肝功能異常，因此建議週期性輸入。此外，利用晚上輸注者，白天能有自由時間，相比之下有較好的生活品質。

　　有葡萄糖耐受性不良或需要控制液體量的病人可能不適合使用，需多加評估。

四、靜脈營養的監測

與腸道營養相同，靜脈營養也要監測實際的輸入量，以確認是否有遵照治療計畫，然而輸入時間可能因病人進行檢驗或其他治療而受到影響，必須列入考量。

監測電解質、酸鹼平衡、葡萄糖耐受性（血糖）、腎功能、心肺及血液動力學的穩定性等，對靜脈營養治療而言很重要，需例行檢測的項目見表 2-8。

表 2-8　使用全靜脈營養例行檢測項目

檢測項目	初期	維持期
導管位置護理、輸入量(I/O)	每日	每日
電解質	每日	每週 1~2 次
血糖	每日	每週 3 次
尿素氮／肌酸酐	每週 3 次	每週
血鉀	每日	每週
血磷	每日	每週
血鎂	每日	每週
血鈣	每週	每週
總膽紅素	每週	每週
肝臟功能酵素(GOT/GPT)	每週 3 次	每週
三酸甘油酯	脂質乳劑輸入後 24 小時	每 7~10 天
白蛋白	每週	每週
血紅素、血小板	每週	每週
白血球數	每週	每週

五、靜脈營養的併發症

併發症(complications)可分為感染性、代謝性、肝膽腸胃性與機械性四大類，詳見表 2-9。

表 2-9　靜脈營養常見併發症

類別	併發症
感染性	· 導管感染 · 溶液汙染
代謝性	· 復食症候群(refeeding syndrome) · 低鉀血症、低磷血症、低鎂血症 · 葡萄糖代謝異常（高血糖、低血糖） · 電解質不平衡、脫水 · 代謝性酸中毒 · 微量礦物質缺乏 · 必需脂肪酸缺乏 · 高三酸甘油酯血症
肝膽腸胃性	· 膽汁鬱滯(cholestasis)、肝功能異常 · 腸胃道絨毛萎縮
機械性	· 氣胸、血胸、胸膜積水、心內膜炎 · 臂神經叢傷害 · 鎖骨下動脈傷害、血腫 · 中央靜脈炎 · 動脈靜脈瘻管 · 導管栓塞 · 導管錯位 · 心臟穿孔

（一）感染

　　導管出口位置與溶液汙染是導致微生物感染最常見的原因。感染會增加住院天數與死亡率，因此要嚴格遵守導管照護程序（導管出口處需每天消毒、定期更換輸液管路，盡量使用單一專用導管輸入）並監測感染徵兆（如寒顫發抖、發燒、心跳加快、突然性高血糖或白血球數上升），以避免感染發生；有感染症狀出現時，必須立刻移除導管。

（二）復食症候群

　　主要特徵為低血鉀、低血磷、低血鎂。嚴重營養不良的病人進行積極營養治療時，因為細胞增生需要大量的葡萄糖、鉀、磷、鎂等生長必需的營養素，很容易發

生復食症後群（尤其是使用靜脈營養者），這些離子的量如果不足，就會造成血清鉀、磷、鎂濃度降低，可能產生致死性的代謝性與肌肉神經問題。

復食症候群常出現在大量給予醣類時；快速輸入葡萄糖會刺激胰島素分泌，當葡萄糖進入細胞時，會將鉀離子移入細胞內，而胰島素則降低鹽與水的排出，增加心肺負荷，因此，營養不良的病人在進行營養支持的初期，醣類需先減量（從 1/2 或 1/4 量開始），並補充磷、鉀與鎂。

此外，使用腸道營養的病人也會發生風險，不過由於消化與吸收的過程會降低醣類進入血液的速度，發生復食症候群的機率較低，但仍需注意。

（三）高血糖／低血糖

糖尿病、重症、重大手術後或感染、敗血症的病人，在靜脈營養溶液輸注太快時，容易發生高血糖，這類病人除了需要合併胰島素治療外，葡萄糖的輸入速度與輸入量要漸進式增加，避免高血糖發生。

另外，突然中斷或減少靜脈營養輸液，則容易出現反應性低血糖，若要停用必須慢慢減量，以防併發症。

（四）肝膽功能異常

使用全靜脈營養可能導致肝功能異常（GOT(AST)/GPT(ALT)上升），一般在停止後會恢復正常。長期使用全靜脈營養的病人，因為缺乏腸道刺激，可能會導致膽汁鬱積，通常需停用全靜脈營養才能改善，若腸道功能恢復，應考慮改為腸道營養。

（五）高三酸甘油酯血症

脂質乳劑輸入過量或速度過快，可能導致血液三酸甘油酯濃度上升，故當濃度超過 400 mg/dL 時需停止輸入。研究顯示，20%脂質乳劑因為磷脂質含量較少，較不會引發高三酸甘油酯血症。

（六）腸道萎縮

使用全靜脈營養的病人，腸道缺乏食物刺激，會使腸道絨毛萎縮與黏膜損傷，可能導致細菌穿透損傷的上皮細胞，進入血液或淋巴系統，增加感染風險。因此，應盡可能減少禁食時間，盡快使用腸道營養。

近來研究顯示，早期使用腸道營養(early feeding)也許無法達到足夠的營養需求，但可以維持腸道黏膜完整性，避免細菌移位(bacterial translocation)，繼而降低感染或敗血症的發生。此種以維持腸道黏膜功能避免腸道萎縮，不以達到足夠營養需要量為目的之灌食，稱為 trophic feeding。

THERAPEUTIC NUTRITION

第四節　轉換期飲食

所有的營養治療，都應該盡量使用腸胃道，因此營養治療計畫需包含轉換期飲食(transitional feeding)，無論是由靜脈營養轉換成腸道灌食或恢復至由口進食。

一、靜脈營養轉換至管灌食

從靜脈營養轉換至管灌食，必須從最低量且最低速開始（通常為 30~40 ml/hr），待腸胃道慢慢適應後，再降低靜脈營養的速度，維持靜脈與腸道營養素的攝取量與處方量相同。

管灌食的速度視病人狀況可逐步增加，當可以經由管灌飲食獲得 75%的營養需要時，即可停用靜脈營養。

二、管灌食轉換至由口進食

從管灌食轉換至由口進食，也需採用漸進式，逐步減少灌食後再慢慢增加由口進食量。

若為連續式灌食，可先轉為間歇式，練習三餐由口進食，不足的量再由灌食補充；有吞嚥問題的病人，要給予黏稠狀食物(pureed food)，避免液態食物（包括飲用水）以防嗆咳，水狀食物都要添加增稠劑。

剛開始由口進食的病人，因商業灌食配方的營養素密度較高，能提供較足夠的營養，故可將灌食配方添加增稠劑後，當成口服營養補充劑食用。

三、靜脈營養轉換至由口進食

轉換原則與靜脈營養轉換至管灌食相同，若病人有吞嚥問題，同樣需要 pureed food，直到約 75%的營養需要能由口攝食獲得為止，才可完全停止靜脈營養。

專有名詞介紹
TERMINOLOGY

1. 細菌移位(bacterial translocation)：腸內病原菌或內毒素穿透損傷的腸道上皮細胞進入血液或淋巴系統。

2. 腸道營養(enteral nutrition)：由口進食不足夠時，藉由灌食管將營養素送入腸胃道中。

3. 靜脈營養(parenteral nutrition)：將營養素直接經由靜脈輸入血液中。

4. 批式灌食(bolus feeding)：使用灌食空針輸入灌食配方，約 5~20 分鐘可灌完。

5. 連續式灌食(continuous drip infusion)：利用幫浦將腸道配方以每日 24 小時輸入方式連續輸入腸胃道中。

6. 間歇式灌食(intermittent feeding)：在 1 天中的特定時間輸入腸道配方，可用重力滴注或幫浦輸入，通常灌入的量與速度都小於批式灌食但是大於連續式灌食。

7. 胃部減壓引流(gastric decompression)：利用鼻胃管負壓抽吸胃部液體，以避免脹氣。

8. 聚合配方(polymeric formula)：含有完整分子的蛋白質、醣類與脂肪的商業灌食配方，供消化功能正常的病人使用。

9. 預解配方(predigested formula)：蛋白質已經過水解，以胜肽或胺基酸形式供應，脂肪含量較低或含有中鏈三酸甘油酯 (MCT)的商業配方，供有腸胃道功能障礙、需要水解營養素促進消化吸收的病人使用。

10. 單素配方(modular formula)：提供蛋白質、脂肪或醣類等單一營養素的配方。

11. 經皮下內視鏡胃造口(percutaneous endoscopic gastrostomy, PEG)：使用內視鏡將灌食管直接穿過腹壁放置在胃部，提供一個腸道營養的通路。

12. 肺吸入(aspiration)：將唾液或食物吸入肺中。

13. 中央靜脈營養(central parenteral nutrition, CPN)：靜脈營養溶液經由中央血流快速的靜脈（如上腔靜脈）輸入靜脈營養溶液。

14. 周邊靜脈營養(peripheral parenteral nutrition, PPN)：經由周邊小靜脈輸入靜脈營養溶液。

15. **全靜脈營養**(total parenteral nutrition, TPN)：營養完全來自靜脈營養。

16. **反應性低血糖**(rebound hypoglycemia)：突然停止靜脈營養輸入時導致的低血糖。

17. **復食症候群**(refeeding syndrome)：嚴重營養不良的病人進行積極營養治療時，發生低血鉀、低血磷、低血鎂等症狀。

18. **轉換期灌食**(transitional feeding)：從一種營養支持的方法進展到另一種方法的過程。

案例探討
CASE DISCUSSION

　　王先生 67 歲，身高 170 cm，體重 80 kg，騎機車未戴安全帽，超速闖紅燈與卡車相撞，頭部受到撞擊、腹部有鈍傷、顏面與手腳粉碎性骨折由急診入院。臉部與四肢骨折至少需 3 個月才能恢復，因此在腹部手術後，做了一個空腸造口，並在鎖骨下靜脈放置雙口徑導管作為中央靜脈通路。手術後第 2 天，醫師認為他的小腸尚未有功能，可能需要 7~8 日腸道才能使用。請思考下列問題：

1. 您建議目前應該使用何種營養支持？

2. 長期營養支持計畫該如何設計？

3. 王先生使用靜脈營養支持時，醣類最高可給予量是多少？若要使用脂質乳劑增加熱量，最高可給予量為多少？

4. 若要經由空腸造口開始腸道營養，應使用何種腸道配方？為什麼？

5. 當王先生顏面骨折重建癒合後，從腸道營養轉換成由口進食時，需注意哪些重點？

學習評量
REVIEW ACTIVITIES

( ) 1. 下列何者不是 refeeding syndrome 的主要特徵？

(A)低血鈉　(B)低血鉀　(C)低血磷　(D)低血鎂

( ) 2. 下列有關管灌食液體需要量的敘述何者錯誤？

(A)高熱量密度配方 2 kcal/ml 含有 70%的水

(B)一般標準配方的設計是每公斤體重需要 30~35 ml

(C)一般標準配方是 1 kcal/ml

(D)一般標準配方 250 kcal 就含有 250 ml 的水

( ) 3. 下列有關靜脈營養輸液的敘述何者錯誤？

(A)胺基酸溶液的熱量為每 1 g 蛋白質產生 4 kcal

(B)葡萄糖溶液每 1 g 葡萄糖產生 4 kcal

(C) 10%的脂質乳劑提供 1.1 kcal/ml

(D) 20%的脂質乳劑提供 2.0 kcal/ml

( ) 4. 下列何者不是使用靜脈營養時常見的併發症？

(A) hyperglycermia　(B) infection　(C) aspiration　(D) cholestasis

( ) 5. 下列何者不是腸道營養常見的併發症？

(A) cholestasis　(B) constipation　(C) diarrhea　(D) aspiration

( ) 6. 下列何者是預先水解配方的蛋白質成分？

(A)黃豆分離蛋白　(B)乳清蛋白　(C)胺基酸　(D)酪蛋白

( ) 7. 以灌食空針輸入配方的灌食方式稱為？

(A) bolus feeding　　　　　　　(B) continuous feeding

(C) intermittent feeding　　　　　(D) cyclic feeding

( ) 8. 下列有關胃殘留量大的定義何者正確？

(A)灌食時反抽量大於 70 c.c.

(B)連續式灌食大於 1 小時的灌食量

(C)每 4~6 小時反抽量大於 100 c.c.

(D)停止灌食 3~4 小時後，批式灌食及間歇式灌食者反抽量大於灌食量的

1/2

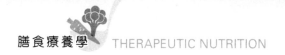
（　　）9. 管灌食需要超過 3~4 週的病人，使用何種灌食路徑可以提供較好的生活品質？

(A) nasogastric tube　　　　　　(B) gastrostomy

(C) nasoduodenaltube　　　　　(D) nasojejunal tube

（　　）10. 下列何者不是靜脈營養溶液中常規含有的營養素？

(A)維生素 B_1　(B)維生素 C　(C)鐵　(D)鈣

解答

ADBCA　CADBC

掃描　案例探討答案請掃描「QR Code」

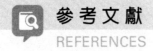

參考文獻
REFERENCES

Kreymann, K. G., Berger, M. M., Deutz, N. E. P., Hiesmayr, M., Jolliet, P., Kazandjiev, G., ... & Spies, C. (2006). ESPEN guidelines on enteral nutrition: Intensive care. *Clin Nutr, 25*(2), 210-223. doi: 10.1016/j.clnu.2006.01.021

Mahan, L. Kathleen., Escott-Stump, Sylvia. (2017). Krause's Food & Nutrition Therapy 14th. Elsevier Science Health Science div.

McClave, S. A., Taylor, B. E., Martindale, R., Warren, M. M., Johnson, D. R., Braunschweig, C., ... & Gervasio, J. M. (2016). Guidelines for the provision and assessment of nutrition support therapy in the adult critically ill patient: Society of Critical Care Medicine (SCCM) and American Society for Parenteral and Enteral Nutrition (ASPEN). *Journal of Parenteral and Enteral Nutrition, 40*(2), 159-211.

Taylor, B. E., McClave, S. A., Martindale, R. G., Warren, M. M., Johnson, D. R., Braunschweig, C., ... & Gervasio, J. M. (2009). Guidelines for the provision and assessment of nutrition support therapy in the adult critically ill patient: Society of Critical Care Medicine (SCCM) and American Society for Parenteral and Enteral Nutrition (ASPEN). *Critical care medicine, 37,* 1757-1761.

Taylor, B. E., McClave, S. A., Martindale, R. G., Warren, M. M., Johnson, D. R., Braunschweig, C., ... & Gervasio, J. M. (2009). Guidelines for the provision and assessment of nutrition support therapy in the adult critically ill patient: Society of Critical Care Medicine (SCCM) and American Society for Parenteral and Enteral Nutrition (ASPEN). *Critical care medicine, 33*(3), 277-316.

MEMO

Therapeutic Nutrition

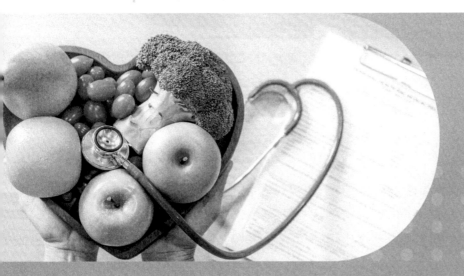

Therapeutic Nutrition

簡怡雯／編著

飲食與藥物治療的交互作用

本章大綱

第一節　食物、營養素與藥物的相關性
第二節　食物、營養素與藥物的交互作用

1. 認識食物與藥物交互作用的相關性與危險因子。
2. 明白食物和營養素對藥物治療的影響。
3. 知悉藥物對營養狀況的影響。

前言 | INTRODUCTION

在醫學疾病治療上藥物的使用是必需的,然而食物的攝取會與藥物發生一些交互作用,這些食物和藥物的交互作用會干擾本來藥物的效果,改變原本藥物的反應,也可能會有毒性的產生;另外,對於病人本身也可能會改變其營養狀況。在營養照顧的評估中,藥物和食物的交互作用是需要在評估中考量的,因此,本章重點在學習認識食物與藥物交互作用的相關性與危險因子、明白食物和營養素對藥物治療的影響及知悉藥物對營養狀況的影響,使醫學營養照顧流程更為完備。

THERAPEUTIC NUTRITION

第一節 食物、營養素與藥物的相關性

食物結合藥物會產生交互作用,營養素和藥物也有交互作用,這些相關可能改變藥物既有作用以及在體內的反應,恐怕會因此產生毒性,也或許會改變原有正常的營養狀況,故可說營養狀態與藥物作用之間有相關連性。而疾病本身所造成的營養不良,亦會影響藥物作用的效果,兩者皆須非常密切注意。

從藥理學的角度來看食物和藥物交互作用的影響面向,有所謂藥效學和藥物動力學兩方面,藥效學是研究藥物的生理和生化反應,結合藥物和其機轉產生的結果;而藥物動力學則是藥物在身體的作用過程,包括吸收、分布、代謝及排出,每個作用也許會互相影響,正因為如此,食物與藥物於很多方面皆可能產生作用,環環相扣,至關重要。

一、營養狀態與藥物作用的關聯

營養狀態會影響藥物於人體中的作用與分布,而容易產生藥物－營養素交互作用的高危險族群,則包括飲食較差的人、老年人、孕婦及孩童等。

可能導致藥物－營養素交互作用發生的危險因子如下：

1. 藥物誘發的營養不良

長期服藥的慢性病病人與老年人，可能會因為藥物而降低食慾，因而容易發生營養不良。

2. 病人遵從度不佳

無確實聽從醫師處方用藥導致藥物作用異常。

3. 已經存在營養不良

原就營養不良的病人，因血中白蛋白濃度低，使得需要跟蛋白質結合的藥物無法正常作用，其會藉由改變蛋白質結合量，轉換藥物在體內的分布，產生不必要的交互作用。

4. 吸收不良

部分疾病會造成營養素的吸收不良，如愛滋病和癌症。疾病會改變體內營養狀況，可能也會讓藥物－營養素交互作用更易發生。

5. 身體組成不同

有些藥物可溶於脂肪；此類藥物會儲存在脂肪組織不易排出，並累積於體內造成毒性，對老年人或肥胖者等體內脂肪含量高者來說較具危險性。

6. 發育中的胎兒與孕婦

因需要更多營養素，若無適量地補充足夠營養，則容易產生交互作用的危險。

二、疾病和藥物造成的營養不良問題

除了藥物外，疾病亦可能會造成營養不良的問題，例如癌症病人常見的惡病質。疾病本身會導致營養素代謝異常，使得營養不良的發生率提高，藥物與營養素間就更容易產生交互作用，故在藥物治療上應多加注意；慢性腸道疾病因影響到消化吸收，故也會引發營養缺失問題，且要特別注意藥物的作用反應；而免疫缺失的疾病（如愛滋病、自體免疫疾病）、過敏及精神疾病等皆有可能存在吸收不良的症狀，進而造成營養不良的問題。

上述所提到的疾病皆為高危險族群，藥物治療時皆需考慮到藥物和營養素之間的交互作用，仔細評估為宜。

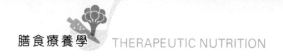

第二節　食物、營養素與藥物的交互作用

一、食物對藥物吸收的交互作用

　　食物或營養素存在的位置（胃或小腸管腔中）對藥物吸收會產生影響，需依照藥物特性採空腹或是飯後服用。而胃酸會影響藥物的吸收效用，有些疾病會有胃酸異常，如胃潰瘍或胃食道逆流等，皆會使藥物在該吸收的酸鹼值中錯亂，影響吸收效率。

　　藥物會藉由物理或化學作用，使其物質的分子表面吸附另一成分，影響藥物的吸收，如鐵劑不能搭配高纖飲食，因纖維會吸附鐵劑形成複合物，減少鐵的吸收。

二、食物對藥物分布、代謝的交互作用

1. 藥物分布

　　藥物進入身體後的分布，濃度較高的會在肝、腎、脂肪組織，濃度較低的則是在肌肉和皮膚，而白蛋白是血中最重要的藥物結合蛋白質，當血中白蛋白低於 3 g/dL 時，需與蛋白質結合的藥物產生副作用的風險會提高，因藥物沒有蛋白可結合，游離的形式增加，會導致體內毒性上升，常見於老年人或營養不良的病人，特別是服用抗凝血劑 Coumadin (Warfarin)或抗癲癇藥物 Phenytoin 者，更要密切注意此交互作用。

2. 藥物代謝

　　細胞色素 P-450 酵素系統為藥物在肝臟代謝的系統，食物會加速或延緩此系統，影響藥物代謝，例如高蛋白低醣飲食會增加氣喘藥物 Theophylline 在肝臟的代謝；而部分藥物如降膽固醇藥 Simvastatin (Zocor)和降血壓藥 Relodipine (Plendil)則是不能與葡萄柚汁同時服用，皆是由於上述藥物會抑制酵素 P-450 3A4 的代謝作用，使得藥物的游離形式在體內造成毒性。而葡萄柚或是柑橘、柚苷、苦橙等皆含有干擾成分，容易與藥物產生交互作用（表 3-1）。

表 3-1　可能與柚子或葡萄柚產生交互作用的藥物

分類	舉例	與柚子或葡萄柚併用的結果
降血脂藥	Atovastatin（立普妥®） Lovastatin（美乏脂®） Simvastatin（素果®）	可能導致肌肉病變、橫紋肌溶解，甚至演變為腎衰竭
降血壓藥	Felodipine（普心寧®） Nifedipine（冠達悅®） Verapamil（心舒平®） Amlodipine（脈優®）	可能造成血壓過低、心跳過快的不良反應，嚴重可能導致缺血性心肌梗塞
鎮靜安眠藥	Diazepam（煩寧®） Midazolam（導眠靜®） Triazolam（鼾樂欣®） Busprone（克煩®）	可能會提高藥物血中濃度，增加暈眩和嗜睡等不良反應的發生
抗心律不整藥	Amiodarone（臟得樂®）	提高藥物血中濃度，使毒性增加
免疫抑制劑	Cyclosporin（新體睦®）	噁心、頭痛、麻痺、抽筋、腎毒性等不良反應
抗癲癇藥	Carbamazepine（癲通®）	藥物血中濃度增加，提高不良反應風險

資料來源：財團法人藥害救濟基金會 (2018)・中秋吃柚，不可不知的食藥交互作用。https://www.tdrf.org.tw/2018/09/21/knowledge01-84/

三、食物對藥物排出的交互作用

　　食物和營養素會改變藥物於腎小管的再吸收作用，亦會使尿液酸鹼值產生變化，影響藥物排除和再吸收，例如失智症藥物 Mamantine (Namenda)會因攝入鹼性食物而導致尿液呈鹼性，降低藥物排出量。尿液酸鹼值受食物改變後，會變換藥物存在非離子狀態的含量，因此，可能會增加或減少藥物能夠被腎小管再吸收的量。

四、藥物對營養素的交互作用

（一）營養素的吸收

1. 螯合

　　藥物會與食物產生螯合的作用，例如常用來治療青春痘的四環黴素，會和食物中的鈣質螯合，形成複合物質影響鈣吸收，因此，服用此藥時不要搭配牛奶，因牛奶中的鈣會和藥物產生螯合作用，干擾營養素的吸收。

2. 吸附

　　降血脂藥物 Cholestyramine (Qestran)會吸附脂溶性維生素 A、D、E、K，使得其吸收減少，故服用此藥時要補充脂溶性維生素。此外，減肥藥羅氏鮮，因會抑制脂肪酵素，亦會干擾脂溶性維生素的吸收，所以在服用此減肥藥物時，同樣也應補充脂溶性維生素。

3. 食物停留時間

　　瀉劑等會改變食糜於腸道停留的時間，影響某些營養素吸收，如鈣、鉀。

4. 改變腸胃道環境

　　H_2 受體拮抗劑藥物，如 Cimetidine，會抑制維生素 B_{12} 的吸收，因此，服用此藥物要注意維生素 B_{12} 的補充。

5. 破壞腸道黏膜

　　常用的非類固醇類抗發炎藥物(Non-steroidal anti-inflammatory drugs, NSAIDs)、止痛消炎藥、雙磷酸鹽類藥物（如骨質疏鬆症治療用藥，Alendronate (Forsmax®)）、長期服用抗生素等皆會破壞腸道黏膜，導致鐵吸收受影響，造成體內鐵的缺乏。

（二）營養素的代謝

1. 抗癲癇藥物 Phenobarbital 或 Phenytoin，皆會增加維生素 D、K 和葉酸在體內的代謝，故服用此類藥物要補充維生素 D、K、葉酸。

2. 肺結核藥物 INH 於體內會和維生素 B_6 形成複合物，減少維生素 B_6 代謝，因此，服用此藥物時要注意體內維生素 B_6 的含量。

3. 抗癌或類風溼性關節炎藥物 Methotrexate (MTX)在體內會與葉酸競爭，減少體內葉酸含量，故使用此類藥物要注意葉酸的營養狀況。

4. 降膽固醇藥物 Statin 類，如 Atorvastatin (Liptor)，是藉由抑制膽固醇生合成（圖 3-1）的關鍵酵素 HMG CoA 還原酶來減少膽固醇合成，但其亦會抑制合成 CoQ10 的路徑，所以服用此類藥物需要補充 CoQ10。

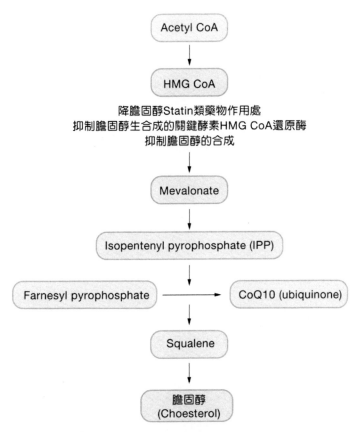

圖 3-1　肝臟製造膽固醇的步驟

（三）營養素的排出

1. 增加營養素排出

　　利尿劑會增加某些電解質的排出，如鉀(K^+)、鎂(Mg^{2+})、鈉(Na^+)、氯(Cl^-)、鈣(Ca^{2+})等；而精神疾病用藥 Phenothiazine 則會增加維生素 B_2 的排出，故服用此藥物時應補充維生素 B_2。

2. 減少營養素排出

　　器官移植病人需終生服用抗排斥藥物，其中亦包含類固醇藥物 Prednisone，用途為抑制免疫反應；但類固醇藥物會減少鈉排出，使水分滯留在體內，造成水腫。

五、食物、營養素和藥物間不良的交互作用

1. 單胺氧化酶抑制劑藥物與酪胺飲食

含有單胺氧化酶抑制劑類的藥物，例如精神安定劑、抗憂鬱症藥物（Phenelzine (Nardil®)、Parnate）等，會與含酪胺的食物產生不良副作用，需使用限酪胺飲食，故應盡量避免含酪胺的食物，包括熟成乳酪、醬油、香腸、臘肉、發酵豆製品、啤酒、儲存較久的肉品等。

2. 興奮劑、鎮靜劑與咖啡因

興奮劑和鎮靜劑會與咖啡因產生不良的交互作用，服用此類藥物時要避免食物中的咖啡因攝取，如減少食用咖啡、茶、碳酸飲料、巧克力等。

3. 抗凝血劑與維生素 K

抗凝血劑藥物（如 Warfarin）會與維生素 K 產生交互作用，故要維持飲食中維生素 K 的平衡攝取。含維生素 K 的食物包括綠色蔬菜、十字花科蔬菜等。

4. 各類藥物與酒精

Benzodiazpine 類安眠藥與精神安定劑，若與酒精共同服用會導致昏睡且有毒性；而非類固醇類抗發炎藥物與酒精共同服用，則容易導致腸胃道出血。

5. 藥物對營養狀況的副作用

(1) 味覺遲鈍、嗅覺改變：包括抗癌藥物、抗發炎藥物、心血管藥物（如 Captopril）、降血脂藥物及中樞神經系統藥物等。

(2) 腸胃道出血或潰瘍、腹瀉：抗生素、抗癌藥物、雙磷酸鹽（如福善美）、免疫抑制劑、中樞神經系統藥物、止痛藥物（如阿斯匹靈）等，會導致腸胃道出血或潰瘍；而抗生素、痛風藥物（如秋水仙素）、抗癌藥物、抗病毒藥物、減肥藥物（如康纖伴、羅氏鮮）、口服降血糖藥（如 Metformin）等，均可能造成腹瀉的不良反應。

(3) 食慾改變（厭食或增加食慾）：抗發炎藥物、抗癌藥物、支氣管擴張劑、心血管藥物、興奮劑（如安非他命）、選擇性血清素再吸收抑制劑(SSRIs)（如 Fluoxetine (百憂解；Prozac®)）等會抑制食慾，導致厭食；而部分精神疾病用藥及抗憂鬱症藥物、抗痙攣藥物、荷爾蒙製劑等則會增加食慾。

(4) 器官毒性：降血脂藥（如 Lovastatin (Mevacor®)）有肝毒性；抗黴菌藥物（如 Amphotericin B）有腎毒性；肺結核藥物 INH 有耳毒性，可能造成失聰；尚有部分藥物亦可能導致肺、神經、眼睛、胰臟、心臟等器官的毒性。

(5) 血糖變化：女性荷爾蒙製劑會使血糖上升，降血糖藥會使血糖下降，故當血糖發生變化時，亦需評估是否為藥物造成的交互作用。

6. 中藥和西藥間的交互作用

除了西藥，中藥也是藥，其中亦包含日常生活所食用的藥膳，但要特別注意的是，民眾常認為藥膳為食補，不會有副作用，卻往往忽略高齡者的慢性病用藥，有許多會跟中藥材交互作用，如藥膳中最常使用的當歸和薑，若與阿斯匹靈、抗凝血劑一起服用，會增加出血風險。此外，枸杞、芍藥與抗凝血劑一同服用也會提高出血機率；而人參、地黃與降血糖藥物併用會造成血糖過低，不僅如此，人參和抗凝血劑的交互影響，會降低藥物抗凝血功效，使得血栓形成機會上升，若與利尿劑一起服用則會降低利尿作用（表 3-2）。

表 3-2　常見中藥與西藥的交互作用

中藥	西藥	可能造成的影響
當歸、薑	抗血小板劑（阿斯匹靈）、抗凝血劑(Warfarin)	增加出血風險
芍藥、枸杞	抗凝血劑(Warfarin)	增加出血風險
當歸、人參	降血壓藥(Nifedipine)	造成血壓過低
人參、甘草	心臟用藥(Digoxin)	增加藥物作用及毒性
當歸、人參、芍藥	雌激素	增加雌激素作用
人參、地黃	降血糖藥	造成血糖過低
人參、黃耆、甘草	免疫抑制劑、類固醇	降低藥物的免疫抑制作用
人參	抗凝血劑(Warfarin)	降低藥物抗凝血作用，可能發生血栓
甘草	利尿劑(Furosemide)	降低利尿作用，且較易造成高血鉀
	免疫抑制劑(Methotrexate)	增加藥物在體內滯留的時間
	利尿劑	降低利尿作用，且較易造成高血鉀
	口服避孕藥	高血壓、水腫、低血鉀
芍藥	抗癲癇藥(Carbamazepine)	使藥物吸收過快，造成藥效過強

資料來源：財團法人藥害救濟基金會 (2015)．中西混搭？風險很大！．https://www.tdrf.org.tw/2015/05/22/knowledge03-2-5/

專有名詞介紹
TERMINOLOGY

1. 吸收(absorption)：於藥物動力學中是指藥物進入血液循環的過程。

2. 拮抗劑(antagonist)：一藥物可以制衡另一種藥物。

3. 細胞色素 P-450 酵素系統(cytochrome P-450 enzyme system)：於肝臟中經由此酵素系統代謝藥物。

4. 分布(distribution)：於藥物動力學中是指藥物離開血流進入體內各組織。

5. 藥物－營養交互作用(drug-nutrient interactions)：藥物和營養素作用的結果。

6. 賦形物(excipient)：指藥品的主要成分外所含的無活性物質，如緩衝劑、結合劑、香料、染劑、防腐劑、懸浮液。

7. 排出(excretion)：於藥物動力學中是指藥物移出體外。

8. 食物－藥物交互作用(food-drug interaction)：指藥物作用受食物改變，使其效用提升或下降的現象。

9. 柚苷(naringenin)：一類黃酮素的化學成分，存在於葡萄柚汁中，會抑制藥物的氧化。

10. 藥效學(pharmacodynamics)：研究藥物的生理和生化反應，結合藥物及其作用機轉的學問。

11. 藥物動力學(pharmacokinetics)：藥物在身體的作用；包括吸收、分布、代謝及排出。

12. 腎小管再吸收作用(tubular reabsorption)：腎絲球濾液流經腎小管時，藉由等滲透性回收，主動吸收胺基酸、葡萄糖、鈣、鈉等溶質與水的過程。

案例探討
CASE DISCUSSION

　　王太太，68 歲，有 10 多年糖尿病史，近來檢查發現血壓偏高且血脂異常，亦有骨質疏鬆的問題；醫師處方藥物包括 Metformin (Glucophage®)、Simvastatin (Zocor®)、Captopril (Capoten®)、Alendronate (Forsmax®)，請回答下列問題：長期服用上述藥物可能對營養狀況造成哪些影響？飲食上如何預防或調整？

✏️ **學習評量**
REVIEW ACTIVITIES

( ) 1. 何謂輔藥(excipient)？
(A)乙烯化過程　(B)藥物有活性的部分　(C)加壓劑　(D)不具活性部分

( ) 2. 營養不良和肝臟疾病病人血中白蛋白降低，會影響藥物作用哪部分？
(A)降低血中藥物游離部分含量　　(B)增加血中藥物游離部分含量
(C)降低肝中藥物的代謝　　　　　(D)降低藥效

( ) 3. 服用四環黴素應避免攝取哪種食物？
(A)果汁　(B)牛肉　(C)牛奶　(D)含蔗糖的甜點

( ) 4. 服用下列何種藥物需要補充 CoQ10？
(A) Carbamazepine　(B) Methotrexate　(C) Lipitor　(D) Cholestyramine

( ) 5. 服用抗痙攣藥物如 Phenytoin 和 Phenobarbital，需要補充哪些營養素？
(A)維生素 C 及維生素 A　　　　(B)維生素 C 及維生素 D
(C)葉酸及維生素 D　　　　　　　(D)鐵質及維生素 A

( ) 6. 抗癌藥物 Methotrexate 扮演何種營養素的拮抗劑？
(A)維生素 B$_1$　(B)維生素 B$_{12}$　(C)葉酸　(D)維生素 B$_6$

( ) 7. 下列何者非使用類固醇的副作用？
(A)骨質流失　(B)高血糖　(C)高血壓　(D)肥胖

( ) 8. 服用含有單胺氧化酶抑制劑類的藥物需避免下列何種食物？
(A)牛奶、大豆蛋白及葡萄柚　　　(B)起司、臘腸及紅酒
(C)番茄、洋蔥及家禽（雞、鴨等）　(D)哈密瓜、鳳梨及花生

( ) 9. 服用 Warfarin 藥物需提供下列何種營養指導？
(A)減少攝入含維生素 K 的食物
(B)維持飲食中維生素 K 的平衡攝取
(C)增加富含維生素 D 和鈣質的食物
(D)維持飲食中維生素 D 的平衡攝取

（　）10. 使用麻醉藥物 Propofol 時，營養考量為何？

    (A)可提供 1.1 kcal/ml 的脂肪　　　　(B)可提供額外的鈣質

    (C)含乳糖但可能促發乳糖不耐　　　(D)含小麥澱粉但可能造成乳糜瀉

解答

DBCCC　CCBBA

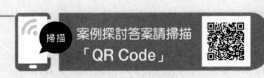

掃描 案例探討答案請掃描「QR Code」

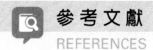

參考文獻
REFERENCES

Banach, M., Serban, C., Sahebkar, A., Ursoniu, S., Rysz, J., Muntner, P., ... & Lipid and Blood Pressure Meta-analysis Collaboration Group. (2015, January). Effects of coenzyme Q10 on statin-induced myopathy: A meta-analysis of randomized controlled trials. In *Mayo Clinic Proceedings* (Vol. 90, No. 1, pp. 24-34). Elsevier.

Izzedine, H., Launay-Vacher, V., Deybach, C., Bourry, E., Barrou, B., & Deray, G. (2005). Drug-induced diabetes mellitus. *Expert opinion on drug safety*, 4(6), 1097.

Lee, J. I., Zhang, L., Men, A. Y., Kenna, L. A., & Huang, S. M. (2010). CYP-mediated therapeutic protein-drug interactions. *Clinical pharmacokinetics*, 49(5), 295.

Raymond, J. L., & Morrow, K. (2020). *Krause and mahan's food and the nutrition care process e-book*. Elsevier Health Sciences.

William, C. S. (n. d.). *Grapefruit Juice Can Interact With Medicines*. http://www.medicinenet.com/grapefruit_juice_and_medication_interactions/views.htm

Wohlt, P. D, Zheng, I., & Gunderson, S., et al. (2009). Recommendations for use of medications with continuous enteral nutrition. *Am J Health-Syst Pharm, 66*, 1458.

Therapeutic Nutrition

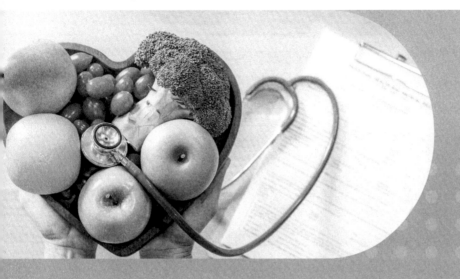

CHAPTER 04

翁慧玲／編著

嬰幼兒的營養照顧

本章大綱

學習
目標

1. 了解嬰幼兒生長發育特性。
2. 認識嬰幼兒的營養評估方式。
3. 利用生長曲線圖表及身體質量指數(BMI)進行生長狀況評估。
4. 知悉嬰幼兒營養需求的特性、母乳哺餵的重要性,以及副食品添加原則和注意事項。

前言 | INTRODUCTION

依據 2013~2016 年國民營養健康狀況變遷調查顯示,1~6 歲幼兒在乳品類、蔬菜類及水果類的攝取均未達每日飲食指南的建議攝取量(實際每日六大類食物攝取量分別為乳品類 1.2~1.5 份;蔬菜類 1.0 份;水果類 0.8 份)。另外,調查結果也顯示國人(含幼兒)從飲食中攝取的礦物質,以鈣質攝取不足最為嚴重,其次是鎂、鋅及鐵,而鈉的攝取反而有過多的情形。鈣質對成長中的幼兒骨骼鈣化非常重要,乳品類除了富含蛋白質外,尚有豐富的維生素 B_2 和鈣質,而國內幼兒鈣質攝取不足的主因,可能是因乳品類攝取不足,這些飲食行為問題對健康的影響是一大隱憂。

嬰幼兒期(特別是嬰兒期)是處於快速生長發育的階段,此時適當的營養給予非常重要,不容小覷;但嬰兒於進食與營養素攝取上常會受到內在與外在等環境因素的影響,且此階段各器官發育皆尚未成熟,營養的給予過與不及都會造成嬰幼兒嚴重傷害,因此,必須透過早期、謹慎且持續性地營養評估、介入及監測、評值,以維持嬰幼兒良好的生長與發育。

嬰幼兒期也是良好飲食行為與習慣建立的關鍵時刻,飲食行為及習慣主要受家庭環境、社會趨勢、宗教、同儕及身體健康狀況等因素的影響,尤其是在副食品添加階段,因為副食品添加的目的不僅是要滿足營養需求,同時兼具進食能力(包括食物咀嚼與吞嚥能力)及良好飲食行為的訓練,以利日後能適應成人飲食模式,故此階段是建立人生良好飲食行為與習慣的重要里程碑,應早期提供幼兒與家長正確的營養知識,在正常吃的原則下,父母須主動提供各種類食物給幼兒食用,並建立良好的飲食行為及習慣,勿以強迫的方式餵食。

此章節會依序介紹嬰幼兒期生長發育特性、如何進行營養評估、營養需求的計算及非常重要的嬰兒期副食品添加等,使營養照顧更為完備。

THERAPEUTIC NUTRITION

第一節　嬰幼兒生長發育特性

生長發育不僅是身高、體重、頭圍及身體器官體積的增加，當然也包括了成熟度的增加。嬰兒期在各方面皆處於快速生長發育的階段，但進入幼兒期後，生長速度與嬰兒期相較會有趨緩的情形，不過仍會持續以穩定的生長速度進行。

1. 體重與身高／身長

新生兒在出生後體重會減輕約 6~10%，在 10~14 天時回復到出生體重，4~6 個月時約為出生時的 2 倍，1 歲時約為出生時的 3 倍，2 歲時約為出生時的 4 倍。

身長在滿 1 歲時是出生時的 1.5 倍，4 歲時身長約為出生時的 2 倍。如果有出生後體重減少＞10%或 10~14 天後體重仍未回升至出生體重，抑或是體重的增加速度異常等情形發生，都需要進一步評估並查明原因。

2. 頭圍

可反映大腦體積大小；在 3 歲前必須規律測量頭圍。出生時頭圍約為 35 cm，為成人的 25%；在 1 歲前平均增加 1 公分／月，1 歲時頭圍約為成人的 75%，3 歲時頭圍約為成人的 80%。

3. 身體組成

嬰兒期身體脂肪組織快速增加，至幼兒期時脂肪增加速率逐漸減少，而肌肉組織比例慢慢增加；在青春期前身體脂肪組織會再次增加，為青春期快速生長發育做準備。

4. 消化道

胃容量從出生時的 10~20 ml，至 1 歲時增加至 200 ml，胃容量的增加可讓嬰兒攝取更多食物，幫助生長發育。嬰兒在出生後的前幾個月因消化道功能尚未發育成熟，包括胃酸分泌少、胃排空速度慢及腸道蠕動慢等，常有胃食道逆流情形，此時採少量多餐及讓嬰兒進食後維持直立姿勢，可有效改善胃食道逆流問題。

5. 腎臟

嬰兒出生後雖然腎臟已有功能但尚未成熟，在 6 個月大時腎臟體積與功能是出生時的兩倍，嬰兒期腎絲球過濾率與兒童及成人相較仍是低的，因此，在營養的供應上應特別謹慎。

6. 牙齒生長

　　1 歲時約有 6 顆牙齒，18 個月大時約有 12 顆牙齒，2 歲時約有 16 顆牙齒，2 歲 6 個月約有 20 顆牙齒，5~13 歲則進入換牙階段。

7. 其他

　　幼兒期循環系統發育逐漸趨於成熟，身體可以更完整並有效率地輸送氧氣與吸收營養素，且進食技巧的發育也日益成熟，具備咀嚼及吞嚥不同食物種類與質地的能力，能夠自己進食。在學齡前期及學齡期階段，社交認知及情緒的發展也有明顯成長。

第二節　嬰幼兒的營養評估

　　嬰幼兒期的生長發育需要規律監測，包括體重、身長、頭圍、體重與身長或身高比(weight for length)及體重與年齡比(weight for age)等，並將測得的數據登錄在衛生福利部（以下簡稱衛福部）所制定的臺灣版兒童生長曲線圖上（參見附錄一及二）。

　　營養評估是營養照顧的第一步，營養素攝取不足與過多都可能造成營養不足或營養過剩的問題，也都是營養不良的表徵，適當的營養與生長發育息息相關，因此，我們必須透過小心謹慎且反覆性地完整營養評估，以利於及時發現嬰幼兒營養狀況改變，並在初期即給予適當的營養治療。

　　營養不良有營養不足(undernutrition)、營養過剩及維生素與礦物質攝取不平衡三大類型：

1. 營養不足

　　營養不足的評估指標包括：

(1) 體重與身高比過低(low weight for height)：消瘦性營養不良(wasting malnutrition)。

(2) 身高與年齡比過低(low height for age)：生長停滯性營養不良(stunting malnutrition)。

(3) 體重與年齡比過低(low weight for age)：體重過輕(underweight)。

2. 營養過剩

指體重過重或肥胖。

3. 維生素與礦物質攝取不平衡

包括維生素與礦物質攝取不足或過多。

長期營養不良對嬰幼兒會造成嚴重且不可逆的傷害，需以預防營養不良為目標，早期並持續性地執行營養評估、監測；此對於嬰幼兒來說是非常重要的課題。完整的營養評估包括體位測量（生長評估）、飲食評估、生化指標及臨床評估等。

一、體位測量（生長評估）

兒童的生長是一種成熟的表現，也是兒童照護的終極目標，然而，生長狀況受到營養、環境及遺傳等因素影響，故兒童的生長評估，通常會依據體位測量結果及身體組成，搭配生長曲線百分位圖(growth chart)與身體質量指數(body mass index, BMI)作為評估工具，同時，透過評估結果也可得知營養介入是否適當。

雖然體位測量是最容易取得的數據，但如何精準地進行量測對於兒童來說非常重要，因為唯有精準的數據，才能真正反映營養及生長狀況。測量結果必須劃記在兒童生長曲線百分位圖上，生長曲線是連續性的，不能單看某一時間量出的落點，要持續觀察一段時間，將不同時間點所量出來的落點連成線後，再檢視個人化的生長曲線走勢是否有達到線性生長（參見附錄一及二）。

（一）兒童生長曲線百分位圖

兒童生長曲線百分位圖，是經由測量一大群各年齡層健康兒童生長過程的統計結果製作而成，圖中由 5 條連續曲線所組成（3rd、15th、50th、85th 與 97th），其中包括體重、身高／身長與頭圍三種生長指標，分男孩版與女孩版；在美國，0~2 歲使用世界衛生組織(WHO)的生長曲線圖表、2~20 歲使用疾病管制暨預防中心(CDC)的生長曲線圖表，臺灣則是採用衛福部的生長曲線圖表。

生長曲線百分位落點在第 3~97 百分位間皆屬正常範圍，若超過第 97 百分位或低於第 3 百分位，可能存在生長過速或遲緩的問題；另外，兒童成長為連續性，除了觀察生長曲線的落點外，整體的生長曲線走勢也極為重要，若走勢落差高於或低於 2 個曲線區間，也屬異常警訊，皆需要由醫師及營養師進一步評估及找出問題，並進行矯正。

1. 體重的測量

體重的生長是最容易取得及反映營養攝取是否足夠的指標，因此精準體重的測量是重要的，包括體重計的校正及操作技術，測量時應穿著薄上衣、脫鞋及移除尿布，體重以公斤計算至小數點一位，並將測量所得的數值以圓點劃記在生長曲線圖表上。

2. 身高／身長測量

線性生長(linear growth)受遺傳、營養狀況、慢性疾病及基因障礙等因素的影響，必須精準測量身高或身長(height ／ length)才可正確反映其生長狀況，而測量工具（設備）是否定期進行校正、測量方式是否適當等都會影響可信度，因此，應反覆測量後，以公尺計算至小數點第一位，並將測量所得的數值以圓點劃記在生長曲線圖上。

2 歲以下幼兒或無法站立者的測量方式，為使用身高測量板以臥姿（仰臥）測量，腳與膝蓋要放平，腳掌和板子呈 90 度，反覆測量至少 2~3 次；2 歲以上幼兒則是採站立方式測量身高，背對身高器且赤腳，眼睛平視前方。

身高小於第 3 百分位或低於平均身高兩個標準差，表示身材矮小(short stature)，應進一步評估家長身高或是否有其他慢性病問題，例如慢性發炎、內分泌疾病、骨骼肌肉障礙、基因障礙等。

3. 頭圍測量

3 歲前是人體大腦生長最快速的時期，腦容量已可達成人大小，而足月的新生兒頭圍約 33~35 cm，當頭圍生長速度太快或太慢時，可能是結構有異常，需進一步查明原因。

頭圍測量應使用不具彈性的皮尺，測量方式為皮尺前端置於眉毛上端（額頭），環繞頭部至後方，測量最大周長。

（二）身體質量指數

身體質量指數(body mass index, BMI)＝體重（公斤）／身高（公尺）^{2}，能用以評估體位是否有過輕或過重情形，適合 2 歲以上的幼兒（表 4-1）；但 BMI 無法判斷體重過重或肥胖是由於脂肪過多、肌肉質量過多或是骨骼粗大等因素所致，故體重過重或肥胖者，應進一步使用生物電阻抗分析法(bioelectrical impedance analysis, BIA)進行身體組成的測量。

（三）身體組成的評估

1. 周長測量(circumferential measurement)：包括上臂圍(mid-upper circumference, MAC)、中臂肌圍(mid-arm muscle circumference, MAMC)的測量。

2. 皮層測量(skinfold measurement)：三頭肌皮脂厚度(triceps skinfold)的測量。

3. 身體組成測量(body composition measurement)：以生物電阻抗分析法(BIA)測量，一般用來檢測身體肌肉與脂肪組織，操作簡單且不具侵入性，在臨床上受到廣泛使用（表 4-2）。

表 4-1　2~6 歲幼兒體位（身體質量指數）評估標準

年齡（歲）	男童				女童			
	過輕	正常範圍	過重	肥胖	過輕	正常範圍	過重	肥胖
	BMI <	BMI 介於	BMI ≥	BMI ≥	BMI <	BMI 介於	BMI ≥	BMI ≥
2.0	14.2	14.2~17.4	17.4	18.3	13.7	13.7~17.2	17.2	18.1
2.5	13.9	13.9~17.2	17.2	18.0	13.6	13.6~17.0	17.0	17.9
3.0	13.7	13.7~17.0	17.0	17.8	13.5	13.5~16.9	16.9	17.8
3.5	13.6	13.6~16.8	16.8	17.7	13.3	13.3~16.8	16.8	17.8
4.0	13.4	13.4~16.7	16.7	17.6	13.2	13.2~16.8	16.8	17.9
4.5	13.3	13.3~16.7	16.7	17.6	13.1	13.1~16.9	16.9	18.0
5.0	13.3	13.3~16.7	16.7	17.7	13.1	13.1~17.0	17.0	18.1
5.5	13.4	13.4~16.7	16.7	18.0	13.1	13.1~17.0	17.0	18.3
6.0	13.5	13.5~16.9	16.9	18.5	13.1	13.1~17.2	17.2	18.8

表 4-2　一般常見身體組成測量方式優缺點

方法	優點	缺點
生物電阻抗分析法 (bioelectrical impedance analysis, BIA)	・快速 ・價格合宜且容易操作 ・不具侵入性 ・無放射線暴露	・敏感度受溫度及水分影響
雙能量 X 光測定儀 (dual energy X ray absorptiometry, DEXA)	・不具侵入性 ・精準度高 ・可以測骨齡	・微量輻射線暴露（對於嬰幼兒屬安全範圍）

二、飲食評估

飲食攝取狀況資訊來源，主要來自於家屬或個案的陳述，飲食評估的目的是要了解兒童的飲食模式，評估方法包括 24 小時飲食回憶法(24-hour recall)、3 天食物攝取記錄法(3-day food records)、飲食攝取頻率問卷(food frequency questionnaire, FFQ)及食物秤重法等，透過詳細的飲食記錄，以利精確計算營養素之攝取與評值。

此外，了解家屬與兒童的營養知識、飲食行為、宗教信仰、營養態度、活動量和是否有補充營養品或服用藥物等資訊，也相當重要（表 4-3）。

三、生化指標

生化數值是重要的營養評估依據，表 4-4 為最常被使用之營養評估項目。

表 4-3　嬰幼兒常見飲食史資訊收集

足月嬰兒期	1. 哺餵頻率、一餐喝多久及模式（全母乳哺餵或全嬰兒配方或是混搭） 2. 母親或嬰兒是否有服用藥物或綜合維生素與礦物質、營養品、營養補充劑等 3. 咀嚼與吞嚥技能 4. 腸胃道功能 5. 如果使用嬰兒配方，其沖泡及儲存方式 6. 4~6 個月時是否添加副食品？若有添加，其食物種類、質地及份量等
幼兒期	詢問主要照顧者，包括父母、祖父母或其他照顧者： 1. 家人與幼兒食物及營養素攝取狀況，如食物質地、型態、種類、攝取量、進食模式及水分攝取等 2. 進食環境及進食能力 3. 成人與小孩用餐行為（定位用餐或看電視／3C 產品、玩玩具、講話、跑來跑去等） 4. 餐與餐間是否有攝取食物或飲料 5. 家人的宗教信仰和食物禁忌 6. 幼兒自我進食情形 7. 是否有服用藥物、綜合維生素與礦物質、營養品、營養補充劑等 8. 活動量為何

表 4-4　營養評估項目與生化指標

評估項目	半衰期	評估指標
前白蛋白 (prealbumin)	2~3 天	· 可評估身體蛋白質狀況 · 半衰期短，能夠反映短期體內蛋白質狀態
白蛋白 (albumin)	15~20 天	· 可評估身體蛋白質狀況 · 因半衰期長，並非良好的營養狀況指標（與前白蛋白相較）
運鐵蛋白 (transferrin)	8~10 天	· 可評估身體蛋白質狀況 · 在肝臟合成，將鐵運送至血液中，測定其血中濃度有助於了解是否有營養不良等情形

四、臨床評估

表 4-5　營養素缺乏或過量之臨床表徵

部位	臨床表徵	可能缺乏的營養素	可能過量的營養素
頭髮	容易斷裂	蛋白質	—
	旗幟徵象(flag sign)*	蛋白質、銅	—
	細與稀疏狀	蛋白質、生物素、鋅	維生素 A
指甲	匙狀指甲	鐵	—
皮膚	乾燥、脫屑	必需脂肪酸、維生素 A、鋅	—
	毛囊性皮膚角化症	必需脂肪酸、維生素 A、維生素 C	—
	脂漏性皮膚炎（鼻唇周圍）	維生素 B_6、維生素 B_2、菸鹼酸	—
	紅色或紫色斑點	抗壞血酸、維生素 K	—
	皮下脂肪流失	熱量	—
	黃色素沉著（皮膚變黃）	—	類胡蘿蔔素
眼睛	眼瞼緣發炎(angular blepharitis)	維生素 B_2	
	乾眼症(dry conjunctive)	維生素 A	

註　* 旗幟徵象(flag sign)為頭髮出現深淺交替的條紋。

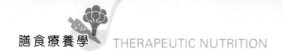

表 4-5　營養素缺乏或過量之臨床表徵（續）

部位	臨床表徵	可能缺乏的營養素	可能過量的營養素
口腔及周圍	口角炎(angular stomartitis)	維生素 B_2	－
	舌乳頭萎縮 (atrophic lingual papillae)	菸鹼酸、鐵、維生素 B_2、葉酸、維生素 B_{12}	－
	味覺減退(hypogeusesthesia)	鋅、維生素 A	－
	舌頭腫大呈紫紅色 (magenta tongue)	維生素 B_2	－
	牙齦腫大出血	抗壞血酸	－
	舌裂(tongue fissuring)	菸鹼酸	－
腺體	腮腺肥大(parotid enlargement)	蛋白質	－
	甲狀腺腫大(thyroid enlargement)	碘	－

THERAPEUTIC NUTRITION

第三節　嬰幼兒的營養需求

一、嬰兒期的營養需求

　　嬰兒期的營養需求，與生長速度、基礎代謝、身體活動和食物熱能效應等有關，而營養素的建議攝取，可參考「國人膳食營養素參考攝取量(DRIs)」（參見附錄三）。足月新生兒母乳哺餵是第一選擇，於出生後應盡快哺餵，並持續純母乳哺餵至 4~6 個月，但母親若正在服用藥物，藥物可能透過乳汁進入嬰兒體內，此時就不適合哺乳；4~6 個月時可開始添加副食品，大於 6 個月後，如無適量副食品補充，則會有營養不良的風險。

　　哺餵母乳的好處眾多，例如可幫助嬰兒的神經發展，並有研究顯示母乳可降低許多兒童疾病的發生率，包括呼吸道感染與中耳炎、腸胃道感染、壞死性腸炎、嬰兒猝死症候群、發炎性腸道疾病、肥胖、糖尿病、白血病等（表 4-6）。

🔖 表 4-6　母乳哺餵對嬰兒與母親的優點及不適合哺餵的情況

母乳哺餵的優點	對嬰兒	1. 母乳中含有免疫物質，可增加嬰兒抵抗力及降低過敏症狀 2. 適合一般嬰兒生長發育營養需求，容易消化吸收，幫助嬰兒神經發展 3. 溫度適中、經濟且安全衛生 4. 訓練吸吮能力，幫助牙齒功能的發育 5. 在母親懷抱中有溫暖安全感，可增加親子間的交流
	對母親	1. 促進產後子宮收縮，減少出血危險 2. 延長產後無月經週期，有自然避孕效果 3. 母乳哺餵每天可消耗 400~1,000 kcal 熱量，幫助維持健康體態 4. 減少乳癌、卵巢癌及骨質疏鬆的罹患率
不適合哺育的情況		1. 嬰兒有典型半乳糖血症(galactosemia) 2. 嬰兒有苯酮尿症(phenylketonuria)等代謝疾病；但在有適當血液監測下，有時可採母乳哺餵與特殊奶粉交替的方式 3. 母親有第 I 型或第 II 型人類嗜 T 淋巴球病毒(human T-cell lymphotropic virus)感染、人類免疫不全病毒(human immunodeficiency virus)感染、未經治療的布氏桿菌病(Brucellosis)、大流行流感(pandemic influenza)感染、動物流感感染 4. 正在使用下列藥物的母親：Ergotamines、Statins、化學治療藥物 5. 使用非法藥物，如 Amphetamines

（一）進食模式

應盡可能在出生後即建立良好的餵食頻率，仔細觀察嬰兒飢餓與飽足的表徵，如哭鬧時代表餓了；相反地，當出現滿意的笑或不哭鬧及睡覺時代表不餓。一般新生兒親餵頻率（每 2~3 小時餵食一次）會較配方奶高；2 個月大後，通常可改為每 3~4 小時餵食一次；6 個月大後可睡隔夜（因半夜較不會主動醒來喝奶）。

（二）熱量與營養素需求

1. 熱量需求

熱量需求以能維持熱量平衡（行蛋白質節省作用）與達到正常體重增加和生長為目標，一般健康嬰兒 0~6 個月：100 kcal/kg、7~12 個月大：90 kcal/kg（參見附錄三之 DRIs）。另外，也可以利用熱量需求計算公式(estimated energy requirement, EER)進行計算（表 4-7）。

　　嬰兒期熱量攝取是否合宜，可經由監測體重、身長及頭圍的生長狀況來了解，此外，生長曲線圖表上的生長趨勢（線性生長）等都是營養支持是否適當的重要參考指標。

表 4-7　熱量需求計算公式（嬰兒）

年齡	公式
0~3 個月	(89 x 體重[kg] -100) + 175
4~6 個月	(89 x 體重[kg] -100) + 56
7~12 個月	(89 x 體重[kg] -100) + 22

資料來源：The National Academies Press (2005). *Institute of Medicine：Dietary reference Intake for energy, carbohydrate, fiber, fat, fatty acids, cholesterol, protein, and amino acids.* Washington.

2. 蛋白質和胺基酸

　　蛋白質是組織修復、肌肉建造及生長所必需，而胺基酸是構成蛋白質的基本單位，嬰兒期所需的必需胺基酸較成人多，如組胺酸(histidine)是嬰兒的必需胺基酸，卻非成人所需；此外，早產兒所需的必需胺基酸，則是酪胺酸(tyrosine)、半胱胺酸(cystine)及牛磺酸(taurine)。

　　在蛋白質需求方面，嬰兒期因處於快速生長階段，需求較幼兒期高，一般健康嬰兒 0~6 個月：2.3 g/kg、7~12 個月大：2.1 g/kg（參見附錄三之 DRIs）。母乳中的蛋白質雖較嬰兒奶粉低，但對於一般健康嬰兒來說，純母乳哺餵至 6 個月大時於營養供應上是足夠的，但 6 個月大後，除了母乳或嬰兒奶粉哺餵外，必須另外補充副食品（固體食物），以增加蛋白質、鐵質及其他營養素的攝取。

3. 脂肪

　　脂肪需求應占總熱量的 30~55%，是提供嬰兒熱量的重要來源，以符合其快速生長熱量需求，如果攝取量低，可能造成熱量攝取不適當。

　　母乳中含有必需脂肪酸(linoleic acid & α-linolenic acid)，是生長及皮膚完整不可或缺的營養素，研究顯示，docosahexaenoic acid (DHA)是視網膜感光體細胞膜中主要的脂肪酸，DHA 和 arachidonic acid (ARA)可以有效增加嬰兒的視力、神經及生長發育。

　　必需脂肪酸的良好來源包括亞麻籽油、奇亞籽油、芥花油及大豆油等，可由副食品添加途徑獲取。

4. 碳水化合物

碳水化合物需求應占總熱量的 30~55%；母乳中碳水化合物約占總熱量的 40%，嬰兒奶粉約占 40~50%。母乳或嬰兒奶粉中的碳水化合物主要成分為乳糖。

5. 水分

嬰幼兒期水分需求視皮膚、肺臟及尿液等水分的流失而定，4~6 個月齡前的寶寶在純母乳或嬰兒奶粉哺餵下，除非有水分大量流失的情形，否則並不需要額外補充水分，水分需求詳見表 4-8。

新生兒腎臟濃縮能力較差，可能會有水分不平衡情形，若有嘔吐、腹瀉或處於潮濕且悶熱環境下，流失相對會增加，此時更要小心監測水分攝取及排尿狀況（尿布秤重），避免因不平衡造成高鈉血性的脫水和神經性症狀（例如痙攣及血管損傷）；另外，也須避免水分的過度補充，造成水中毒引起的低鈉血症，其症狀包括焦躁不安、噁心、嘔吐、腹瀉、多尿或少尿、痙攣等。

表 4-8　水分需求計算方式(Holliday-Segar method)

體重(kg)	公式
0~10	100 ml/kg
11~20	1,000 ml + 50 ml/kg
>20	1,500 ml + 20 ml/kg

6. 鈣質

食物中鈣質的良好來源包括鮮奶、優格、豆腐、起士、吻仔魚、綠葉蔬菜等。鈣質的建議攝取量為 0~6 個月 300 mg/day、7~12 個月 400 mg/day，若採全母乳哺餵，嬰兒約可從中獲得的鈣質約為 0~6 個月 200 mg/day、7~12 個月 260 mg/day。雖然配方奶的鈣含量較母乳多，但母乳所含的鈣質，其吸收率較前者高。

7. 鐵

鐵的建議攝取量依年齡、生長速度及體內鐵的儲存狀況而定，一般健康足月兒在出生後至 4~6 個月大前，體內鐵質儲存量是足夠的，而嬰兒期由於處於快速生長階段，鐵質需求較其他時期高，母乳所含的鐵質雖吸收率高，但如果 6 個月大後還未添加富含鐵質的副食品（例如鐵強化穀物、蛋黃及肉類等），仍會有鐵質缺乏的情形。

患有缺鐵性貧血的嬰幼兒會出現生長發育不良、認知能力及行為表現差等問題，因此在 6 個月大後於副食品的添加上，應提供富含鐵質的食物。此外，維生素 C 可幫助鐵質吸收，故供應副食品時，使其能攝取到富含維生素 C 的食物也相當重要，其中包括柑橘、柳丁、木瓜、哈密瓜、蘋果、奇異果、草莓等。

8. 鋅

為生長發育過程必需的重要營養素。鋅缺乏會造成生長遲緩，0~12 個月大時建議攝取量為 5.0 mg/day，而在 6 個月大前，可經由母乳或配方奶中獲得適當的鋅，但 6 個月大後就需由副食品進行補充；其良好食物的來源包括肉類、蛋、優格、起士等，不過植物性食物中所含的鋅，常會受植酸影響而減少吸收利用率，需特別注意。

9. 維生素 B_{12}

維生素 B_{12} 主要來自於動物性食物，包括魚肉、家禽、家畜、蛋、牛奶及乳製品等；故嚴格素食者（指不吃蛋及奶類者）的乳汁可能會有維生素 B_{12} 缺乏的問題，特別是懷孕前及懷孕期間長期進行嚴格素食飲食更易發生。過去曾有過嚴格素食者採全母乳方式哺餵，造成嬰兒惡性貧血的案例，之後更演變成生長發育遲緩，且有進食困難、低血鈉及動作障礙等問題。

10. 維生素 D

母乳中維生素 D 含量與母體本身維生素 D 是否足夠有關。研究顯示，若母親於懷孕期間補充高劑量維生素 D (2,000~6,400 IU/day)，其母乳的維生素 D 含量則較高；過去曾有純母乳哺餵引起維生素 D 缺乏與佝僂症(rickets)的案例，為了維持嬰兒血清中維生素 D 的濃度，臺灣小兒科醫學會建議，純母乳哺餵與嬰兒配方奶攝取量＜1,000 ml/day 者，自新生兒起應每日給予 400 IU 口服維生素 D 的補充。

環境及生活型態等因素都會影響維生素 D 的吸收，對於高危險族群者可補充 800 IU/day，例如早產兒、深膚色嬰幼兒和處於北緯線與高緯度地區者。另外，美國小兒科醫學會也建議除 6 個月以下的嬰兒外，所有純母乳哺餵或部分哺餵者都應接受太陽照射，避免維生素 D 缺乏造成佝僂症。建議的日照時間為早上 10 點前及下午 4 點後，避免因陽光太強烈而曬傷。每日接受太陽照射時間長度以 15~30 分鐘為佳。

（三）配方奶粉

母乳是足月嬰兒成長最佳及第一優先選擇的營養來源，但當母乳不足或在特殊情況下無法提供足夠攝取時，可使用嬰兒配方奶進行哺餵。

1. 一般嬰兒配方

以牛奶為基礎且添加鐵質，營養成分設計符合出生至 12 個月之健康嬰兒生長發育需求的配方，一般嬰兒奶粉是仿母乳製成的，母乳之成熟乳(mature milk)三大營養素占總熱量比例分別為：脂肪 50%、碳水化合物 40%、蛋白質 10%，熱量濃度為 65~70 kcal/dL，因此，一般嬰兒奶粉的三大營養素比例及濃度也與母乳成熟乳相近為濃度 67 kcal/dL。

2. 營養成分調整配方

(1) 蛋白質部分水解配方：含 100%乳清蛋白；研究顯示，蛋白質部分水解配方對於有異位性皮膚炎家族史的嬰兒來說，可能有預防過敏的作用。

(2) 無乳糖配方：配方中不含乳糖，當嬰兒有乳糖不耐或急性腸胃炎造成嚴重腹瀉時適用。

(3) 增稠配方：添加米澱粉(rice starch)的配方。其以牛奶為基礎，加入米澱粉達到稠化作用，適用於有胃食道逆流且容易吐奶的嬰兒；此外，對於容易吐奶的嬰兒，也可在一般嬰兒奶粉中添加嬰兒米精(rice cereal)，亦可達到相同功效。

(4) 黃豆蛋白配方：蛋白質來源自黃豆，是一種鐵質強化及不含乳糖的配方。先天性乳糖酶缺乏、半乳糖血症及因宗教信仰採全素之嬰兒適用。

◎ 嬰兒配方奶粉沖泡技巧及注意事項

1. 開水煮沸（市售瓶裝水也需此步驟），放置一旁冷卻至約攝氏 70 度（可使用溫度計測量）再進行沖泡，而後需再次冷卻，直到溫度與體溫相近（攝氏 38 度）才可餵食，慎防燙傷。

2. 若沖泡後溫度過高，可將奶瓶拿至水龍頭下沖水或浸泡於冷水中快速降溫。

3. 禁止使用微波爐，因為溫度容易內外不均，可能導致燙傷；也不建議使用插電飲水機來煮開水，因無法保持在持續沸騰狀態。

4. 需依照配方奶粉罐上所註明的沖泡方式進行沖泡，勿自行調整水量或奶粉量。一般配方奶粉的沖泡方式為先將水倒入奶瓶中，再加入奶粉（目前只有極少數廠牌的沖泡方式較為特殊，是先加奶粉才加入水，在沖泡前應特別注意）。

5. 沖泡後 2 小時內需食用完畢；若置於室溫下超過 2 小時則應丟棄，避免受汙染。即使冷藏於攝氏 5 度以下，也必須在 24 小時內食用。

二、幼兒期的營養需求

進入幼兒期，生長速度會較嬰兒時期減緩，但同樣需要大量的營養以幫助正常生長及發育，例如骨骼、牙齒、肌肉和血液的建造等。健康幼兒營養素需求與基礎代謝率、生長速度、活動熱量消耗等相關，此時如果幼兒長期食慾不佳，使得營養素種類與量攝取不足，都可能提高營養不良的風險。

幼兒期（1~3 歲）三大營養素分布建議（占總熱量%）如下：蛋白質 5~20%、脂肪 30~40%、碳水化合物 45~65%。國人膳食營養素參考攝取量為一般健康兒童營養攝取需求目標，可作為營養素攝取建議之參考（參見附錄三）。

此階段主動提供各種類食物非常重要（參見表 4-9 及附錄四），然而每位幼兒的飲食行為及食物喜好皆獨一無二，因此，在食物的選擇與攝取上，如何於喜好和成長需求間取得平衡實屬重要的課題和挑戰。在正常飲食的原則下，照顧者應主動供給各類食物予幼兒，並建立其良好的飲食行為及習慣，切勿以強迫的方式餵食。

表 4-9　1~6 歲幼兒期每日飲食指南

年齡及性別	1~3 歲		4~6 歲			
			男		女	
活動量	活動量		活動量		活動量	
食物種類	稍低 (1,150 kcal)	適度 (1,350 kcal)	稍低 (1,550 kcal)	適度 (1,800 kcal)	稍低 (1,400 kcal)	適度 (1,650 kcal)
乳品類（杯）*	2	2	2	2	2	2
豆魚蛋肉類（份）	2	3	3	4	3	3
全穀雜糧類（碗）						
未精製	1	1	1.5	2	1	2
其他	0.5	1	1	1	1	1
水果類（份）	2	2	2	2	2	2
蔬菜類（份）	3	2	3	3	3	3
油脂及堅果種子類（份）	4	4	4	5	4	4

註 * 2 歲以下的嬰幼兒不適合食用低脂或脫脂乳品。

◎熱量與營養素需求

1. 熱量需求

　　熱量攝取以能維持平衡，行蛋白質節省作用及達到幼兒正常生長發育為目標，熱量需求可參考 DRIs 的建議（表 4-10），另外，也可以利用熱量需求計算公式進行計算（表 4-11）。

表 4-10　幼兒期的國人膳食營養素參考攝取量建議

年齡及性別	1~3 歲		4~6 歲	
	男	女	男	女
活動量　　　熱量	熱量(kcal)		熱量(kcal)	
稍低	1,150	1,150	1,550	1,400
適度	1,350	1,350	1,800	1,650

表 4-11　熱量需求計算公式

年齡		公式
13~35 個月		（89 x 體重[kg]-100）＋ 20
3~8 歲	男	88.5-61.9 x 年齡〔歲〕＋活動量* x （26.7 x 體重[kg]＋903 x 身高[m]）＋20
	女	135.3-30.8 x 年齡〔歲〕＋活動量* x （10.0 x 體重[kg]＋934 x 身高[m]）＋20

註 *活動量因子：靜態：1、低：1.13、中：1.26、高：1.42。

2. 蛋白質

　　幼兒期蛋白質需求可採 DRIs 的建議（參見附錄三），1~3 歲約 20 g/day、4~6 歲約 30 g/day。

　　大部分國家蛋白質攝取不足（指＜EAR or RDA）的情形並不常見，而執行嚴格素食、食物過敏及患有其他嚴重疾病的幼兒，則為蛋白質攝取不足的高危險族群。此時期因正值生長發育階段，故於蛋白質攝取上需要多加注意，並提供高生理價蛋白質，其需占總蛋白質的一半以上，以幫助正常生長發育所需。

3. 鐵質

幼兒為缺鐵性貧血的高危險族群；依據 2011 年臺灣嬰幼兒體位與營養狀況調查顯示，1~3 歲鐵質攝取不足的百分比高達 20.8%。

鐵質攝取必須考量吸收率及食物中含鐵量多寡，因動物性食物含有血基質鐵 (heme iron)，吸收率較植物性的高，其中紅肉（如牛肉、豬肉）、內臟類、蛋黃等食物都是很好的鐵質來源。此外，食用富含鐵質食物時，若搭配維生素 C 食物一起食用，可幫助鐵質吸收。

4. 鈣質

鈣質是骨骼礦物化及維持生長需要的營養素，其良好來源包含奶類及乳製品、吻仔魚、起士、黃豆等；建議攝取量如下：1~3 歲 700 mg/kg/day、4~8 歲 1,000 mg/kg/day、9~18 歲 1,300 mg/kg/day，實際需求視個別狀況而定。

可增進鈣質吸收的因素如適量蛋白質、維生素 D 及乳糖等食物；降低鈣質吸收的因子則為植酸、草酸、食物中磷含量、咖啡等。對於無法攝取奶類及其製品的幼兒，容易有骨骼礦物化不足及骨質疏鬆的情形，應特別注意。奶類的攝取於 1 歲後可開始給予全脂鮮奶，但須待 2 歲後才能夠改為低脂鮮奶。

5. 鋅

鋅為生長必需營養素，其良好食物來源包括豬肉、牛肉等肉類和牡蠣等海鮮；缺乏時會造成生長遲緩、食慾不振、味覺靈敏度減少及傷口不易癒合等情形發生。

6. 維生素 D

自然界中含維生素 D 的食物種類並不多，曬太陽是獲得維生素 D 的主要來源（由皮膚合成），是鈣吸收及骨骼沉積所需的營養素；其亦有預防疾病的功效，例如癌症、心血管疾病及糖尿病等。

幼兒期的維生素 D 攝取量依據 DRIs 的建議約為 600 IU/day，其良好的食物來源包括魚肝油、鮭魚、鱈魚、鯖魚、海洋動物的肝臟、蛋黃、香菇等。

7. 氟

具預防蛀牙的作用。臺灣小兒科醫學會建議，出生 6 個月起可每半年接受公費牙齒塗氟，另外也可使用加氟牙膏與漱口水來預防蛀牙。

THERAPEUTIC NUTRITION

第四節　副食品添加指南

　　美國小兒科醫學會建議（表 4-12），新生兒應該單獨以母乳哺餵至 4~6 個月大，因其中含有嬰兒成長發育所需的全部營養素，特別是乳鐵蛋白及 ω-3 脂肪酸（例如 DHA），故對於大部分嬰兒來說為第一選擇，也是最好的食物來源。而在某些狀況下無法哺餵母乳時，可用鐵質強化的嬰兒配方來取代。

　　4~6 個月大時，需要進行副食品(complementary foods)的添加，因母乳或嬰兒配方奶已無法滿足其生長發育所需，總而言之，在 6 個月大後，兩者已無法作為唯一的食物來源，應該開始添加副食品，原因包括：(1)若無給予副食品的補充，可能會有鐵、鋅、維生素 D 及 K 等營養素的缺乏；(2)生長發育需求：此時期體內原儲存的鐵質已逐漸耗盡，需補充富含鐵質的固體食物；(3)咀嚼及吞嚥能力的訓練：生理與腸胃道功能及進食技能的發展皆趨成熟，可開始嘗試副食品（固體食物），同時也為 1 歲後銜接成人飲食做準備。

　　可依各階段營養需求的不同，採循序漸進方式給予不同食物種類、質地(texture)、濃度(consistency)及分量，以滿足正常生長發育需求。

　　出生時已具備吸吮、吞嚥及呼吸間的協調能力，以利液體食物（母奶或嬰兒配方奶）的攝取，但此階段尚不具備處理固體食物的技能，到了 4~6 個月大時，已發展成可自我控制頭頸動作（頭不會不自主晃動），且舌頭擠壓反射動作消失，也就是當食物進入口中不會被反射性地往外推，這時即為餵食副食品的適當時機。

表 4-12　美國小兒科醫學會之嬰兒進食建議

1. 4~6 個月大時，可開始添加固體食物（副食品），包括富含鐵質、鋅及蛋白質的食物，如鐵質強化嬰兒米粉或麥粉
2. 每 3~5 天嘗試一種新的食物（先由單一食物種類開始），如果沒問題，則可以開始給予混合性餐點（如粥中可含有多種類食物）
3. 應盡早建立健康的飲食模式；1 歲前使其嘗試各種類食物非常重要，因新種類的食物可能需要 8~15 次才可被嬰幼兒接受
4. 建議 1 歲後再給予純果汁（100%原汁），同時攝取量應限制在 120~180 c.c.以下，以杯子盛裝供應

　　開始副食品添加後，其分量並沒有一定的標準，一般規則為一次添加一種新的食物，3~5 天後再添加另一種，以便觀察是否有對食物過敏或不適應的反應；在質地進展上，應採循序漸進的方式供應，由泥狀、剁細碎、剁碎再至小塊，期間還須小心觀察咀嚼與吞嚥狀況。此外，1 歲前不應添加鹽、糖及任何調味料，製備時需要多加注意。

◎ 1 歲前要避免的食物

1. 果汁

　　美國小兒科醫學會基於健康考量，於 2017 年修正嬰兒果汁攝取之建議（表 4-13），強調在 12 個月大前不要餵食果汁，主因為果汁營養價值低，容易造成嬰兒肥胖及蛀牙等情形。1 歲後的幼兒仍應以新鮮水果為主，減少果汁攝取。

　　嬰幼兒果汁供應須注意的事項如下：

(1) 給予果汁時勿裝在奶瓶中，避免少量、長時間攝取，且睡前不要提供，以免增加蛀牙風險。

(2) 鼓勵以水果取代果汁，同時應教育幼兒水果對身體的好處，例如富含膳食纖維對身體的好處。

(3) 葡萄柚汁應避免與藥物併服。

(4) 果汁中含有果糖及三梨醇(sorbitol)，攝取過量可能引起腹瀉。

(5) 教育照顧者母乳或嬰兒配方奶除了提供營養素外，也能供給適宜水分，故適量攝取相當重要。

表 4-13　美國小兒科醫學會對嬰幼兒果汁攝取量之建議

年齡	果汁建議攝取量
小於 12 個月	果汁對於嬰兒無益處，因與新鮮水果相較，果汁無法提供良好的營養素和膳食纖維，故勿規律性的給予
1~3 歲	限制攝取量＜120 ml/day（＜1/2 杯／天），且勿使用奶瓶盛裝，避免少量、長時間攝取，以免增加蛀牙風險
4~6 歲	限制攝取量＜120~180 ml／day（＜1/2~3/4 杯／天），亦勿使用奶瓶盛裝，避免少量、長時間攝取，以免增加蛀牙風險
7~18 歲	限制攝取量＜240 ml/day（＜1 杯／天）

2. 鮮奶

　　1 歲以前並不適合飲用鮮奶，原因是由於其蛋白質含量過高，嬰兒的腎臟尚未發育成熟，無法代謝過多的蛋白質，且鮮奶中蛋白質以酪蛋白為主，不易被腸胃道消化吸收，可能會在胃中凝固，甚至造成腸阻塞；反之，母乳中的蛋白質以乳清蛋白為主，容易被腸胃道消化吸收。另外，鮮奶中鈉、鉀、氯等礦物質含量過高，必需脂肪酸、鐵質、鋅及維生素 E 等營養素卻含量較低，且腎溶質高，基於上述原因，不建議 1 歲前餵食鮮奶（表 4-14）。

表 4-14　母乳與鮮奶蛋白質含量及成分比較

	蛋白質占熱量比例	乳清蛋白	酪蛋白
母奶	6%	60~80%	20~40%
鮮奶	20%	20~40%	60~80%

3. 蜂蜜

　　餵食 1 歲前嬰兒蜂蜜，造成肉毒桿菌中毒甚至死亡的案例時有所聞，主要原因為蜂蜜中含有肉毒桿菌孢子(clostridism botulinum sportes)，其所分泌的毒素會存在於嬰兒腸道導致中毒。由於肉毒桿菌孢子耐高溫無法輕易消滅，且嬰兒的免疫系統尚未發育成熟，故容易發生中毒甚至死亡情形，因此，1 歲前的嬰兒請勿餵食蜂蜜。

4. 容易造成梗塞與窒息的食物

　　3~5 歲前應避免餵食不易咀嚼及容易嗆咳的食物，例如熱狗、香腸、葡萄乾、生胡蘿蔔、爆米花、糖果、堅果、麻糬、果凍等，以免造成梗塞與窒息的危險。

專有名詞介紹
TERMINOLOGY

1. 體重與身長或身高比(weight for length or height)：可反映身體比例及體重增長是否適當。

2. 體重與年齡比(weight for age)：可反映嬰幼兒的生長比例及該年齡體重是否適當。

3. 生長曲線圖表(growth chart)：可用以了解生長趨勢。

4. 線性生長(linear growth)：可反映生長特徵。

5. 身材矮小(short stature)：身高小於第 3 百分位或低於平均身高兩個標準差稱之。

6. 身體質量指數(body mass index, BMI)：可用以評估體位是否有過輕或過重情形。

7. 生物電阻抗分析法(bioelectrical impedance analysis, BIA)：是一種身體組成分析測量方法。

8. 國人膳食營養素參考攝取量(Dietary Reference Intake, DRIs)：為維持和增進國人健康及預防營養素缺乏，以健康人為對象，由衛福部食品藥物管理署訂定，供參考及應用。

案例探討
CASE DISCUSSION

　　小芳，10 個月大的足月女嬰，目前仍以母乳為唯一的食物來源，經評估該女嬰為消瘦性營養不良(wasting malnutrition)，請回答下列問題：

1. 請說明消瘦性營養不良的評估指標為何？

2. 10 個月大的嬰兒是否可以添加副食品？並說明添加副食品的適當時機為何？

3. 請說明 1 歲前不建議給予的食物有哪些？並說明原因？

學習評量
REVIEW ACTIVITIES

(　) 1. 對於生長百分位曲線圖的敘述，下列何者錯誤？

(A)是由五條連續曲線所組成（3rd、15th、50th、85th 與 97th）

(B)圖中包括身高、體重及頭圍等三種生長指標的評估

(C)測量結果只要是落在第 3~97 百分位間皆屬於不正常範圍

(D)男女有別，也就是有分男童版及女童版

(　) 2. 小明指甲呈現匙狀樣，他可能是哪一種營養素的缺乏？

(A)維生素 C　(B)維生素 B_1　(C)維生素 B_6　(D)鐵

(　) 3. 嬰兒配方奶粉的沖泡，下列敘述何者錯誤？

(A)必須準備煮沸過的開水，放置冷卻至 70 度再進行沖泡

(B)嬰兒配方奶粉的沖泡步驟，應先將奶粉倒入奶瓶中再放水

(C)喝不完的奶水放在室溫下，應在 2 小時內喝完，否則應丟棄

(D)不可使用微波爐加熱，也不建議直接使用熱水器的水

(　) 4. 嬰兒期添加副食品最適當的時機，下列敘述何者正確？

(A) 2~4 個月　(B) 4~6 個月　(C) 6~8 個月　(D) 8~10 個月

(　) 5. 嬰幼兒期是大腦生長最快速的階段，在幾歲時腦容量就接近成人大小？

(A) 1 歲　(B) 2 歲　(C) 3 歲　(D) 4 歲

(　) 6. 5 歲男童，身高 110 cm，體重 16 kg，每日水分需求下列何者正確？

(A) 1,000 ml　(B) 1,100 ml　(C) 1,300 ml　(D) 1,600 ml

(　) 7. 在不同的生命期中，蛋白質需求是不一樣的，下列哪個階段每公斤蛋白質需求最高的？

(A)新生兒期 0~6 個月　(B)新生兒期 7~12 個月　(C) 1~3 歲　(D) 4~6 歲

(　) 8. 兒童營養不足(undernutrition)中，消瘦性營養不良(wasting malnutrition)的評估指標，下列何者正確？

(A)身高與年齡比(height for age)　(B)體重與身高比(weight for height)

(C)體重與年齡比(weight for age)　(D)身體質量指數與年齡比(BMI for age)

（　）9. 第八版「國人膳食營養素參考攝取量(DRIs)」中，下列敘述何者錯誤？

(A) 1 歲以下分兩個階段，分別為 0~6 個月與 7~12 個月

(B) 1 歲以下沒有膳食纖維攝取的建議攝取量

(C)在熱量的建議上，從 0 歲開始就有性別（男女）的差異

(D)在熱量的建議上，從 1~3 歲開始有性別（男女）的差異

（　）10. 足月嬰兒所需的必需胺基酸較成人多，下列何者非嬰兒期的必需胺基酸？

(A)苯丙胺酸(phenylalanine)　　　(B)白胺酸(leucine)

(C)半胱胺酸(cystine)　　　(D)色胺酸(tryptophan)

解答

CDBBC　CABDC

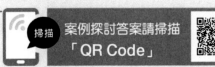

掃描 案例探討答案請掃描「QR Code」

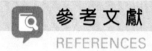

參考文獻
REFERENCES

衛生福利部國民健康署健康九九網站（無日期）．*健康檢測*。https://health99.hpa.gov.tw/

American Academy of Pediatrics (2015). *Committee on Nutrition.* Kleinman RE, ed. Pediatric Nutrition Handbook. 8th ed. Elk Grove Village, IL：American Academy of Pediatrics.

Raymond, J. L., & Morrow, K. (2020). *Krause and mahan's food and the nutrition care process e-book*. Elsevier Health Sciences.

Sonnevile, K., ed. (2014). *Manual of Pediatric Nutrition* (5th ed.). People's Medical Publishing House.

World Health Organization. (2014, October). *Global targets 2025. To improve maternal, infant and young child nutrition*. www.who.int/nutrition/topics/nutrition_globaltargets2025/en/

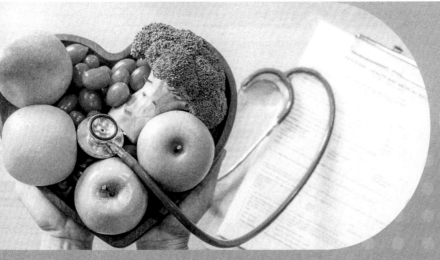

Therapeutic Nutrition

CHAPTER

05

許秋萍、翁德志／編著

老年人的營養照顧

本章
大綱

1. 認識老年人的營養現況，了解老年人的營養需求、飲食建議及營養評估方式。
2. 了解罹患慢性疾病老年人的營養照顧。
3. 明白老年人營養特徵與問題、營養照顧目標與過程。

前言 | INTRODUCTION

　　高齡化為全球共同關注的議題，不論是開發中國家（含低度開發國家），甚至是最低度開發國家，都共同面臨高齡人口增加的問題。聯合國預估，在未來 40 年裡，開發中國家將有高達 80%老年人口比例。根據我國「老人福利法」第二條中規定，臺灣將老人定義為年滿 65 歲以上之人；而美國人口調查局則是將 65~74 歲之老年人，稱為年輕的老年人(young old)、75~84 歲為中年的老年人(middle old)、85 歲以上為老的老年人(oldest old)。

THERAPEUTIC NUTRITION

第一節　老年人的營養與健康現況

一、臺灣老年人之十大死因

　　根據衛生福利部公布 109 年國人死因統計資料，臺灣地區 109 年 65 歲以上死亡人數為 126,881 人，占全臺總死亡人數之 73.3%；其中，主要死因前三名依序為惡性腫瘤、心臟病及肺炎。此外，肺炎、慢性下呼吸道疾病與高血壓的排名，因人口老化之影響，有逐漸往前之趨勢。

二、老年人常見的營養問題

　　根據 2013~2016 年國民營養健康狀況變遷調查(Nutrition and Health Survey in Taiwan, NAHSIT)（表 5-1）結果，分述如下：

1. 熱量

65~74 歲老年人每日攝取的熱量，男性平均為 1,960 kcal、女性 1,599 kcal；75 歲以上男性為 1,877 kcal、女性 1,341 kcal。

2. 蛋白質

65 歲以上男、女性每日平均攝取量，占總熱量百分比約 16.5%，其攝取克數皆超過國人膳食營養素參考攝取量(Dietary Reference Intakes, DRIs)。

3. 醣類與脂質

隨著年齡上升，醣類攝取克數雖減少，但占總熱量百分比稍微增加；脂肪攝取量則逐漸減少。

4. 維生素

國人飲食中，攝取缺乏最嚴重的脂溶性維生素為維生素 D 及 E，尤其高齡女性，二者的攝取量均未達建議量 70%；至於水溶性維生素，65 歲以上男性的維生素 B_2 平均攝取量，並未達 DRIs 建議攝取量，75 歲以上女性則是菸鹼酸與維生素 B_6 未達建議攝取量。

5. 礦物質

鈣質為國人攝取狀況最差之礦物質。此外，鎂（65~74 歲女性除外）與鋅平均攝取量也未達 DRIs 建議；而鈉則有攝取過高的情形。

6. 膳食纖維

均低於 25~35 g 建議攝取量。其中，65~74 歲老年人每日攝取量，男性平均為 18.1 g、女性為 18.0 g；75 歲以上男性為 17.2 g、女性 13.6 g。

7. 膽固醇

75 歲以上女性為成人膽固醇攝取最低之族群(165.2 mg)。此外，男性由飲食中攝取的膽固醇量，高於同年齡女性 1.2~1.4 倍。

表 5-1　2013~2016 年國民營養健康狀況變遷調查之 65 歲以上飲食攝取現況摘要

	65~74 歲男性		65~74 歲女性		75 歲以上男性		75 歲以上女性	
	平均值	DRIs (%)	平均值	DRIs (%)	平均值	DRIs (%)	平均值	DRIs (%)
熱量(kcal)	1,960	88[註1]或101[註2]	1,599	91[註1]或102[註2]	1,877	87[註1]或99[註2]	1,341	79[註1]或89[註2]
蛋白質(g)	80.5	142	66.7	133	76.2	127	55.8	112
脂肪(g)	63.2	—	49.7	—	60.2	—	38.6	—
醣類(g)	263.1	—	225.7	—	253.8	—	193.5	—
鈣(mg)	566	57	531	53	575	58	493	49
磷(mg)	1,160	145	1,013	127	1,135	142	863	108
鐵(mg)	15	150	13.2	132	13.9	139	11.6	116
鎂(mg)	326.1	91	305.9	100	313.9	90	236.9	79
鋅(mg)	12.3	82	10.4	87	11.8	79	8.8	73
鈉(mg)	3,383	—	2,763	—	3,129	—	2,445	—
鉀(mg)	2,761	—	2,569	—	2,625	—	2,043	—
維生素 A (RE)(μg)	1,083	180	1,008	202	958	160	913	183
維生素 D(μg)	7.1	71	6	60	7.5	75	5.8	57
維生素 E (α-TE)(mg)	8.5	71	7.7	64	8.4	70	6.4	53
維生素 C(mg)	157.2	157	153.5	153	146.9	147	111.4	111
維生素 B₁(mg)	1.4	114	1.2	130	1.4	114	1	106
維生素 B₂(mg)	1.2	94	1.1	108	1.1	84	1	102
菸鹼酸(mg)	18.8	118	14.6	104	17	106	12.3	88
維生素 B₆(mg)	2	128	1.7	108	1.9	117	1.4	89
維生素 B₁₂(μg)	5.3	219	3.9	163	3.7	154	3.7	154
膳食纖維(g)	18.1	—	18	—	17.2	—	13.6	—
膽固醇(mg)	268.1	—	209.8	—	233.1	—	165.2	—
P/M/S[註3]	1 / 1.2 / 1		1.1 / 1.3 / 1		1 / 1.3 / 1		1.1 / 1.2 / 1	

註 1. 熱量攝取結果與其對應年齡的適度活動量之第七版國人膳食營養素參考攝取量相比。

2. 熱量攝取結果與其對應年齡的稍低活動量之第七版國人膳食營養素參考攝取量相比。

3. P/M/S：多元不飽和脂肪酸／單元不飽和脂肪酸／飽和脂肪酸。

4. 說明：(1) DRIs：Dietary Reference Intakes；(2) RE：retinol equivalent；(3) α-TE：alpha tocopherol equivalent。

三、臺灣老年人營養相關健康及慢性病狀況

根據 2013~2016 年全國營養健康調查結果，我國 65 歲以上老年人營養相關健康及慢性病盛行率，如表 5-2 所示。

表 5-2　2013~2016 年國民營養健康狀況變遷調查之 65 歲以上營養相關健康及慢性病盛行率摘要

項目	全體		男性		女性	
	65~74 歲	75 歲以上	65~74 歲	75 歲以上	65~74 歲	75 歲以上
過重	33.3%	31.2%	38.7%	30.8%	28.5%	31.5%
肥胖	23.6%	22.5%	26.0%	19.4%	21.5%	25.5%
腰圍過大比例	65.0%	66.6%	58.5%	52.3%	70.6%	81.7%
高血壓前期	23.8%	18.2%	24.5%	15.5%	23.2%	20.6%
高血壓	56.0%	69.8%	57.0%	68.5%	55.1%	70.9%
糖尿病前期	40.0%	35.1%	41.1%	33.4%	39.0%	36.7%
糖尿病	24.2%	27.5%	28.1%	32.9%	20.8%	22.3%
高膽固醇	29.4%	18.0%	25.1%	18.9%	33.2%	17.2%
高密度脂蛋白膽固醇過低	32.0%	34.3%	31.6%	26.7%	32.4%	40.9%
高三酸甘油酯	26.5%	19.2%	29.0%	18.1%	24.3%	20.1%
低密度脂蛋白膽固醇過高	28.5%	19.1%	23.2%	21.2%	33.1%	17.2%
代謝症候群	56.6%	61.0%	61.1%	53.9%	52.9%	68.2%
貧血	19.7%	28.6%	16.2%	31.8%	22.8%	26.0%
儲鐵蛋白異常過高	50.1%	42.5%	45.8%	47.0%	53.9%	38.6%

註
1. 以身體質量指數(body mass index, BMI)定義過重或肥胖：體位過重：$24 \leq BMI < 27 \text{ kg/m}^2$，體位肥胖：$BMI \geq 27 \text{ kg/m}^2$。
2. 腰圍異常定義為男性 ≥ 90 cm、女性 ≥ 80 cm。
3. 高血壓前期定義為：$120 \text{ mmHg} \leq$ 收縮壓 $\leq 139 \text{ mmHg}$ 或 $80 \text{ mmHg} \leq$ 舒張壓 $\leq 89 \text{ mmHg}$。
4. 高血壓定義為血壓達下列標準或有服用降血壓藥物：收縮壓 ≥ 140 mmHg 或舒張壓 ≥ 90 mmHg。
5. 糖尿病前期定義為空腹血糖 100~126 mg/dL。糖尿病定義為空腹血糖 ≥ 126 mg/dL 或個案有服用降血糖藥物。
6. 血脂肪異常定義：(1)高膽固醇異常：膽固醇 ≥ 240 mg/dL 或有服用降血脂藥物；(2)高三酸甘油酯異常：三酸甘油酯 ≥ 200 mg/dL 或有服用降血脂藥物；(3)高密度脂蛋白膽固醇過低：男性為高密度脂蛋白膽固醇 < 40 mg/dL，女性為高密度脂蛋白膽固醇 < 50 mg/dL；(4)低密度脂蛋白膽固醇過高：低密度脂蛋白膽固醇 ≥ 160 mg/dL 或有服用降血脂藥物。
7. 代謝症候群定義為符合下列三項異常者：(1)腰圍過大：男性 ≥ 90 cm，女性 ≥ 80 cm；(2)血壓過高：收縮壓 ≥ 130 mmHg 或舒張壓 ≥ 85 mmHg 或有服降血壓藥物；(3)高密度脂蛋白膽固醇過低：男性 ≤ 40 mg/dL，女性 ≤ 50 mg/dL；(4)空腹血糖過高：空腹血糖值 ≥ 100 mg/dL，或有服降血糖藥物者；(5)三酸甘油酯過高：三酸甘油酯 ≥ 150 mg/dL 或有服用降血脂藥物。
8. 貧血定義為男性血紅素 < 13 g/dL 及女性 < 12 g/dL。
9. 儲鐵蛋白異常過高定義為 > 300 ng/ml。

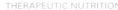

第二節　老年人的生理變化與相關疾病

一、老化理論

　　老化(aging)為一種隨著時間推移，器官或生理功能產生改變之正常過程。一般來說，老化理論可作為延緩或改變老化過程所發生變化之介入依據，對於高齡族群健康與疾病保健有著重大的影響。然而，沒有一種老化理論可以完全解釋人類複雜的老化過程。目前具代表性之老化理論觀點，分別為遺傳基因理論與細胞磨損累積理論，前者認為，人類與生俱有導致老化的基因；後者將人體比做機器，各種器官零件都有既定之耐用程度，故年老時將無法進行有效代謝或替換，即產生老化現象。與老化有關的各種研究論點如表 5-3 所示。

 表 5-3　老化理論

	理論名稱	理論論點
與遺傳基因理論相關	生物時鐘理論 (pacemaker theory)	生命從出生開始運行，隨著老化而變緩慢，並在死亡時結束
	基因理論(genetic theory)	人類的壽命取決於遺傳
	生命速率理論 (rate of living theory)	生物體自有生命開始，體內就有一定的能量供應其消耗，當耗盡時就會發生老化與死亡
	氧氣消耗理論 (oxygen metabolism theory)	越依賴能量代謝的動物，其壽命可能越短
	免疫系統理論 (immune system theory)	正常細胞只能分裂一定次數。當分裂功能衰退，將引發免疫功能失調、發炎反應、老化與死亡
與細胞磨損累積理論相關	分子交叉聯結／糖化理論 (crosslink/glycosylation theory)	體內蛋白質、DNA 和其他分子結構因為發生永久性化學變化，導致細胞間之流動性、彈性與通透性降低
	穿戴磨損理論 (wear-and-tear theory)	細胞、組織和器官因長期使用而發生磨損，最終導致其死亡
	自由基理論 (free radical theory)	細胞、組織與器官因自由基累積與電子結構不穩定，逐漸停止運作
	體細胞突變理論 (somatic mutation theory)	細胞因放射性物質或因老化而發生基因突變，導致其功能惡化與喪失
	染色體端粒長度理論 (telomere length)	端粒位於染色體末端，可防止染色體受損。目前發現，端粒長度縮短與許多年齡相關之疾病有關

每個人的老化速度、器官與系統變化速率不盡相同。一般而言，人類於 30 歲達到生長狀態高峰，隨後即會產生衰老(senescence)現象。衰老可定義為因老化而發生改變之歷程，雖然許多疾病產生與生理功能衰退都與老化現象相關，但這些現象並不是老化之必然組成要素。

二、老年人的生理變化、相關疾病與營養照顧

（一）身體組成

隨著老化的進展，人體的身體組成會有重大轉變，包括脂肪與內臟脂肪增加，並伴隨瘦體組織減少。肌少症(sarcopenia)係因年紀增加，發生肌肉質量、強度與功能流失之現象，進而導致活動量降低、跌倒風險提高與代謝狀況改變等問題，最終影響生活品質。老化所導致的肌肉質量流失雖然屬於正常生理變化，然而，當活動量不足時，流失將會更加快速。因此，建議老年人應透過負重運動，減緩肌肉質量因老化而逐漸降低。

目前仍未有肌少症定義與診斷之統一共識；2014 年美國國衛院生物誌聯盟肌少症研究(The Foundation for the National Institutes of Health Biomarkers Consortium Sarcopenia Project, FNIH)，使用握力與瘦體組織量作為肌少症之判斷標準；2019 年歐盟肌少症工作小組(The European Working Group on Sarcopenia in Older People 2, EWGSOP2)則提出以肌力、肌肉質量與體能表現為肌少症之診斷指標。有鑑於亞洲人之身體組成與歐、美國家顯著不同，2013 年臺北榮民總醫院高齡醫學中心，成立亞洲肌少症工作小組(Asian Working Group for Sarcopenia, AWGS)，並於 2019 年更新亞洲人之肌少症診斷標準。各國肌少症之診斷標準可參照表 5-4。

除了肌少症之外，目前許多研究焦點也著重於高齡族群肌少型肥胖(sarcopenic obesity)問題。肌少型肥胖為一種肌肉質量流失伴隨脂肪增加之情況，當肥胖加上肌肉質量不足時，往往造成活動量減少，進而更加惡化肌少症。

歐洲靜脈暨腸道營養醫學會(European Society for Clinical Nutrition and Metabolism, ESPEN)提出，健康老年人每日蛋白質攝取量為每公斤體重 1.0~1.2 g，以預防老化所造成的肌肉流失；若為營養不良或高營養不良風險者，蛋白質攝取則應提升至每公斤體重 1.2~1.5 g，且應選用優質蛋白質，如黃豆製品、魚肉、雞蛋、雞肉、豬肉或乳品類等，並搭配充足日曬與規律運動，可預防和改善衰弱症及肌少症。

🔬 表 5-4　各國肌少症之診斷標準

診斷標準	肌肉質量測量與切點	肌肉功能測量與切點	
		握力	行走速度
美國國衛院生物誌聯盟肌少症研究(FNIH)[註1]	ASM[註4] / BMI[註5] 男性＜0.789 m² 女性＜0.512 m²	男性＜26 kg 女性＜16 kg	—
亞洲肌少症工作小組(AWGS)[註2]	DEXA[註6] ASM / Ht²* 男性≦7.0 kg/m² 女性≦5.4 kg/m² BIA[註7] ASM / Ht² 男性≦7.0 kg/m² 女性≦5.7 kg/m²	男性＜28 kg 女性＜18 kg	＜1.0 m/s
歐盟肌少症工作小組(EWGSOP2)[註3]	DEXA ASM / Ht² 男性≦7.0 kg/m² 女性≦5.5 kg/m²	男性＜27 kg 女性＜16 kg	＜0.8 m/s

註 1. FNIH:The Foundation for the National Institutes of Health Biomarkers Consortium Sarcopenia Project。

2. AWGS:Asian Working Group for Sarcopenia。

3. EWGSOP2:The European Working Group on Sarcopenia in Older People 2。

4. ASM:appendicular skeletal muscle mass。

5. BMI:body mass index。

6. DEXA:dual-energy X-ray absorptiometry。

7. BIA:bioelectrical impedance analysis。

*Ht:height。

　　久坐生活型態會造成靜態生活死亡症候群(sedentary death syndrome, SeDS)，其歸因於身體活動量不足（即定義為每日身體活動熱量消耗小於 200 kcal），進而提升心血管疾病、高血壓、糖尿病、血脂異常、過重、肥胖甚至死亡之風險。有鑑於此，高齡族群應避免靜態生活型態，需盡可能採取規律之運動習慣。

（二）感覺器官

1. 味覺與嗅覺

老化所導致之味覺障礙(dysgeusia)、味覺喪失(ageusia)或嗅覺減退(hyposmia)，皆會影響到老年人食慾與食物選擇，增加營養素攝取不足之問題。此外，老年人長期的藥物使用對其感官變化，也占有非常重要的角色。研究發現，味覺與嗅覺障礙會導致老年人死亡率增加，而影響味覺障礙的原因包括顏面神經麻痺（如貝爾氏麻痺(Bell's palsy)）、頭部受傷、糖尿病、肝臟或腎臟疾病、高血壓、神經系統疾病（如阿茲海默症、巴金森氏症）、營養素鋅或菸鹼酸缺乏等，此外，口腔潰瘍、齲齒、口或鼻腔衛生不佳甚至吸菸，也會降低感官對刺激之感受。

味覺與嗅覺均會間接刺激唾液、胃酸等消化液分泌，並影響血漿胰島素濃度，故當感官刺激敏感度下降時，身體相關代謝功能皆會有所變化。值得注意的是，老年人味覺與嗅覺會因為閾值增加，使其飲食需要較重口味（特別是高鹽），對健康造成負面影響。

2. 聽覺

聽力損失為一種漸進式過程，通常沒有明顯感受；據統計，美國約有 25~40% 的老年人有聽力損失的問題，為美國老年人排名第三位的慢性疾病，其中以無法聽辨高音頻（如電話聲）之老年性聽力損失(presbycusis)最為常見，其盛行率通常隨著年齡增長而上升，75 歲以上約 40~60%，85 歲以上更超過 80%。

維生素 B_{12} 與耳鳴、老年性聽力損失、聽覺腦幹反應減弱息息相關，為老年人飲食中常缺乏的營養素；維生素 D 則與體內鈣質平衡、液體與神經訊息傳遞和骨骼結構有關，進而影響老年人的聽力功能，故適當的補充維生素 B_{12} 與維生素 D 對聽力具有保護幫助。

3. 視覺

(1) 老年性黃斑部病變

老年性黃斑部病變(age-related macular degeneration, AMD)是因老化導致的視網膜中央部位退化，不僅為老年人失明的主因之一，也是目前高齡族群關注的眼疾問題。年齡、吸菸、種族（如高加索人種）與家族病史等，都是致病危險因子。

黃斑部(macula)位於視網膜的中央區域，其中富含葉黃素與玉米黃素兩種類胡蘿蔔素，故飲食中若能增加蔬菜、水果攝取，即可預防或延緩病程；

而礦物質鋅也因參與維生素 A 之代謝，適量補充也能降低發生風險。此外，控制肥胖與避免吸菸，亦是預防罹患黃斑部病變的重要因素。

(2) 老花眼

老花眼(presbyopia)是因水晶體退化失去彈性，造成無法近距離對焦。一般來說，常發生於 40 歲之後。老年人會隨著老花眼狀況惡化導致視力下降，干擾日常購物、烹飪和飲食生活。

(3) 青光眼

青光眼(glaucoma)為第二大失明常見原因，與眼內壓力造成視神經損傷有關。高血壓、糖尿病與心血管疾病皆會增加罹患風險。

(4) 白內障

白內障(cataract)是由於老化或其他因素導致水晶體從清澈、透明之狀態，變為混濁且硬化。研究顯示，富含抗氧化物質的飲食型態，如 β－胡蘿蔔素、硒、白藜蘆醇、維生素 C 與維生素 E，可延緩疾病進展；而飲食中攝取過多鈉則會提升患病風險。此外，長時間曝露於陽光或紫外線下，也是造成白內障發生的危險因子。

（三）免疫能力

老年人因身體適應能力變差，當環境或生活型態發生劇烈變化時，會增加其感染與生病風險。目前，人體免疫能力(immunocompetence)因年齡增長而弱化之確切機制尚不明確，但推測可能與免疫細胞（如 T 細胞）之功能變異或與免疫細胞間協調性崩解，導致免疫系統抵抗外來感染能力降低有關。若老年人能保有良好的營養狀態，將是維持身體免疫能力的不二法門。

（四）消化系統

1. 口腔

口腔健康為影響老年人飲食行為與營養狀態之重要關鍵。當發生牙齒脫落、假牙使用與口乾症(xerostomia)等狀況時，都會影響其正常咀嚼與吞嚥功能。另外，味覺減退與唾液分泌量減少等問題，也會大幅降低進食意願。

老年人易有掉牙、缺牙或假牙不合適等咀嚼能力較差問題，此時往往會選擇質地較柔軟之食物，進而減少全穀、新鮮蔬果與肉類等營養密度較高食物之攝取。倘若老年人有多重用藥（polypharmac，即每日使用超過五種藥物或非處方藥）的狀況，也可能造成口乾症，降低進食意願，影響營養狀態。針對這類

長輩，建議可提供水分含量較高的餐食（如燉菜、使用醬汁提高食物濕潤度），或以剁碎、泥狀等方式改變食物質地，都可使餐點更容易食用。

2. 吞嚥困難

為一種吞嚥功能發生障礙之現象。通常好發於有神經系統疾病或失智症者。吞嚥困難(dysphagia)會增加原本該送往食道之食物或液體跑進肺部的機會，提高吸入性肺炎之風險，故需調整食物質地，如使用增稠劑來改變稠度，降低吞嚥困難病人發生嗆咳問題。

高齡營養飲食質地，可分成「容易咬軟質食」、「牙齦碎軟食」、「舌頭壓碎軟食」、「不需咬細泥食」、「均質化糊狀食」、「中濃稠流動食」、「低濃稠流動食」與「微濃稠流動食」八大類，每種皆有不同的適用對象，建議可與營養師或是其他專業醫事人員討論，以選擇適合的質地種類。

3. 腸胃道

老化過程伴隨著某些腸胃道功能之退化，進而改變老年人食物之選擇。胃部功能退化為老化常見之症狀，當胃黏膜功能因退化而受損時，將提升潰瘍、癌症與感染等問題發生。此外，胃炎(gastritis)也是一種常見的老化表徵，除造成發炎，也會出現疼痛、胃排空時間延長等不舒適感受，同時也影響營養素（如礦物質鈣、鋅）之生物利用率，增加營養素缺乏性疾病（如骨質疏鬆症）發生機會。

(1) 胃酸缺乏症

胃酸缺乏症(achlorhydria)即胃酸分泌不足之現象，研究發現 50 歲以上近三成有胃酸缺乏症。人體吸收維生素 B_{12} 需要足夠的胃酸與內在因子，故不足時會提高維生素 B_{12} 缺乏的問題，因此，有胃酸分泌不足之老年人，應避免選用含碳酸鈣成分之制酸劑。一般而言，維生素 B_{12} 缺乏的症狀，需要經過相當長的時間才會表現，臨床症狀常有極度疲勞、失智、精神錯亂、手腳發麻和無力等現象，與阿茲海默症或其他慢性疾病類似，增加該族群診斷維生素 B_{12} 缺乏之困難。

(2) 憩室症

60 歲以上約五成會發生憩室症(diverticulosis)，但僅 20%會出現下腹痛與腹瀉等臨床表現。

(3) 便祕

隨著年齡增長，便祕(constipation)的狀況也會增加；病人常有排便次數少、排便費力與疼痛、硬便或是糞便排不乾淨之感受，其成因包括水分與膳食纖維攝取不足、靜態的生活習慣等。而老年人常見的便祕原因如下：

A. 腸壁肌肉神經叢(myenteric plexus)功能退化，對糞便的刺激反應降低。

B. 左側大腸膠原蛋白沉積，導致腸道蠕動失調。

C. 大腸肌肉層的抑制神經支配降低，造成大腸分節運動失調。

D. 血漿腦內啡(endorphine)與腸道內源性鴉片受體結合增加，降低腸蠕動與肛門張力。

E. 老化所導致的肛門括約肌壓力降低或退化、直腸彈性喪失。

F. 高齡常用藥物之影響，如鴉片類鎮痛劑或抗憂鬱藥物會減緩腸蠕動、利尿劑會導致糞便水分減少。

（五）心血管系統

對老年人而言，心血管系統(cardiovascular system)會隨著老化而發生血管順應性(compliance)降低、最大心跳率下降、對 β－腎上腺素刺激反應降低、左心室肌肉質量增加、心室舒張功能減退等問題。除老化外，環境因素如吸菸、運動習慣、飲食等，也為上述變化之危險因素。當心室輸出或輸入血液的功能受損時，會增加高血壓、動脈疾病甚至是心臟衰竭問題，影響心血管健康。

臨床上，心臟衰竭之營養治療包括低鈉飲食與水分限制，然而，這些限制往往降低病人飲食攝取意願，故醫療專業人員須隨時留意與觀察其營養狀態。

（六）腎臟功能

老化對腎臟功能的影響因人而異，若以肌酸酐廓清率評估腎功能，30~35 歲後腎絲球過濾率每十年約降低 8~10 ml/min/1.73m^2。當腎功能逐漸下降，尿液濃縮與稀釋功能減退，身體對鈉負荷、酸負荷、水分之適應能力也會降低。而脫水、使用利尿劑和藥物（尤其是抗生素）時，也都會影響其正常功能。

老年人若發生慢性腎臟病，常並存許多疾病或狀況，故其醫療照護需要跨專業團隊彼此合作，共同訂定、執行與修正營養治療計畫。根據 2015 年臺灣慢性腎臟病臨床診療指引建議，慢性腎臟疾病第 4 期以上之高齡病人，每日飲食蛋白質攝取量，應小於每公斤體重 0.8 g，並考慮更多專業營養介入；若合併高血壓者，需限制鈉的攝取。

然而，肌少症也是慢性腎臟病老年人可能發生的嚴重問題。過於嚴格限制飲食，可能造成其虛弱或無法維持足夠營養狀況，故建議在執行任何臨床飲食限制時，需隨時追蹤病人營養狀況，並與其他醫療專業團隊同時討論或介入。

（七）神經系統

老化是神經系統退化之顯著危險因子。當年齡增長時，認知功能、平衡感、反應時間、協調性、行走步態和感覺普遍約有 10~90%之衰退，值得注意的是，大腦因年紀增加而退化的現象，有時不容易與認知功能障礙區隔，而記憶力衰退與障礙，也不一定與失智、阿茲海默症、帕金森氏症或任何精神障礙疾病畫上等號，許多環境因素如壓力、化學物質暴露與不佳的飲食型態，都會影響記憶變化。研究也發現，泌尿道感染亦會發生類似失智症的認知改變，但只要治療得宜，認知改變的狀況是可以恢復的。

（八）皮膚

壓力性損傷原稱褥瘡(bed sores)或臥瘡(decubitus ulcer)，為一種組織長期受壓迫造成血流阻礙，引起皮膚或皮下組織損傷之現象。美國國家壓瘡諮詢委員會於 2016 年進行修訂共識會議，決議將褥瘡重新命名為壓力性損傷(pressure injury)（圖 5-1）。

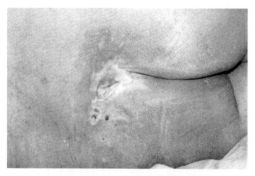

圖 5-1　壓力性損傷

造成壓力性損傷的成因非常多，包括活動量降低（如癱瘓臥床）、血液循環不佳、肥胖、大小便失禁、感覺喪失（如脊隨損傷、中風）等。當老年人有神經系統功能受損、經常服用鎮定劑或有失智症狀時，因無法自行轉移或更換姿勢，更會增加其發生機會。目前認為，足夠的熱量和蛋白質攝取，有助預防或改善壓力性損傷問題，故無法自由行動或長時間靜態生活型態之老年人，平日需特別留意營養攝取狀況，避免壓力性損傷產生與惡化。

壓力性損傷之營養照顧原則如下：

(1) 足夠的蛋白質攝取：每日攝取目標為 1.2~1.5 g/kg。值得注意的是，當攝取超過每日 1.5 g/kg 時，可能會導致脫水，而無法提升蛋白質合成速率。此外，特定的胺基酸補充對於壓力性損傷的治療成效，目前尚無定論。

(2) 熱量需求：30~35 kcal/kg。

(3) 評估藥物對於傷口癒合之影響，必要時須依據實證建議進行補充。

(4) 評估微量營養素需求是否符合建議，有缺乏時才使用營養補充劑。目前並無足夠證據顯示高劑量補充維生素 C 與鋅對治療壓力性損傷有顯著成效。

（九）情緒

　　情緒變化常用來判斷病人有無憂鬱，但憂鬱的症狀因人而異，而老年人常因身體疾病（如心臟病、中風、糖尿病、癌症等）、悲傷或壓力而產生憂鬱，進而對事情失去興趣、進食意願降低、體重減輕、容易疲累、免疫功能受損與其他疾病併發症等問題。

　　營養照顧為處理憂鬱問題至要關鍵。研究顯示，少量多餐、選擇營養密度高的食物、額外飲品補充、調整食物質地等方式，都能有效改善憂鬱所導致的進食量不足。若有使用抗憂鬱相關藥物，亦需考量對藥物的反應、藥物間是否存在交互作用等因素，以選擇合適之治療用藥。舉例來說，Mirtazapine (Remeron®)為一種血清素受體及腎上腺素受體促效劑，可改善失眠與食慾不振之問題，故可同時作為憂鬱、嚴重失眠且體重減輕之老年人藥物選擇建議。

（十）功能狀態

　　所謂「功能」(functionality or functional status)，指的是日常生活中獨立執行活動之能力（如行走），為影響老年人生活品質的重要因素之一。研究指出，有較差日常生活活動表現之老年人，往往和蛋白質及熱量攝取不足、肌肉質量與肌力喪失加速有關。若同時合併有其他營養相關問題時，會出現更明顯或較嚴重之失能狀態，並且增加疾病、轉至護理之家與死亡的機會。

　　而衰弱與存活不良(frailty and failure to thrive)之老年人，會出現身體活動量及認知功能下降、營養不良、憂鬱等特徵。這些特徵也是影響其不良預後之重要決定因子。臨床上常見體重減輕、食慾下降、營養不良、脫水、活動量不足與免疫功能受損之現象。

　　許多以社區長者為對象的大型研究發現，若有較佳的飲食品質，則較少有衰弱問題發生，因此建議，攝取均衡足夠的熱量及優質蛋白質（如魚肉、雞蛋、雞肉、牛肉、豬肉、黃豆製品、乳品類等），並搭配充足日曬與規律運動，可以預防和改善衰弱症；在面對進食意願低落的長者時，也須特別留意其整體飲食攝取狀況。

（十一）體重

1. 體重過重或肥胖

　　一般認為，體重過重或肥胖不僅會增加提早死亡的機會，也與冠心病、第 2 型糖尿病、癌症、氣喘與其他呼吸道疾病、關節炎、失能等風險發生增加有關。研究表示，體重過重或肥胖會導致老年人身體機能逐步衰退，進而產生衰弱問題。

　　值得注意的是，一項針對老年人所做的大型研究發現，稍重的體重對於 70 歲以上的老年人具有保護作用；該研究指出，相較於體重正常者，體重稍重者未來 10 年死亡風險約減少 13%，而體重過輕者，其死亡風險提升約 76%，該研究數據突顯出老年人身體質量指數建議切點值，應與一般成人不同。此外，研究中亦提到靜態的生活型態會提升男性 28%死亡風險、女性則增加近一倍，男女之間存在著顯著差異。

　　控制體重之有效生活型態調整策略，如飲食控制、增加身體活動與行為改變。老年人若要減重，需特別留意肌肉與骨骼質量之維持，才能提升日常身體活動與生活品質，降低肥胖所引起之多種併發症問題。一般建議，老年人初期合理的減重目標，應設定在 6 個月內減少 10%原始體重為佳，並以每日減少 500~1,000 kcal 熱量，且每日總熱量攝取不可低於 1,200 kcal 為原則。若初期減重目標順利達成，應持續維持正確的飲食習慣與生活行為，必要時才使用綜合維生素與礦物質營養補充劑，以及接受營養教育介入。

2. 體重過輕

　　營養不足(undernutrition)或營養不良(malnutrition)為老年人體重過輕成因之一，且女性高於男性。根據調查，住院老年人發生營養不足或營養不良的風險為 40~60%、長照機構住民為 40~85%，而居家老年人則為 20~60%，其中，社區老年人又常有熱量攝取不足的現象。一般來說，老年人營養不良可歸因於藥物、憂鬱情緒、味覺或嗅覺敏感度下降、口腔健康不良、慢性疾病、吞嚥困難以及其他造成進食困難之生理變化；而社會心理因素則包括獨自生活、收入不足、交通運輸不便以及採買和準備食物之限制，也同樣會衍生出老年人營養不良的問題。

　　在眾多成因中，蛋白質－熱量營養不良(protein-energy malnutrition, PEM)為醫療專業人員值得重視之項目。老化的生理變化（如咀嚼或吞嚥困難）、生活習慣（如有無吸菸、靜態生活）與經濟狀態（如低收入），都是決定蛋白質－熱量營養不良是否發生的關鍵因素。

增加熱量與蛋白質攝取可明顯改善營養不良狀況，如提供體積小、蛋白質與熱量高的食物，必要時可選擇市售口服營養補充品或腸道營養支持以維持營養狀態。但須注意的是，維持老年人適當的咀嚼以及對食物的嗅覺功能仍然重要，若過度依賴營養補充品，長期下來可能產生負面影響。此外，適度放寬飲食限制，供應更多元的食物型態與質地、增加咀嚼性等，皆能提升營養不良老年人的熱量攝取。

第三節　老年人的營養篩檢與營養評估

　　營養篩檢為一種簡單、快速的營養狀態篩檢過程，目前已發展出許多具有信度和效度之營養篩檢工具。老化的過程往往伴隨生理與代謝變化，因此，在進行營養狀況評估時，應慎選適合之篩檢量表，以利營養師與營養支持小組早期介入營養照顧。本節將介紹七種常用的營養篩檢工具。

一、營養不良通用篩檢工具

　　營養不良通用篩檢工具(malnutrition universal screening tool, MUST)，是由英國靜脈與腸道營養協會(British Association for Parenteral and Enteral Nutrition, BAPEN)於 2003 年所發表的篩檢工具，評估所需花費時間約 2 分鐘。評估項目包括身體質量指數、過去 3~6 個月非預期性的體重減輕比率、急性疾病因素對飲食之影響。總分 0 分代表營養不良低度風險，僅需持續追蹤；1 分表示具有中度營養不良風險，需進一步觀察；2 分以上則為高度營養不良風險，需進行治療。

營養不良通用篩檢工具		得分
身體質量指數(kg/m²)	☐0 分：>20（>30 肥胖） ☐1 分：18.5~20 ☐2 分：<18.5	
過去 3~6 個月非預期性的體重減輕比率	☐0 分：<5% ☐1 分：5~10% ☐2 分：>10%	
急性疾病因素對飲食之影響	☐2 分：正處於急性疾病狀態，且 >5 天沒有進食	
總分		
營養不良標準與處理原則： 0 分：低度營養不良風險，給予常規性臨床照護，並定期重新評估 1 分：中度營養不良風險，需進一步觀察 2 分以上：高度營養不良風險，需轉介營養師或營養支持小組進行治療		

二、營養危險因子篩檢方法

　　營養危險因子篩檢方法(nutritional risk screening 2002, NRS 2002)為歐洲靜脈暨腸道營養醫學會於 2002 年提出；以營養不良嚴重程度、是否因疾病而對營養需要量增加來評估住院病人是否需要營養照護。篩檢量表分為兩階段，第一階段共四題，由病人進行自我評估，只要其中任何一個問題回答「是」，則進入需由醫療人員填寫的第二階段；若問題回答皆「否」時，則每星期重複篩檢。第二階段評估病人營養狀態與疾病嚴重性，總分介於 0~6 分，若病人年紀為 70 歲以上，總分需額外加 1 分，當總分≧3 分時，表示病人有營養不良風險，需要進行營養照護。

營養危險因子篩檢方法，第一階段篩檢	請勾選
1. 身體質量指數＜20.5 kg/m^2	□是 □否
2. 最近 3 個月有體重減輕	□是 □否
3. 最近一星期食量減少	□是 □否
4. 疾病是否嚴重	□是 □否

註 以上若有任何一項為「是」，則進行下方第二階段篩選；若皆為「否」，則每週重新評估。

營養危險因子篩檢方法，第二階段篩檢 （營養不良嚴重程度＋疾病嚴重程度）		配分	得分
營養不良嚴重程度	正常營養狀態	0	
	3 個月內體重減輕＞5% 或最近 1 個星期進食量少於 50%~75%需要量	1	
	2 個月內體重減輕＞5%或身體質量指數為 18.5~20.5 kg/m^2 或最近 1 個星期進食量少於 25%~50%需要量	2	
	1 個月內體重減輕＞5%或身體質量指數＜18.5 kg/m^2 或最近 1 個星期進食量少於 25%需要量	3	
疾病嚴重程度	正常營養需求	0	
	髖骨骨折或慢性阻塞性肺病；慢性病人合併急性合併症：如肝硬化、洗腎、糖尿病、腫瘤病人	1	
	重大手術、中風、嚴重肺炎、血液系統腫瘤	2	
	頭部創傷、骨髓移植、加護病人（APACHE II*＞10 分）	3	
年齡為 70 歲以上者		1	
總分			

註 *APACHE II (Acute Physiology and Chronic Health Evaluation)，計分內容包括 12 項生理檢查（體溫、心跳數、平均動脈壓、呼吸速率、動脈血氧分壓、動脈酸鹼值、血鈉、血鉀、血清肌酸酐、血比容、白血球計數、昏迷指數）、病人年齡以及慢性疾病狀態。研究發現，APACHE II 可準確地反應加護病房重症病人實際死亡率。

三、DETERMINE Your Nutritional Health Checklist

　　由美國膳食營養學會、美國家庭醫學會及國家老化醫學會於 1994 年所制定。可提供老年人或其照護者自行填寫的檢查表。此表共有十項與營養不良發生的檢核項目，總分為 21 分，當分數≥6 分時，表示受測者處於高度營養不良危險狀態。

DETERMINE Your Nutritional Health Checklist	回答是配分	得分
您是否因為某些疾病，改變飲食的種類及（或）數量？	2	
您是否每天進食少於 2 餐？	3	
您是否只吃少量的水果或蔬菜或乳製品？	2	
您是否每天飲酒 2 次或更多？	2	
您是否因牙齒或口腔問題而進食困難？	2	
您是否常不夠錢購買食物？	4	
您是否時常獨自用餐？	1	
您是否每天服用藥物？	1	
在最近 6 個月內，您是否體重減輕 5 公斤以上？	2	
您是否因身體因素而無法自行採購、烹煮並進食？	2	
總分		

營養得分總評：

☐0~2 分：正常

☐3~5 分：處於中度營養不良危險狀態

☐≧6 分：處於高度營養不良危險狀態

四、簡易迷你營養評估量表

　　簡易迷你營養評估量表(mini nutritional assessment-short form, MNA-SF)為目前廣泛應用於社區、住院及術前老年人的篩檢量表，也是迷你營養評估量表簡化成六個問題的量表。項目包括：(1)食量；(2) 3 個月內體重變化；(3)活動力；(4)心理創傷或急性疾病；(5)精神心理；(6)身體質量指數。每項問題分數不等，最小分數範圍為 0~2 分，最大分數範圍為 0~3 分，總分為 14 分，當分數≥12 分代表受測者營養狀態在可接受範圍，若分數≤11 分時，需請營養師進行第二階段完整版 MNA 之營養評估。此外，若老年人因駝背站不直、無法站立和長期臥床等無法取得身高數值時，可以使用膝長換算。

五、迷你營養評估量表

迷你營養評估量表(mini nutritional assessment, MNA）為適用於照護者或醫護人員評估老年人營養狀況的評估量表。研究發現，不論是社區老年人、醫院老年病人或長期照護機構老年人住民，皆能藉由此量表迅速評估營養狀況。迷你營養評估量表共含 18 項問題，每項問題最小分數範圍為 0~1 分，最大分數範圍為 0~3 分，總分為 30 分。

評估項目可分成「營養篩檢」（即簡易迷你營養評估量表）與「一般性評估」兩部分。當整體分數＜17 分時，表示受測者處於營養不良狀態；整體分數介於 17~23.5 分則表示受測者有潛在性營養不良之危險，若整體分數≧24 分，表示受測者營養狀況良好。

迷你營養評估量表		
營養篩檢		得分
1. 過去 3 個月中，是否因食慾不佳、消化問題、咀嚼或吞嚥困難導致進食量越來越少？	☐0 分：進食量嚴重減少 ☐1 分：進食量中度減少 ☐2 分：進食量無改變	
2. 近 3 個月的體重變化	☐0 分：體重減輕＞3 kg ☐1 分：不知道 ☐2 分：體重減輕 1~3 kg ☐3 分：體重無改變／體重變重	
3. 活動能力	☐0 分：長期臥床或坐輪椅 ☐1 分：可以下床活動或離開輪椅，但無法自由走動 ☐2 分：可以自由走動	
4. 過去 3 個月有無受到心理創傷或有急性疾病？	☐0 分：有 ☐2 分：無	
5. 精神心理問題	☐0 分：嚴重失智或憂鬱 ☐1 分：輕度失智 ☐2 分：無精神心理問題	
6. 身體質量指數(kg/m^2)	☐0 分：BMI＜19 ☐1 分：19≦BMI＜21 ☐2 分：21≦BMI＜23 ☐3 分：BMI≧23	

篩檢分數（小計滿分 14 分）	小計
□≧12 分：營養狀況正常 □8~11 分：有營養不良的風險 □0~7 分：營養不良	

一般評估		得分
7. 是否可以獨立生活（非居住療養院或醫院）	□0 分：否 □1 分：是	
8. 每天需服用 3 種以上處方藥物	□0 分：否 □1 分：是	
9. 是否有壓力性損傷或皮膚潰瘍	□0 分：否 □1 分：是	
10.1 天中可以吃幾餐完整餐食？	□0 分：1 餐 □1 分：2 餐 □2 分：3 餐	
11. 蛋白質攝取量： ・每天至少攝取 1 份乳製品（牛奶、乳酪、優酪乳） ・每週攝取 2 份以上豆類或蛋類 ・每天攝取肉、魚或家禽類	□0 分：0 或 1 個是 □0.5 分：2 個是 □1 分：3 個是	
12. 每天至少攝取 2 份或 2 份以上的蔬菜或水果	□0 分：否 □1 分：是	
13. 每天攝取多少液體？（包括開水、果汁、咖啡、茶、牛奶等）（1 杯＝240 c.c.）	□0 分：＜3 杯 □0.5 分：3~5 杯 □1 分：＞5 杯	
14. 進食的形式	□0 分：需協助才能進食 □1 分：能自行進食但稍有困難 □2 分：能自行進食	
15. 自我評估營養狀況	□0 分：自覺營養不良 □1 分：不太清楚自我營養狀況 □2 分：自覺無營養問題	

一般評估		得分
16. 與其他同年齡的人比較，自己認為自身的健康狀況如何？	□0 分：不如同年齡的人 □0.5 分：不知道 □1 分：和同年齡的人差不多 □2 分：比同年齡的人好	
17. 中臂圍(mid upper arm circumference, MAC)	□0 分：MAC＜21 cm □0.5 分：MAC 21~21.9 cm □1 分：MAC≧22 cm	
18. 小腿圍(calf circumference, CC)	□0 分：CC＜31 cm □1 分：CC≧31 cm	
一般評估分數（小計滿分 16 分）		

MNA 合計分數
□營養良好(MNA≧24)
□潛在性營養不良(17≦MNA＜23.5)
□營養不良(MNA＜17)

六、主觀性營養評估量表

主觀性營養評估量表(subjective global assessment, SGA)為 1987 年由 Detsky 等人所發展的量表，最早用於術後感染併發症之預測，日後才廣泛應用於長期照護機構住民、血液透析、住院或癌症病人之營養狀況評估。此量表可提供營養師與其他醫事專業人員使用，評估內容包括體重變化、飲食攝取狀況、腸胃道症狀與身體活動能力、疾病診斷與代謝壓力和身體檢查結果。只需評估病人的主觀性資料，不需進行體位測量或生化檢驗，故一般耗時約 5~10 分鐘。

此評估方法並無積分，而是評估者在綜合評估之後，把病人的營養狀況做綜合性主觀評級，A 級表示營養狀況良好、B 級表示中度營養不良、C 級表示嚴重營養不良。但也因為結果為主觀評判，評估者事前需有完善的訓練。

主觀性營養評估量表	
體重變化	過去 6 個月體重總減輕量：＿＿＿＿公斤；減輕比率：＿＿＿＿％
	過去 2 週之體重變化：□增加　□無變化　□減少
飲食攝取狀況 （與平常飲食比較）	□無變化
	□有變化；期間：＿＿＿＿週＿＿＿＿月
	飲食型態：□軟質飲食　□全流質飲食　□低熱量流質飲食 　　　　　□飢餓
腸胃道症狀 （持續 2 週以上）	□無症狀　□噁心　□嘔吐　□腹瀉　□厭食
身體活動能力	□無障礙
	□功能受損；期間：＿＿＿＿週＿＿＿＿月
	活動型態：□工作能力受損　□可下床走動　□臥床不起
疾病診斷與代謝壓力	主要診斷：＿＿＿＿
	代謝壓力：□無壓力　□輕度壓力　□中度壓力　□高度壓力
身體檢查	（評分說明：0＝正常、1＝輕微、2＝適度、3＝嚴重） ＿＿＿＿皮下脂肪喪失（三頭肌、胸部） ＿＿＿＿肌肉耗損（四頭肌、三角肌） ＿＿＿＿腳踝水腫 ＿＿＿＿薦骨水腫 ＿＿＿＿腹水
主觀性整體評估等級 （單選）	□A＝營養良好 □B＝中等營養不良或懷疑可能營養不良 □C＝嚴重營養不良

七、老年營養風險指數

　　老年營養風險指數(geriatric nutritional risk index, GNRI)係使用血清白蛋白和體重與理想體重之比值為變項，帶入公式：[1.489×albumin (g/dL)] ＋ [41.7×（目前體重／理想體重）]進行評估，當分數＜82 分時，具有重度營養不良風險；介於 82~92 分為輕度營養不良風險；＞98 分表示營養狀況正常。研究指出，老年營養風險指數為住院老年病人肌肉功能之良好預測指標，也能準確預測發病率和死亡率，因此，可作為臨床上快速、簡單且便利執行與計算病人是否有營養不良的評估工具。

THERAPEUTIC NUTRITION

第四節　老年人的營養照顧

一、營養需求

　　根據衛生福利部建議，合宜的三大營養素攝取量占總熱量之比例為蛋白質 10~20%、脂肪 20~30%、醣類 50~60%。老年人每天都應攝取六大類食物，並宜在每類食物中多加變化。老年人的每日六大類飲食建議量請參見附錄四。

1. 熱量需求

　　隨著年齡增加以及身體組成改變，老年人基礎代謝率大約每 10 年會下降 3%。足夠的熱量是維持身體建構健康的基本要素，因此，老年人應選擇營養密度高的食物，以獲取足夠的熱量攝取。

2. 蛋白質

　　健康老年人的每日飲食蛋白質需求，應達到 0.8 g/kg；而罹患慢性疾病（如肝臟、腎臟疾病）、生理變化及營養需求不同的老年人，則須適時調整。雖然老年人為蛋白質攝取不足之高風險族群，但過量的豆魚蛋肉類或過度依賴高蛋白營養補充品時，可能導致攝取超過身體負荷，增加腎臟負擔。

3. 醣類

　　強調複合型態的醣類攝取，如全穀雜糧類、蔬菜、水果等。老年人膳食纖維建議攝取量為男性 30 g、女性 21 g；複合型態醣類不僅可以攝取較多的膳食纖維，增加糞便體積，進而刺激大腸壁肌肉蠕動改善便祕，也可獲取人體必需的維生素與礦物質。

4. 脂肪

　　過度限制油脂的食物通常不美味，會降低進食意願及對食物的喜愛，對整體飲食、體重維持與生活品質帶來負面影響，故重視脂肪來源比嚴格限制飲食中的脂肪量更為重要。老年人日常飲食應選擇單元不飽和脂肪酸含量較高的植物油，因動物油含有較多飽和脂肪與膽固醇，需留意攝取量。

5. 維生素與礦物質

老年人需特別留意的維生素與礦物質攝取建議如下：

(1) 維生素 B_{12}：每日建議攝取量為 2.4 μg。由於維生素 B_{12} 只存在動物性食物中，若為高風險缺乏者（如 50 歲以上、胃酸分泌不足、長期茹素等），可選擇維生素 B_{12} 營養強化穀物或使用營養補充劑來降低缺乏疑慮。

(2) 維生素 D：老年人易因日曬時間減少，使得體內轉換維生素 D 的能力下降，進而產生缺乏或不足的情況；約有 3~4 成髖骨骨折病人，其體內維生素 D 含量不足，故維生素 D 對骨骼的健康特別重要。許多研究證據也表明，老年人若無法透過日曬或食物攝取足夠的量，抑或是長期住院及臥床者，可適量選用營養補充劑；國外老年人維生素 D 每日建議攝取量為 600~800 國際單位，約 15~20 μg，國內每日建議攝取量為 15 μg。

(3) 葉酸：缺乏時，同半胱胺酸濃度會升高，導致血栓形成及心血管疾病發生；此外，研究也發現阿茲海默症與巴金森氏症病人，血中同半胱胺酸濃度有偏高之現象，故老年人葉酸每日建議攝取量應達到 400 μg。主要食物來源包括深綠色蔬菜（如菠菜、青花菜、蘆筍等）或葉酸強化穀類製品；若為長期使用葉酸營養補充劑者，需特別注意應隨時監控其血中維生素 B_{12} 含量，以避免因大量補充葉酸，掩蓋維生素 B_{12} 缺乏之臨床現象。

(4) 鈣：據統計，60 歲以上老年人僅 4%的女性、10%的男性可由日常食物攝取到足夠的鈣質，因此，國外老年人鈣質每日建議攝取量應增加至 1,200 mg，且以天然食物來源為主，必要時才考慮使用營養補充劑，並需留意鈣質補充過量對身體之影響。

(5) 鉀：攝取較高的鉀可促進體內鈉的排出，有助於血壓控制。目前國內對於每日攝取量並無特殊建議，但美國建議可藉由含鉀的蔬菜與水果，達到每日建議攝取量 4,700 mg。

(6) 鈉：因鈉為維持體液平衡的重要物質，故當飲食過度嚴格限制攝取或發生水分滯留等情況時，皆會導致血中鈉異常。目前國外鈉每日建議攝取量以 1,500 mg 為宜，但現無充分地證據支持嚴格控制鈉攝取量，對健康有更好的益處。

(7) 鋅：鋅缺乏與免疫功能受損、厭食、味覺喪失、傷口癒合延遲等問題相關，同時也是壓力性損傷形成的重要決定因子。國內現行鋅每日建議攝取量為男性 15 mg、女性 12 mg，皆高於美國鋅每日建議攝取量男性 11 mg、女性 8 mg。常見富含鋅的食物包括瘦肉、牡蠣、乳製品、豆類、花生與堅果種子類食物。

6. 水分

老年人常因水分攝取不足、腎臟功能退化、藥物使用（如瀉劑、利尿劑等）等增加脫水發生的風險，常見症狀包括血中電解質失衡、頭暈、頭痛、便祕、血壓改變、意識紊亂和口乾舌燥等。一般建議水分每日攝取量至少 1,500 ml，或以每大卡熱量需 1 ml 的水量進行估算。

專有名詞介紹
TERMINOLOGY

1. 老化(aging)：為一種隨著時間推移，器官或生理功能產生改變之正常過程。

2. 衰老(senescence)：因老化而發生之改變歷程。

3. 肌少症(sarcopenia)：因年紀增加或體組成改變而發生肌肉質量、肌肉強度與肌肉功能流失之現象。

4. 肌少型肥胖(sarcopenic obesity)：為一種肌肉質量流失伴隨脂肪增加之情況。

5. 靜態生活死亡症候群(sedentary death syndrome, SeDS)：因身體活動量不足，而提升心血管疾病、高血壓、糖尿病、血脂異常、過重、肥胖甚至死亡之風險。

6. 老年性黃斑部病變(age-related macular degeneration, AMD)：老化所導致的視網膜中央部位退化。

7. 吞嚥困難(dysphagia)：即吞嚥功能發生障礙之現象。

8. 胃酸缺乏症(achlorhydria)：即胃酸分泌不足之現象。

9. 壓力性損傷(pressure injury)：組織長期受到壓迫造成血流阻礙，進而引起皮膚或皮下組織損傷之現象。

案例探討
CASE DISCUSSION

1. 梁太太，70 歲，身高 155 cm，體重 40 kg；中風已臥床 3 年，現因嚴重壓力性損傷而住院治療。抽血檢查結果如下：albumin: 2.8 mg/dL、Hb: 10.5 g/dL，肝、腎功能尚可，無血糖問題。請試述應給予何種營養處方，以幫助傷口癒合？

2. 何謂 sarcopenia？並試述老年人在營養與生活型態上如何減緩 sarcopenia 發生？

3. 王先生，68 歲，身高 165 cm，體重 74 kg；平時無運動習慣，除了高血壓外無其他病史，最近因膝關節疼痛求治，診斷為痛風性關節炎。抽血檢查結果如下：total cholesterol: 255 mg/dL、HDL: 42 mg/dL、triglyceride: 220 mg/dL、uric acid: 9.2 mg/dL，醫師建議他減重與改變飲食型態。請試述適合王先生的飲食建議與注意事項為何？

4. 陳先生，82 歲，有 10 年以上高血壓病史，最近飯後容易腹脹，導致食慾不振，且突然發生頭昏、雙腳無力、記憶力衰退、出門找不到回家的路等情形，就醫後診斷為萎縮性胃炎(atrophic gastritis)。請試述陳先生會有何種營養素缺乏問題？適合陳先生的飲食建議與注意事項為何？

學習評量
REVIEW ACTIVITIES

(　　) 1. 關於壓力性損傷的老年病人，治療過程中的飲食營養攝取建議，下列敘述何者正確？
(A)蛋白質攝取目標為每日 0.8 g/kg
(B)總熱量需求達每日 30~35 kcal/kg
(C)水分需要量每日至少 50 ml/kcal/kg
(D)每日可補充 15 mg 的鐵以幫助傷口癒合

(　　) 2. 有關老年人衰弱症(frailty)的敘述，下列何者錯誤？
(A)認知功能損傷的衰弱老年人會有較差的預後
(B)症狀包含體重減輕、食慾下降、脫水和活動力下降等
(C)針對老年人所做的大型世代研究發現，老年人整體飲食品質與衰弱症的發生有顯著負相關
(D)衰弱老年人的飲食應限制高油脂高熱量食物

(　　) 3. 一般認為衰弱(frail)的老年人其預後不良(adverse outcomes)與下列何種症狀較無明顯關聯？
(A)營養不良　(B)認知障礙　(C)體重過重　(D)憂鬱

(　　) 4. 關於老化可能影響味覺和嗅覺的功能，下列敘述何者錯誤？
(A)菸鹼酸缺乏也可能影響味覺和嗅覺功能
(B)老年人可能因味覺和嗅覺功能退化而偏好調味重的食物
(C)有吸菸習慣的老年人其味覺和嗅覺功能會較差
(D)可藉由補充硒來改善味覺和嗅覺功能衰退的問題

(　　) 5. 飲食中鋅攝取不足對老年人最可能造成的影響，不包括下列何者？
(A)免疫功能失調　(B)降低味覺敏感性　(C)傷口癒合延遲　(D)聽力下降

(　　) 6. 因應老化過程中可能發生的身體組成改變，對於一般老年人的飲食營養素攝取調整建議，下列敘述何者正確？
(A)總熱量需求隨年齡逐漸減少
(B)脂肪攝取應低於總熱量的 20%
(C)蛋白質攝取每日至少需 1.5 g/kg
(D)礦物質需求量逐漸降低

（　）7.　白內障(cataract)是老年人常見的眼疾之一，而飲食中何種礦物質攝取過量可能增加其發生的危險性？
(A)鐵　(B)錳　(C)鋅　(D)鈉

（　）8.　缺乏下列何種維生素，可能與老年性聽力損失(presbycusis)有關？
(A)維生素 B_1　(B)維生素 B_6　(C)葉酸　(D)維生素 B_{12}

（　）9.　增加下列何種營養素攝取可能與延緩老年人白內障發生有關？
(A)膳食纖維　(B)鉀　(C)抗氧化營養素　(D)鈉

（　）10.　老化(aging)會降低下列何種營養素的吸收，且老年人容易攝取不足？
(A)鉀　(B)鈉　(C)磷　(D)鈣

（　）11.　下列何種營養素與預防或延緩老年性黃斑部病變(age-related macular degeneration)最不相關？
(A) lutein　(B) zeaxanthin　(C) folic acid　(D) zinc

（　）12.　下列何種營養素老年人容易攝取不足且不易被診斷出，缺乏時常以意識紊亂(confusion)、便祕、頭痛、虛弱疲倦等症狀表現？
(A)水分　(B)蛋白質　(C)脂肪　(D)纖維質

解答

BDCDD　ADDCD　CA

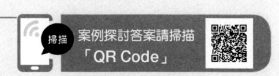

掃描　案例探討答案請掃描「QR Code」

參考文獻
REFERENCES

全國法規資料庫（2020，5 月 27 日）· 老人福利法。https://law.moj.gov.tw/LawClass/LawAll.aspx?PCode=D0050037

國家發展委員會（2018，8 月）· 人口推估報告（2018 至 2065 年）。https://www.ndc.gov.tw/News_Content.aspx?n=114AAE178CD95D4C&sms=DF717169EA26F1A3&s=E1EC042108072B67

國家衛生研究院（2015，9 月）· 臺灣慢性腎臟病臨床診療指引。https://www.tsn.org.tw/UI/H/H00202.aspx

統計處（2017，3 月）· 106 老人狀況調查。https://dep.mohw.gov.tw/DOS/cp-1767-38429-113.html

陳弘哲、許慧雅、周明岳、杜明勳· 老人營養評估與篩檢· 家庭醫學與基層醫療，29(3)，65-74。

劉宇真、徐建業、李修安、倪柏淵、謝佩君、趙振瑞· 老年人營養風險篩選工具之比較· 臺灣營養學會雜誌，43(4)，121-130。

衛生福利部（2018，3 月）· 老年期營養手冊。https://www.hpa.gov.tw/Pages/List.aspx?nodeid=170

衛生福利部（2019，10 月）· 國民營養健康狀況變遷調查 2013-2016 年成果報告。https://www.hpa.gov.tw/Pages/Detail.aspx?nodeid=3999&pid=11145

衛生福利部（2019，12 月）· 高齡營養飲食質地衛教手冊。https://www.mohw.gov.tw/dl-58219-1f17128b-48a3-42b0-9d8b-0629487ac2a6.html

衛生福利部（2021，6 月）· 109 年國人死因統計結果。https://www.mohw.gov.tw/cp-5017-61533-1.html

鄭丁靚、黃安君、彭莉甯(2016)· 國際肌少症研究診斷標準彙整· 臺灣老年醫學暨老年學雜誌，11(4)，213-224。

謝昌成、蕭雅尤(2016)· 老人便祕· 家庭醫學與基層醫療，31(22)，59-86。

Cruz-Jentoft, A. J., Bahat, G., Bauer, J., Boirie, Y., Bruyère, O., Cederholm, T., ... & Schneider, S. M. (2019). Sarcopenia: Revised European consensus on definition and diagnosis. *Age and ageing*, *48*(1), 16-31.

Deutz, N. E., Bauer, J. M., Barazzoni, R., Biolo, G., Boirie, Y., Bosy-Westphal, A., ... & Singer, P. (2014). Protein intake and exercise for optimal muscle function with aging: Recommendations from the ESPEN Expert Group. *Clinical nutrition*, *33*(6), 929-936.

Wellman NS & Kamp BJ (2016). Nutrition in Aging. In L. Kathleen Mahan & Janice Raymond, *Krause's Food & the Nutrition Care Process* (14th Edition, pp. 367-381). Saunders.

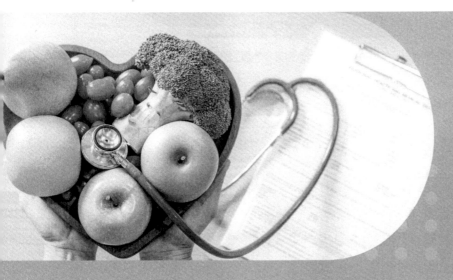

Therapeutic Nutrition

CHAPTER

06

鄭侚琪／編著

體重管理與飲食失調

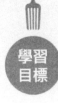

學習
目標

1. 認識體重控制及管理方法。
2. 明白體重過重或肥胖之成因與引發的相關疾病、治療處置。
3. 知悉兒童與青少年肥胖的營養照顧。
4. 了解體重過輕與飲食障礙的營養照顧。

前 言 │ INTRODUCTION

　　肥胖盛行率居高，屬於一種慢性發炎疾病，甚至會增加罹患新冠肺炎 (COVID-19)者住院、重症及死亡率。目前已知減重 5~10%即有健康效應，尤其減少腹部脂肪更為重要。肥胖治療方式包括飲食、運動及生活型態之行為改善，或是合併藥物與減重手術等，亦需要個案與醫護人員的團隊合作（如醫師、心理師、社工等），共同設計體重管理計畫。

　　臺灣歷年推動公共政策，唯體重控制知易行難，必須從小養成好的習慣並長期維持。本章將略分為成人及兒童肥胖減重，並討論成人肥胖及體重過輕，而上述問題在兒童、青少年和 18~24 歲成人中最需要重視，其營養治療為長期性的討論及營養支持；最後探討飲食障礙（如厭食症、暴食症）之營養治療。本章提供基礎的體重管理準則，以供了解體重相關之營養照顧方式。

THERAPEUTIC NUTRITION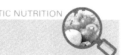

第一節　體重控制與管理

一、體重過重或肥胖簡介

（一）體重過重或肥胖的流行病學

　　為擁有利於實踐健康體位的生活環境，需要國家持續推動肥胖防治政策來提供策略，如營養政策、城市步道設計、運動休閒設備規劃等，以媒體投入改變社會的氛圍，藉由活動來持續提倡對健康體位的重視。

　　世界衛生組織(WHO)指出，全球 2016 年 18 歲以上之體重過重比例占全體 39%，約 19 億人口，其中 6.5 億人口為肥胖（占全體 13%）；1975~2016 年間，肥胖盛行率已提高三倍。至 2019 年，約有 3,820 萬名 5 歲以下兒童，屬於超重或肥胖體位，其中約一半為亞州人(World Health Organization [WHO], 2020)。

CHAPTER

　　臺灣可透過衛生福利部國民健康署（以下簡稱國健署）編製的「健康促進統計年報」查得健康促進相關資料，如表 6-1。由此表可發現肥胖盛行率在國小族群有減少情形，國中族群及成人（18 歲以上）卻增加，而過輕盛行率則相反。2018 年18~24 歲之肥胖盛行率，男性及女性（12.5 及 4.8%）為成人組當年度最低族群，相反，過輕盛行率（男性 10.1%及女性 20.2%）則為最高。另外，亦可由「國民營養健康狀況變遷調查 2013~2016 年成果報告」，得知不同年齡層過重及肥胖率。

表 6-1 臺灣 2011 年及 2018 年之不同族群體重過輕、過重及肥胖盛行率

族群	年度	男			女		
		過輕(%)	過重(%)	肥胖(%)	過輕(%)	過重(%)	肥胖(%)
國小	2011	6.6	15.4	17.8	7.7	12.7	12.4
	2018	7.5	14.2	17.1	8.3	11.6	11.9
國中	2011	6.1	14.0	20.7	6.2	11.8	12.4
	2018	7.0	13.5	21.1	5.9	12.3	14.0
成人	2011	3.4	30.2	18.7	9.5	17.9	10.7
	2018	2.9	32.8	22.3	8.2	20.5	12.0

資料來源：衛生福利部國民健康署（2021，3 月）．健康促進統計年報－歷年報告。
https://www.hpa.gov.tw/Pages/List.aspx?nodeid=268

（二）體重過重或肥胖的評估

　　評估體重過重或肥胖時，以「身體質量指數」來定義，同時也需測量「腰圍及體脂肪量」。腰圍可反映內臟脂肪多寡，與心血管、代謝性症候群等疾病呈正相關(Durrer et al., 2019)；而利用生物電阻法(bioelectrical impedance analysis, BIA)測量體脂肪和瘦體組織量(lean body mass, LBM)，可確實得知全身脂肪與肌肉的增減，以達有效管理(Raynor & Champagne, 2016)。

1. 身體質量指數

　　亞洲人種和高加索人種在相同身體質量指數(BMI)下，前者較易罹患糖尿病等疾病，故臺灣的肥胖標準對應 WHO 所公布之範圍，有些許調整，如表 6-2 所示；BMI≧24 kg/m^2 表過重，罹患代謝症候群機率顯著增加，即需力行健康體重管理。

兒童和青少年尚於生長發育期，其指數可參考衛生福利部（以下簡稱衛福部）公布之「兒童及青少年生長身體質量指數建議值」。

表 6-2　成人身體質量指數與腰圍範圍（臺灣及世界衛生組織）

項目		臺灣	世界衛生組織
BMI (kg/m²)	過輕	BMI<18.5	BMI<18.5
	正常範圍	18.5≦BMI<24	18.5≦BMI<25
	過重	24≦BMI<27	25≦BMI<30
	肥胖	輕度 27≦BMI < 30 中度 30≦BMI<35 重度 BMI>35	第一級 30≦BMI<35 第二級 35≦BMI<40 第三級 BMI>40
腰圍(cm)	腰圍肥胖*	男性≧90 女性≧80	男性≧102 女性≧88
	腰圍正常範圍	－	男性＜94 女性＜80

註 *臺灣地區腰圍肥胖標準，為依照國際肥胖任務小組，所建議亞太地區的腹部肥胖標準。

2. 腰圍

腰圍可反映內臟脂肪多寡，為很好的腹部脂肪測量指標，其與心血管、代謝性症候群等疾病呈正相關(Durrer et al., 2019)。腰圍測量方法見圖 6-1。

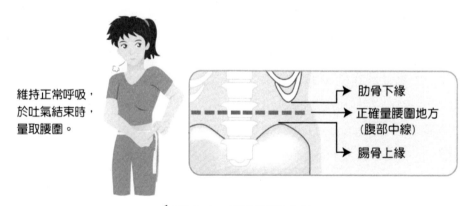

維持正常呼吸，於吐氣結束時，量取腰圍。

肋骨下緣

正確量腰圍地方（腹部中線）

腸骨上緣

圖 6-1　腰圍測量方法

3. 體脂肪

當能量呈正平衡時，碳水化合物會以肝醣形式儲存於肝臟及肌肉，倘若攝取過量，肝臟便會將碳水化合物及蛋白質合成脂肪並儲存，此過程稱脂肪合成(lipogenesis)。

(1) 脂肪分類

以功能性可分為必需脂肪及儲存脂肪，並依性別具差異性，如表 6-3 所示。

表 6-3　脂肪的分類與功能

分類	正常範圍(%)		特徵及功能
	男性	女性	
必需脂肪	3	12	・主要存於器官內，維持正常生理作用 ・女性較男性高，乳房、子宮及臀部周邊囤積較多脂肪，以供生育之用
儲存脂肪	18~24	25~31	・能量來源，以三酸甘油酯儲存於脂肪細胞中 ・儲存在皮下及內臟周圍，保護器官以避免傷害

資料來源： Raymond, J. L., & Morrow, K. (2021). *Krause and Mahan's Food and the Nutrition Care Process*. Elsevier Health Sciences.

內臟脂肪組織(visceral adipose tissue)主要存在於皮下、腸繫膜及腹膜，以結構區分為白色脂肪組織(white adipose tissue)和棕色脂肪組織(brown adipose tissue)。白色脂肪為單層細胞，以三酸甘油酯型態儲存油脂作為能量，顏色呈淡黃色，存在於所有器官周遭，可使器官能夠立即獲得熱量；棕色脂肪則具有白色脂肪所沒有的粒線體，粒線體含鐵，故呈深色，可主動產生熱能。棕色脂肪於嬰兒期較成人期多，用來維持體溫，成長後逐漸減少，但若是成人處於寒冷環境，仍可活化棕色脂肪。此外，棕色脂肪較難受其他因子所調控(Raymond & Morrow, 2021)。

肥胖型態若以身體區域分類，可分為蘋果型腹部肥胖(android fat)及梨型臀部肥胖(gynoid fat)。前者為過多的腹部脂肪（abdominal fat，又稱內臟脂肪(visceral fat)）及皮下脂肪(subcutaneous fat)囤積（圖 6-2），多為男性，而停經後婦女偏向此型；後者為過多的大腿和臀部脂肪(gluteofemoral fat)堆積，懷孕哺乳期時易堆積脂肪於此處。

(2) 脂肪大小

成熟的脂肪細胞(adipocyte)約可儲存 80~95%體積的油脂。當攝取熱量為正平衡時，體重增加，脂肪細胞可能增生(hyperplasia)或是肥大(hypertrophy)；前者為數量增加，後者為體積變大。

內臟（腹部）脂肪　　　　　　　　　皮下脂肪

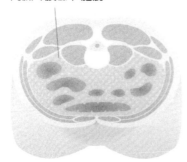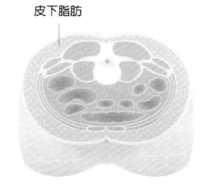

🍎圖 6-2　內臟脂肪和皮下脂肪的分布位置

　　早期的研究即發現無論是創傷、生病，甚至飢餓(starvation)狀態下減重，脂肪只會變小，其數量不會改變(Björntorp & Sjöström, 1971)。此外，根據 Hughes 等人研究，六個月大嬰兒，脂肪約占身體重量的 25%，且體積較小，但到了 6 歲，脂肪數量或體積會反彈性增加(rebound)，結果顯示若於 5.5 歲前發生反彈性增加，則16 歲時的脂肪量會較多。反彈性增加的時間越早，與成人體脂肪量及健康呈相關性(Hughes et al., 2014)。

二、體重控制

　　脂肪組織會分泌脂肪激素(adipokines)，如瘦素(leptin)、脂聯素(adiponectin)及其他促發炎性質的介白素(interleukin)、腫瘤壞死因子－α (tumor necrosis factor-α)等，故當體內存有過多脂肪，便會影響營養素代謝的穩定，引起發炎反應，同時增加胰島素抗性。

　　故為了幫助體重控制，美國營養師學會建議需監測體組成，因其可有效確認體脂肪減少情形。測量方式有生物電阻法(BIA)、雙能量 X 光吸收儀(DXA)及核磁共振(MRI)等；DXA 及 MRI 較為精確但費用昂貴，多用於研究及疾病診斷，顯少用於減重分析(Raynor & Champagne, 2016)，建議選擇 BIA 監測體組成，並以相同機型做相對性且連續性比較，較可獲得有效數據，而以 BIA 所測得之四肢骨骼肌肉質量，也可用於診斷肌少症(Chen et al., 2020)。

　　體組成(body composition)以二分法分為體脂肪組織(fat masses, FM)及除脂體重(fat-free masses, FFM)，前者為器官、脂肪組織所含的脂肪，後者為排除脂肪以外的部分，包括水分、蛋白質及礦物質，而水分約占全身總重 60~65%。FFM 與瘦體

組織略有不同，後者包含水分、骨骼、器官及肌肉組織，男性大於女性，故 REE 男性亦較高(Raymond & Morrow, 2021)。

三、體重管理

體重管理需仰賴團隊合作，成員涵蓋醫師、營養師、心理師、護理師等人員，並依衛服部建議，於營養、運動、睡眠等生活型態做調整，可由營養師、個案管理師、運動指導員和物理治療師等協助指導；而關於減重藥物、減重手術及心理介入，則應交由醫療專業人員。醫療人員或專業體重管理人員（或稱體重管理師），可透過諮詢，與個案共同選擇治療方案，並定期追蹤，加強個案其自我肯定價值、提升自尊及生活品質(Raynor & Champagne, 2016; ADA, 2022; AACE/ACE, 2020; Durrer et al., 2019)。

體重過重或肥胖者求助於減重的起因，常是為了治療慢性疾病，故在諮詢時必須「加強減重的動機」，較可成功執行(Durrer et al., 2019)（圖 6-3）。專業體重管理人員可藉由醫療評估作為治療（體重控制）的建議，使個案了解減重與健康息息相關，並在雙方溝通後，提供實際可執行的方式；回診時，以「動機式面談」，如傾聽、同理和互動的方式，討論目前行為以及目標值間的差距，以提高動機，且視需求調整治療方式，給予個案鼓勵和稱讚，建立信心。

返診及追蹤能增加減重成效，可參考美國糖尿病學會(ADA)建議的減重計畫，設定 6 個月內至少須 16 次諮詢（包含門診、個人課程、團體課程等）（圖 6-4）。

飲食調控應由營養師個別化指導，在熱量限制下調整三大營養素的比例，達成減重目標後，要再設立長期返診規劃（≧一年），此時每月返診一次，鼓勵每週或定期自我體重記錄、飲食及運動記錄並調整生活型態。少數需短時間（3 個月）內減少＞5%體重或使用極低熱量飲食限制(VLCD)者，則需要密集照護，指導緊急措施(ADA, 2022)。

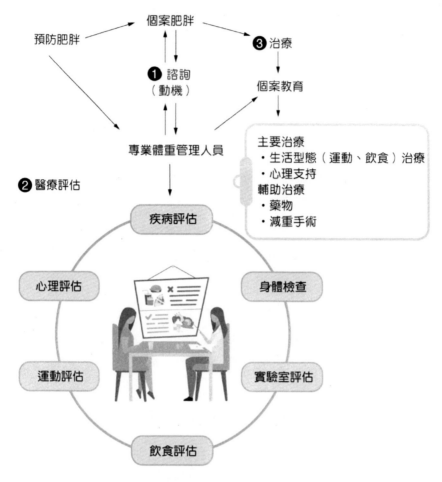

❶ 諮詢（動機）

❷ 醫療評估

❸ 治療

預防肥胖

個案肥胖

治療

個案教育

專業體重管理人員

主要治療
• 生活型態（運動、飲食）治療
• 心理支持
輔助治療
• 藥物
• 減重手術

疾病評估

心理評估

身體檢查

運動評估

實驗室評估

飲食評估

圖 6-3　體重管理圖

資料來源：1. Durrer, S. D, Busetto, L., Dicker, D., Farpour-Lambert, N., Pryke, R., Toplak, H., Widmer, D., Yumuk, V., & Schutz, Y. (2019). European Practical and Patient-Centred Guidelines for Adult Obesity Management in Primary Care. *Obes Facts, 12*(1), 40-66.

2. 衛生福利部國民健康署 (2018)．成人肥胖防治實證指引。https://www.hpa.gov.tw/Pages/EBook.aspx?nodeid=1788

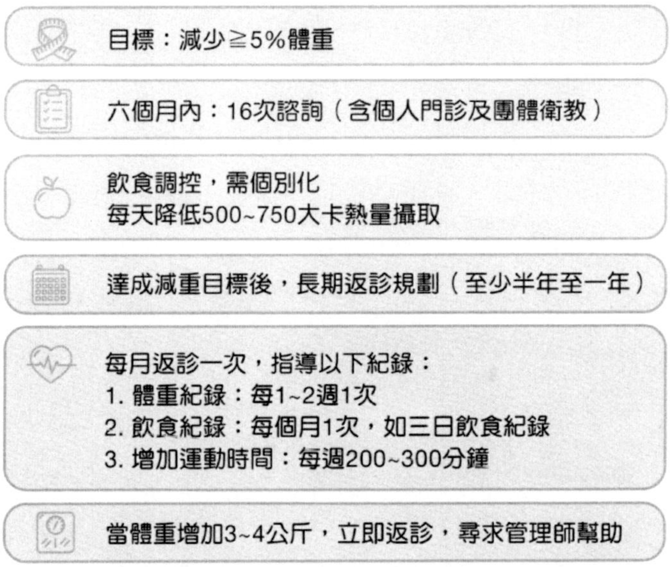

目標：減少≧5%體重

六個月內：16次諮詢（含個人門診及團體衛教）

飲食調控，需個別化
每天降低500~750大卡熱量攝取

達成減重目標後，長期返診規劃（至少半年至一年）

每月返診一次，指導以下紀錄：
1. 體重紀錄：每1~2週1次
2. 飲食紀錄：每個月1次，如三日飲食紀錄
3. 增加運動時間：每週200~300分鐘

當體重增加3~4公斤，立即返診，尋求管理師幫助

圖 6-4　減重計畫流程圖（以第 2 型糖尿病肥胖個案為例）

資料來源：American Diabetes Association (2022). Obesity management for the treatment of Type 2 Diabetes: Standards of Medical Care in Diabetes-2020. *Diabetes Care, 45* (S1), 113-124.

THERAPEUTIC NUTRITION

第二節　體重過重或肥胖的成因

　　體重過重或肥胖具綜合性的影響及成因，使其不易治療，過往以調整飲食和藥物著手，實際上需要多方面整合介入，如心理諮商、運動、睡眠或是減重手術等。

　　對於攝取，則須探討飽食中樞（食慾）、過度飢餓狀態、身體節省熱量需求、棕色和白色脂肪組織於人體的改變或氧化壓力的問題等。部分學者提出的設定點理論(set point theory)認為，人體可能有自行調節體重的機制，因此難以維持減少熱量攝取而回復到設定的體重，其原因仍有待探討。

一、熱量平衡

　　人體的熱量平衡，取決於攝取、消耗及儲存，身體質量（體重）則是介於這三者平衡間所產生的結果。當人體攝取含有熱量的三大類營養素（碳水化合物、脂肪及蛋白質），便能獲得能量，藉其合成、建造及修補組織，維持和調節生理機能。當攝取過量呈現正平衡時，熱量會被儲存，身體質量增加；攝取過多的三大營養素大部分會由肝臟轉換為三酸甘油酯，經血液儲存於周邊的脂肪組織，但當熱量攝取

不足，呈現負平衡時，則身體質量減少，此時便開始消耗儲存的脂肪或肌肉質量，以使身體組織得以獲得足夠熱量。

每日總熱量消耗(total daily energy expenditure, TDEE)（圖 6-5a）受身體組織、年齡、性別、肌肉量、內分泌、身體活動度，甚至季節、體溫、心情等發生微量改變。熱量消耗型態包含四類，以下分別敘述。

1. 靜態熱量消耗

靜態熱量消耗(REE)約為每日總熱量消耗之 60~70%。指在安靜狀態的個體維持體溫、呼吸、心跳等生理功能所需要的能量，如成年人約 35 歲後，每十年每公斤瘦體組織 REE 會降低 1~2%；體溫超過 37℃時，每增加 1℃，REE 會增加 13%。REE 中有 58%為身體器官消耗、22%為骨骼肌肉群、16%為其他組織（皮膚、腸胃道細胞等），小於 5%為脂肪細胞熱量消耗（圖 6-5c）。在飢餓、攝取量或體重急速下降時，REE 降低，如使用 VLCD，可能使 REE 減少 15%。而基礎代謝率(basal metabolic rate, BMR)（圖 6-5b）低於 REE 約 10~20%，BMR 及 REE 都需在休息狀態下監測，唯 BMR 於腦部休息時測得。

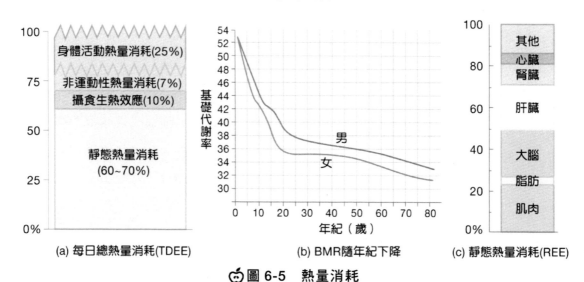

(a) 每日總熱量消耗(TDEE)　　(b) BMR隨年紀下降　　(c) 靜態熱量消耗(REE)

🔆 圖 6-5　熱量消耗

資料來源：
1. 圖 (a)：Raymond, J. L., & Morrow, K. (2021). *Krause and Mahan's Food and the Nutrition Care Process*. Elsevier Health Sciences.
2. 圖 (b)：Khonsary, S. A. (2021). *Guyton and Hall: textbook of medical physiology* (14th ed.). Saunders.
3. 圖 (c)：Gallagher, D., Belmonte, D., Deurenberg, P., Wang, Z.M., Krasnow, N., Pisunyer, F.X., Heymsfield, S.B. (1998) Organ-tissue mass measurement allows modeling of REE and metabolically active tissue mass. *Am J Physiol*,275(2): E249-258.

2. 攝食生熱效應

攝食生熱效應(diet-induced thermogenesis, DIT)約占總熱量消耗之 10%。指攝取食物後,人體消化、吸收及運輸營養素所必須消耗的熱量。

3. 非運動性熱量消耗

非運動性熱量消耗(non-exercise activity thermogenesis, NEAT)約占總熱量消耗之 7%。指平時走路、坐及站、交談、工作或休閒所消耗的熱量。如每日熱量需求為 2,000 kcal 者,可能需要站著或走動至少 2.5 小時。

4. 身體活動熱量消耗

身體活動熱量消耗(activity thermogenesis, AT)約占總熱量消耗之 25%。專指有結構及計畫的運動,目標為提升體適能之熱量消耗。此項在肥胖者大多數歸咎於運動性活動量不足,而導致熱量之正平衡。

二、瘦體組織減少

以老年人肌少型肥胖症為例,有以下兩種因素:

1. 直接因素

(1) 依股外側肌橫截面之研究,20~50 歲肌肉質量約損失 5~10%,50 歲後加速流失,至 80 歲約損失 30~40% (Lexell J, 1995; Hunter et al., 2004)。

(2) 隨年齡增加,脂肪分布改變,腹部、大/小腿的皮下脂肪減少、內臟脂肪增長、瘦體組織下降,且下肢降低量較上肢多(盧等,2014)。

(3) 活動量下降;如 20 歲時 AT 及 NEAT 約占總熱量消耗 35%,但到 90 歲時只消耗 25% (Hunter et al., 2004)。

2. 間接因素

(1) 因老化造成肌肉量減少,甚至肌少症,使得 REE 下降且影響功能表現,進而導致活動力下降;同時 NEAT 亦減少,造成每日總熱量消耗下降。

(2) 老年人攝食狀況不佳或蛋白質攝取不足,導致瘦體組織消耗。

(3) 於截斷面研究中,65 歲女性比對 25 歲時,REE 每日約減少 280 kcal,且體脂肪增加約 9 kg (Hunter et al., 2005);過多脂肪使得發炎性脂肪激素或細胞激素分泌量增加,減低胰島素敏感性,且增加氧化壓力(oxidative stress),而

高氧化壓力所致的發炎反應，又會促進肌少症進展，甚至演變為因肥胖引發的代謝症候群(Polyzos, Kountouras, & Mantzoros., 2017)。

(4) 年少時若急速減重會使得瘦體組織減少，產生溜溜球效應（體重反覆增減），導致日後脂肪組織增加。

三、食慾的調控

飢餓(hunger)為需要食物的感覺，而飽足感(satiety)通常是在攝取足夠食物後產生的感覺，當飢餓感大於飽足感，可能增加食慾；食慾亢進(hyperphagia)則是單餐攝取大量食物，與多食(polyphagia)（即多餐次）意思稍微不同。

食慾(appetite)為想要攝取食物的渴望，而調控食慾的部位依結構分有中樞神經及周邊組織。中樞神經的下視丘(hypothalamus)為調節進食的重要區域，中樞神經系統所產生的神經傳遞物質，或周邊組織所產生的荷爾蒙，皆會影響下視丘神經元，進而影響食慾。周邊參與調節最主要的荷爾蒙包括胰島素、瘦素、脂聯素、飢餓肽（俗稱飢餓素，ghrelin）等。

大腦及周邊組織存在反向調節機制，如圖 6-6。空腹時，胃部分泌飢餓肽刺激食慾，此時，腸道分泌的膽囊收縮素(cholecystokinin, CCK)、升醣素胜肽(glucagon like peptide, GLP-1)及 YY 肽(peptide YY, PYY)產量低，進食後胃部膨脹，經迷走神經傳遞至大腦產生飽足感(Guyton & Hall, 2021)，而後飢餓肽下降，CCK、GLP-1、PYY 3-36 量增加，刺激前腦啡黑細胞促素皮質促素(POMC)神經元分泌 α－黑色素細胞促素抑制食慾。

不論直接或間接因子，只要影響大腦的食慾中樞，就有可能影響攝食量，增加肥胖風險（衛生福利部國民健康署，2018a；Raymond & Morrow, 2021）。有關食慾調控的中樞神經、神經傳遞物質與荷爾蒙其特徵及功能，分述如下。

（一）食慾調控的中樞神經

下視丘弧形核的神經元受周邊荷爾蒙刺激，影響下視丘旁核，進而促進或抑制食慾。

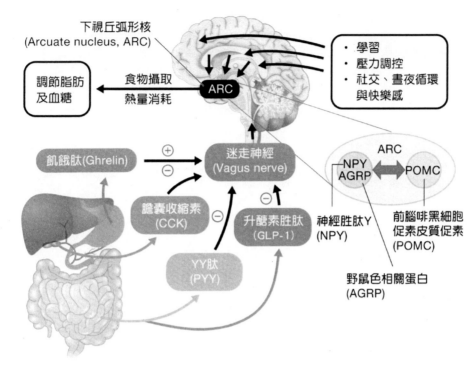

下視丘弧形核
(Arcuate nucleus, ARC)

調節脂肪
及血糖　←　食物攝取
熱量消耗　←　ARC

・學習
・壓力調控
・社交、晝夜循環
　與快樂感

飢餓肽(Ghrelin)　(+) (−)　迷走神經
(Vagus nerve)

膽囊收縮素
(CCK)　(−)

升醣素胜肽
(GLP-1)　(−)

YY肽
(PYY)

ARC
NPY
AGRP　←→　POMC

神經胜肽Y
(NPY)

前腦啡黑細胞
促素皮質促素
(POMC)

野鼠色相關蛋白
(AGRP)

🍎 圖 6-6　空腹時荷爾蒙的傳遞

1. 下視丘弧形核(Arcuate Nucleus, ARC)

　　下視丘弧形核分為兩類神經元：

(1) 神經胜肽 Y／野鼠色相關蛋白(NPY/AGRP)：促進食慾。

(2) 前腦啡黑細胞促素皮質促素(POMC)：分泌 α－黑色素細胞促素抑制食慾。

2. 下視丘旁核(Para-Ventricular Nucleus, PVN)

　　下視丘旁核受到 α－黑色素細胞促素(α-MSH)作用，造成食慾下降。

(二) 食慾調控的神經傳遞物質及荷爾蒙

1. 大腦

　表 6-4 為大腦與食慾調控相關的神經傳遞物質(Raymond & Morrow, 2021; Guyton & Hall, 2021)。

2. 周邊組織

　　由周邊組織分泌的荷爾蒙會對食慾造成短期或長期的影響(Raymond & Morrow, 2021)，如表 6-5 所示。

表 6-4　大腦與食慾調控相關的神經傳遞物質

性質	神經傳遞物質	特徵及功能
促進食慾	・正腎上腺素(norepinephrine) ・多巴胺(dopamine)	・攝食時分泌增加；作用於下視丘，促進食慾
	神經胜肽 Y (neuropeptide Y, NPY)	・飢餓時分泌增加；增加攝取碳水化合物的慾望
	食慾素 (orexin) 或稱下丘腦素 (hypocretin)	・主要由下視丘分泌，刺激食慾 ・可調控葡萄糖及熱量的恆定性，增加熱能消耗
抑制食慾	促腎上腺素釋放因子 (corticotropin releasing factor, CRF)	・運動時分泌增加；過度分泌則抑制食慾
	血清素(serotonin)	・面臨壓力會攝取較多糖分，使得血清素分泌增加，讓人感到快樂（短暫），部分個案會因有此經驗更想攝取糖分，但血清素仍會抑制食慾，而造成混亂

表 6-5　周邊組織與食慾調控相關的荷爾蒙

部位	荷爾蒙	特徵及功能
脂肪組織	脂聯素(adiponectin)	・調節葡萄糖及脂肪的分解代謝作用
	瘦素(leptin)	・抑制 NPY/AGRP 分泌，同時活化 POMC，加強飽食感並抑制食慾、抑制胰島素分泌並刺激耗能 ・女性有較多的瘦素，但於停經後產量降低 ・與脂肪量呈正比。肥胖者體內瘦素量較高，但具有抗性，故無法降低食慾
	內臟脂肪激素(visfatin)	・由內臟脂肪分泌，有類似胰島素的作用，促進食慾

表 6-5　周邊組織與食慾調控相關的荷爾蒙（續）

部位	荷爾蒙	特徵及功能
消化道	飢餓肽(ghrelin)	・空腹時由胃部分泌，經迷走神經作用在下視丘，刺激飢餓感及進食 ・肥胖者較少，瘦者較多
	膽囊收縮素 (cholecystokinin, CCK)	・脂肪及蛋白質進入腸道後，刺激分泌 ・使膽囊收縮、刺激胰臟分泌酵素，經迷走神經作用於大腦，抑制食慾
	升醣素胜肽 (glucagon like peptide, GLP-1)	・葡萄糖和乳糜微粒接觸迴腸及大腸黏膜後，刺激分泌 ・刺激胰島素合成及釋放、抑制肝醣分泌、延長胃排空時間進而增加飽食感
	YY 肽 (peptide YY, PYY)	・主要由迴腸及大腸分泌，餐後 1~2 小時血中濃度最高 ・抑制食慾
	胰島素 (insulin)	・由胰臟分泌，可影響中樞或周邊神經系統，調節食物攝取，增加脂肪合成及儲存 ・控制葡萄糖、胺基酸及三酸甘油酯進入細胞 ・肥胖者通常具有胰島素抗性或胰島素功能缺失，使得葡萄糖代謝異常，熱量消耗變少
其他	甲狀腺素 (thyroid hormones)	・調節交感神經系統分泌兒茶酚胺(catecholamines)；當三碘甲狀腺素(T_3)降低，交感神經系統刺激減少、耗能減少，抑制食慾

四、其他肥胖成因

（一）遺傳基因

　　表觀遺傳學(epigenetic)中，父母肥胖者其後代會增加肥胖機率(Guyton & Hall, 2021)。已知的肥胖基因如：(1)瘦素的 *Ob* 基因；(2) *FTO* 基因；(3)脂聯素的 *ADIPOQ* 基因；(4)脂肪組織的 *beta-3-adrenoreceptor* 基因等。

　　遺傳基因分有單基因及多基因變異，單基因變異直接造成肥胖但較少發生，如 POMC 基因變異，會因想吃東西而肥胖；多基因變異合併環境因素，與熱量攝取或消耗有關，如普瑞德威利氏症候群（俗稱小胖威力症(Prader Willis syndrome)）。而 *FTO* 基因，可解釋 1.2~3 kg 的變化，但仍需要更多的研究釐清關聯性。

（二）身體活動量不足／久坐的生活型態

活動量不足會導致熱量之正平衡，進而造成肥胖。

（三）疾病及藥物

肥胖相關疾病與內分泌系統的變異有關，如庫欣氏症(Cushing's syndrome)，病人會分泌過多促腎上腺皮質素，且有甲狀腺低下、生長激素缺乏等情形。另外，若腫瘤發生處為下視丘，導致其結構異常，也會出現肥胖症狀。

部分藥物會影響體重變化，如胰島素、甲狀腺素、精神科藥物、抗憂鬱藥物、類固醇及高血壓藥物等。

（四）睡眠

夜間使用手機（藍光）、睡眠不足或夜食症候群(night-eating syndrome)會使晝夜節律(circadian rhythm)改變，大腦食慾中樞受到影響，進而增加食慾。

（五）壓力

壓力產生時，腎上腺素會分泌皮質醇(cortisol)，其會刺激胰島素分泌，長期可能造成脂肪堆積。

（六）環境荷爾蒙

又稱內分泌干擾物質(endocrine disrupting chemicals)，種類繁多，如農藥、雙酚 A (bisphenol, BPA)、塑化劑（鄰二甲苯類；phthalate）、燃燒或化學品製程之副產物（有機氯化合物－戴奧辛）、全氟化合物(perfluoroalkyl compounds, PFCs)等。化學物質汙染環境，經食物鏈被人類攝取，存留於脂肪組織內，高濃度的環境荷爾蒙會加強胰島素抗性，使得脂肪儲存增加，也改變了人體荷爾蒙功能，影響飽食感及食慾，導致肥胖甚至癌症（環境文教品質基金會，2012；行政院環保署，2021）。

（七）心理因素

如暴食症及嗜食症等飲食障礙症，會因飲食狀態改變使得體重過重或肥胖。

（八）社會及生活環境

一般而言，進食後會產生特定感官飽足感(sensory specific satiety)，如吃完飯後再給一碗飯，會有吃不下的感覺；但若是給予一支冰淇淋，便能夠吃得下，故至

吃到飽餐廳，因有太多食物可供選擇，就容易過量。此外，市面上充斥著琳琅滿目的精緻食物及大份量的餐點，也是造成肥胖的原因。

都市化的社會綠地減少，交通方便加上久坐的工作環境，使得身體減少活動量；而部分學校缺乏鼓勵學童活動亦為肥胖原因，近年稍有改善。

第三節　體重過重或肥胖的相關疾病

美國臨床內分泌學會／美國內分泌學院(AACE/ACE)於 2020 年提出「脂肪為基礎的慢性疾病(adiposity-based chronic disease, ABCD)」。另有「糖胖症(diabesity)」與「代謝肥胖症(metabesity)」，肥胖已逐漸被列為疾病。

肥胖是全身性的問題，相較於一般體型者健康風險倍增，其罹患心血管疾病、憂鬱症、不孕症、下背痛及部分癌症之機率約為一般人的 1~2 倍、第 2 型糖尿病為 6~12 倍、代謝性症候群為 4~10 倍、睡眠呼吸中止症為 6 倍、非酒精性脂肪肝 3~4 倍及退化性關節炎約 3~5 倍（衛生福利部國民健康署，2018a）。

2019 年起新型冠狀肺炎肆虐，感染擴大危及全球，各國開始爭相進行研究，自 2019~2020 年 11 月間，美國已有 900,000 位以上成人因罹患 COVID-19 住院治療，其中 30.2%為肥胖者（約 271,800 位）。美國疾病管制暨預防中心指出，肥胖者與體位正常的人相比，罹患 COVID-19 後會導致：(1)住院風險增加 3 倍；(2)免疫功能降低；(3)肺活量及肺容積(lung capacity)下降，使得換氣較為困難；(4)隨著 BMI 增加，住院、重症、加護病房照護、使用呼吸器及死亡風險，均顯著上升，尤其 65 歲以下 BMI 越高者，風險更加劇(CDC, 2021)。肥胖對健康帶來的影響甚鉅，須立即力行體重控制。

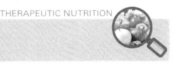

第四節　兒童與青少年肥胖

兒童與青少年肥胖不容忽視，因其易合併血糖或血脂異常、膝或踝關節疼痛，以及骨折機率亦會增加，也可能合併較多情緒與行為問題；當進入成年期，健康問題便會隨之提早發生（兒童肥胖防治實證指引計畫，2018）。表 6-1 中，可見臺灣 2011 年及 2018 年之肥胖盛行率，於國小略有改善，但國中仍為增加，故須從政

策、學校、食品廠商及醫療專家著手，努力給予學童健康的飲食及環境，如提供高營養密度食物、增加活動量及營養教育，並清楚、確實地標示食品營養成分。

一、兒童與青少年肥胖的診斷標準及轉介條件

診斷標準可參考衛福部公布之「兒童及青少年生長身體質量指數(BMI)建議值」，取年齡每半年之中位數計算。由於兒童處於生長發育期，需每年評估體位且持續追蹤，5 歲以下則需定期至醫療院所監測體重、身高／身長，並比對生長曲線，由兒科醫師來判定，以期提早發現兒童與青少年的肥胖問題，給予必要治療。

依據臺灣兒科醫學會建議，需轉介醫療院所處理之條件如下：(1)體位肥胖：BMI≧95 百分位；(2)體位過重：BMI 介於 85~94 百分位，且合併危險因素（身高低於該年齡層的 15 百分位、智力發展遲緩、血壓、血脂或血糖偏高、有肥胖或早發性心血管家族史、不良生活型態或飲食習慣）之一項者，同時合併營養師諮詢。其中，空腹血脂篩檢 2 歲前不宜進行，2~10 歲第一次檢查若為正常，則 3~5 年再追蹤；3 歲後，每年測量一次血壓，≧10 歲時，可考慮肝功能和飯前血糖檢查，若為正常，則 2 年再追蹤。篩檢及處理流程見圖 6-7。

二、兒童與青少年肥胖的體重控制目標及諮詢

兒童與青少年除非有明顯疾病，才必須進行減重、限制熱量或使用藥物。2~18 歲之減重目標，可參考第九章表 9-19 的建議，如 2~5 歲體重為≧95 百分位，可維持目前體重，若 BMI 超過 21 kg/m^2，每月減重不宜超過 0.5 kg；而 2~5 歲體重為 85~94 百分位者，無健康風險因素時，則維持該年齡層體重增加速度。1 歲兒童由於體重及身長變化快速，且體重非永久性，故不須減少熱量，但應避免含糖飲食、原味或加糖果汁(Heyman et al.,2017; Raymond & Morrow, 2021)。

營養師諮詢一般建議每個月追蹤一次，每 3~6 個月評估成效，而飲食生活記錄，連續 7 日書寫較佳，內容包含飲食攝取量及種類、飲水量（含飲料）、活動量、睡眠時間及使用 3C 產品時間。每次皆須測量身高及體重，重新計算 BMI，當體重維持但有長高現象，即可視為體位改善，需給予孩子鼓勵，增進信心。

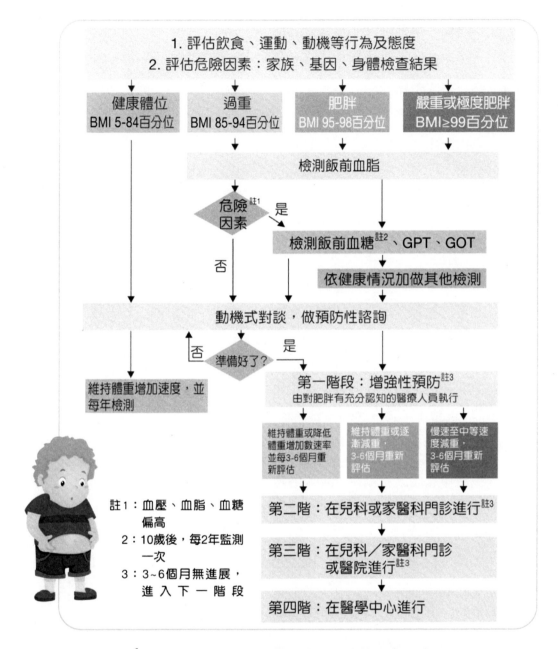

🍎 圖 6-7　醫療院所兒童肥胖防治篩檢及處理流程

資料來源：衛生福利部國民健康署 (2021)・兒童肥胖防治。
https://www.hpa.gov.tw/Pages/List.aspx?nodeid=4129

三、兒童與青少年肥胖的體重控制

兒童與青少年肥胖的主因是熱量攝取過多，可能因素包含食物選擇較多、份量大，以及「吃」變成一種社交活動，又無足夠活動量所導致。研究發現，晚餐時間規律、充足睡眠和限制使用 3C 產品，可改善肥胖(Raymond & Morrow, 2021)。

學童餐點由家庭及學校供應，營養師應在了解家庭經濟、食物喜好、外食、飲料攝取之行為後，再給予學童或家人簡單且實際可達成的建議。家庭對於選擇較好食物、好的攝取習慣及休閒活動有很深的影響，而學校提供營養教育及活動量，更能讓孩子有正向的調整(Raymond & Morrow, 2021)。

（一）飲食原則

營養師應給予足夠熱量及營養的飲食建議，切勿過度限制熱量，以避免影響兒童與青少年的發展和發育；至於其熱量及蛋白質需求，可參考同年齡層 DRIs 及衛福部不同年齡層營養手冊之建議。此外，根據 2013~2016 年國民營養健康狀況變遷調查報告指出，兒童與青少年每日所攝取的蔬菜及水果量呈現嚴重不足，但含糖飲料的攝取卻明顯增加，若要有效控制體重，WHO 建議每日額外糖分攝取量不應超過總熱量的 10%，而肥胖者則是控制在總熱量的 5%以下更佳。

（二）調整生活型態

良好的生活作息能讓兒童與青少年的身心發展及體能發育更佳，如美國睡眠醫學會(American Academy of Sleep Medicine)建議 1~2 歲應每天睡眠 11~14 小時、3~5 歲約 10~13 小時、6~12 歲 9~12 小時、13~18 歲 8~10 小時。

此外，美國兒科醫學會表示應限制兒童使用 3C 產品，如小於 18 個月的兒童，除了短時間的視訊通訊外，不建議觀看任何電子螢幕；2 歲以上則是每日可觀看高品質的電視，但不可超過 1 小時(Daniels et al., 2015)。

規律運動可消耗過多熱量，增加肌肉及骨骼健康，故 WHO 建議 5~17 歲應每天進行 60 分鐘以上中高強度運動，如跑步、游泳、騎單車、足球、棒球等，每週三天為高強度運動，三天為阻力及骨骼負荷訓練（跑步、跳繩、網球、籃球等）。

THERAPEUTIC NUTRITION

第五節　體重過重或肥胖的治療與營養照顧

美國國家衛生院(NIH)於 1998 年發表全球第一份成人體重過重或肥胖的治療準則，內容包含：(1)減重對健康的效應；(2)肥胖定義；(3)可有效減重的飲食種類及具有危害的飲食；(4)對於減重或維持體重有效的生活型態；(5)有效且安全的減重手術方式。

而成人體重過重或肥胖的治療方式大致可分為三類：(1)生活型態調整(life style modification, L)；(2)藥物治療(medication, M)；(3)減重手術(bariatric surgery, S)。國健署建議選擇治療方式時，除了依據 BMI 範圍，亦需同時考量腰圍及是否罹患慢性病，詳見表 6-6。

表 6-6　成人體重過重或肥胖的治療方式

成人 BMI 範圍(kg/m²)			治療方式[註1, 2]		
			腰圍(cm)		
範圍	臺灣	世界衛生組織	男性<94 女性<80	男性≧94 女性≧80	有合併症
體重過輕	BMI<18.5	BMI<18.5	營養評估，改善體位		
正常範圍	18.5≦BMI<24	18.5≦BMI<25	維持體重並定期測量腰圍		
體重過重	24≦BMI<27	25≦BMI<30	L	L	L±M
肥胖	·輕度 27≦BMI<30	·第一級 30≦BMI<35	L	L±M	L±M±S[註3]
	·中度 30≦BMI<35	·第二級 35≦BMI<40	L±M	L±M	
	·重度 BMI>35	·第三級 BMI>40	L±M±S	L±M±S	

註 1. 治療方式，BMI 與腰圍以 WHO 為標準(Durrer et al., 2019)，並對照臺灣 BMI 範圍。合併症如高血壓、糖尿病、心血管疾病、睡眠呼吸中止症、非酒精性脂肪性肝病等。

　2. 臺灣腰圍肥胖判定依照國際肥胖任務小組，亞太地區標準：男性≧90 cm、女性≧80 cm。

　3. 第 2 型糖尿病且 BMI≧27 kg/m² 者，不論腰圍是否超標，可考慮藥物治療；當 BMI≧30 kg/m²（亞裔美國人≧27.5 kg/m²），可考慮代謝性減重手術(ADA, 2022)（L 表示生活型態；M 表示藥物治療；S 表示減重手術；±表示可以增加或不使用此方式）。

2018 年成人肥胖防治實證指引中，建議國人須從調整飲食、修正運動及生活型態來改善體重；當 BMI ≧ 27 kg/m² 且具有 2 個以上危險因子時，若 3~6 個月內未達減重目標，應考量提早開始藥物治療。危險因子如下（1~5 項為可修正因子）：

1. 吸菸。

2. 血壓偏高：收縮壓 ≧ 130 mmHg 或舒張壓 ≧ 85 mmHg。

3. 高密度脂蛋白膽固醇偏低：男性 < 40 mg/dL、女性 < 50 mg/dL。

4. 三酸甘油酯偏高： ≧ 150 mg/dL。

5. 空腹血糖不良（空腹血糖 100~125 mg/dL）或葡萄糖耐受異常（負荷後 2 小時血糖 140~199 mg/dL）。

6. 早發性冠心症家族史：男性 < 55 歲、女性 < 65 歲。

7. 男性 ≧ 45 歲；女性 ≧ 55 歲或停經者。

一、體重過重或肥胖的治療原則

（一）調整生活型態

調整生活型態，與運動與活動量、睡眠、攝食行為及心理因素密不可分，應依個體需求給予不同建議(Garvey et al., 2016; AACE/ACE, 2020)。

1. 運動與活動量

根據美國疾病管制預防中心(CDC)運動準則中，成人每週執行中強度有氧運動 150 分鐘及 2 次肌肉訓練，可減低 3~5%的體重(Jensen et al., 2014)，但要能維持體重不復胖，則建議每週約 200~300 分鐘運動量。此外，美國運動醫學會提出，運動時間低於每週 150 分鐘，可預防肥胖但無法減重，目標為減少 5~7.5 kg 者，更需每週運動達 225~420 分鐘，因實際執行非常困難，故建議養成至少每週 150~250 分鐘的習慣預防肥胖，如此便可增加 1,200~2,000 kcal 熱量消耗，可控制體重；而需要減重者（指體重過重或肥胖者）則建議每週 300 分鐘的中強度運動。

2. 睡眠

良好的睡眠品質能幫助減重，可利用居家睡眠測試來得知睡眠週期變化，評估影響睡眠的因素，從中治療。

3. 攝食行為與心理因素

如季節性憂鬱症者，需注意其在發病期間是否有因攝取過多糖分而改變情緒，但不可一味限制碳水化合物，因會使大腦合成血清素速度降低，反而加劇對碳水化合物的渴望(carbohydrate craving)，進而導致情緒低落，吃得更多而肥胖，應討論飲食方案，在疾病期也提供足夠的碳水化合物，維持腦內血清素濃度(Wurtman & Wurtman, 2018)。

（二）藥物治療

減重藥物為輔助治療，均為醫師處方或醫師藥師指示藥品。目前 FDA 核可的長期藥物有四類，其餘為短期使用，減重藥物對象均為「成人」，只有 Orlistat 可用於「12 歲以上之青少年」。臺灣目前只核可兩種減重藥物，分別為口服 Orlistat 及注射型 Liraglutide（表 6-7）。藥物使用 12 週時必須重新評估，當體重與基準值相比，若無減少 5%則暫時停止用藥(ADA, 2022; FDA, 2020a)。

（三）減重手術

病態型肥胖(morbid obesity)可經減重手術(bariatric surgery)來達長期減重控制，降低肥胖對身體的危害，又稱代謝型手術。通常術後 3~6 個月體重降低最快，持續到術後 1~1.5 年時會變慢，1.5~2 年稍有增加趨勢(Cheng et al., 2014)。

規律返診有助於體重維持，一般術後第 1、3、6、12 個月返診，隨後至少每年追蹤一次營養狀態，因此，術後個案均需要營養諮詢，鼓勵調整生活飲食，避免飲酒及吸菸。此外，建議有生產計劃之婦女，手術前後應避孕 12~18 個月，若懷孕則提早返診，追蹤營養狀態。術後運動時間約每週 150~300 分鐘（包括耐力訓練 2~3 次），依個案狀況調整，逐漸增加運動強度(Mechanick et al., 2020)。

臺灣減重手術之健保給付條件共 7 點，如下：

1. BMI≧37.5 或≧32.5 kg/m² 且合併有高危險併發症，如第 2 型糖尿病病人其糖化血色素經內科治療後仍有 7.5%、高血壓、呼吸中止症候群等。

2. 於減重門診追蹤（或門診相關佐證）滿半年或經運動和飲食控制在半年以上。

3. 20~65 歲。

4. 無其他內分泌疾病引起之病態性肥胖。

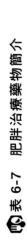 表 6-7 肥胖治療藥物簡介

學名（商品名）及使用途徑	核可資訊	禁忌	藥物機轉及功能	副作用
Orlistat（羅鮮子 XENICAL®）口服	・於 1999 年 FDA 核可；臺灣食藥署 2000 年核可 ・原名羅氏鮮，2018 年改名名羅鮮子	・小於 12 歲 ・孕婦及哺餵母乳者	・為脂肪酶抑制劑 ・減少脂肪消化，約降低 25~30%當餐油脂吸收	・脹氣及增加排氣、排油 ・排出的油滴易沾褲，或因此排便失禁 ・影響脂溶性維生素吸收；使用營養補充劑需與藥物間隔 2 小時
Liraglutide（善纖達 SAXENDA®）皮下注射	・本用於治療糖尿病，於 2014 年 FDA 核可用於減重；臺灣於 2020 年食藥署核可	・甲狀腺髓質癌家族史或病史，或第 2 型多發性內分泌腺瘤綜合症者	・類升糖胜肽受體-1 (GLP-1)類似物 ・刺激胰臟 β 細胞分泌胰島素 ・刺激胰臟 α 細胞分泌升糖素 ・延緩胃排空，而降低食慾	・噁心、嘔吐 ・腹部不適或疼痛、腹瀉、便祕等 ・低血糖
Phentermine / Topiramate (QSYMIA®) 口服	・於 2012 年 FDA 核可，但臺灣未核可	・孕婦 ・高血壓、冠心症、青光眼 ・14 天內曾使用單胺氧化酶抑制劑者 ・腎結石病史需小心使用	・為兩種藥物混合劑型： 1. Phentermine：可促進正腎上腺素釋放 2. Topiramate：抑制食慾	・頭暈、手腳發麻 ・影響味覺 ・心跳及血壓上升、注意力下降、不易入眠 ・口乾、便祕

表 6-7　肥胖治療藥物簡介（續）

學名（商品名）及使用途徑	核可資訊	禁忌	藥物機轉及功能	副作用
Bupropion / Naltrexone (CONTRAVE®) 口服	・於 2014 年 FDA 核可，但臺灣未核可	・高血壓未控制者、癲癇、長期使用鴉片類藥物，或 14 天內曾使用單胺氧化酶抑制劑者	・為兩種藥物混合劑型： 1. Bupropion：可增加多巴胺及正腎上腺素活性，而抑制食慾 2. Naltrexone：為鴉片拮抗劑，可抑制食慾	・惡心、嘔吐、腹瀉、頭暈、頭痛、心跳及血壓上升、失眠
其他跟食慾相關藥物 Phentermine Benzphetamine Diethylpropion Phendimetrazine	・FDA 核可於短期使用（小於 12 週），但臺灣未核可	・心臟疾病、高血壓、甲狀腺亢進、青光眼、嚴重焦慮或其他精神問題	・作用於大腦、影響食慾、增加飽足感	・口乾、不易入眠、頭暈、頭痛、感覺緊張、上消化道不適、腹瀉或便祕

註：
1. 感謝曾光潤藥師協助審閱。
2. 資料來源：FDA (2020a). *Requests Market Withdrawal of Diet Drug Belviq Due to Cancer Risk*. https://www.fda.gov/drugs/drug-safety-and-availability/fda-requests-withdrawal-weight-loss-drug-belviq-belviq-xr-lorcaserin-market
3. 藥品仍須參照各藥品仿單之使用規範。

5. 無酗酒、藥物濫用或其他精神疾病。

6. 無重大器官功能異常並能接受外科手術風險。

7. 精神狀態健全，經由精神科專科會診認定無異常者。

◎ 減重手術種類

臺灣常見之手術，依影響腸胃消化型態分為腸胃繞道及非腸胃繞道兩類。

1. 腸胃繞道手術

減少胃容積，改變腸道結構，同時營養素吸收減低，如胃繞道手術(Roux-en-Y gastric bypass, RYGB)及單吻合口胃繞道手術(one anastomosis gastric bypass, OAGB)，又稱胃吻合術或迷你胃繞道。

RYGB 與 OAGB 相似，食物經過新的小胃，直接進入遠端腸道，繞過十二指腸及部分空腸，而 OAGB 繞過的腸道更遠，食物無法與膽汁、胰液混合，營養素吸收問題較大。兩種手術皆須永久補充綜合維生素及礦物質，其最大優點為術後個案食量減少，刺激後端腸道 Glucagon-like peptide (GLP-1)分泌，對於第 2 型糖尿病病人血糖改善具有效果，可因此減低藥物劑量甚至不需服藥，可使糖尿病緩解(remission)，文獻中術後 1~5 年緩解率約 30~63%，個案仍須持續追蹤(ADA, 2022)。

2. 非腸胃繞道手術

減少胃容積，但不改變腸道位置，如胃袖狀切除(sleeve gastrectomy, SG)及可調節式胃束帶(gastric banding, GB)。

胃袖狀切除的手術方式為切除胃底，保留賁門及幽門，剩下如腸道般的管狀胃約 20%組織，故可減少進食量進而達到減重目的(Deitel et al., 2008)。此外，切除胃底後，飢餓肽分泌量減少，食慾較差，能有效控制進食量。副作用為胃食道逆流及嘔吐，若持續嘔吐且長達 3 個月，需考量是否有腸道狹窄或阻塞情形。

胃束帶屬矽膠，安裝在賁門下方，內環以生理食鹽水來調節內徑，形成約 30 ml 的小胃及下方的大胃，其減重原理是利用增加進食時間及束帶約束，提升飽足感，減少進食（王，2014）。

依臺灣代謝及減重外科醫學會公告，2015~2021 年間最常使用之術式為 SG、RYGB 與 OAGB，而 GB 復胖率高，於 2019 年起不為選用，美國常見手術

則為 SG 及 RYGB。由於腹腔鏡手術不斷改善，美國尚有 ASMBS 認證醫師及團隊之機制，使得安全性提高，預期死亡率約 0.1~0.5% (ADA, 2022)。手術常見併發症包含吻合處滲漏、心肌梗塞及肺栓塞(Mechanick et al., 2020)；嚴重併發症約 2~6%，外科醫師熟練度及手術團隊皆為決定個案狀況的重要因素(ADA，2022)。

◎ 內視鏡減重方式

依原理可分三類：(1)減少胃容量：如胃內水球、胃內汽球；(2)使用內視鏡縫合／重塑胃構型：如內視鏡胃摺疊術(Endoscopic sleeve gastroplasty, ESG)，臺灣於 2020 年開始執行；(3)排除胃中食糜。目前國內尚無引進吞入式水球(Elipse®)、胃內氣球及排除胃食糜方式。

胃內水球(intragastric balloon)為以胃鏡方式將水球置入，目前臺灣只引進可填充甲基藍液體之 ORBERA®產品，材質為矽膠。其占據胃的空間約 1.5 碗飯的量，因此可減少單次攝食量，置入後 6 個月需移除，以避免水球破裂後進入小腸，造成腸阻塞(FDA, 2020b)。

減重手術及胃內水球之比較參考表 6-8 (Mechanick et al., 2020)。

◎ 減重手術的飲食原則

病態性肥胖者手術前，至少需執行 2 週 VLCD 以降低手術中麻醉風險(Raymond & Chanpagne, 2016)；一般術後第 1 週熱量約攝取 400 kcal，第 4 週約 600~800 kcal，大約 6 個月達 1,200~1,500 kcal，隨後 1,500~1,800 kcal。起初個案尚在適應新的腸胃道，需開始學習減慢進食，小口充分咀嚼品嚐食物（林等，2016；Mechanick et al., 2020）。

1. 飲食進展

分成四階段（表 6-9）。飲食轉換時，均由少量開始，身體適應再進展至下一階段，若有腹脹、噁心、嘔吐等適應不良，可回到前階段，逐漸調整食物質地，如流質初期單次總量約 120 ml，小口 10 ml 慢慢飲用。

取出胃內水球時為避免食物沾黏胃水球壁，造成移除不順利，於取出前 24 小時不可攝取固體食物，只能採全流質飲食，而取出前 12 小時需採清流質飲食。

表 6-8 減重手術及胃內水球之比較

減重方式	胃繞道手術[註2]	胃袖狀切除	胃束帶	胃內水球（內視鏡方式）
圖示	前　後	前　後		
體重下降速度	快速；術後 1~2 年降至最低點，隨後 3~5 年增加	快速；術後 1~2 年降至最低點	緩慢降低；術後 2~3 年達最低點	緩慢；每週 0.5 kg　12~14（六個月）
平均體重下降(%)	• RYGB[註1]：30~35 • OAGB：35~40	25~30	20~25	
併發症[註3]	• 因營養素缺乏引起之併發症：貧血、骨質疏鬆、腦病變	• 胃狹窄、疝氣、胃液逆流	• 胃穿孔、胃損傷（扭曲）	• 置入第一週嚴重嘔吐
注意事項	• 滲漏 • 長期微量營養素缺乏症 • 邊緣性潰瘍	• 滲漏 • 術後胃食道逆流發生率約 20~30%	• 束帶移位或侵蝕胃壁 • 已不被選用	• 置入六個月後需移除
營養素評估	皆需於術前及術後評估維生素 B₁、維生素 B₁₂、葉酸、維生素 D、鐵質、鈣質、銅及鋅之營養狀況。			

註
1. RYGB：Roux-eh-Y gastric bypass；OAGB：one anastomosis gastric bypass。
2. 須永久補充綜合維生素及礦物質。
3. 術後因飲食狀況所造成的嘔吐，不列入併發症。
4. 感謝外科醫師王偉協助審閱。

表 6-9　減重手術後各階段飲食型態及進展時程

飲食階段 型態建議	一 清流質飲食	二 全流質飲食	三 半流質飲食	三 軟質飲食	四 低熱量均衡飲食
ASMBS (2020)註1	術後1~2天	術後 10~14 天	術後 10~14天以上	術後≧14天	依個別情況調整，約6~8週
AND (2016)註2	1~2 天	術後 2~3 天，直到第 14 天	依個別情況調整註3		
臺灣現行建議註4					
胃內水球	1~3 天	第 4~7 天	第 8~14 天	≧14 天	約 4 週後
胃袖狀切除及胃繞道	1~3 天	第 4~7 天	第 8~30 天		約 4 週後
胃束帶	1~3 天	第 4~14 天	第 2~6 週		約 6~8 週後

註　1. ASMBS:American Society of Metabolic and Bariatric Surgery，美國代謝及減重外科手術協會。

　　2. AND:Academy of Nutrition and Dietetics，美國營養學會。

　　3. AND 建議半流質，包含了流質商業產品和半流質食物（柔軟、溼潤，切碎等易吞食食品），每日約 3~5 餐（蛋白質每餐不超過 30 g）。

　　4. 資料來源：鄭佾琪(2018)・手術及體重控制・*體重控制*（167-193 頁）・華杏。

2. 熱量需求

　　病態性肥胖個案雖以間接熱量測定儀(indirect calorimetry)測得的熱量較為精確，但相當費時，如術後無特殊問題，可參考一般減重的熱量建議，以理想體重參考活動因子，約乘以 20~35 kcal。

3. 碳水化合物與蛋白質

　　手術後初期碳水化合物每日約提供 50 g，之後增加至 100 g。RYGB 及 SG 個案，約會在攝取大量碳水化合物後 1~3 小時發生「術後低血糖」，持續時間可能 1 年以上，症狀如發汗、顫抖，嚴重時甚至產生認知障礙和癲癇；和傾食症候群(dumping syndrome)不一樣，後者為發生在餐後 10~30 分鐘。應指導個案記錄發生情形、時間、症狀等，如有需要可利用連續性血糖監測及藥物治療(ADA, 2022)。

　　對於 RYGB 及 SG 個案碳水化合物及蛋白質的攝取，注意事項如下：(1)勿大量攝取碳水化合物，尤其是單醣食品；(2)蛋白質初期建議以液體供應，有助

於防止瘦體組織嚴重流失，每日不低於 60 g，且逐漸提升至每公斤理想體重 1.5 g，高劑量（最高為 2.1 g）則需營養師評估；體重維持期以 0.8~1.2 g/kg 計算。營養補充品需避免單一水解性產品，應使用完整性蛋白質，如蛋白、大豆製品、乳製品（酪蛋白／乳清蛋白產品）或蛋白粉產品，單餐約 20 g 為宜 (Mechanick et al., 2013; 2020)。

4. 水分

　　每日水分攝取至少 1,500 ml（分次飲用），避免脫水；與餐點間隔 30 分鐘後飲用，可減少腸胃道的不適應(Mechanick et al., 2020)。

5. 微量營養素

　　ASMBS 發現減重術後至少會有 1 項微量營養素缺乏，表 6-10 為術後每日微量營養素的注意項目，當出現特殊表徵時，如明顯貧血、酗酒或出現精神異常，則須提前監測維生素 B_1、B_{12}、鐵、銅、鋅等，若為骨質疏鬆症高危險群或不運動且極少外出者，需確認維生素 D、iPTH 等營養素。

表 6-10　減重手術術後每日微量營養素需求及注意事項確認表

項目	胃繞道	胃袖狀切除	胃束帶
綜合維生素及礦物質[註1]	2 顆	2 顆	1 顆
鈣	1,200~1,500 mg；建議分次補充增加吸收率。其中 Calcium Citrate 可作為空腹時的補充劑型		
維生素 D	至少 2,000~3,000 IU，確認血液數值 25(OH)D > 30 ng/ml		
維生素 B_{12}	約 350~1,000 μg，確認血液數據至正常範圍後，降低劑量		
維生素 B_1	≧12 mg；最好為 50~100 mg 從綜合維生素 B 群等補充		
葉酸[註2]	400~800 μg；育齡婦女則為 800~1,000 μg		
鐵質	・男性及其他無貧血者：18 mg ・女性月經期間：45~60 mg		18 mg
維生素 A	5,000~10,000 IU		5,000 IU
維生素 E	15 mg		
鋅	約 8~22 mg		約 8~11 mg
銅	約 2 mg		約 1 mg

註 1. 攝取的綜合維生素及礦物質錠劑（或液態），須包含表列中營養素之建議量。

　　2. 懷孕和哺乳期之葉酸建議為 800~1,000 μg/day。

二、體重過重或肥胖的營養照顧

（一） 熱量需求

無疾病肥胖者或住院期間使用 Harris-Benedict 計算公式，會產生 7~27%誤差，故建議使用 Mifflin-St Jeor 公式，求得 REE 較為合適(Raymond & Morrow, 2021)，公式如下：

男性：kcal/day＝10（實際體重）＋6.25（身高(cm)）－5（年齡）＋5

女性：kcal/day＝10（實際體重）＋6.25（身高(cm)）－5（年齡）－161

歐洲靜脈暨腸道營養醫學會(ESPEN)不建議加護病房肥胖者計算熱量使用理想體重，因會忽略超重體重（超重體重＝理想體重－目前體重）需要的熱量，尤其超重體重包含瘦體組織，加護病房指南中建議以調整體重（調整體重＝理想體重＋25%超重體重）來計算熱量和蛋白質需求，而罹患 COVID-19 之肥胖病人，應以每日 25 kcal/kg 調整體重為起始熱量，當體重下降時需調整熱量(Singer et al., 2019; Brazzoni et al., 2021)。

（二） 體重控制目標

一般建議 BMI≧27~35 kg/m² 者，每週減少體重約 0.25~0.5 kg；BMI≧35 kg/m² 以上，則每週減少 0.5~1 kg，目標可設定在 6 個月內減少 10%體重，然後在接下來的 6 個月亦能維持減重後的體重(Raymond & Chanpagne, 2016)。

對減重有效的營養治療，須達到「負熱量平衡」，如 BMI≧30 kg/m² 以上的個案，可先計算出每日熱量需求後，設定每日減少 500~750 kcal，女性熱量不低於 1,200~1,500 kcal，男性不低於 1,500~1,800 kcal，以避免長期低熱量飲食造成的營養素攝取不足；蛋白質則建議約 1.2 g/kg，避免瘦體組織分解和 REE 下降(Raymond & Chanpagne, 2016; Raymond & Morrow, 2021)。

（三） 飲食原則

專業的營養師應提供具體且有結構的飲食教育，讓個案學習如何選擇對的食物，調整飲食；並依個別化設計一日熱量，請個案填寫飲食日記，以確認每日熱量攝取、食物喜好及營養狀況等。此外，衛福部審核通過「不易形成體脂肪功效」之健康食品資料，可從食藥署之食品藥物消費者專區查詢，多食無益，需諮詢體重管理師，選擇輔助產品。

1. **對減重效果佳的飲食方式**

   (1) 份量控制：固定食物份量有助於體重控制，如定量包裝、單份量餐點或全餐、控制裝載份量的器皿等。單份量餐點如代餐(meal replacements)，通常一份約 150~250 kcal，其中含蛋白質 10~20 g、脂肪 0~10 g、纖維至少 5 g，可再自行添加其他健康食材，每日取代 1~2 餐，如此便能夠有效減低熱量，達成減重目標。研究指出，使用代餐者 3 個月後比一般飲食攝取，可減少約 2.5 kg (Heymsfield et al., 2003)。

   (2) 極低熱量飲食(VLCD)：即每日熱量 ≦ 800 kcal，建議由醫療專業人員監測與指導才可執行。此方式通常為期 12 週，每日蛋白質攝取須達 70~100 g 或每公斤理想體重 0.8~1.5 g。副作用為疲倦、膽結石、月經週期改變、虛弱、腹瀉、掉髮或皮膚乾燥等。

   (3) 低熱量飲食(low calorie diet, LCD)：即每日熱量至少 800 kcal，通常介於 1,200~1,600 kcal。VLCD 及 LCD 於短期的效果，以前者較為顯著，但長期並無太大差異(Raymond & Morrow, 2021)。

   (4) 高蛋白飲食：即蛋白質占總熱量 20%以上。此方法須同時限制總熱量才能有效減重，而蛋白質來源食品常伴隨著脂肪攝取，故建議選用低脂蛋白質或蛋白質營養補充品來預防過多熱量攝取。

   (5) 低碳水化合物飲食（低碳飲食）：即碳水化合物不超過每日 20 g。當每日碳水化合物＜50 g 時，體內會產生酮體，故當體重降低到一定目標，便需增加到每日 50 g，建議為期不超過 3 個月。

   (6) 得舒飲食及地中海飲食：合併限制熱量，可有效控制體重。

2. **對減重效果不佳之飲食方式**

   (1) 低升糖指數飲食，但無熱量控制：低升糖指數飲食雖可幫助改善血糖，但在沒有限制熱量的情況下，無法幫助減重。

   (2) 僅增加蔬果，無減少總熱量：增加蔬果攝取量能降低熱量密度、增加飽食感，有助降低熱量攝取；但若只有單純增加蔬果，對減重則無效益。

   (3) 速食：速食食品熱量密度高且份量大，會導致攝取過多而易增重。

   (4) 限制時間攝食(time-restricted feeding, TRF)：是一種間歇性斷食法，如 16-8 減重法（一日中 8 小時能進食，其餘 16 小時禁食）、5:2 飲食（1 週選擇 5 天正常飲食，其他 2 天禁食）等，有研究表示可改善囓齒動物及人體的健康，但在減重方面仍較少證據可證明其效果。

(5) 其他流行減重飲食，在社會中快速傳播，不建議盲目遵從，如阿金飲食(Atkins diet)、血型減重、原始飲食(caveman diet)、排毒飲食(detox diet)、素食減重、單一食品減重等。

◎ 體重維持

成功減重後，目標是維持體重，避免復胖，美國國家體重控制註冊中心(National Weight Control Registry, NWCR)提供以下建議可幫助維持體重，如：(1)減重後維持低脂飲食（脂肪占總熱量 24%）；(2)每天吃早餐；(3)規律測量體重；(4)維持較高的活動量；(5)每週看電視時間少於 10 小時等。

此外，減重時常會遇到下列兩種情形，造成體重控制不易，需多加留意。

1. 減重平原效應

減重平原效應(plateau effect)發生於減重開始後的一段時間；體重下降速度會減緩或者停止，主因是無法維持「負熱量平衡」(Raymond & Morrow, 2021)。其不一定是攝取過多熱量，也可能是基礎代謝率降低所致，可能的因素如下：

(1) 限制熱量下減重約兩週，REE 會降低 15%（身體的保護機制或身體組織減少導致）。

(2) 食物攝取較少，使得攝食生熱效應之消耗降低（原本約占總熱量 8~10%）。

(3) 體重下降後仍做相同運動；但因肌肉的耗能減少，想要減少更多脂肪需增加運動時間。

2. 溜溜球效應

溜溜球效應(weight cycling, yo-yo effect)是由於使用不正確的減重方式，體重急速下降又增加反覆來回多次，可能會造成瘦體組織減少，脂肪組織過多，導致基礎代謝率下降，更難減重(Raymond & Morrow, 2021)。

THERAPEUTIC NUTRITION

第六節　體重過輕的治療與營養照顧

體重過輕於評估及治療上，會先確認身體狀況以及是否罹患精神疾病，加上抽血檢測，以了解營養不良的狀態。

一、定義與成因

體重過輕的定義為：(1)幼兒生長體重小於 5%；(2)成人 BMI ＜ 18.5 kg/m^2；(3) 長者 BMI ＜ 23 kg/m^2。而體重過輕的因素則有：(1)攝取食物及熱量不足；(2)過多的體能訓練；(3)對於食物吸收代謝異常；(4)特殊疾病，造成過度增加基礎代謝率，如愛滋病(AIDS)、甲狀腺機能亢進等。

另外，腫瘤、乳糜瀉(celiac disease)、新診斷糖尿病者、吞嚥／咀嚼困難、腸炎、腸缺血性疾病(intestinal ischemia)、嚴重噁心嘔吐、胰臟炎、囊腫性纖維化(cystic fibrosis)等，都有可能造成體重減輕(Raymond & Morrow, 2021)。

二、體重過輕的盛行率

表 6-11 為 2013~2016 年國民營養健康狀況變遷調查，可得知不同年齡層體重過輕的盛行率；而全球 2016 年體重過輕的盛行率（男性 8.5%、女性 9.4%）與 1975 年（男性 14.1%、女性 15.1%）相較為低。

體重過輕在各個生命期都有可能發生，但對於孩童、青少年、孕婦及老年人，還需注意心理與生理的影響，如體重過輕的孩童會影響生長發育，甚至死亡；青少年則因成長變化劇烈，此階段的飲食或行為異常可能會影響往後的身心發展。但不論是處於何種階段，皆應了解造成體重過輕的可能原因，才能幫助其改善。

表 6-11　臺灣 2013~2016 年不同年齡層體重過輕盛行率(%)

	男	女	平均
7~12 歲	7.4	8.4	7.9
13~15 歲	4.1	9.1	6.5
16~18 歲	17.9	4.5	11.3
19~44 歲	6.0	9.4	7.7
45~64 歲	1.6	4.7	3.2
65~74 歲	0.1	2.5	1.4
75 歲以上	3.2	5.4	4.3
19 歲以上	3.8	6.9	5.4

資料來源：潘文涵(2019)・國民營養健康變遷調查 102~105 年報告・衛生福利部國民健康署。

三、治療原則

體重過輕的治療主要在增加熱量攝取，可利用刺激食慾的方式，使用不同進食途徑，給予適當營養素補充；若狀況允許，亦需增加運動量來增進體能。

1. 刺激食慾

可使用 FDA 核可的食慾素(orexigenic)來刺激進食，但需醫師的評估及處方，包括 Corticosteroids、Cyproheptadine、Loxiglumide、Oxandrin 等 (Raymond & Morrow, 2021)。

此外，也可利用食物的顏色、酸味等，刺激視覺、嗅覺及味覺，如進食前淺嚐酸梅、增加不同食物顏色搭配。

2. 補充高熱量

體重過輕者常常會被要求進食，但也許其並無感覺飢餓，故營養師在執行飲食計畫時，必須個別化討論，確認飲食行為、習慣及喜好，讓對方感到進食是快樂的，同時設計點心以增加熱量及蛋白質攝取(Raymond & Morrow, 2021)。

熱量設計需先計算需要的熱量，以每日增加 500~1,000 kcal 為宜，如個案每日需要 2,400 kcal 才可維持體重，則每天應攝取 2,900~3,400 kcal 以增加體重，其中營養素的比例為脂肪占總熱量 30%、蛋白質占 12~15%。

3. 增加活動量

提高熱量攝取的同時，可逐漸增加日常活動量。當體重穩定增加，活動由低強度運動開始，而後逐漸增加至 1 週 150 分鐘，以提高瘦體組織的合成。

THERAPEUTIC NUTRITION

第七節　飲食障礙的治療與營養照顧

飲食障礙是一種精神疾病，原因不明，同時亦須了解厭食症並非肥胖的相反，其死亡率高，故希望能利用盛行率來理解此類族群，提早預防及治療；但盛行率較難估計，據衛福部表示，厭食症及暴食症大約發生於 10~30 歲女性，兩者的終生盛行率分別為約 0.4~0.9%與 1~2%，而男性盛行率遠低於女性，約 1:10，而嗜食症盛行率則約為 2~4%，男女比例較無懸殊差異（衛生福利部國民健康署，2013）。文獻中美國少女及年輕女性之厭食症盛行率約 0.2~1%、暴食症約 1~3%、大專青年之嗜食症約 2.6%；而不到暴食症及厭食症診斷標準，但有其類似行為者之盛行率

約 10~20% (Brown et al., 2010)，其影響因素包含：(1)個別因素：性別、認知、營養知識、體重控制方式上的態度、心理因素、個性；(2)社會環境因素：家庭關係等；(3)行為因素：體重控制方式、飲食型態、控制飲食的感受。以上所述都可能造成飲食異常或導致飲食障礙，本節將探討該如何給予飲食障礙者正確營養照顧。

一、飲食障礙的診斷標準

DSM-5 之成人最主要的三種飲食障礙疾病分類及診斷標準，見表 6-12。

表 6-12　厭食症、暴食症及嗜食症之疾病分類及診斷標準

DSM-5 中文／英文譯名	診斷標準	分類特徵
厭食症 Anorexia Nervosa	· 限制攝取身體所需熱量，導致對其年齡、性別、發展狀況及身體健康而言顯著過低的體重（顯著過低體重的定義為少於最低正常值，或兒童與青少年者少於最低期望值） · 強烈害怕體重增加或變肥胖，或即使體重偏低仍持續抑制體重增加 · 對自己體重及身材之覺知有障礙，有不當的自我評價，或持續否認目前偏低體重的嚴重性 · 嚴重程度： 　1. 輕度：BMI ≧ 17 kg/m² 　2. 中度：BMI 16~16.9 kg/m² 　3. 重度：BMI 15~15.9 kg/m² 　4. 極重度：BMI <15 kg/m²	· 對體重的思考是扭曲的，如自己體重減低實在太好了；骨頭露出來才是美的 · 依照維持偏低的體重方式，分為兩種形式： 　1. 節制型 (restricting type)：會限制自己吃的食物份量，對於熱量算得很精準。也可能會以過度運動達到減重目的 　2. 嗜食／清除型 (binge-eating/purging type)：有重覆性的暴食或清除行為。會大量進食，隨後又將食物排除。清除方式有催吐或是不當使用瀉藥、利尿劑等

表 6-12　厭食症、暴食症及嗜食症之疾病分類及診斷標準（續）

DSM-5 中文／英文譯名	診斷標準	分類特徵
暴食症 Bulimia Nervosa	・重複發生暴食，單次發作時同時具備： 　1. 量多：遠超過一般人在相同時間所攝取的食物量 　2. 失控：對進食行為失去控制，如感覺自己無法停止進食 ・為避免體重增加，重複出現不當的補償行為，如催吐、使用瀉劑或利尿劑、禁食或過度運動 ・暴食及不當的補償行為同時發生頻率每週至少 1 次，持續至少 3 個月以上 ・自我評價被身材及體重不當影響 ・此障礙非僅發生於厭食症病程中 ・嚴重程度，依補償行為頻率分級： 　1. 輕度：每週 1~3 次出現不當的補償行為 　2. 中度：每週 4~7 次出現不當的補償行為 　3. 重度：每週 8~13 次出現不當的補償行為 　4. 極重度：每週超過 14 次出現不當的補償行為	・通常體重正常或過重 ・對自己的行為會感到厭惡，但隨後的清除行為則降低其罪惡感
嗜食症 Binge-Eating Disorder	・反覆出現的暴食，單次發作時同時具備：(1) 量多；(2)失控 ・暴食，並出現至少三種下列狀況： 　1. 吃得比平常更快 　2. 吃到覺得腹脹難受才停 　3. 即使不餓，也吃下大量食物 　4. 因為怕別人看到自己吃很多東西而獨自進食 　5. 大吃之後覺得厭惡自己、憂鬱或極度罪惡感	・不會有清除行為，往往超重或肥胖

表 6-12　厭食症、暴食症及嗜食症之疾病分類及診斷標準（續）

DSM-5 中文／英文譯名	診斷標準	分類特徵
嗜食症 Binge-Eating Disorder （續）	・對於暴食存在的情形有明顯不安 ・發生頻率每週至少一天，持續至少 3 個月 ・在暴食後不會規律出現不當的補償行為，也並非只發生於暴食症、厭食症的病程中 ・嚴重程度，依暴食發作頻率分級： 　1. 輕度：每週 1~3 次暴食發作 　2. 中度：每週 4~7 次暴食發作 　3. 重度：每週 8~13 次暴食發作 　4. 極重度：每週超過 14 次暴食發作	

註 1.感謝精神科林佳霈醫師撰寫及協助審閱。

2.資料來源：American Psychiatric Association (APA), DSM-5 Task Force (2013). *Diagnostic and statistical manual of mental disorders: DSM-5™* (5th ed). APA.

二、飲食障礙的治療與營養照顧

　　飲食障礙之治療團隊，包括醫護人員、學校老師與家庭成員等，需以個案為中心採個別化治療，而不同的飲食障礙應個別化再評估，與團隊討論，提供適當有結構的飲食計畫。營養師主要幫助個案增加食物的選擇、加強知識及信心，建立飲食營養計畫及協助釐清「吃」的想法，個案對於食物及營養的知識提升後，部分個案會開始詳細閱讀營養標示及計算熱量，因此需要充分給予正確的營養教育。營養管理須包含諮詢與評估、飲食建議、減少過度運動和減少清除行為，表 6-13 整合列出營養管理步驟之要點(Brown et al., 2015; Raymond & Morrow, 2021)。

表 6-13 營養管理步驟之要點

營養管理步驟	治療要點
1. 營養評估 確認營養的問題,包括基本醫療、生化指標、飲食記錄、體位評估、熱量代謝評估及右方的攝食態度、行為和習慣;根據診斷,提供介入計畫	· 攝食態度(食物喜好、特殊想法、吃的感覺、催吐的食物/方式) · 攝食行為:是否有儀式感、通常攝取的食物、調味品及攝食用具 · 攝食習慣:型態(吃的餐次和量、時間,包括拒絕食物的時間、飲食環境地點、和誰吃及怎麼吃)、食物種類、液體攝取情形及其熱量營養價值 · 對於營養、體重及體型的認知
2. 營養介入 計算、確認熱量及三大營養素的攝取;設定目標,同時記錄體重改變、體組成監測,以期望健康的體位	· 確認食物品質及攝食行為,是否攝取多樣化且高營養密度之食物 · 提供有結構的飲食計畫 · 提供心理支持及加強正向意念 · 與個案討論食物選擇(同時考量健康史、體能、心理因素及資源)
3. 營養監測或再評估 監測營養攝取及適當調整介入	· 體重監測:初期約 1~2 週 1 次,體重穩定後減少次數,須留意測量體重前後液體攝取情形 · 當增加時改變營養計畫,讓體重維持在目標值
4. 團隊合作 提供最低或最高需求量(包含巨量及微量營養素)	· 與團隊討論進展(包括住院、出院、日間照顧等機構,以及如何調整社會功能) · 給予照顧者及支持者良好的資訊來源
5. 訓練 營養師需訓練溝通技巧,如認知行為治療(cognitive behavioral therapy, CBT)、辯證行為治療及動機式晤談	· 將技巧與營養連結 · 須持續與專業人員學習來增加或維持飲食障礙治療之效能

資料來源: Raymond, J. L., & Morrow, K. (2021). *Krause and Mahan's Food and the Nutrition Care Process*. Elsevier Health Sciences.

（一）厭食症

1. 熱量需求

許多厭食症個案會大量使用代糖來降低熱量攝取，且每日熱量幾乎低於 1,200 kcal，故需考慮優良蛋白質、微量營養素攝取不足等問題。2006 年 APA 建議初期治療應提供每日 30~40 kcal/kg（約 1,000~1,600 kcal），一開始便給予高熱量，經口以固體或液體補充，以灌食方式較常見，但需避免再灌食症候群(refeeding syndrome, RFS)發生；全靜脈營養較少使用。表 6-14 為初期治療之熱量建議。

體重增加期需個別化監測，以漸進式方式增加熱量，每日 70~100 kcal/kg，女性約 3,000~4,000 kcal、男性約 4,000~4,500 kcal；體重維持期成人每日 40~60 kcal/kg；孩童及青少年則需要考慮生長曲線。

表 6-14　厭食症初期治療之建議

天數	飲食熱量 (kcal)	液體熱量 (kcal)	總熱量 (kcal)
0	1,800	0	1,800
7	2,200	0	2,200
9	2,200	350	2,550
12	2,600	350	2,950
15	2,600	700	3,300
17	3,000	700	3,700

2. 三大營養素

蛋白質占總熱量 15~20%；碳水化合物占總熱量 50~60%，若有再灌食症候群時，將碳水化合物降至 40%；脂肪占總熱量 30%（含必需脂肪酸來源）。此外，必須提供水溶性纖維，預防便祕。

3. 微量營養素

治療初期有再灌食症候群或便祕時，避免補充鐵劑；基本上飲食之維生素及礦物質須達 DRIs 之建議，且評估是否需要額外補充維生素 B 群、維生素 D、鈣、銅及鋅。

（二） 暴食症

許多個案起床時不攝取食物，以晚上暴食取代之，或在暴食後節制餐點，期待可以平衡暴食後的熱量，故執行評估時以 7 天飲食記錄為佳。暴食期平均攝取熱量約 2,131 kcal，而清除期（催吐）則為 979 kcal (Kaye et al., 1993)，由於暴食及清除行為的循環，會造成微量營養素缺乏的情形，應密切注意。

1. 熱量需求

需避免低熱量飲食，以防誘發暴食及清除行為。在基礎代謝正常時，提供該年齡層 DRIs 之熱量建議，約 2,200~2,400 kcal；在可獲得個案相關數據下，當基礎代謝低時，熱量起始為 1,600~1,800 kcal，而後以每週增加 100~200 kcal，進展至 2,200~2,400 kcal。治療期間應監測體重，並隨之調整熱量攝取以維持目標體重。

2. 三大營養素

蛋白質占總熱量 15~20%；碳水化合物占總熱量 50~60%，並提供水溶性纖維，預防便祕；脂肪占總熱量 30%（含必需脂肪酸來源）。

3. 微量營養素

基本上飲食之維生素及礦物質須達 DRIs 之建議，並評估是否需補充維生素 B 群、鈣、銅及鋅；便祕時避免補充鐵劑。

（三） 嗜食症

嗜食症的治療，包括營養諮詢、飲食管理、個人和團體的精神治療、增加活動量以及藥物治療。一些計畫會著重在營養諮詢及減重，然而效果是短期多於長期。一項 CBT 合併飲食諮詢的研究中，治療 6 個月後可改善嗜食及精神狀態，相對有機會改善體重，但需要長期執行(Masheb et al., 2016)。

專有名詞介紹
TERMINOLOGY

1. 體組成(body composition)：以二分法分為體脂肪組織(fat masses, FM)及除脂體重 (fat-free masses, FFM)，前者為器官、脂肪組織等而來的脂肪，後者為排除脂肪 以外的部分。

2. 內臟脂肪組織(visceral adipose tissue)：主要存在於皮下、腸繫膜及腹膜，以結構 區分為白色脂肪(white adipose tissue)和棕色脂肪組織(brown adipose tissue)。

3. 靜態熱量消耗(Resting Energy Expenditure, REE)：指在安靜狀態的個體維持體 溫、呼吸、心跳等生理功能所需要的能量，占總熱量 60~70%。

4. 攝食生熱效應(Diet-Induced Thermogenesis, DIT)：指攝取食物後，人體消化、吸 收及運輸營養素所必須消耗的熱量。

5. 非運動性熱量消耗(Non-Exercise Activity Thermogenesis, NEAT)：指平時走路、坐 及站、交談、工作或休閒所消耗的熱量。

6. 身體活動之熱量消耗(Activity Thermogenesis, AT)：專指有結構及計畫的運動，目 標為提升體適能之熱量消耗。

7. 飢餓肽(ghrelin)：空腹時由胃部分泌，經迷走神經作用在下視丘，刺激飢餓感而 進食。

8. 升醣素胜肽(glucagon like peptide, GLP-1)：由腸道細胞分泌，主要刺激胰島素合 成及釋放、抑制肝醣分泌、延長胃排空時間進而增加飽食感。

9. 極低熱量飲食(VLCD)：即每日熱量≦800 kcal，通常為期 12 週。VLCD 短期減重 效應佳，長期則與 LCD 無太大差異。

10. 胃袖狀切除(sleeve gastrectomy, SG)：切除胃底，保留賁門及幽門，剩下如腸道 般的管狀胃，可減少進食量進而達到減重目的；同時術後飢餓肽分泌量下降。

11. 單吻合口胃繞道手術(one anastomosis gastric bypass, OAGB)：又稱迷你胃繞道手 術。術後食物經過新的小胃，直接進入遠端腸道，刺激後端腸道分泌 GLP-1。

案例探討
CASE DISCUSSION

35 歲男性，已婚，身高 160 cm，體重 94 kg，有糖尿病史，使用藥物為 Metformin 500 mg 1# po TID；半年前曾不明原因小腿紅痛腫脹，需用藥治療。辦公室工作忙碌且常常外食，很少吃蔬果，每天會喝 2 大杯 800 ml 的飲料，假日很少外出運動，為輕度活動量。最近小腿浮腫，頭疼且有時胸悶易喘，配偶表示其夜間睡眠打鼾聲很大，有時會突然不呼吸，健康檢查發現有高血壓、糖化血色素由 5.5%上升為 6.6%、BUN: 39 mg/dL、Creatinine: 1.8 mg/dL。曾想以運動減重，但跑步超過半小時腳踝便會疼痛，由於擔心身體健康，未來想多陪家人，因此想減重。

此個案屬重度肥胖，且有糖尿病、高血壓及睡眠呼吸中止症，影響生活，故營養師建議每日攝取 1,600 kcal，初期設定每週諮詢 1 次，討論飲食及生活作息，期間與營養師以 line 聯繫，共設定 3 個月，預計減重 8~10 kg，隨後門診醫師檢查，同時配合運動教練訓練；起初無跑步類型的下肢運動，僅上半身耐力訓練，1 個月後開始增加運動量，每週 2 小時的耐力訓練及跑步，希望有機會突破每週 3 小時。以下是減重數據：

日期	血壓 (mmHg)	體重 (kg)	BMI (kg/m²)	骨骼肌 (%)	體脂率 (kg)
開始	153/79	94	36.7	32.4	33.8
第 2 週	148/75	90.1	35.2	31.1	31.5
第 4 週	133/73	88	34.4	32.2	27.7
第 8 週	129/76	86	33.6	32.2	24.5

請回答下列問題並設計一日飲食：

1. 您對個案的減重治療計畫為何？如何計算其每日熱量和蛋白質需求？

2. 如何規劃體重控制目標及返診計畫？

3. 您要如何建議運動規劃？

4. 倘若個案詢問：「吃這麼少，乾脆不吃早餐可以嗎？」您該如何建議？

簡易膳食設計
DIET BY DESIGN

　　以案例探討之對象為例，表 6-15 為 1,600 kcal 之一日飲食範例。食譜設計主要是使個案了解「份量與用餐時間」的概念，故食譜設計的原則必須包含：(1)符合個案需求，考量外食選擇；(2)有季節性及價格；(3)全穀雜糧類、豆魚蛋肉類、蔬菜及水果來源需有變化；(4)顏色多樣；(5)簡潔易懂。可預先設計 1 週菜單，當理解個案喜好後，再給予個人化的調整。

菜單

表 6-15　1,600 kcal 之一日飲食範例

餐次	內容	圖示
早餐	澱粉：全麥吐司 2 片（去邊） 蔬菜：生菜加量 蛋白質：肉片 1 片、蛋 1 個 調味：不加美乃滋	
午餐	澱粉：五穀飯（含南瓜、地瓜等）3/4 碗 蔬菜：花椰菜、玉米筍、紅蘿蔔等 1 碗 蛋白質：雞腿肉 60 g（手掌心一片） 調味：油 2 茶匙、醬油	

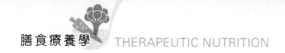

表 6-15　1,600 kcal 之一日飲食範例（續）

餐次	內容	圖示
晚餐	澱粉：白飯 3/4 碗（可撒少許芝麻） 蔬菜：地瓜葉、番茄炒蛋、清炒小黃瓜等一碗 蛋白質：低脂叉燒肉（手掌心一片） 調味：油 2 茶匙、鹽巴	
其他	新鮮水果 2 份[註1] 低脂牛奶 350 ml [註1] 白開水 3,000 ml [註2]	

註 1. 水果及低脂牛奶可隨餐或分開食用。

　　2. 白開水請分次喝。

學習評量

REVIEW ACTIVITIES

( ) 1. 有關身體組成，下列敘述何者錯誤？
(A)體脂肪儲存在肌肉、內臟及脂肪組織中
(B)在同年齡且同性別之健康成人，體脂肪之比例相似
(C)除脂體重(FFM)即是瘦體組織(LBM)
(D)瘦體組織，男性較高於女性

( ) 2. 肥胖重症個案，一開始會建議採低熱量高蛋白，下列何者較佳？
(A) 15 kcal/kg 標準體重　　　(B) 15 kcal/kg 理想體重
(C)估計熱量需求約 10~25%　(D)估計熱量需求約 50~60%

( ) 3. 體重維持期會建議個案自主測量體重並記錄，建議多久記錄一次？
(A) 1~2 週　(B) 3~4 週　(C) 2 個月　(D)無特別限制

( ) 4. 控制飲食攝取、減少熱量可以有效減重，但過於飢餓時，會影響哪些熱
量消耗？(1)靜態熱量消耗(REE)　(2)攝食生熱效應(DIT)　(3)非運動性熱能
消耗(NEAT)　(4)身體活動熱量消耗(AT)。
(A) (1)(2)　(B) (3)(4)　(C) (1)(3)　(D) (2)(4)

( ) 5. 老年人肌少型肥胖症最重要的治療為下列哪一項？
(A)足夠熱量　　　　　　(B)足夠蛋白質併肌耐力運動
(C)足夠熱量、蛋白質併肌耐力運動　(D)肌耐力運動

( ) 6. 腸胃分泌的荷爾蒙與大腦存在雙向反向調節機制，大部分經哪個神經叢
傳遞訊息？
(A)舌下神經　(B)迷走神經　(C)顏面神經　(D)三叉神經

( ) 7. 下列何種減重方式，較適合 BMI 為 60 kg/m² 之個案？
(A)飲食及生活型態　(B)藥物治療
(C)減重手術　　　　(D)減重手術及飲食生活型態

( ) 8. 以下哪種減重手術，對於血糖改善效果佳，但需要終身服用綜合維生素
及礦物質？
(A)胃內水球　(B)胃袖狀切除　(C)胃繞道　(D)胃束帶

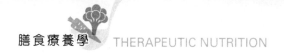

（　）9. 臺灣現行體重過輕之族群，下列何者盛行率最高？

(A) 13~15 歲女性　　(B) 16~18 歲男性

(C) 19~44 歲女性　　(D) 75 歲以上男性

（　）10. 飲食障礙治療中，營養師在評估時下列何者為評估要點？(1)對食物的態度　(2)攝食行為　(3)攝食習慣　(4)對於營養、體重及體型的關聯。

(A) (1)(2)(3)(4)　　(B) (1)(2)(3)　　(C) (1)(3)(4)　　(D) (2)(3)(4)

（　）11. 依照暴食症(bulimia nervosa)的診斷標準，下列敘述何者正確？

(A)個案常發生皮膚乾燥、營養不良的問題

(B)個案經常大吃後催吐，不當使用瀉藥及利尿劑

(C)蛋白質以低生物價之蛋白質為來源，占總熱量約 15~20%

(D)個案重複發生暴食現象，在單次時間內（如 2 小時），遠超過一般人攝取量

（　）12. 厭食症(anorexia nervosa)之營養治療，下列敘述何者錯誤？

(A)熱量應逐漸增加，以避免再灌食症候群

(B)可直接給予全靜脈營養

(C)初期每日 30~40 kcal/kg

(D)蛋白質占總熱量的 15~20%

解答

CDAAC　BDCBA　DB

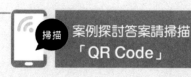
掃描　案例探討答案請掃描「QR Code」

參考文獻
REFERENCES

王偉(2014)·*可調節式胃束帶：病態性肥胖及糖尿病的外科治療及照護*·易立圖書。

行政院環境保護署（2021，3 月）·*何謂環境荷爾蒙*·https://www.tcsb.gov.tw/cp-275-2768-70518-1.html

林琪凰、鄭伃琪、王偉、汪曉琪、葉松鈴(2016)·肥胖女性進行胃繞道與胃袖狀切除手術後飲食攝取、身體組成及血液生化值的變化·*臺灣營養學會雜誌，41*(4)，124-136。

食藥署的食品藥物消費者專區（2022，1 月）·*衛生福利部審核通過之健康食品資料查詢*·http://consumer.fda.gov.tw/

臺灣代謝及減重外科醫學會（2016，6 月）·*手術治療糖尿病專家指引*·臺灣代謝及減重外科醫學會。

臺灣代謝及減重外科醫學會（2021，5 月）·*歷年臺灣減重手術登記總覽*·http://www.tsmbs.org.tw/p5-statistics.asp

潘文涵(2019)·*國民營養健康變遷調查 102-105 年報告*·衛生福利部國民健康署。

衛生福利部國民健康署(2013)·*飲食與精神健康*。https://health99.hpa.gov.tw/material/3233

衛生福利部國民健康署(2018a)·*成人肥胖防治實證指引*。https://www.hpa.gov.tw/Pages/EBook.aspx?nodeid=1788

衛生福利部國民健康署(2018b)·*兒童肥胖防治實證指引計畫*。https://www.hpa.gov.tw/Pages/EBook.aspx?nodeid=3792

衛生福利部國民健康署(2020)·*國人膳食營養素參考攝取量（第八版）總表－鈣、碘、維生素 D、碳水化合物（含上限攝取量）、蛋白質、碳水化合物、脂質、鈣、維生素 D*。https://www.hpa.gov.tw/Pages/Detail.aspx?nodeid=4248&pid=12285

衛生福利部國民健康署(2020)·*國民健康署年報*。https://health99.hpa.gov.tw/material/6698

衛生福利部國民健康署(2021)·*兒童肥胖防治*。https://www.hpa.gov.tw/Pages/List.aspx?nodeid=4129

衛生福利部國民健康署（2021，3 月）·*健康促進統計年報－歷年報告*。https://www.hpa.gov.tw/Pages/List.aspx?nodeid=268

鄭伃琪(2018)·手術及體重控制·*體重控制*（167-193 頁）·華杏。

盧佳文、陳怡茹、陳國晉(2014)·老人肌少型肥胖症·*臺灣醫學，18*(3)，317。

環境文教品質基金會（2012，6 月）·*什麼是環境荷爾蒙*。http://www.eqpf.org/news_list.aspx?PageNo=4

Brown, J. E., Isaacs, J., Krinke, B., Lechtenberg, E., & Murtaugh, M. (2015)·*生命期營養*（陳淑娟譯）·合記。（原著出版於 2010）

American Diabetes Association (2022). Obesity management for the treatment of Type 2 Diabetes: Standards of Medical Care in Diabetes-2020. *Diabetes Care, 45* (S1), 113-124.

American Psychiatric Association (APA), DSM-5 Task Force (2013). *Diagnostic and statistical manual of mental disorders: DSM-5™* (5th ed). APA.

Barazzoni, R., Bischoff, S. C., Busetto, L., Cederholm, T., Chourdakis, M., Cuerda, C., ... & Boirie, Y. (2021). Nutritional management of individuals with obesity and COVID-19: ESPEN expert statements and practical guidance. *Clinical Nutrition.*

CDC (2021). *Physical activity.* https://www.cdc.gov/obesity/data/obesity-and-covid-19.html

Chen, L. K., Woo, J., Assantachai, P., Auyeung, T. W., Chou, M. Y., Iijima, K., ... & Arai, H. (2020). Asian Working Group for Sarcopenia: 2019 consensus update on sarcopenia diagnosis and treatment. *Journal of the American Medical Directors Association, 21*(3), 300-307.

Cheng, I. C., Wei, S. C., Yeh, S. L., & Wang, W. (2014). Comparison of weight loss and body composition changes in morbidly obese Taiwanese patients with different bariatric surgeries: a 1-year follow-up study. *Obesity surgery, 24*(4), 572-577.

Chin, S.H., Kahathuduwa, C. N., & Binks, M. (2016). Physical activity and obesity: What we know and what we need to know. *Obes Rev, 17*(12), 1226-1244.

Cummings, S., & Isom, K. A. (2015). *Academy of Nutrition and Dietetics Pocket Guide to Bariatric Surgery* (2nd ed.). Academy of Nutrition and Dietetic.

Daniels, S. R., Hassink, S. G., Abrams, S. A., Corkins, M. R., de Ferranti, S. D., Golden, N. H., ... & Schwarzenberg, S. J. (2015). The role of the pediatrician in primary prevention of obesity. *Pediatrics, 136*(1), e275-e292.

Durrer, S. D, Busetto, L., Dicker, D., Farpour-Lambert, N., Pryke, R., Toplak, H., Widmer, D., Yumuk, V., & Schutz, Y. (2019). European Practical and Patient-Centred Guidelines for Adult Obesity Management in Primary Care. *Obes Facts, 12*(1), 40-66.

Expert Panel on the Identification, Treatment of Overweight, Obesity in Adults (US), National Heart, Lung, Blood Institute, ... & Kidney Diseases (US). (1998). *Clinical guidelines on the identification, evaluation, and treatment of overweight and obesity in adults: The evidence report* (No. 98). National Institutes of Health, National Heart, Lung, and Blood Institute.

FDA (2020a). *Requests Market Withdrawal of Diet Drug Belviq Due to Cancer Risk.* https://www.fda.gov/drugs/drug-safety-and-availability/fda-requests-withdrawal-weight-loss-drug-belviq-belviq-xr-lorcaserin-market

FDA (2020b). *UPDATE: Potential Risks with Liquid-filled Intragastric Balloons - Letter to Health Care Providers*. https://www.fda.gov/medical-devices/letters-health-care-providers/update-potential-risks-liquid-filled-intragastric-balloons-letter-health-care-providers-1

Gallagher, D., Belmonte, D., Deurenberg, P., Wang, Z.M., Krasnow, N., Pisunyer, F.X., Heymsfield, S.B. (1998) Organ-tissue mass measurement allows modeling of REE and metabolically active tissue mass. *Am J Physiol,275*(2): E249-258.

Garvey, W. T., Mechanick, J. I., Brett ,E. M., Garber, A. J., Hurley, D. L., Jastreboff, A. M., Nadolsky, K., Pessah-Pollack, R., & Plodkowski, R. (2016). Reviewers of the AACE/ACE Obesity Clinical Practice Guidelines. American Association of Clinical Endocrinologists And American College of Endocrinology Comprehensive Clinical Practice Guidelines for Medical Care of Patients with Obesity. *Endocr Pract., 22* (3), 1-203.

Gendall, K. A., Sullivan, P. E., & Joyce, P. R., et al. (1997). The nutrient intake of women with bulimia nervosa. *Int J Eat Disord, 21*(2), 115-127.

Guo, J., Brager, D. C.,& Hall, K.D. (2018). Simulating long-term human weight-loss dynamics in response to calorie restriction. *Am J Clin Nutr, 107*(4), 558-565.

Hadigan, C. M., Anderson, E. J., & Miller, K. K., et al. (2000). Assessment of macronutrient and micronutrient intake in women with anorexia nervosa. *Int J Eat Disord, 28*(3), 284-292.

Heyman, M. B., Abrams, S. A., Heitlinger, L. A., Cabana, M. D., Gilger, M. A., Gugig, R., ... & Schwarzenberg, S. J. (2017). Fruit juice in infants, children, and adolescents: Current recommendations. *Pediatrics, 139*(6).

Hughes, A.R., Sherriff, A., Ness, A. R., & Reilly, J.J. (2014). Timing of adiposity rebound and adiposity in adolescence. *Pediatrics, 134*(5), 354-361.

Hunter, G. R., McCarthy, J. P., & Bamman, M. M. (2004). Effects of resistance training on older adults. *Sports Med, 34*(5), 329-348.

Hunter, G. R., Singh, H., Carter, S. J., Bryan, D. R., & Fisher, G. J. (2019). Sarcopenia and Its Implications for Metabolic Health. *Obes, 6.*

Jensen, M.D., Ryan, D. H., & Apovian, C.M., et al. (2014). 2013 AHA/ACC/TOS Guideline for the Management of Overweight and Obesity in Adults A Report of the American College of Cardiology/American Heart Association Task Force on Practice Guidelines and The Obesity Society. *Circulation, 129.*102-138.

Kaye, W. H., Weltzin, T. E., & Hsu, L. K., et al (1993). Amount of calories retained after binge eating and vomiting. *Am J Psychiatry, 150*(6), 969-971.

Khera, R., Murad, M. H., Chandar ,A. K., Dulai, P. S., Wang, Z., Prokop, L. J., Loomba, R., Camilleri, M., & Singh, S. (2020). Association of pharmacological treatments for obesity with weight loss and adverse events. A systematic review and meta-analysis. *JAMA, 315*(22), 2424-2434. doi:10.1001/jama.2016.7602

Khonsary, S. A. (2021). *Guyton and Hall: textbook of medical physiology* (14th ed.). Saunders.

Mechanick, J. I., Apovian, C., Brethauer, S., Garvey, W. T., Joffe, A. M., Kim, J., ... & Still, C. D. (2020). Clinical practice guidelines for the perioperative nutrition, metabolic, and nonsurgical support of patients undergoing bariatric procedures–2019 update: Cosponsored by American Association of Clinical Endocrinologists/American College of Endocrinology, The Obesity Society, American Society for Metabolic & Bariatric Surgery, Obesity Medicine Association, and American Society of Anesthesiologists. *Surgery for Obesity and Related Diseases, 16*(2), 175-247.

NIDDK (2021, April). *Prescription Medications to Treat Overweight and Obesity.* https://www.niddk.nih.gov/health-information/weight-management

Panel, O. E., American College of Cardiology, & American Heart Association Task Force on Practice Guidelines. (2014). Expert Panel Report: Guidelines (2013) for the management of overweight and obesity in adults. *Obesity (Silver Spring, Md.), 22*, S41-S410.

Paruthi, S., Brooks, L. J., D'Ambrosio, C., Hall, W. A., Kotagal, S., Lloyd, R. M., ... & Wise, M. S. (2016). Recommended amount of sleep for pediatric populations: a consensus statement of the American Academy of Sleep Medicine. *Journal of clinical sleep medicine, 12*(6), 785-786.

Polyzos, S. A., Kountouras, J., & Mantzoros, C. S. (2017). Adipose tissue, obesity and non-alcoholic fatty liver disease. *Minerva Endocrinol, 42*(2), 92-108.

Raymond, J. L., & Morrow, K. (2021). *Krause and Mahan's Food and the Nutrition Care Process.* Elsevier Health Sciences.

Raynor, H. A, Champagne, C. M (2016). Academy of Nutrition and Dietetics, American Dietetic Association. Position of the Academy of Nutrition and Dietetics: Interventions for the Treatment of Overweight and Obesity in Adults. *J Acad Nutr Diet, 116*(1), 129-147.

Singer, P., Blaser, A. R., Berger, M. M., Alhazzani, W., Calder, P. C., Casaer, M. P., ... & Bischoff, S. C. (2019). ESPEN guideline on clinical nutrition in the intensive care unit. *Clinical nutrition, 38*(1), 48-79.

Stellar, E. (1954). The physiology of motivation. *Psychol, 61*, 5-22.

Swift, D. L., Johannsen, N. M., Tudor-Locke, C., Earnest, C. P., Johnson, W. D., Blair, S. N., ... & Church, T. S. (2012). Exercise training and habitual physical activity: A randomized controlled trial. *American journal of preventive medicine, 43*(6), 629-635.

World Health Organization (2020, April). *Obesity and overweight.* https://www.who.int/news-room/fact-sheets/detail/obesity-and-overweight

World Health Organization-Europe (n. d.). *Body mass index-BMI.* https://www.euro.who.int/en/health-topics/disease-prevention/nutrition/a-healthy-lifestyle/body-mass-index-bmi

Wurtman, R. J,. & Wurtman, J. J. (1995). Brain serotonin, carbohydrate-craving, obesity and depression. *Obs Res, 3*(4), 447s-480s.

Wurtman, R. J., & Wurtman, J. J. (2018). The Trajectory from Mood to Obesity. *Curr Obes Rep, 7,* 1-5.

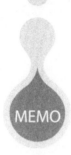

MEMO

Therapeutic Nutrition

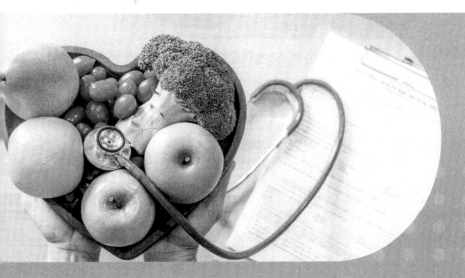

Therapeutic Nutrition

CHAPTER
07

陳巧明／編著

心血管疾病的營養照顧

學習目標

1. 了解高血壓的治療原則與營養照顧。
2. 了解高血脂症和對心血管疾病的影響、治療目標與營養照顧。
3. 了解心臟相關疾病、相關危險因子、治療原則與營養照顧。
4. 了解心臟移植前與移植後的營養照顧。

前言 | INTRODUCTION

　　心臟及血管負責將養分與氧氣運送至全身，以維持全身細胞正常的新陳代謝。遺傳、飲食、生活型態等因素皆會影響到血壓、血脂及體內的氧化壓力，均會增加心臟血管疾病的風險。本章節將介紹心血管相關疾病的病因、治療原則與營養照顧。

THERAPEUTIC NUTRITION

第一節　高血壓

一、定義與分期

　　心臟收縮和推動血流的過程會對血管壁產生壓力，意即血壓(blood pressure)。血壓可分成收縮壓及舒張壓，心臟收縮將血液從心室輸出的最大壓力為收縮壓(systolic blood pressure, SBP)，而測量心臟在兩次收縮之間放鬆的壓力，則為舒張壓(diastolic blood pressure, DBP)。

　　血壓以毫米汞柱(mmHg)作為測量單位，成年人的正常血壓為收縮壓＜120 mmHg 及舒張壓＜80 mmHg，超過此標準即被認為有血壓偏高或高血壓。分期見表7-1。

二、盛行率

　　在美國，每 3 位成年人就有 1 位罹患高血壓(Centers for Disease Control and Prevention[CDC], 2017)；追蹤臺灣 2005~2008 年國民營養健康狀況變遷調查結果，19 歲以上之高血壓盛行率為 18%，至 2013~2016 年已上升至 25%，相當於每 4 位成年人就有 1 位罹患高血壓，其中，男性的占比更達到近三成。

表 7-1　成年人高血壓分期

期別	血壓值(mmHg)	
	收縮壓	舒張壓
正常	<120	<80
血壓偏高	120~129	<80
第一期高血壓	130~139	80~89
第二期高血壓	>139	>90

資料來源：Whelton, P. K., Carey, R. M., Aronow, W. S., Casey, D. E., Collins, K. J., Dennison Himmelfarb, C., ... & Wright, J. T. (2018). 2017 ACC/AHA/AAPA/ABC/ACPM/AGS/APhA/ASH/ASPC/NMA/PCNA guideline for the prevention, detection, evaluation, and management of high blood pressure in adults: A report of the American College of Cardiology/American Heart Association Task Force on Clinical Practice Guidelines. *Journal of the American College of Cardiology, 71*(19), e127-e248.

若以年齡來區分，高血壓盛行率會隨著年歲增長而提升，如我國 45~65 歲之盛行率為 33%、65 歲以上 53%，75 歲以上更高達 73%，因此，高血壓防治是控制心血管疾病的重要策略之一。

三、病理機轉

高血壓分為兩類，一類為原發性高血壓（不明原因的高血壓），占 90~95%，可能與遺傳、不良飲食習慣（高鈉及低蔬菜水果攝取）、吸菸、缺乏運動、肥胖、血管發炎等因素有關；另一類則是由其他原因引起的高血壓，通常是內分泌疾病，稱作繼發性高血壓。高血壓病人因血管阻力較高，為了將血液送達全身，會迫使左心室增加收縮力，而心肌在長期過度作功下會引起左心室肥大，最終致心臟衰竭。

（一）血壓的調節

人體調節血壓的方式，最主要是透過交感神經系統(sympathetic nervous system, SNS)進行短期血壓調控，以及腎素－血管收縮素系統(renin-angiotensin system, RAS)進行長期調控來穩定血壓。

1. 交感神經系統

當血壓下降時，SNS 會分泌正腎上腺素(norepinephrine)，此為一種血管收縮劑，能作用在小動脈以收縮血管，增加周邊血管阻力，進而上升血壓。但某些腎上腺疾病或睡眠呼吸中止症會過度刺激 SNS，亦會導致血壓升高。

2. 腎素－血管收縮素系統

當血壓下降或是血流量減少時，腎臟會透過活化 RAS 來調節血壓。腎入球動脈附近有一群近腎絲球細胞(juxtaglomerular cells)會分泌腎素(renin)，腎素能夠作用於血中的血管收縮素原(angiotensinogen)，使其轉變為血管收縮素 I (angiotensin I)，血管收縮素 I 再經過血管收縮素轉化酶(angiotensin converting enzyme, ACE)的作用轉變成血管收縮素 II (angiotensin II)，血管收縮素 II 是具有活性的成分，能直接作用在動脈，促進血管收縮，使管徑變小，引起血壓上升；另一方面，血管收縮素 II 也可促進腎上腺皮質(adrenal cortex)分泌醛固酮(aldosterone)，醛固酮能進一步使腎臟再吸收水分及鈉離子，增加血液容積，使血壓上升。

（二）病因

血壓異常通常是多因素的，RAS 的基因變異可能是遺傳性高血壓的原因，而高血壓通常會與心血管疾病的其他危險因素一併發生，包括腹部肥胖、胰島素阻抗、高三酸甘油酯血症和高密度脂蛋白膽固醇(high density lipoprotein cholesterol, HDL-C)濃度過低等。

研究發現，腹部脂肪堆積會增加血管收縮素原分泌，可能進一步活化 RAS 導致血壓上升(Zhou et al., 2012)；此外，血管收縮素 II 會促進功能失調的脂肪細胞發育，產生更多的瘦素(leptin)及減少脂聯素(adiponectin)分泌；血液中高濃度的瘦素及低濃度的脂聯素會活化 SNS，致使血壓升高(DeMarco et al., 2014)。

四、治療原則

有些高血壓病人可能常年沒有症狀，卻突然產生致命的中風或心臟病發作，因此又被稱為「沉默的殺手」；而未治療的高血壓則會衍伸出許多慢性疾病，包括動脈粥狀硬化、左心室肥大、心肌梗塞、心臟衰竭、尿蛋白排出量增加、腎功能衰竭、視網膜病變、視乳頭水腫和出血及周邊血管疾病等。高血壓雖然無法完全治癒，但極容易被檢測且通常可受控制，故應定期檢查血壓並接受適當治療。

（一）健康飲食與調整生活型態

美國心臟協會(American Heart Association, AHA)與美國心臟病學會(American College of Cardiology, ACC)對於成年人高血壓的預防、偵測、評估及管理的臨床實踐指南 (Whelton et al., 2018)中指出，未罹患動脈粥狀硬化性心血管疾病(atherosclerotic cardiovascular disease, ASCVD)或是估計 10 年內罹患 ASCVD 風險

≦10%的血壓偏高及第一期高血壓病人，結合健康飲食與調整生活型態對於血壓控制特別有效；而對於患有 ASCVD 的第一期高血壓病人或是估計 10 年內罹患 ASCVD 風險≧10%或第二期高血壓的病人，則建議使用降血壓藥物並配合健康飲食與調整生活型態，作為心血管疾病的初級預防。

該指南亦指出，合併有糖尿病、心臟衰竭及慢性腎病的高血壓病人，應採取更嚴格的控制，有助於減少腎臟、心臟和胰臟的損傷及相關合併症，故當血壓超過130/80 mmHg 時，即應積極使用降血壓藥物並配合健康飲食與調整生活型態。

（二）藥物治療

高血壓病人在健康飲食與調整生活型態後的 6~12 個月，若血壓仍然無法達到標準，則需開始藥物治療。常用的降血壓藥物有以下四類：

1. 噻嗪類利尿劑(thiazide-type diuretics)：促進鈉及水的排泄來降低血壓。在高劑量下，一些水溶性營養素會因此流失，須視情況補充；此外，也會促進鉀的排泄，可能因此造成低鉀血症，故使用此藥物時應增加鉀離子攝取。

2. 鈣離子阻斷劑(calcium channel blockers, CCBs)：藉由減少鈣離子進入動脈血管平滑肌細胞，來抑制血管平滑肌收縮，達到放鬆血管、降低血壓的作用。而柚子及葡萄柚因含有呋喃香豆素(furanocoumarin)，其會抑制此藥在肝臟的代謝，造成藥效增加或累積，須避免食用。

3. 血管收縮素轉化酶抑制劑(angiotensin-converting enzyme inhibitors, ACEIs)：藉由抑制血管收縮素轉化酶的作用，減少血管收縮素 II 的產生，放鬆血管達到降血壓作用。

4. 血管收縮素 II 受體拮抗劑(angiotensin receptor blockers, ARBs)：阻斷血管收縮素 II 與受體結合，抑制血管收縮而產生降血壓的效果。

五、營養照顧

控制血壓的目的是為了降低高血壓相關疾病，如中風、腎臟病和心臟病的罹患率及死亡率。健康飲食與調整生活型態對某些人來說，可能可以治癒高血壓，但對所有的病人來說是終生的輔助治療，因此，在開始藥物治療前，應該先嘗試幾個月的健康飲食與調整生活型態，即使不能完全改善血壓，但仍有助於提高藥物療效和改善其他心血管疾病的風險。

　　開始營養治療前應先進行詳細的營養評估，包括體位測量、生化指標、生理活動、飲食評估、知識信念及態度等。而飲食評估須考量到食物的種類是否會影響血壓控制狀態，如鈉、酒精、脂肪類型（飽和脂肪及單元不飽和脂肪的攝取量）、蔬菜水果及低脂乳製品的攝取。

（一）體重控制

　　根據統計，有 75%的高血壓發病與肥胖直接相關(Benjamin et al., 2018)，在不同種族、性別及年齡層中，皆可觀察到 BMI 與高血壓間存在很強的關聯；亦有研究指出，內臟脂肪過多會誘導細胞激素釋放、促發炎轉錄因子表現並增加血液中的黏附因子，上述物質會造成血管發炎、血管內皮損傷，進而提升心血管疾病風險。

　　近年的臨床試驗，幾乎全部支持減肥對於降低血壓的功效，即使體重未達理想體重，仍具有降血壓作用；而減肥也有助於減少降血壓藥物劑量，因此，減輕體重和保持健康體位是重要的努力方向，特別是在中年之前，應採取適當措施來防止體重增加。

　　運動也有助於減輕及維持體重，較少活動的人罹患高血壓的風險，比起經常活動的人增加約 30~50%，而每週進行 90~150 分鐘中等強度以上的有氧運動或重量訓練，有助於改善血壓(Whelton et al., 2018)，特別是體重過重及肥胖的病人，每減輕 1 kg，收縮壓和舒張壓可降低 1 mmHg，同時也能改善血脂及血糖濃度，對於降低心血管疾病風險有正向幫助，故應鼓勵肥胖的高血壓病人將運動列為輔助治療方案，再搭配低熱量、低鈉的得舒飲食，能比傳統的低脂、低熱量飲食更具有功效。

（二）得舒飲食

　　得舒(dietary approaches to stop hypertension, DASH)飲食最早是由美國國家衛生院國家心肺與血液研究所(National Heart, Lung, and Blood Institute, NHLBI)於 1997 年發表的飲食方法，是目前 AHA/ACC 所建議的降血壓核心飲食(Whelton et al., 2018)。其強調多食用水果、蔬菜、低脂乳製品、全穀物、瘦肉和堅果的飲食模式，並限制高糖食物及飲料、紅肉、脂肪的攝取，可顯著降低血壓，且對於不同種族及性別皆有效果(Appel et al., 2006)；由於臺灣的研究亦有同樣發現，故近幾年政府也積極推動得舒飲食以控制國人血壓。

　　此外，根據 Optimal Macronutrient Intake Trial for Heart Health 的實驗結果指出，飲食中減少 10%的碳水化合物並提高蛋白質比例（25%的熱量來自蛋白質，一

半為植物來源)、31%的熱量來自不飽和脂肪酸(主要是單元不飽和脂肪酸),具有最佳的降低血壓及膽固醇作用,可透過攝取堅果取代部分水果、麵包或穀類來達成目標(Appel et al., 2005)。

由於許多高血壓病人同時有體重過重的問題,配合運動與單獨得舒飲食相比,能更大幅度的降低血壓,改善更多血管功能以及減少左心室質量(Lee et al., 2018)。

得舒飲食每日需攝取高達 8~10 份的蔬菜及水果,相當於每餐約 2~3 份(表 7-2),屬於高纖維飲食模式,建議初期慢慢增加攝取量,有助於減少因高纖維飲食引發的腸胃道不適應,如腹脹或腹瀉等問題。

表 7-2　得舒飲食的各類食物攝取量參考建議(以 2,000 kcal/day 為例)

種類	份量
全穀雜糧類	7~8 份
蔬菜	4~5 份
水果	4~5 份
低脂牛奶或乳製品	2~3 份
低脂肉類、家禽及魚	2 份(3 盎司/份)
堅果、種子或豆類	0.5~1 份(1.5 盎司/份)
油脂	2~3 份
含糖及加糖食物	<5 份/週

(三) 酒精

若每日飲用 3 盎司酒精,收縮壓則會增加約 3 mmHg,故為了預防高血壓,男性酒精攝取應限制每日不要超過 2 杯(相當於啤酒 720 c.c.、紅酒 300 c.c.或威士忌 60 c.c.);體重較輕的男性及女性則不要超過 1 杯為宜。

(四) 營養素需求

1. 鈉

高血壓病人減少鈉或鹽的攝取後,顯著降低血壓者被稱為鹽敏感性高血壓(salt-sensitive hypertension),反之,不會因為減少鈉攝取而改善血壓者,則稱為鹽阻抗性高血壓(salt resistant hypertension)。雖然目前尚無法簡單區別出鹽敏感個體,但已知黑人、肥胖者及中老年人為鹽敏感族群的最大宗,特別是已罹患糖尿

病、慢性腎病者，同時此族群也是高血壓病人中占比最多的，因此，高血壓病人減少鈉的攝取具有其必要性。

根據 Appel 等人發表的臨床試驗證實，若將高血壓前期及第一期高血壓的受試者分成 3 種鈉攝取量（分別是 1,500 mg、2,400 mg、3,300 mg），並配合得舒飲食或傳統美式飲食，追蹤其血壓，在得舒飲食及傳統美式飲食中，採低鈉攝取者血壓較低，而其中血壓最低者為結合得舒飲食者(Appel et al., 2006)。上述研究為 ACC/AHA 對於鈉的攝取指南提供了基礎，訂定出無論是健康的成年人或高血壓病人，每日應至少從原本飲食中減少 1,000 mg 鈉，也就是每日鈉攝取量＜2,300 mg（＜6 g 鹽）；若血壓控制仍無法到達標準，則目標可再降低至 1,500 mg。

低鹽飲食除了避免在烹調過程中任意添加含鹽調味料外，學習使用替代調味料，如香草、蔥、薑、蒜等香料來增強食物的香氣及美味，亦是增加飲食遵從度的方式。此外，加工食品鈉含量較高，學習閱讀食品標示、選擇低度加工的食品，亦有助於達到鈉控制的目標。而外食也是容易過量攝食鈉的原因之一，應避免食用湯汁並減少沾醬，有助於預防攝取過量鹽分。

2. 鈣和維生素 D

鈣可透過血液中 1,25－二羥基維生素 D_3 (1,25-dihydroxy vitamin D_3)及副甲狀腺素(parathyroid hormone)的濃度來調節血管的收縮及放鬆。依據 DASH 試驗結果，若連續 8 週採取含水果、蔬菜和纖維的飲食，並配合每日 3 份的低脂乳製品以及更低的總脂肪、飽和脂肪時，對照其他飲食約可降低 5.5 mmHg 的收縮壓和 3 mmHg 的舒張壓，而無乳製品的水果和蔬菜飲食模式，其下降的血壓約為得舒飲食的一半，故美國營養與飲食學會(Academy of Nutrition and Dietetics, AND)實踐指南建議，飲食應富含水果、蔬菜和低脂乳製品以預防和管理高血壓。

若採用得舒飲食，建議每日可食用 2~3 份低脂乳製品，即能得到最低鈣攝取量（約 800 mg），其有助於降低 4 mmHg 收縮壓及 2 mmHg 舒張壓；對於無法透過飲食達到 DRIs 參考攝取量的高血壓病人，則建議每日補充鈣 1,500 mg (Lennon et al., 2017)。此外，雖有研究發現血清中 25-hydroxy vitamin D (25[OH]D)的濃度較低與高血壓有關(Fraser et al., 2010)，但近期的研究證實補充維生素 D 並不能有效地降低血壓(Qi et al., 2017)，因此，不建議以補充維生素 D 來達到降血壓目的。

3. 鎂

鎂能抑制血管平滑肌收縮，在血壓的調節上扮演血管舒張劑的角色。有研究發現，當每日補充鎂至少 370 mg 時，可降低 3~4 mmHg 收縮壓及 2~3 mmHg 舒張壓 (Zhang et al., 2016)，故鼓勵多攝取富含鎂的食物，如綠色蔬菜、堅果、全麥麵包及穀類，以預防及控制高血壓(Lennon et al., 2017)。

4. 鉀

鉀與降血壓間的機轉雖尚未清楚，但有研究顯示，每日攝取約 4.7 g 的鉀，有助於降低血壓。肉類、牛奶和穀類皆含有鉀，但吸收不如水果及蔬菜，建議可採用得舒飲食，因其攝取大量水果和蔬菜的飲食模式很容易便可達成鉀建議量的目標 (Lennon et al., 2017)。此外，慢性腎功能衰竭或心臟衰竭等疾病有鉀排泄異常的問題，若高血壓病人合併此類病症，則要特別注意鉀的攝取量，以預防高鉀血症 (hyperkalemia)的發生。

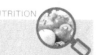

THERAPEUTIC NUTRITION

第二節　高脂血症

高脂血症(hyperlipidemia)是指血清中膽固醇或三酸甘油酯濃度過高的症狀，血膽固醇濃度過高與動脈粥狀硬化的發生率呈正相關。由於脂肪和膽固醇不溶於水，在血液中必須與脂蛋白結合才能夠運送，因此，高脂血症又稱為高脂蛋白血症。

血液中的脂蛋白(lipoproteins)依照密度不同，可分為乳糜微粒(chylomicron)、極低密度脂蛋白(very-low-density lipoprotein, VLDL)、低密度脂蛋白(low-density lipoprotein, LDL)及高密度脂蛋白(high-density lipoprotein, HDL)。每一種脂蛋白都內含不同量的三酸甘油酯、膽固醇、磷脂質和蛋白質，它的密度由蛋白質與脂肪的比例決定。

脂蛋白的生理作用是將脂質運送到身體各種細胞，藉由脂蛋白的接受器，將脂肪送入細胞產生能量、儲存或用於合成其他化合物，如前列腺素，血栓素和白三烯素的基質。常見的脂蛋白有四種，分述如下。

1. 乳糜微粒

為脂蛋白中顆粒最大、密度最低者；主要功能是將小腸吸收的脂肪及膽固醇運送至肝臟及周邊組織。肌肉及脂肪組織中微血管的內皮細胞表面能分泌脂蛋白脂解酶(lipoprotein lipase, LPL)，並將乳糜微粒中的脂肪水解，提供細胞使用。

乳糜微粒中 90%的脂肪被水解後，乳糜微粒變小，稱為乳糜微粒殘留物(chylomicron remnant)，此由肝臟代謝，但部分殘留物的膽固醇可能會被送入動脈壁中，引起動脈粥狀硬化，若長期攝取高脂飲食，便會產生過多乳糜微粒殘留物，增加罹病風險。

2. 極低密度脂蛋白

在肝臟合成；主要運輸內源性的三酸甘油酯及膽固醇。VLDL 中的脂肪會經由 LPL 作用，將脂肪釋放給組織使用，剩餘的 VLDL 顆粒變小，又稱為中密度脂蛋白(intermediate-density lipoproteins, IDLs)，可經由肝臟接受器回收或轉化成 LDL。

VLDL 所攜帶的物質中，三酸甘油酯占 60%，研究表示素食及低脂飲食會增加大顆粒 VLDL 的形成，但此種型態的 VLDL 通常與動脈粥狀硬化的形成無關。

3. 低密度脂蛋白

LDL 是 VLDL 分解後的產物，內含大量膽固醇，能攜帶給周邊組織使用；至於一些較小顆粒的 LDL 會在血液中被氧化，進入動脈壁後經巨噬細胞吞噬，與動脈粥狀硬化有高度正相關。

載脂蛋白 B (apolipoprotein B)是所有致動脈粥狀硬化脂蛋白(VLDL、IDL、LDL)的結構蛋白，主要由肝臟合成；而 LDL 中主要的載脂蛋白為 ApoB-100，ApoB-100 由肝臟合成，ApoB 可作為評估冠心症危險性的指標，故 AHA/ACC 認為應降低血清中 LDL 濃度，以達成預防心血管疾病的目標。

4. 高密度脂蛋白

高密度脂蛋白較其他脂蛋白含有更多蛋白質，密度也最高，主要的載脂蛋白為 Apo A-I，由小腸及肝臟分泌，能將動脈壁中的膽固醇送至肝臟代謝，減少動脈壁中膽固醇堆積及氧化。高濃度 HDL 與低濃度的乳糜微粒、VLDL 殘留物、小顆粒 LDL 有關，因 HDL 上的載脂蛋白 C 和 E 能轉移到乳糜微粒，載脂蛋白 E 可幫助接受器代謝乳糜微粒殘留物並抑制食慾。ApoB 與 Apo A-I 的比值可作為評估動脈

粥狀硬化的風險指標，比值越低風險越低(Navab et al., 2011)，故提高血清 HDL 濃度可降低動脈粥狀硬化風險。

雖然一般認為高濃度 HDL 具有心臟保護作用，但須注意的是近期有研究顯示 HDL 過高(> 97 mg/dL)亦有增加心臟疾病的風險(Madsen et al., 2017)。

一、生化指標

1. 三酸甘油酯

臨床上血清總三酸甘油酯(triglyceride, TG)通常是指測量乳糜微粒、VLDL 和 IDL 殘留物中三酸甘油酯含量的總和。正常情況下，空腹 8 小時以上血液中的乳糜微粒含量很低，故在空腹的情況下測量血清三酸甘油酯，通常是指 VLDL 和 IDL 殘留物中的三酸甘油酯總量。

2. 總膽固醇

總膽固醇(total cholesterol, T-CHO)是指測量血清中所有脂蛋白的膽固醇；因膽固醇 60~70%由 LDL 攜帶、20~30%由 HDL 攜帶、10~15%由 VLDL 攜帶，故測量的範圍包括 LDL、HDL 及 VLDL。

3. 高密度脂蛋白膽固醇

HDL-C 是指 HDL 中的膽固醇含量，血清 HDL-C 濃度較高亦代表數量較多。

4. 低密度脂蛋白膽固醇

LDL-C 是指血清中 LDL 的膽固醇含量及數量。可藉由離心分離 LDL 測量，也可採用 Friedewald formula 公式計算：

LDL-C＝總膽固醇－HDL-C －（TG／5）

二、血脂異常的分級

美國國家膽固醇教育計畫(National Cholesterol Educational Program, NCEP)將三酸甘油酯、總膽固醇、低和高密度脂蛋白膽固醇以濃度來分級；而臨床上主要以此為依據，作為評估血脂蛋白正常與否（表 7-3）和高脂血症的治療目標。

表 7-3　血脂異常的分級

項目	分級	數值(mg/dL)
三酸甘油酯	正常	<150
	邊緣性高	150~199
	過高	200~499
	非常高	≧500
總膽固醇	最佳	<170
	適當	<200
	邊緣性高	200~239
	過高	≧240
低密度脂蛋白膽固醇	適當（最佳）	<100
	近於適當	100~129
	邊緣性高	130~159
	過高	160~189
	非常高	≧190
高密度脂蛋白膽固醇	低	<40
	高	≧60

三、病因

（一）高三酸甘油酯血症

　　高三酸甘油酯血症(hypertriglyceridemia)與遺傳有關，但也與生活型態，如肥胖、代謝症候群相關聯；而某些疾病則容易引發高三酸甘油酯血症，如糖尿病、甲狀腺功能低下、慢性肝臟或腎臟疾病以及腎病症候群。此外，有些藥物亦有高三酸甘油酯血症的副作用，如女性荷爾蒙、皮質類固醇、免疫抑制劑、胰島素增敏劑、抗憂鬱藥物等，當發現高三酸甘油酯血症時，必須留意是否有罹患上述相關疾病或服用相關藥物。而血清中三酸甘油酯濃度非常高，亦可能引發脂肪肝及胰臟炎。

（二）高膽固醇血症

　　高膽固醇血症(hypercholesterolemia)即血清中具高濃度的 LDL-C，其與動脈粥狀硬化及心血管疾病的發生率極具相關性。

四、治療目標與治療原則

（一）治療目標

治療目標會依是否有冠狀動脈心臟疾病或是相關危險因子而有所不同，通常危險因子越多目標越嚴格。主要危險因子包括：(1)高血壓；(2)年齡：男性 ≧45 歲、女性 ≧55 歲；(3)糖尿病；(4)估算的腎絲球過濾率＜60 ml/min；(5)微白蛋白尿（30~299 mg/24hrs）；(6)一等親中有早發的冠狀動脈心臟病史（發病時間男性 55 歲前、女性 65 歲前）。

一般而言，冠狀動脈心臟疾病病人，LDL-C 的治療目標至少要＜100 mg/dL、最佳的治療目標是＜70 mg/dL；大於 2 項以上危險因子者，目標為＜130 mg/dL；若為 0~1 項危險因子，則是＜160 mg/dL。

此外，HDL-C＜40 mg/dL 會增加冠狀動脈心臟病的風險；反之，≧60 mg/dL 則可減少 1 項危險因子。

（二）治療原則

1. 高三酸甘油酯血症

根據 2021 AHA/ACC 血液膽固醇管理指南(The 2021 AHA/ACC guideline on the management of blood cholesterol)指出，健康飲食與調整生活型態具有強而有力的證據能改善高三酸甘油酯血症，原則如下：

(1) 減少過多體重：以達到理想體重為原則。大多數病人的三酸甘油酯濃度在減肥後會降低 10~20%，部分病人甚至能降低多達 70%，因此，肥胖者若能配合運動，對於改善高三酸甘油酯血症極有幫助。

(2) 減少酒精攝取：飲酒過多會增加熱量攝取，使得肥胖機會上升；且酒精的代謝，亦傾向於促進身體合成內生性的三酸甘油酯，故應減少酒精攝取。

(3) 增加身體活動：規律運動可有效降低血中三酸甘油酯；阻力訓練可降低約 6%、定期有氧訓練可降低約 11%，故應進行規律運動，每週至少 3 天。

2. 高膽固醇血症

美國國家膽固醇教育計畫(National Cholesterol Education Program Adult Treatment Panel III, NCEP ATP III)表示，應透過健康飲食與調整生活型態來降低 LDL-C 濃度，減少相關疾病風險；血脂異常亦與肥胖有關聯，包括提高小顆粒 LDL-C、三酸甘油酯、載脂蛋白 B 濃度及降低 HDL-C 濃度，而美國心臟學會對降低 LDL-C 的健康飲食與生活型態建議見表 7-4。

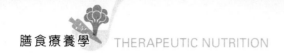

表 7-4　美國心臟學會對降低 LDL-C 的健康飲食與生活型態建議

項目	建議內容
飲食	・強調多攝取蔬菜、水果和全穀物的飲食模式；包括低脂乳製品、家禽、魚、豆類、非熱帶植物油和堅果；並限制甜食、含糖飲料和紅肉的攝取 ・遵循得舒飲食或我的餐盤飲食型態來實現健康飲食 ・適當熱量以控制體重 ・若有其他合併疾病，如糖尿病，應接受相關的營養治療 ・減少飽和脂肪酸攝取，建議占總熱量的 5~6% ・減少反式脂肪攝取
運動	每週進行 3~4 次中等至劇烈強度的有氧運動，每次 40 分鐘

(1) 增加身體活動及體重控制

　　研究表示，倘若可減重 5~10 kg，即便體重未達理想的 BMI 值，也能有效降低血中三酸甘油酯、LDL-C 濃度及增加 HDL-C，故積極的體重管理有助於改善高膽固醇血症。運動亦有助於增加 HDL-C，AHA 建議如要達減重目的，每週應執行中等強度運動 150 分鐘或劇烈有氧運動 75 分鐘。

(2) 藥物治療

　　在經過 3~6 個月的健康飲食及調整生活型態後，若血清 LDL-C 及三酸甘油酯仍無法降至目標範圍，則建議開始藥物治療，常見藥物類型如下：

A. statins 類：又稱 HMG-CoA 還原酶抑制劑，可抑制肝臟合成膽固醇，常見藥物有 Rosuvastatin（Crestor®；冠脂妥）及 Atorvastatin（Lipitor®；立普妥）。副作用為頭痛、疲倦、肌肉痠痛或肝功能指數上升，服用此類藥物須注意肝臟功能。

B. 纖維酸衍生物(fibric acid derivatives)：主要治療高三酸甘油酯血症，可降低 VLDL 的合成，常見藥物如 Gemfibrozil（Lopid®；洛脂膠囊）及 Fenofibrate（Lipanthyl®；弗尼利脂寧膜衣錠）。有肌肉無力、痠痛等副作用。

C. 膽固醇吸收抑制劑：能抑制膽固醇吸收，降低血液 LDL-C，常見藥物為 Ezetimibe（Ezetrol®；怡妥錠）。副作用有頭痛、肌肉痛、腹瀉。

D. 膽酸結合劑(bile acid sequestrants)：能增加腸胃道中膽酸排除，使肝臟必須耗用額外膽固醇來製造膽酸，進而減少血膽固醇，常見藥物為 Cholestyramine Resin（Choles Powder®；可利舒散）。副作用有腹脹、消化不良、脹氣及便祕。

E. nicotinic acid：抑制脂解作用，降低游離脂肪酸量，達到減少三酸甘油酯及膽固醇目的。常見藥物為 Acipimox（Olbetam®；脂倍坦）。副作用為熱潮紅現象及搔癢症。

F. probucol：經由增加 LDL-C 分解來降低膽固醇濃度，也可抑制膽固醇合成、延遲膽固醇吸收，但因會降低 HDL-C，故目前臨床較少使用。

五、營養照顧

（一）高三酸甘油酯血症

1. 醣類：攝取量建議占總熱量 45~55%。過多的醣類（特別是精製醣類）會增加內生性三酸甘油酯合成，故應避免攝入過多碳水化合物，盡量選擇富含纖維的醣類來源，如全穀雜糧類食物。

2. 增加富含 ω-3 的多元不飽和脂肪酸攝取：eicosapentaenoic acid (EPA)與 docosahexaenoic acid (DHA)皆有助於減少 VLDL 合成，鼓勵多攝取深海魚類或每日補充 2~4 g 魚油，可有效降低血中三酸甘油酯濃度和心臟血管疾病風險。

3. 減少單醣及雙醣攝取：果糖和蔗糖是食物或飲料中常見的添加糖，國民營養狀況變遷調查結果發現，每週攝取 1 次加糖飲料，便會增加腹圍及血中三酸甘油酯濃度，故應減少食用。

4. 各類飲食建議見表 7-5。

表 7-5　高三酸甘油酯血症的相關飲食建議

食物種類	三酸甘油酯血中濃度(mg/dL)			飲食建議
	< 500	500~999	≧1000	
酒精	不要超過限制；男性：2杯／天 女性：1杯／天	避免食用		TG <500 mg/dL 的病人，若想飲酒，建議飲用酒精含量較低的葡萄酒或啤酒，避免酒精含量高的飲料
含糖飲料	限制食用	避免食用		建議喝水或蘇打水、不加糖的茶或咖啡
水果	3~4 份／天	3~4 份／天；避免高升糖指數的水果	限制 1 份／天	盡可能食用整個水果，避免喝果汁
蔬菜	強調多攝取；5 份／天	強調多攝取，但避免富含澱粉的蔬菜；5 份／天		以新鮮蔬菜為主，避免罐頭蔬菜
豆類及豆製品	強調多攝取			強調以植物性蛋白取代紅肉，避免過度加工的肉類取代物，如素肉
魚／海鮮	強調攝取深海魚類，建議每週至少 2 次	強調攝取深海魚類及低脂魚類，建議每週至少 2 次	強調攝取低脂魚類，建議每週至少 2 次	避免高脂魚類包括鮭魚、鱈魚、鮪魚、鯖魚、比目魚等
家禽及瘦肉	鼓勵攝取		只吃最瘦的肉	以家禽及瘦肉取代紅肉，避免加工肉類
乳製品	限制攝取全脂乳製品，避免含糖乳製品	完全不吃全脂乳製品及含糖乳製品		食用脫脂乳製品
全穀類	強調 6 份／天	與營養師討論個人化飲食建議		使用富含纖維的全穀類取代精製穀類
堅果種子類	強調攝取	適度攝取	限制攝取	選擇原味沒有添加糖及鹽的堅果

表 7-5　高三酸甘油酯血症的相關飲食建議（續）

食物種類	三酸甘油酯血中濃度(mg/dL)			飲食建議
	< 500	500~999	≧1000	
總脂肪及脂肪酸	適度脂肪攝取（總熱量的30~35%）；限制飽和脂肪酸，強調不飽和脂肪酸	低脂飲食（總熱量的20~25%）；限制飽和脂肪酸，強調不飽和脂肪酸	極低脂飲食（總熱量的10~15%）；限制每日油脂少於20~30 g，並符合必需脂肪酸需求。對於需要額外熱量的病人，可逐漸添加 MCT oil*	強調以液體的植物油（大豆油、芥花油、玉米油及橄欖油）取代固體油脂（奶油、豬油、椰子油、棕櫚油）
膽固醇	選擇健康的蛋白質食物、乳製品和脂肪就會限制膽固醇的攝取			－
甜點	偶爾吃		完全避免	－
添加糖（果糖、果醬、蜂蜜）	偶爾吃；小於總熱量的 6%	偶爾吃；小於總熱量的 5%	完全避免	－

註 *MCT oil: medium-chain triglycerides oil（中鏈三酸甘油酯油）。

資料來源：The Foundation of the National Lipid Association (2020).*nutrition resources for patients are available from the National Lipid Association.* https://www.lipid.org/sites/default/files/when_your_tgs_are_over_1000_mgdl.pdf & https://www.learnyourlipids.com/heart-healthy-resources/fcs-cookbook/.

（二）高膽固醇血症

1. 飽和脂肪酸

　　飽和脂肪酸(saturated fatty acids, SFA)會減少 LDL 接受器的合成，導致血液 LDL-C 濃度提高。由於飽和脂肪酸通常存在於動物蛋白中，特別是肥肉、全脂乳製品以及熱帶性脂肪（棕櫚油及椰子油），因此減少攝取此類食物有助於降低飽和脂肪酸。建議攝取量應降低至總熱量的 5~6%。

2. 單元不飽和脂肪酸

飲食中最常見的單元不飽和脂肪酸(monounsaturated fatty acids, MUFA)為油酸 (C18:1)，以油酸代替碳水化合物對血脂幾乎沒有影響，然而，以 MUFA 替代 SFA （如同以橄欖油替代奶油），可有效降低血清總膽固醇、LDL-C 和三酸甘油酯濃度。建議攝取量為占總熱量的 20%。

3. 多元不飽和脂肪酸

必需脂肪酸－亞麻油酸是飲食中主要攝取的多元不飽和脂肪酸(polyunsaturated fatty acids, PUFA)。過去研究發現攝取大量的 PUFA 會降低 HDL-C 濃度，而大量攝取 ω-6 PUFA 則可能刺激促發炎細胞激素的分泌，對於血管內皮功能可能有不良影響(Harris et al., 2009)，但 AHA 尚不認同此項觀點，現階段的相關研究仍無法確認二者間存在關聯。

4. ω-3 多元不飽和脂肪酸

飲食中主要的 ω-3 多元不飽和脂肪酸(ω-3 polyunsaturated fatty acids, ω-3 PUFA)為 EPA 及 DHA。研究指出 ω-3 脂肪酸因可干擾凝血和改變前列腺素合成，亦能刺激一氧化氮(nitric oxide, NO)產生，使得血管壁鬆弛（血管舒張），具心臟保護作用，但攝取超過 3 g 的 ω-3 PUFA 時可能會延長出血時間，須特別注意。

AHA 建議增加魚類攝取，特別是富含 ω-3 脂肪酸的魚類，如鮭魚、鮪魚、鯖魚、沙丁魚等，每週食用兩次，每次約 3.5 盎司（約 100 g）；而來自於蔬菜種子的 ω-3 脂肪酸則是 α－次亞麻油酸(alpha-linolenic acid, ALA)，亦具有抗發炎功效。

5. 膽固醇

AHA/ACC 2013 年指南不再限制膽固醇攝取，並且特別指出膳食膽固醇不會提高血液 LDL-C；2015 年美國飲食指南亦跟進，取消了限制膽固醇的建議，但多數高膽固醇食物因富含飽和脂肪，其確實會增加 LDL-C，故仍需要控制攝取量。

6. 植物固醇

從大豆油或松樹油中分離出的植物固醇(stanols and sterols)能透過抑制膳食膽固醇的吸收來減少血液膽固醇，降低成人 LDL-C 濃度(Yanai et al., 2015)。

7. 反式脂肪

自然界的脂肪酸大多為順式，但也有部分含有反式脂肪(transfat)；天然的反式脂肪存在於反芻動物（如牛、羊）的肉品及乳製品中，人工的反式脂肪則是因食品加工後油脂氫化產生。氫化油能延長食品保存時間，能運用在烘培業，增加食物酥軟的口感，但攝取反式脂肪酸會增加血液 LDL-C，並降低 HDL-C 濃度(Yanai et al., 2015)，故建議盡可能減少食用。我國食品藥物管理署已公告自 2018 年 7 月 1 日（以製造日期為準）起，食品中不得使用不完全氫化油。

8. 膳食纖維

富含膳食纖維(dietary fiber)的食物有水果、蔬菜、豆類和全穀物等，又可分為非水溶性及水溶性纖維；非水溶性纖維（如纖維素和木質素）對血清膽固醇濃度沒有影響，但水溶性纖維可結合膽酸，藉由增加膽酸排泄來降低血膽固醇，且結腸中的菌叢還可發酵水溶性膳食纖維，產生短鏈脂肪酸，如醋酸(acetate)、丙酸(propionate)和丁酸(butyrate)，此類物質能抑制膽固醇合成，故建議攝取時應以水溶性纖維為主，每日 25~30 g。

第三節　心臟相關疾病

動脈粥狀硬化心臟血管疾病(atherosclerotic cardiovascular disease, ASCVD)是一群相互關聯的疾病，包括動脈粥狀硬化、高血壓、周邊血管疾病和心衰竭，上述病症經常同時存在。

心絞痛(angina pectoris)及心肌梗塞(myocardial infarction, MI)是由於供應心臟血流的冠狀動脈因脂肪斑塊的堆積導致血管狹窄、血流不足，心肌出現缺氧狀況所引發，而急性心肌梗塞又稱為心臟病發作(heart attack)。

正常情況下，心臟能擠壓出足夠的血液來灌流全身組織並滿足代謝需要，而心臟衰竭(heart failure, HF)，又稱為鬱血性心臟病(congestive heart failure, CHF)，則是心臟無法提供足夠的血流量到身體各部位，引起疲勞、呼吸困難（呼吸短促）和體液滯留。可單獨發生，也可能影響心臟的兩側。

一、動脈粥狀硬化心臟血管疾病

（一）病理機轉

　　血管由三層組成（圖 7-1）。外層主要是結締組織，維持血管結構；中間層為平滑肌，透過收縮和擴張來控制血流量和血壓；內襯則是一層薄薄的內皮細胞，內皮細胞能藉由精胺酸及一氧化氮合成酶(nitric oxide synthase)合成一氧化氮(NO)，NO 能舒張血管、降低血壓。

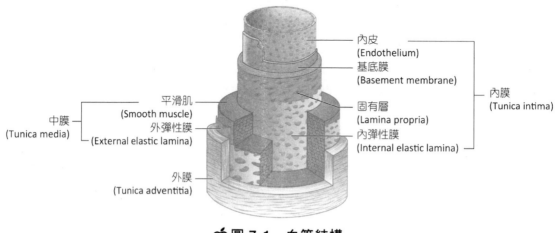

內皮
(Endothelium)

基底膜
(Basement membrane)

固有層
(Lamina propria)

內彈性膜
(Internal elastic lamina)

內膜
(Tunica intima)

平滑肌
(Smooth muscle)

外彈性膜
(External elastic lamina)

中膜
(Tunica media)

外膜
(Tunica adventitia)

圖 7-1　血管結構

　　動脈粥狀硬化為漸進式的過程，致病機制主要是氧化的 LDL 誘發血管內皮細胞產生細胞黏合蛋白，如 VCAM-1 (vascular cell adhesion molecule-1)、P-selectin、E-selectin，細胞黏合蛋白會吸引單核球貼附血管，並穿越血管內皮細胞進入血管內膜，一旦進入後即會轉變成巨噬細胞(machrophage)，其會吞噬氧化的 LDL 後形成泡沫細胞；泡沫細胞聚集，最後形成脂肪斑(fatty streaks)。此外，若血管內皮損傷會影響 NO 合成，導致血管彈性變差、增加 LDL 通透性，加速 LDL 被巨噬細胞吞噬並堆積成脂肪斑，活化血小板及促進血管發炎。

　　當脂肪斑逐漸擴大，細胞內便會發生微鈣化，在脂肪斑和血管壁間形成保護性的纖維蛋白層，即為動脈粥狀硬化，若隨時間發展越來越大，便會形成脂肪斑塊(plaque)，使得血管狹窄、心臟血流不足，引發心肌缺氧。脂肪斑塊也會吸引血小板並活化體內凝血系統，導致血栓，進而阻塞血管造成急性心肌梗塞。

（二）危險因子

1. 主要危險因子

(1) 高血壓。

(2) 年齡：男性超過 45 歲、女性超過 55 歲。男性於 35~44 歲時發生早發型心血管疾病的風險為同齡女性的 3 倍；而停經前的婦女，因女性荷爾蒙能減少血管損傷，故可降低罹患 ASCVD 風險，但大多數女性於 55 歲後停經，會使得罹病風險上升，特別是更年期後血脂組成異常、體重增加的婦女。

(3) 糖尿病：因經常伴隨著血脂異常、高血壓和肥胖等問題，故會增加罹患 ASCVD 風險；心血管疾病亦是大部分糖尿病人的死亡原因之一。

(4) 估算的腎絲球過濾率＜60 ml/min。

(5) 微白蛋白尿。

(6) 早發性心血管疾病家族史：一等親的男性在 55 歲前或女性 65 歲前發生心臟血管疾病。

2. 可改變的危險因子

(1) 血脂組成異常：血中總膽固醇、LDL-C 及三酸甘油酯濃度提高、HDL-C 濃度降低皆會增加罹患 ASCVD 風險。

(2) 氧化三甲胺濃度上升：氧化三甲胺(trimethylamine N-oxide, TMAO)是腸道微生物分解動物蛋白後，經由肝臟代謝產生的物質，研究已證實其與動脈粥狀硬化疾病具正相關性(Tuso et al., 2015)。

3. 發炎指數提高

某些發炎指標如高靈敏度 C 反應蛋白(high sensitivity C-reactive protein, hs-CRP)、介白素－6 (interleukin-6, IL-6)、纖維蛋白原(fibrinogen)及同半胱胺酸(homocysteine)與動脈粥狀硬化有關(Kalogeropoulos et al, 2010)。

(1) 高靈敏度 C 反應蛋白：為急性發炎時由肝臟合成的蛋白質，正常值通常＜0.6 mg/dL。由於動脈粥狀硬化為一種發炎過程，臨床上出現心絞痛、心肌梗塞、中風及周邊血管疾病的病人，其濃度會超過 3 mg/dL，故研究表示 hs-CRP 濃度上升亦可作為心血管疾病的獨立危險因子(Quispe et al., 2020)。

(2) 纖維蛋白原：心肌梗塞大多是由於冠狀動脈受血栓阻塞所造成，而纖維蛋白原升高則與吸菸、糖尿病、高血壓、肥胖、久坐、血中三酸甘油酯濃度升高等形成血栓的危險因素有關，故可作為罹患 ASCVD 的獨立預測因子。

(3) 同半胱胺酸：為甲硫胺酸的胺基酸代謝物。有研究表示高同半胱胺酸血症可能會促進動脈粥狀硬化，故可作為指標物，但尚未完全確定因果關係。

4. 生活型態的危險因子

(1) 吸菸：增加 LDL 氧化、加強血小板凝集作用。

(2) 缺乏運動。

(3) 睡眠不足：造成血壓升高。

(4) 壓力：激活神經細胞激素，使得心跳和血壓上升。

(5) 攝取過多酒精：飲酒過量致血壓上升。

5. 其他危險因子

(1) 肥胖：腹部肥胖會使得血壓升高、血脂異常及增加葡萄糖耐受不良之風險，亦會增加體內發炎指標的濃度。

(2) 代謝症候群：屬多項代謝異常現象，會增加罹患 ASCVD 風險。

（三）治療原則

　　肥胖會增加心血管疾病風險，生活方式的改變仍然是預防和治療疾病的主架構，應透過減少熱量攝取及增加活動來幫助體重控制，包括遵循心臟健康飲食、規律運動、戒菸及保持健康體重等。

　　缺乏運動或久坐的生活模式是 ASCVD 的獨立危險因素，規律運動能增加 HDL-C 濃度和心臟肌肉的血流量、促進纖維蛋白溶解、改善血糖耐受性及增加胰島素敏感性，有助於降低血壓及控制體重。

　　AHA 對成人的運動建議如下：

1. 每週至少執行中等強度的有氧運動 150 分鐘或劇烈有氧運動 75 分鐘，也可兩者結合，分散於整個星期中進行為佳。

2. 增加中等至高強度的肌肉強化活動（如重量訓練），每週至少 2 天。

3. 減少坐著的時間；即便是輕度活動也能夠抵消久坐風險。

4. 每週至少活動 300 分鐘。

5. 逐漸增加運動時間和強度。

（四）營養照顧

改善飲食模式(dietary patterns)與降低心血管疾病風險的相關性已為人所知，心臟健康飲食型態於近年也越來越受到重視，但食物通常以組合方式食用，且各營養素之間可能存在協同作用，該如何調整飲食內容亦為重要課題。

1. 地中海飲食

有研究指出地中海飲食(the mediterranean diet)模式可降低 30%罹患 ASCVD 的風險，亦對於抑制發炎最具效果(Estruch et al., 2013)。其強調食用大量新鮮蔬菜水果（包含根莖類及綠色蔬菜）、全穀類、高脂魚類（富含 ω-3 脂肪酸）、減少紅肉，多攝取瘦肉、低脂乳製品、堅果及豆類，使用橄欖油、芥花油及堅果油；地中海飲食含有適量的總脂肪比例（占總熱量的 32~35%）、相對較低的飽和脂肪酸比例 (9~10%)、較高的多元不飽和脂肪酸比例（尤其是 ω-3 脂肪酸）及高纖維（每日建議攝取 27~37 g），具有心臟保護作用。

2. 得舒飲食

此飲食模式富含蔬菜、水果、低脂乳製品、魚類、全穀類和堅果，少糖及動物蛋白攝取，還可抑制發炎，故有助於減少心血管疾病風險；且根據 OmniHeart 試驗結果，減少 10%的碳水化合物並提高蛋白質比例（25%的熱量來自蛋白質，其中一半來源為植物）有最好的降血壓及血膽固醇作用。2013 年 AHA/ACC 的生活方式指南亦建議，預防心血管疾病最佳的飲食型態，應採得舒飲食。

3. 抗氧化營養素

攝取足夠的抗氧化營養素如維生素 C、E 和 β－胡蘿蔔素，有助於減少 LDL-C 的氧化和 ASCVD 疾病進展，其中，維生素 E 是 LDL 中含量最高的抗氧化劑，為其他抗氧化劑的 20~300 倍，其主要功能是防止細胞膜中多元不飽和脂肪酸氧化，但 AHA 不建議直接使用維生素 E 營養補充劑，應增加全穀類、堅果和種子的攝取，從中獲得維生素 E。

此外，含有植物化學物質的食物於體內也具有抗氧化作用，如綠茶中的兒茶素、紅葡萄或紅酒中的白藜蘆醇、漿果中的多酚類皆被認為可改善血管功能，而此類食物亦是地中海飲食的一部分，若採取此飲食模式，即可攝取到相關物質。

二、心肌梗塞

（一）病理機轉

冠狀動脈會因脂肪斑塊堆積導致動脈粥狀硬化及狹窄，當動脈粥狀硬化斑塊破裂，引起冠狀動脈部分或完全阻塞時，無法輸送足夠氧氣及養分至心肌細胞，便會造成心臟組織永久受損或壞死，嚴重甚至導致休克或死亡。

（二）症狀

主要症狀為胸口疼痛或緊縮感，其疼痛可能會輻射至肩膀、左背後、下巴等處，伴隨著呼吸困難、冒冷汗、噁心、嘔吐、暈眩、心跳加快等，休息後疼痛仍無法緩解，嚴重時會失去意識、心律不整、血壓下降甚至死亡。

（三）診斷標準

心肌梗塞需同時評估臨床症狀、心臟酵素和心電圖，才可確立診斷。

1. 心臟酵素

肌酸激酶(creatine kinase, CK)是一種高敏感度的心肌損傷指標，含有三種同功異構物，分別為 CK-MM、CK-MB、CK-BB。當心臟肌肉受損，血液心肌酵素濃度便會上升，其中以 CK-MB 作為心肌梗塞特異性指標。

肌鈣蛋白－I (troponin-I)與心肌梗塞的嚴重度成正相關，通常 > 0.06 ng/ml 為異常，而高敏感度心肌旋轉蛋白(high sensitivity Troponin T, hs-TnT)可提高對心肌梗塞診斷之敏感度，現已廣泛應用於急性心肌梗塞早期診斷。一般來說在入院後 3 小時內複查，觀察是否存在著動態變化，藉此得知心肌細胞損傷程度以確立診斷。

2. 心電圖

當冠狀動脈完全阻塞，通常可在心電圖上發現 ST 段上升，此稱為 ST 上升型心肌梗塞(ST-elevation myocardial infarction, STEMI)，但亦有非 ST 上升型心肌梗塞(non ST-elevation myocardial infarction, NSTEMI)之型態，此時心電圖可能會出現 Q 波異常變寬、變深及 T 波倒置情形。

（四）治療原則

1. 經皮冠狀動脈介入治療

經皮冠狀動脈介入治療(percutaneous coronary intervention, PCI)是由腹股溝動脈或手腕橈動脈，將心導管伸入心臟的冠狀動脈內，注射顯影劑後以 X 光來檢視心臟血管血流狀況，在狹窄處以氣球擴張術將血管撐開，並裝置血管內支架固定，使血流管徑增大，心肌不再缺氧。治療後須服用抗血小板藥物，如阿斯匹靈(100 mg)及保栓通(Clopidogrel 75 mg)，以預防支架內血栓產生。

2. 冠狀動脈繞道手術

選取身體其他部位血管繞過阻塞部分，連接至更遠端的冠狀動脈血管，為心臟開出新的血管通道，此稱冠狀動脈繞道手術(coronary artery bypass graft, CABG)。常用來進行繞道手術的血管有腿部的大隱靜脈(greater saphenous vein)、胸部的內乳動脈(internal mammary artery)及前臂的橈動脈(radial artery)。治療後亦須服用抗血小板藥物預防血栓再發生。

（五）營養照顧

1. 術後飲食

(1) 少量多餐：避免一次攝取大量食物，增加心臟負擔。

(2) 調整食物質地：從流質飲食開始，再慢慢轉變成半流質及軟質的食物型態。

(3) 避免產氣及不易消化的食物。

(4) 避免含咖啡因的飲料：咖啡因會使血管收縮、心跳加速及血壓上升，增加心臟負荷。

(5) 避免飲酒：過量的酒精會抑制心肌功能。

(6) 高纖飲食：保持排便通暢，避免閉氣用力解便。

(7) 術後因開始使用高劑量抗凝血劑，故不宜補充大劑量的魚油、維生素 E 及容易活血的中藥，如當歸、人參。

2. 長期飲食

(1) 均衡健康飲食。

(2) 控制熱量，維持理想體重。

(3) 選擇得舒飲食型態並控制鹽分攝取，積極控制血壓及膽固醇濃度。

三、心臟衰竭

（一）病理機轉

　　心臟相關疾病、高血壓、糖尿病、肥胖、動脈粥狀硬化、酒精性心肌病變及慢性阻塞性肺病，皆會導致持續性的心臟損傷，為努力維持血液泵動，此損傷會改變左心室的功能和形狀，使其肥大，此一過程稱為心臟重塑(cardiac remodeling)；為維持心臟功能穩定，心臟重塑後會活化身體的代償機制，包括活化自主神經系統、腎素－血管收縮素系統及促發炎細胞激素分泌，代償機制惡化了心室損傷及症狀，體內會增加正腎上腺素、血管收縮素 II、醛固酮、內皮素(endothelin)及血管加壓素(vasopressin)分泌，導致水分滯留及周邊血管收縮，提高血液動力學上的壓力。B型利鈉利尿胜肽(B-natriuretic peptide, BNP)由心室分泌，能預測心衰竭嚴重程度和死亡率，通常大於 100 pg/ml 為異常，而每升高 100 pg/ml，其死亡相對風險即增加 35% (Desai et al., 2013)。

　　此外，飲食中鈉攝取過量、無規律服用藥物、心律不整、肺栓塞、感染及貧血等因素，均會進一步惡化心臟功能，亦會導致心臟無力收縮，引發心臟衰竭。

（二）症狀

　　心臟衰竭時，為補償不足的心輸出量，心臟會透過增加收縮力和體積及更頻繁的心跳來維持供血量，並刺激腎臟保留鈉及水來維持循環。初期能透過代償維持正常循環，但晚期無法再提供正常輸出，便會出現三個主要症狀，包括疲勞、呼吸短促和體液滯留，臨床上可觀察到病人常採取端坐呼吸(orthopnea)。

　　心輸出量不足會造成低灌流狀態，使得周邊組織水腫、四肢冰冷、嗜睡、體液堆積，引起血鈉濃度降低及惡化腎功能；腦部因供血量減少，會導致神智不清、記憶力減退、焦慮、失眠、暈厥（大腦缺氧造成的短暫意識喪失）和頭痛。若為老年人，初步的症狀還包括乾咳、全身無力和厭食症。

◎ 合併症

　　心臟惡病質(cardiac cachexia)是心臟衰竭的嚴重合併症，定義為非自願下，半年內減輕至少 6%的非水腫體重(Springer et al., 2006)。特徵以瘦體組織減少為主，其會導致心肌質量進一步減少，使心臟變得柔軟、鬆弛、收縮力下降，惡化心臟衰竭，此時若無積極營養照顧則會提高死亡率。

心臟功能不佳時，腸道缺乏足夠的血流導致腸道不完整，細菌分泌的內毒素會進入血流，引起促發炎細胞激素分泌，如 TNF-α 及脂聯素(adiponectin)，造成身體異化代謝。脂聯素濃度提高在心衰竭病人中亦是消瘦和死亡率的預測指標。

（三） 治療原則

由於心衰竭病人的長期存活率較低，故應盡早發現左心室功能不良並積極管理危險因素，才能有助於降低發生率和死亡率。心臟衰竭分成四個階段，第 I 期和第 II 期通常無症狀，最重要的是治療潛在的危險因素和疾病，如血脂異常、高血壓和糖尿病，以防止心肌結構性損傷；至於第 III 期及第 IV 期，需進一步採取二級防禦來延緩心肌功能的惡化，策略上應包含使用 angiotensin-converting enzyme inhibitors (ACEIs)、angiotensin receptor blockers (ARBs)、aldosterone antagonist、β-blockers、Digoxin 及 Hydralazine 等藥物。每個階段的症狀、治療目標及使用的藥物均不相同，詳見表 7-6。

（四） 營養照顧

積極營養介入對病人的預後可產生正向影響，包括減少再次入院、縮減住院天數、改善限制鈉和液體攝取量的依從性以及提高生活質量。

1. 水分控制

應每日在固定時間、進食前及排尿後秤量體重，有助於了解水分平衡狀態。若嚴重心衰竭病人體重增加超過 0.5 kg、中度者體重增加超過 1 kg、輕度者體重增加超過 1.5~2.5 kg，則需限制水分及鈉的攝取，並配合利尿劑使用，來恢復體內水分平衡。

2. 少量多餐

一次大量性進食會增加疲勞感，並導致腹脹，明顯增加耗氧量，故建議採少量多餐；心衰竭病人通常可配合此飲食模式。

3. 維持理想體重

超過半數心衰竭病人有營養不良的情況發生，可能與心臟惡病質相關，因此須提供適當的熱量避免其體重下降。若為肥胖的病人，在減少熱量供應的同時，應同時監測蛋白質營養狀態，以防快速減重造成蛋白質異化代謝。此外，活動限制亦可能降低熱量需求，需仔細進行營養評估和營養監測，以確認攝取的熱量是否可達到維持理想體重的狀態。

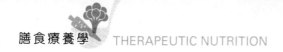

表 7-6　心臟衰竭各階段的治療

階段	心臟衰竭程度	治療目標	治療方式
第Ⅰ期	· 有心臟衰竭的危險風險存在，如高血壓、動脈粥狀硬化、糖尿病、肥胖、代謝症候群或使用具心臟毒性的藥物、有家族性心肌病變但沒有心臟結構改變或心衰竭症狀 · 不影響身體活動度	· 治療高血壓、高血脂症 · 戒菸 · 規律運動 · 控制代謝症候群	· 常規用藥：ACEIs、ARBs
第Ⅱ期	· 有心臟衰竭的危險風險存在，可能曾經有心肌梗塞或無症狀的瓣膜疾病 · 左心室肥大及心輸出量減少但沒有心臟衰竭的症狀 · 輕微影響身體活動	與第Ⅰ期相同	· 常規用藥：ACEIs、ARBs、β-blockers
第Ⅲ期	· 左心室肥大及心輸出量減少，伴隨著臨床症狀，如呼吸短促、疲勞 · 明顯影響身體活動、減少運動的耐受程度	與第Ⅰ、Ⅱ期相同，並限制飲食中鈉攝取	· 常規用藥：水分滯留時使用利尿劑、ACEIs、β-blockers · 依需要提供其他藥物：aldosterone antagonist、ARBs、Digoxin、Hydralazine / Nitrates · 依需要裝置雙心室心律調節器或植入式心臟整流去顫器
第Ⅳ期	· 難治療的心臟衰竭，需要專科醫師介入治療 · 在最大藥物治療下，休息狀態仍然有明顯症狀 · 臥床，幾乎無法進行身體活動 · 反覆入院，在沒有專科介入下無法安全出院	與第Ⅰ、Ⅱ、Ⅲ期相同	· 選擇合適的照顧模式 · 安寧照顧 · 心臟移植 · 強心藥治療 · 使用永久性機械輔助系統 · 使用實驗性手術或藥物

4. 心臟健康飲食

心臟健康飲食強調低鈉和高鉀的攝取，若病人合併有血脂異常或動脈粥狀硬化，建議採用低飽和脂肪酸、低反式脂肪酸、低膽固醇飲食，並配合高纖維、多全穀物及多蔬菜水果；而合併高血壓的病人，則推薦得舒飲食。

5. 酒精

長期飲酒可能導致心肌病變和心臟衰竭(Mirijello et al., 2017)，而過量飲酒會增加液體攝取量並升高血壓，建議避免飲酒；若需飲酒，女性每日不應超過 1 杯（0.5 盎司酒精），男性每日不應超過 2 杯。

6. 咖啡因

咖啡因會使得心跳加快及造成心律不整，因此過往皆不建議心衰竭病人攝取含咖啡因的食物，然而近來有不同的研究指出，高劑量的咖啡因並不會誘發心律不整(Zuchinali et al., 2016)，且藉由咖啡和茶的抗氧化作用，適度飲用可降低 ASCVD 風險，飲用茶類甚至可降低死亡風險(de Koning Gans et al., 2010)。

7. 營養素需求

(1) 脂肪

攝取魚類或是富含 ω-3 脂肪酸的魚油，有助於降低高三酸甘油酯血症及減少心房顫動(Roth et al., 2010)，故每日從魚肉或魚油營養補充劑攝取至少 1 g 的 ω-3 脂肪酸，對於心臟具有保護作用。

(2) 鈉

過量的鈉與體液滯留及水腫有關。AHA/ACC 建議心衰竭病人應控制每日鈉攝取量 ≤ 2 g，若持續出現水分滯留或水腫狀態，則需限制水分攝取，每日約 2 L；美國心臟衰竭學會(Heart Failure Society of America)則建議每日鈉攝取應限制在 2~3 g，對於中重度心臟衰竭者可考慮每日攝取量 < 2 g，若持續出現水分滯留或嚴重低血鈉(Na < 130 mEq/L)，則限制水分每日 < 2 L。

嚴格限鈉可能會降低食慾，導致營養攝取不足；此外，亦會增加醛固酮、正腎上腺素及血管收縮素 II 的分泌，進一步促進鈉及水分滯留，對於治療反而有不利影響，故對於限鈉的程度應有個別化的考量，必須同時考慮到心臟衰竭的階段、正在服用的藥物、水腫狀態和整體營養狀態，再行規劃。

低鈉飲食可由減少沾醬和避免高鈉加工食品開始，而後再指導適當的烹飪技巧和閱讀食品成分標示，有助於理解食品中的鈉含量。低鈉飲食對部分病人來說會有執行上的困難，應協助找出問題並耐心教導，增加遵從度。

(3) 鈣

因活動受限制、腎臟功能損傷及某些藥物改變了鈣的代謝，心衰竭病人罹患骨質疏鬆症的風險會增加，故飲食中應注意鈣的攝取是否充足。

(4) 鎂

心衰竭病人常見鎂缺乏，可能是由於攝取不足或使用利尿劑（如 Furosemide (Lasix®)）所致，其會增加鎂的排泄。因此，應監測血鎂濃度，視情況補充。

(5) 硫胺

硫胺(thiamin)是產生能量所需的輔酶，能促進心肌收縮的反應，缺乏時會導致能量減少和心臟收縮力減弱，心衰竭病人可能因食物攝取不足而增加硫胺缺乏的風險，使用利尿劑亦會增加排泄量，故長期服用利尿劑會耗損體內硫胺並引起代謝性酸中毒，而每日補充 100 mg 的硫胺可有效改善左心室的心輸出量和功能。

(6) 維生素 D

高劑量維生素 D (50 μg)可延緩骨質疏鬆發生，並能增加抗發炎細胞激素 IL-10 分泌及降低 TNF-α 分泌，可減輕心衰竭病人體內的發炎反應 (Schleithoff et al., 2006)。維生素 D 亦可作為類固醇激素，以反向調節方式來減少腎素分泌(MG Meems et al., 2011)。

(7) L－精胺酸

心衰竭病人的運動能力下降，可能是由於周邊組織血流量減少，損傷內皮依賴性血管舒張功能導致；而 L－精胺酸能在體內轉化為內皮鬆弛因子，但如何補充尚需更多研究來建立明確建議。

(8) 輔酶 Q10

心衰竭病人的輔酶 Q10 濃度通常較低，有研究指出若給予補充，可能因減少氧化壓力的堆積，能顯著提高運動耐量及減輕症狀，提高生活質量。此外，HMG-CoA 還原酶抑制劑會干擾輔酶 Q10 合成，若有服用此藥物的病人可考慮補充。

THERAPEUTIC NUTRITION

第四節　心臟移植

心臟移植是對於難治癒的心臟疾病和末期心臟衰竭的唯一治療方式，移植前後的營養支持對降低發病率和死亡率至關重要。心臟移植病人的營養照顧可分為三個階段：移植前、移植後短期和移植後長期營養照顧。心臟移植術後的熱量與營養素需求見表 7-7。

一、移植前的營養照顧

移植前體重過輕（低於 80%）或體重過重（超過理想體重的 140%）皆會增加感染及死亡率，需對病人進行全面的營養評估，包括疾病史、生理狀況、人體測量和生化檢查。而移植前有心臟惡病質的病人，營養目標是將體重增加至理想體重，如果經口攝取不足，則需根據營養狀況及合併症調整腸道營養；移植前合併有高脂血症和高血壓也會減少存活率，故移植前應限制飲酒、減肥、運動、戒菸、採低鈉飲食(Wexler et al., 2009)。

二、移植後短期的營養照顧

移植後病人短期的營養目標為：(1)提供足夠的蛋白質和熱量：以治療異化代謝和促進傷口癒合；(2)監測和糾正電解質異常；(3)良好的血糖控制。手術後的代謝壓力會惡化高血糖的狀態，且移植後為了預防排斥，需開始服用類固醇及免疫抑制劑，其會誘導異化代謝及血糖、血脂代謝異常，飲食調整有助於控制血糖，改善代謝副作用。

術後應採少量多餐的飲食方式，而飲食進展則是自清流質開始，再進行到流質、半流質，而後逐漸轉換為軟質飲食。若經口攝食不足或有合併症產生，可使用管灌方式提供營養，當病人食慾不振時，提供流質且高熱量密度的食物能維持適當的營養攝取。

三、移植後長期的營養照顧

移植後常見合併症，包括高血壓、體重增加過多、高脂血症、骨質疏鬆症和感染，高血壓可透過飲食、運動和藥物達到良好控制，而盡量減少過度的體重增加亦很重要，因肥胖病人移植後排斥的風險更高，存活率更低。

　　免疫抑制劑會導致 LDL-C 和三酸甘油酯濃度上升，並且增加移植後心衰竭風險，因此，除了攝取有益心臟健康的飲食，還需配合服用降血脂藥物使血脂正常。

　　移植前，病人可能因缺乏活動及心臟惡病質而出現骨質減少；移植後，容易因長期服用類固醇誘發骨質疏鬆症，為減緩骨質流失，需補充鈣及維生素 D，並配合重力運動和服用抗骨再吸收藥物(antiresorptive drug)。

　　此外，因移植後需終生服用免疫抑制劑，應加強注重食品安全問題，減少感染機會。

表 7-7　心臟移植術後的熱量與營養素需求

項目	短期	長期
熱量	・基礎能量消耗 x 1.2~1.4　(30~35 kcal/kg)	・以維持體重為主；基礎能量消耗 x 1.2~1.3 (20~30 kcal/kg)
蛋白質	・1.3~2 g/kg/day	・1 g/kg/day
醣類	・占總熱量的 50% ・避免攝取精製醣類	・占總熱量的 50% ・避免攝取精製醣類 ・選擇高纖維、複合性醣類
脂肪	・占總熱量的 30% （嚴重高血糖可提高脂肪比例）	・≦總熱量的 30% ・飽和脂肪酸＜總熱量的 10%
鈣	・1,200 mg/day	・1,200~1,500 mg/day ・可考慮補充雌激素或維生素 D
鈉	2 g/day	
鎂及磷	鼓勵攝取富含鎂及磷的食物（必要時可補充）	
鉀	依血清鉀離子濃度決定補充或限制	
維生素及礦物質	・綜合維生素及礦物質的補充，符合 DRIs 需求 ・可能需要補充懷疑或確認缺乏的營養素	
其他	避免使用未經安全確認的補充產品或替代產品	

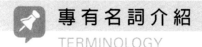

專有名詞介紹
TERMINOLOGY

1. 高血壓(hypertension)：成年人的正常血壓為收縮壓＜120 mmHg 及舒張壓＜80 mmHg，超過此標準即被認為有血壓偏高或高血壓。

2. 腎素－血管收縮素系統(renin-angiotensin system, RAS)：腎入球動脈附近有一群近腎絲球細胞會分泌腎素，腎素作用於血中的血管收縮素原，使其轉變為血管收縮素 I，血管收縮素 I 再經過血管收縮素轉化酶的作用轉變成血管收縮素 II，血管收縮素 II 能直接作用在動脈，促進血管收縮，引起血壓上升。

3. 動脈粥狀硬化性心血管疾病(atherosclerotic cardiovascular disease, ASCVD)：氧化的 LDL 誘發血管內皮細胞產生細胞黏合蛋白，吸引單核球貼附血管，穿越血管內皮細胞進入血管內膜，轉變成巨噬細胞，吞噬氧化的 LDL 後形成泡沫細胞；泡沫細胞聚集，最後形成脂肪斑，脂肪斑逐漸擴大，細胞內便會發生微鈣化即為動脈粥狀硬化，隨時間發展形成脂肪斑塊，使得血管狹窄、心臟血流不足，引發心肌缺氧、急性心肌梗塞和心衰竭。

4. 得舒(dietary approaches to stop hypertension, DASH)飲食：強調多食用水果、蔬菜、低脂乳製品、全穀物、瘦肉和堅果的飲食模式，並限制高糖食物及飲料、紅肉、脂肪的攝取，可顯著降低血壓。

5. 高脂血症(hyperlipidemia)：指血清中膽固醇或三酸甘油酯濃度過高的症狀，血膽固醇濃度過高與動脈粥狀硬化的發生率呈正相關。

6. 心肌梗塞(myocardial infarction)：供應心臟氧氣和養分的冠狀動脈會因脂肪斑塊堆積導致動脈粥狀硬化及狹窄，當冠狀動脈部分或完全阻塞時，無法輸送足夠氧氣及養分至心肌細胞，會造成心臟組織永久受損或壞死。

7. 經皮冠狀動脈介入治療(percutaneous coronary intervention, PCI)：經由腹股溝動脈或手腕橈動脈，將心導管伸入心臟的冠狀動脈內，在狹窄處以氣球擴張術將血管撐開，並裝置血管內支架固定，使血流管徑增大，心肌不再缺氧。

8. 冠狀動脈繞道手術(coronary artery bypass graft, CABG)：選取身體其他部位血管繞過阻塞部分，連接至更遠端的冠狀動脈血管，為心臟開出新的血管通道。

案例探討
CASE DISCUSSION

　　李女士，60 歲，家庭主婦，身高 150 cm，體重 63 kg。早餐通常吃統一奶酥麵包及一杯摩卡三合一咖啡，中餐大多食用維力炸醬麵一包，午點會吃 2~3 片手工餅乾或一塊微熱山丘鳳梨酥配一杯摩卡三合一咖啡，晚餐自炊，常煮一道紅燒肉、一條煎魚及一樣炒青菜，烹調用油以植物油為主，但是由於牙齒不好，蔬菜不易咀嚼，故很少吃，多選擇肥肉，每次大約 2~3 兩；每天會吃一次水果，份量約一個拳頭大。此外，每日會去公園散步 1 小時。日前進行健康檢查，其生化檢查報告如下：serum total CHOL: 255 mg/dL、TG: 250 mg/dL、LDL-C: 163 mg/dL、HDL-C: 42 mg/dL、Glucose (AC): 95 mg/dL、BUN: 15 mg/dL、Cr.: 0.7 mg/dL、BP: 135/85 mmHg，根據檢查結果，醫師予開立 Lipitor 1# QD，並轉介營養師。請回答下列問題：

1. 李女士的生化檢查報告之異常項目為何？

2. 李女士的飲食內容中，是否有可能導致生化檢查異常的項目？

3. 李女士的營養診斷為何？

簡易膳食設計
DIET BY DESIGN

　　為改善前述案例探討中李女士之高脂血症，膳食設計如下：

1. 熱量需求：個案身高 150 cm，體重 63 kg，BMI=28 kg/m²，體位為輕度肥胖，建議使用調整體重計算其熱量需求：

    調整體重＝[(63-49.5)×0.25]+49.5=52.9≒53 kg

    而低活動強度者的熱量需求為 28 kcal/kg，故熱量需求＝53×28=1484≒1,500 kcal。

2. 三大營養素分配：

    (1) 蛋白質：1,500×20%÷4=75 g。

    (2) 脂肪：1,500×30%÷9=50 g。

    (3) 醣類：1,500×50%÷4=188 g。

➡ 膳食設計 ←

種類		份數(ex)	蛋白質	脂肪	醣類	早餐	午餐	午點	晚餐
奶類（低脂）		2	16	8	24	1.5		0.5	
水果類		3			45	1		0.5	1.5
蔬菜類		4	4		20	0.5	1.5		2
全穀根莖類		6.5	13		97.5	2	2	0.5	2
豆魚肉蛋類	高脂								
	中脂	3	21	15		1			2
	低脂	3	21	9			2	1	
油脂類		4		20		1	1		2
合計(g)			75	52	186.5				

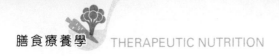

☰━ 菜 單 ━◖

餐次	飲食內容	材料	份數(ex)	可食生重(g)	烹調方法
早餐	無糖拿鐵咖啡	即溶咖啡粉	—	3	即溶咖啡粉以 100 c.c.熱水泡開後加入溫牛奶
		低脂鮮乳	0.5	120	
	吐司蔬菜披薩	全麥吐司	2	60	雞蛋煮熟切片、番茄切片、小黃瓜切絲,將水煮蛋、番茄、小黃瓜和起司片放在吐司上,烤10分鐘
		水煮蛋	1	55	
		番茄片	0.2	20	
		小黃瓜絲	0.3	30	
		低脂起司片	0.5	22.5	
	芝麻水果優格	無糖優格	0.5	95	香蕉去皮切片後加入無糖優格及芝麻粉
		香蕉	1	70	
		芝麻粉	1	10	
午餐	海鮮麵	乾麵條	2	40	熱油鍋,放入橄欖油,薑、蔥段、洋蔥爆香;加入水、紅蘿蔔絲,煮開後放入麵條、豆芽菜、豆包、鯛魚,加鹽調味
		鯛魚片	1.5	52.5	
		豆包	0.5	15	
		薑	—	5	
		洋蔥絲	0.3	30	
		紅蘿蔔絲	0.1	10	
		蔥段	0.1	10	
		豆芽菜	1	100	
		橄欖油	1	1 t	
		鹽	—	1/4 t	
午點	無糖拿鐵咖啡	即溶咖啡粉	—	3	即溶咖啡粉以 100 c.c.熱水泡開後加入溫牛奶
		低脂鮮乳	0.5	120	
	鮪魚水果塔	麗茲小圓餅	0.5	10	水煮鮪魚瀝乾水分,水果切丁,將水果與鮪魚拌勻後放在餅乾上
		水煮鮪魚	1	30	
		奇異果	0.2	21	
		葡萄乾	0.1	2	
		哈密瓜	0.2	30	

餐次	飲食內容	材料	份數(ex)	可食生重(g)	烹調方法
晚餐	糙米飯	糙米	2	40	糙米洗淨，加入 1:1.5 的水，煮成較軟的糙米飯
	煎鮭魚	鮭魚	1.5	52.5	鮭魚洗淨抹鹽，熱油鍋，放入橄欖油將魚煎熟
		胡椒鹽	—	1/8 t	
		橄欖油	0.5	1/2 t	
	魚香茄子	茄子	1	100	茄子滾刀塊，蒸熟；熱油鍋，放入橄欖油將絞肉炒熟，加入蒜頭、辣豆瓣醬及糖調味後，放入蒸熟的茄子及九層塔拌勻
		絞肉	0.5	17.5	
		九層塔	0.1	10	
		蒜頭	—	5	
		辣豆瓣醬	—	1/2 t	
		糖	—	1/2 t	
		橄欖油	1	1 t	
	燙地瓜葉	地瓜葉	0.9	90	地瓜葉燙熟後，拌入香油及鹽
		香油	0.5	1/2 t	
		鹽	—	1/8 t	

學習評量
REVIEW ACTIVITIES

( ) 1. 下列何種藥物是 HMG CoA reductase inhibitors，可以減少膽固醇合成？
   (A) Clofribrate   (B) Cholestyramine   (C) Lovastatin   (D) Nicotinic acid

( ) 2. 若血液中三酸甘油酯濃度 350 mg/dL，下列敘述何者正確？
   (A)酒精不需要限制　　　　　　　(B)可用 100%純果汁取代水果
   (C)強調以植物性蛋白取代紅肉　(D)添加糖不要超過總熱量的 10%

( ) 3. 下列何種脂肪酸會抑制 VLDL 及 ApoB-100 合成？
   (A) eicosapentaenoic acid   (B) α-linoleic acid
   (C) myristic acid   (D) oleic acid

( ) 4. 下列何者是心臟衰竭的指標？
   (A) BNP   (B) AST   (C) BUN   (D) CRP

( ) 5. 關於心臟移植病人的短期營養建議，下列何者正確？
   (A)熱量 25 kcal/kg   (B)醣類 50%並限制單醣類食物攝取
   (C)蛋白質 1.0 g/kg   (D)鈉 3~4 g/day

( ) 6. 美國心臟病學會建議的預防心血管疾病之飲食型態，下列何者正確？
   (A)每日攝取 15~20 g 纖維   (B)多選擇紅肉、甜食
   (C)多選擇熱帶蔬菜油   (D)控制鈉攝取量每日小於 2,400 mg

( ) 7. 下列何者是懷疑有急性心肌梗塞的生化指標？
   (A)高密度脂蛋白   (B)血液尿素氮   (C)血液白蛋白   (D)心肌旋轉蛋白 I

( ) 8. 關於脂蛋白，下列敘述何者正確？
   (A)長期攝取高油飲食會增加乳糜微粒的分泌，而乳糜微粒增加不會增加動脈粥狀硬化的風險
   (B)高三酸甘油酯血症通常是因為血清中 LDL 脂蛋白過多造成
   (C) ApoB 與 Apo A-I 的比值越低，動脈粥狀硬化的風險越低
   (D)較大顆粒的 LDL 容易被氧化，與動脈粥狀硬化有高度正相關

（　　）9. 高血壓病人各類營養素的攝取建議，下列何者為非？

    (A)每日應攝取少於 6 g 的鹽

    (B)可藉由補充維生素 D 來達到降血壓目的

    (C)每日食用 2~3 份低脂牛奶來增加鈣的攝取

    (D)每日食用 8~10 份蔬菜水果來增加鉀的攝取

（　　）10. 關於心臟衰竭病人的飲食建議，下列何者正確？

    (A)應每日測量體重，以確認身體的水分平衡狀態

    (B)出現水分滯留且嚴重低血鈉(Na < 130 mEq/L)的病人，應增加鈉的攝取

    (C)病人常因使用利尿劑而出現高血鎂現象，應監測血鎂濃度

    (D)心臟衰竭病人使用 Digoxin 藥物可能減少輔酶 Q10 的合成

解答

CCAAB　　DDCBA

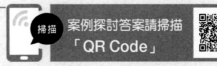

掃描　案例探討答案請掃描「QR Code」

參考文獻
REFERENCES

Appel, L. J., Brands, M. W., Daniels, S. R., Karanja, N., Elmer, P. J., & Sacks, F. M. (2006). Dietary approaches to prevent and treat hypertension: A scientific statement from the American Heart Association. *Hypertension, 47*(2), 296-308.

Appel, L. J., Sacks, F. M., Carey, V. J., Obarzanek, E., Swain, J. F., Miller, E. R., ... & OmniHeart Collaborative Research Group. (2005). Effects of protein, monounsaturated fat, and carbohydrate intake on blood pressure and serum lipids: Results of the OmniHeart randomized trial. *Jama, 294*(19), 2455-2464.

Benjamin, E. J., Virani, S. S., Callaway, C. W., Chamberlain, A. M., Chang, A. R., Cheng, S., ... & Muntner, P. (2018). Heart disease and stroke statistics—2018 update: A report from the American Heart Association. *Circulation, 137*(12), e67-e492.

Centers for Disease Control and Prevention(2017). *Hypertension* https://www.cdc.gov/nchs/fastats/hypertension.htm.

de Koning Gans, J. M., Uiterwaal, C. S., Van Der Schouw, Y. T., Boer, J. M., Grobbee, D. E., Verschuren, W. M., & Beulens, J. W. (2010). Tea and coffee consumption and cardiovascular morbidity and mortality. *Arteriosclerosis, thrombosis, and vascular biology, 30*(8), 1665-1671.

DeMarco, V. G., Aroor, A. R., & Sowers, J. R. (2014). The pathophysiology of hypertension in patients with obesity. *Nature Reviews Endocrinology, 10*(6), 364-376.

Desai, A. S. (2013). Are serial BNP measurements useful in heart failure management? Serial natriuretic peptide measurements are not useful in heart failure management: The art of medicine remains long. *Circulation, 127*(4), 509-516.

Estruch, R., Ros, E., Salas-Salvadó, J., Covas, M. I., Corella, D., Arós, F., ... & Martínez-González, M. A. (2013). Primary prevention of cardiovascular disease with a Mediterranean diet. *New England Journal of Medicine, 368*(14), 1279-1290.

Fraser, A., Williams, D., & Lawlor, D. A. (2010). Associations of serum 25-hydroxyvitamin D, parathyroid hormone and calcium with cardiovascular risk factors: Analysis of 3 NHANES cycles (2001–2006). *PloS one, 5*(11), e13882.

Harris, W. S., Mozaffarian, D., Rimm, E., Kris-Etherton, P., Rudel, L. L., Appel, L. J., ... & Sacks, F. (2009). Omega-6 fatty acids and risk for cardiovascular disease: A science advisory from the American Heart Association Nutrition Subcommittee of the Council on Nutrition, Physical Activity, and Metabolism; Council on Cardiovascular Nursing; and Council on Epidemiology and Prevention. *Circulation, 119*(6), 902-907.

Lee, C. J., Kim, J. Y., Shim, E., Hong, S. H., Lee, M., Jeon, J. Y., & Park, S. (2018). The effects of diet alone or in combination with exercise in patients with prehypertension and hypertension: A randomized controlled trial. *Korean circulation journal, 48*(7), 637-651.

Lennon, S. L., DellaValle, D. M., Rodder, S. G., Prest, M., Sinley, R. C., Hoy, M. K., & Papoutsakis, C. (2017). 2015 Evidence analysis library evidence-based nutrition practice guideline for the management of hypertension in adults. *Journal of the Academy of Nutrition and Dietetics, 117*(9), 1445-1458.

Madsen, C. M., Varbo, A., & Nordestgaard, B. G. (2017). Extreme high high-density lipoprotein cholesterol is paradoxically associated with high mortality in men and women: Two prospective cohort studies. *European heart journal, 38*(32), 2478-2486.

MG Meems, L., Van der Harst, P., H van Gilst, W., & A de Boer, R. (2011). Vitamin D biology in heart failure: Molecular mechanisms and systematic review. *Current drug targets, 12*(1), 29-41.

Mirijello, A., Tarli, C., Vassallo, G. A., Sestito, L., Antonelli, M., d'Angelo, C., ... & Addolorato, G. (2017). Alcoholic cardiomyopathy: What is known and what is not known. *European journal of internal medicine, 43*, 1-5.

Navab, M., Reddy, S. T., Van Lenten, B. J., & Fogelman, A. M. (2011). HDL and cardiovascular disease: Atherogenic and atheroprotective mechanisms. *Nature Reviews Cardiology, 8*(4), 222-232.

Poorolajal, J., Zeraati, F., Soltanian, A. R., Sheikh, V., Hooshmand, E., & Maleki, A. (2017). Oral potassium supplementation for management of essential hypertension: A meta-analysis of randomized controlled trials. *PLoS One, 12*(4), e0174967.

Qi, D., Nie, X., & Cai, J. (2017). The effect of vitamin D supplementation on hypertension in non-CKD populations: A systemic review and meta-analysis. *International journal of cardiology, 227*, 177-186.

Quispe, R., Michos, E. D., Martin, S. S., Puri, R., Toth, P. P., Al Suwaidi, J., ... & Elshazly, M. B. (2020). High-Sensitivity C-Reactive Protein Discordance With Atherogenic Lipid Measures and Incidence of Atherosclerotic Cardiovascular Disease in Primary Prevention: The ARIC Study. *Journal of the American Heart Association, 9*(3), e013600.

Roth, E. M., & Harris, W. S. (2010). Fish oil for primary and secondary prevention of coronary heart disease. *Current atherosclerosis reports, 12*(1), 66-72.

Schleithoff, S. S., Zittermann, A., Tenderich, G., Berthold, H. K., Stehle, P., & Koerfer, R. (2006). Vitamin D supplementation improves cytokine profiles in patients with congestive heart failure: A double-blind, randomized, placebo-controlled trial. *The American journal of clinical nutrition, 83*(4), 754-759.

Springer, J., Von Haehling, S., & Anker, S. D. (2006). The need for a standardized definition for cachexia in chronic illness. *Nature clinical practice Endocrinology & metabolism, 2*(8), 416-417.

Tuso, P., Stoll, S. R., & Li, W. W. (2015). A plant-based diet, atherogenesis, and coronary artery disease prevention. *The Permanente Journal, 19*(1), 62.

Wexler, R., Elton, T., Pleister, A., & Feldman, D. (2009). Cardiomyopathy: An overview. *American family physician, 79*(9), 778.

Whelton, P. K., Carey, R. M., Aronow, W. S., Casey, D. E., Collins, K. J., Dennison Himmelfarb, C., ... & Wright, J. T. (2018). 2017 ACC/AHA/AAPA/ABC/ACPM/AGS/APhA/ASH/ASPC/NMA/PCNA guideline for the prevention, detection, evaluation, and management of high blood pressure in adults: A report of the American College of Cardiology/American Heart Association Task Force on Clinical Practice Guidelines. *Journal of the American College of Cardiology, 71*(19), e127-e248.

Yanai, H., Katsuyama, H., Hamasaki, H., Abe, S., Tada, N., & Sako, A. (2015). Effects of dietary fat intake on HDL metabolism. *Journal of clinical medicine research, 7*(3), 145.

Zhang, X., Li, Y., Del Gobbo, L. C., Rosanoff, A., Wang, J., Zhang, W., & Song, Y. (2016). Effects of magnesium supplementation on blood pressure: A meta-analysis of randomized double-blind placebo-controlled trials. *Hypertension, 68*(2), 324-333.

Zhou, M. S., Schulman, I. H., & Zeng, Q. (2012). Link between the renin–angiotensin system and insulin resistance: Implications for cardiovascular disease. *Vascular medicine, 17*(5), 330-341.

Zuchinali, P., Souza, G. C., Pimentel, M., Chemello, D., Zimerman, A., Giaretta, V., ... & Rohde, L. E. (2016). Short-term effects of high-dose caffeine on cardiac arrhythmias in patients with heart failure: A randomized clinical trial. *JAMA internal medicine, 176*(12), 1752-1759.

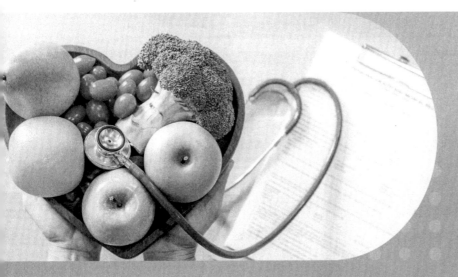

Therapeutic Nutrition

CHAPTER

08

林栩禎／編著

貧血的營養照顧

本章
大綱

1. 認識貧血的診斷與分類。
2. 了解各種類型貧血的病因、症狀與營養照顧。

前 言 | INTRODUCTION

　　貧血是指紅血球數量或其攜氧能力不足以滿足生理需求的一種血液疾病。根據異常的原因，大致可分為兩類：動態性及型態學的異常。動態性異常為紅血球生命週期異常，即生成量不足或流失快速導致數量欠缺；而型態學異常，則是紅血球結構品質異常。上述兩種原因限制了血液和組織細胞間的氧與二氧化碳交換，可能引發組織缺氧。

　　紅血球的生成與成熟過程，需要許多營養素參與（如鐵、葉酸及維生素 B_{12}），而營養素攝取不當的貧血，一般稱為營養性貧血(nutritional anemia)，除此之外，尚有先天遺傳性貧血。本章節將介紹各種類型的貧血疾病，以及營養素於紅血球發育成熟過程中扮演的角色，以利學習如何給予貧血病人適當的營養照顧。

THERAPEUTIC NUTRITION

第一節　貧血介紹

一、定義與診斷標準

　　貧血的定義，為血液中紅血球總質量(total RBC mass)的減少，臨床上以血紅素之數值作為診斷依據，如女性血紅素 12 g/dL 以下、男性血紅素 13.5 g/dL 以下即視為貧血，亦可透過評估血球細胞計數、網狀紅血球指數及周邊血液抹片等方式進行鑑別診斷。網狀紅血球為骨髓內未成熟的紅血球，占人體紅血球總數約 1%，在大量紅血球流失的狀況下，其從骨髓進入血液的時間會提早，因此，計算血液中網狀紅血球指數(reticulocyte index)可用以作為貧血發生原因的鑑別診斷。

二、分類

　　在排除紅血球異常流失的貧血原因後，便可藉由紅血球的型態進行分類（圖8-1）。依照平均紅血球體積(mean corpuscular volume, MCV)可分為小球性貧血

(microcytic anemia)、正常血球性貧血(normocytic anemia)及巨球性貧血(macrocytic anemia)（表 8-1）。其中，因營養素相關的貧血又稱之為營養性貧血(nutritional anemia)，其主要原因為營養素攝取不適當所導致；而最常見的是缺鐵性貧血，其次為缺乏葉酸或維生素 B_{12} 造成的巨球性貧血。

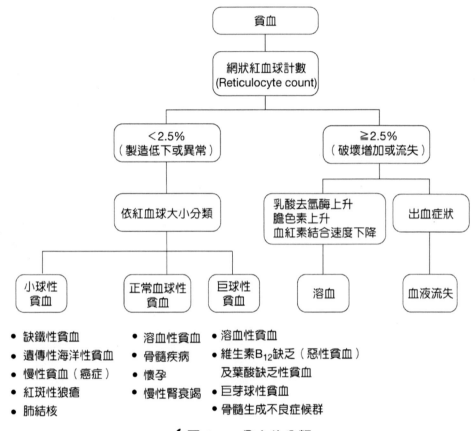

🍎 圖 8-1　貧血的分類

📋 表 8-1　貧血的型態學分類

分類	平均紅血球體積 (MCV)	平均紅血球血紅素濃度 (MCHC)	病症
小球性貧血	<80 fl	<31%	缺鐵性貧血
正常血球性貧血	82~92	>30	溶血性貧血
巨球性貧血	>94	>31%	惡性貧血

第二節　營養性貧血

一、缺鐵性貧血

　　缺鐵性貧血(iron deficiency anemia)為臺灣人最常見的貧血原因，好發於 15~45 歲的女性。人體中約含有 2~4 g 的鐵，其中將近 80%存在於血紅素(hemoglobin)、肌紅素(myoglobin)及相關含鐵酶中。體內大部分的鐵來源為自身老化的紅血球，經過脾臟、肝臟網狀內皮組織的巨噬細胞吞噬後，再釋放出來循環利用，小部分則由飲食中補充提供。此外，血液中約四分之三的鐵會和運鐵蛋白受體(transferrin receptor)結合，運送至骨髓供血紅素合成並參與紅血球生成；剩餘約四分之一的鐵則會傳送至肝臟網狀內皮細胞內，以儲鐵蛋白(ferritin)的形式儲存（圖 8-2、表 8-2）。

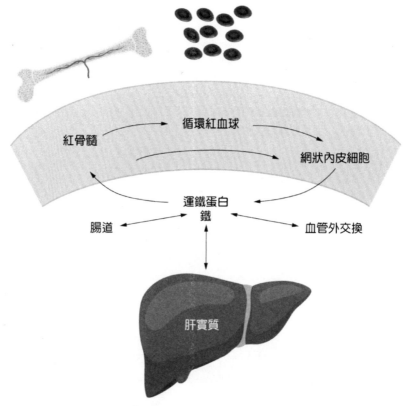

圖 8-2　鐵的代謝途徑

資料來源：Jameson, J. L., Fauci, A. S., Kasper, D. L., Hauser, S. L., Longo, D. L., & Loscalzo, J. (2018). *Harrison's principles of internal medicine* (20th ed.). McGraw-Hill.

表 8-2　人體中鐵含量分布

項目	80 公斤成年男性(g)	60 公斤成年女性(g)
血紅素	2.5	1.7
肌紅素／含鐵酶	0.5	0.3
運鐵蛋白	0.003	0.003
儲存鐵	0.6	0~0.3

資料來源：Adamson, J. W. (2018). Iron deficiency and other hypoproliferative anemias. In J. L. Jameson, A. S. Fauci, D. L. Kasper, S. L. Hauser, D. L. Longo, & J. Loscalzo (Eds.), *Harrison's principles of internal medicine* (20th ed.). McGraw-Hill Education.

（一）缺鐵性貧血的發展進程

缺鐵性貧血的發展進程可分為三個階段（表 8-3）：

1. 第一階段：負鐵平衡期

指身體對於鐵的需要量或流失量，大於由食物中所獲取的鐵，此階段多由生理狀態改變所導致，如失血、懷孕、青春期的快速生長或飲食中攝取不足，又如每日額外失血大於 10~20 ml 所流失的鐵量，即超過腸胃道可於正常飲食中吸收的鐵量。

在攝取量低於需要量的情況下，會消耗體內的儲存鐵以維持正常生理作用，故第一階段可觀察到反應鐵儲存量的儲鐵蛋白(serum ferritin)濃度降低，但只要尚未完全消耗體內的儲存量，血清中的鐵(serum iron)和總鐵結合容積(total iron-binding capacity, TIBC)就得以保持在正常範圍內，紅血球的型態和相關數值皆為正常，亦無其他功能異常。

2. 第二階段：儲鐵耗損期

此時期儲存的鐵量幾乎耗盡，血清鐵開始下降，總鐵結合容積(TIBC)則逐漸上升。當儲鐵蛋白濃度＜15 μg/L 時，表示體內儲存的鐵已耗竭，一旦運鐵蛋白飽和度(transferrin saturation, TSAT)降至 15~20%，血紅素合成就會受阻。

3. 第三階段：缺鐵性貧血期

此階段血清鐵含量降至 30 μg/dL 以下、運鐵蛋白飽和度降至 10%以下；紅血球生成不足，組織中含鐵酶亦被消耗完畢，血紅素下降，產生缺鐵性貧血的症狀。

表 8-3　缺鐵性貧血發展進程數值變化

項目	正常狀態	負鐵平衡期	儲鐵耗損期	缺鐵性貧血期
骨髓鐵儲量	1~3+	0~1+	0	0
儲鐵蛋白(ferritin) (ng/dL)	500~200	<20	<15	<15
總鐵結合容積(TIBC) (μg/dL)	300~360	>360	>380	>400
血清鐵(serum iron) (μg/dL)	50~150	正常	<50	<30
運鐵蛋白飽和度(TSAT) (%)	30~50	正常	<20	<10
紅血球型態	正常	正常	正常	小球性／低血色素性

（二）病因

造成缺鐵性貧血的原因可分成三大類：

1. 鐵質需求量增加：快速成長的嬰兒期、青春期、懷孕及紅血球生成素治療。

2. 鐵質流失：急／慢性出血、經血流失、惡性腫瘤等。

3. 鐵質吸收不足：腸胃疾病、酗酒或腸道手術等。

（三）症狀

臨床症狀取決於鐵質缺乏的時間及嚴重程度，早期症狀包含肌肉功能不良、虛弱疲倦、頭暈、頭痛、臉色蒼白、易喘、心悸、免疫力下降等；嚴重或長時間的缺鐵性貧血，則會出現湯匙狀指甲(spoon-shaped finger nail)（圖 8-3）、口角炎(angular stomatitis)、舌炎(glossitis)，甚至是心臟衰竭。

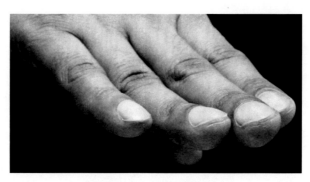

圖 8-3　湯匙狀指甲

（四） 治療原則

1. 口服鐵營養補充劑

為臨床治療缺鐵性貧血的主要處置；有多種製劑可供選擇，其中亞鐵型態無機鐵為主要劑型，亦有設計用於整個小腸、持續釋放的複雜鐵化合物，而最廣泛使用的則是亞硫酸鐵(ferrous sulfate)，其劑量需換算成元素鐵供應量，通常每日最多可服用 200 mg 的元素鐵。

理想狀態下，口服鐵製劑應空腹服用，因為食物可能會抑制鐵的吸收，故空腹可獲得最好的鐵質吸收率，但可能會造成 15~20%的病人胃腸不適，其副作用尚有腹部疼痛、噁心、嘔吐、便祕、上腹飽脹或心灼熱。當較嚴重的腸胃道副作用發生時，為避免營養補充劑使用的遵從性降低，可改為隨餐服用，不過此舉會大幅降低鐵的吸收率，治療時程延長 1.5 倍。為提升鐵營養補充劑的吸收率，部分製劑會添加增強鐵吸收的物質，如維生素 C。因維生素 C 不單單是一種強還原劑，也能夠與鐵結合，形成可快速被吸收的複合物。

2. 靜脈注射鐵補充劑

若為部分腸道疾病或其他急性原因，導致無法透過腸胃道吸收足夠鐵質時，可選擇透過靜脈注射方式給予。傳統形式為右旋糖酐鐵(iron dextran)，然而，由於右旋糖酐鐵的分子量較高，存在著安全疑慮，近年已有較新型的鐵複合物可以選擇，如阿魏酸(feraheme)、葡萄糖酸鐵鈉(ferrlecit)、蔗糖鐵(venofer)、低分子量右旋糖苷鐵(low molecular weight iron dextran, LMWID)和羧基麥芽糖鐵(injectafer)等，不良反應率皆較低。

（五） 營養照顧

正常成人每日約有 1%的紅血球經過自然的細胞凋亡，釋放出約 30 mg 的鐵質，其中 29 mg 透過前述機制回收於體內利用或儲存，因此，正常成人每日鐵流失量約為 1 mg。考量到平均鐵吸收率約為 5~10%，DRIs 建議，19~50 歲的成年男性，每日應補充 10 mg 的鐵以維持鐵平衡；而停經前婦女，由於月經週期平均會流失 25~80 ml 的血量，亦會損失鐵質，故其每日攝取量建議提高至 15 mg。

　　食物中的鐵來源有兩種不同形式，分別為血基質鐵(heme iron)和非血基質鐵(nonheme iron)。血基質鐵結合於紫質環(porphyrin)結構中，主要存在於動物性食物的血紅素或肌紅素內；而非血基質鐵主要存在於植物性食物或乳製品中，以三價鐵(Fe^{3+})的型態進入腸胃道，經由迴腸細胞刷狀緣(brush border)的鐵離子還原酶(ferric reductase)，還原為二價鐵(Fe^{2+})後，於十二指腸細胞透過二價金屬離子轉運蛋白(divalent metal transporter protein, DMT-1)吸收。血液循環中的鐵大多與運鐵蛋白(transferrin)結合，將鐵運送至骨髓利用，或是運至肝臟及網狀內皮細胞儲存。

　　食物中不同型態的鐵會影響其吸收能力（表 8-4），存在於家畜、魚類及家禽類等動物性來源(meat, fish, poultry, MFP)的血基質鐵吸收率，約為非血基質鐵的 2 倍；血基質鐵的吸收率約為 15%，而非血基質鐵則落於 3~8%之間。

　　為使鐵吸收量達最大化以預防或治療缺鐵性貧血，可遵循以下營養照顧原則：

1. 選用鐵質含量較高的食物（表 8-5）。

2. 盡可能每餐中包含動物性來源食材。

3. 配合高維生素 C 食物一同食用。

4. 避免用餐時同時飲茶或咖啡。

5. 避免與高鈣食物一同食用。

表 8-4　影響鐵質吸收率的因子

強化因子	抑制因子
·鐵儲存量降低	·鹼性環境(alkaline pH)
·糖，尤其是果糖及山梨糖醇	·多酚類(polyphenols)
·黏蛋白(mucin)	·高草酸(oxalic acid)食物
·酸性環境	·高植酸(phytic acid)食物
·動物性來源	·卵黃高磷蛋白(phosvitin)
	·二價陽離子(divalent cations)

表 8-5　含鐵量較高的食物

食物名稱	每份食物鐵含量 (mg/exchange)	食物名稱	每份食物鐵含量 (mg/exchange)
家畜、魚類及家禽類			
豬血	31.1	山羊後腿肉火鍋片	1.1
鴨血	18.1	牛前胸肉	1.1
鵝肝	15.2	銀鯧	1.1
熟鵝腿肉	5.3	牛後腿腱子心	1.1
豬肝	3.4	泰勃圓鰺	0.9
豬腎	3.4	骨腿（肉雞）	0.9
豬脾臟	3.1	牛梅花肉火鍋片	0.9
鵝心	3.0	板腱牛	0.9
鮪魚肚	1.4	鵝肉	0.9
豬肝連	1.3	沙朗牛排	0.8
鴨腿	1.1	牛嫩肩里肌火鍋片	0.8
豬舌	1.1	太空鴨（去皮）	0.8
腓力牛排	1.1	鯖魚	0.8
蔬菜類			
鳳尾藻	70.3	薄荷	11.0
紅毛苔	62.0	野苦瓜嫩梢	8.5
紫菜	56.2	蕺菜	8.4
髮菜	40.7	山芹菜	7.8
紅莧菜	11.8	金針菜乾	7.6

資料來源：食品藥物管理署(2018)·臺灣食品營養成分資料庫。https://www.fda.gov.tw/TC/siteList.aspx?sid=284

二、惡性貧血

　　惡性貧血(pernicious anemia)與巨母紅血球性貧血，在紅血球型態學分類上皆屬於巨球性貧血(macrocytic anemia)。葉酸與維生素 B_{12} 均會參與細胞中核酸的合成過程，故缺乏時會導致 DNA 合成異常，造成血球在骨髓中的前驅物發生型態和功能上的改變而產生巨球性貧血。但惡性貧血僅發生在維生素 B_{12} 缺乏。

（一）病因

發生惡性貧血的主要原因為內在因子(intrinsic factor)缺乏，而內在因子是由存在於胃底(fungus)及胃體(body)的壁細胞(parietal cell)所分泌。食物中的維生素 B_{12} 多與蛋白質結合進入胃部，再藉由胃酸分解蛋白質，游離出維生素 B_{12}，最後與唾液中的 R 蛋白(R-binder)結合。維生素 B_{12} 與內在因子進入十二指腸後，由胰蛋白酶分解 R 蛋白，維生素 B_{12} 再度被游離出來，在鹼性環境下，游離出的維生素 B_{12} 會再與內在因子結合。

相對於其他維生素多於空腸近端被吸收，維生素 B_{12} 與內在因子的複合物會持續被運送到迴腸，與迴腸細胞刷狀緣表面上的受體結合後，進入迴腸細胞中（圖 8-4）。

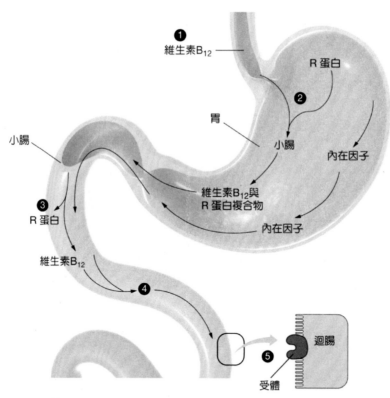

❶ 來自食物的維生素 B_{12}

❷ 維生素 B_{12} 與唾液中的R蛋白結合

❸ 十二指腸的胰蛋白酶分解R蛋白，維生素 B_{12} 被游離出來

❹ 游離出的維生素 B_{12} 與內在因子結合

❺ 維生素 B_{12} 與內在因子的複合物運送到迴腸，
　與迴腸細胞刷狀緣表面上的受體結合後，進入迴腸細胞中

🍎 圖 8-4　維生素 B_{12} 的吸收過程

造成內在因子缺乏或維生素 B_{12} 吸收不良的原因如下：

1. 分泌異常：自體免疫疾病或胃部疾病造成胃黏膜萎縮、胃酸及內在因子分泌不足。

2. 胃切除手術：約有五分之一施行部分胃切除手術的病人，十年內會發生惡性貧血症狀。

3. 迴腸吸收異常：腸阻塞、區域性腸炎、寄生蟲感染或藥物（如秋水仙素及新黴素），皆會影響維生素 B_{12} 於迴腸末端的吸收。

（二） 症狀

一般情況下，維生素 B_{12} 會透過腸肝循環於體內再吸收利用，即使是嚴格素食者，在沒有補充維生素 B_{12} 的情況下，其缺乏的症狀仍需經數十年後才會發生。與葉酸缺乏造成的巨母紅血球性貧血不同，維生素 B_{12} 缺乏導致的貧血不單影響血液，亦會影響腸胃道及神經系統，一般症狀包含臉色蒼白、容易疲倦和體重減輕等；腸胃道症狀可能出現厭食、噁心、口腔發炎或消化不良；神經性症狀有手腳麻木、平衡障礙、記憶力變差或是情緒不穩的情形發生。

（三） 治療原則

二十世紀初期，曾以富含維生素 B_{12} 的肝臟治療惡性貧血，直到二十世紀中期，維生素 B_{12} 的結構被確立，現以直接注射為主要治療方式，輸注後約 2 天就能夠改善疲倦等症狀，一週後紅血球數量即有顯著改善。而注射維生素 B_{12} 於治療貧血的過程中，紅血球生成速率將會大幅提升，必要時仍需加強鐵質補充，可參考缺鐵性貧血之營養照顧原則。此外，研究發現即使肝臟儲有維生素 B_{12}，但全胃切除的病人因缺乏內在因子，手術後若未補充維生素 B_{12}，平均 15 個月內會觀察到有血中維生素 B_{12} 缺乏情形，建議定期注射補足。

（四） 營養照顧

維生素 B_{12} 在體內僅由微生物合成，人類的主要來源是動物性食品，如肉、魚和乳製品，而一般飲食中每天約含有 5~30 µg 維生素 B_{12}。成人每日經由尿液和糞便中損失為 1~3 µg，占人體存儲量的 0.1%左右，由於人體沒有合成維生素 B_{12} 的能力，因此 DRIs 建議成年人每日應攝取 2.4 µg 的維生素 B_{12}；而奶蛋素食者可經由蛋及乳製品中獲得，一般情況下無缺乏之虞；至於全素食者，因維生素 B_{12} 主要存於動物性來源中，需要透過部分菇類及藻類來獲取（表 8-6）。

表 8-6　維生素 B$_{12}$的植物性來源

食物名稱	每 100 公克食物維生素 B$_{12}$含量(μg /100 g)
壽司海苔片	105.08
紫菜	65.26
枇杷	7.24
乾裙帶菜	5.07
乾香菇	0.94
海帶梗	0.84
裙帶菜	0.81
乾銀耳	0.38
柳松菇	0.34
乾海茸芯	0.30

資料來源：食品藥物管理署 (2018)．臺灣食品營養成分資料庫。https://www.fda.gov.tw/TC/siteList.aspx?sid=284

三、巨母紅血球性貧血

　　葉酸缺乏所造成的巨母紅血球性貧血(megaloblastic anemia)為另一種常見的巨球性貧血。葉酸參與許多重要生物分子的合成和代謝，如在細胞中，葉酸主要介入細胞中單碳之循環代謝，並擔任攜帶者的角色，加入嘌呤生成、甲基化尿嘧啶去氧核酸為胸嘧啶核酸的過程，以便 DNA 複製，與細胞分裂有密切關係，故在缺乏葉酸的情況下，無法進行正常的細胞分裂，導致紅血球無法成熟且持續生長，此不成熟的大型紅血球，即為巨母紅血球。

　　葉酸同時是胺基酸代謝過程中的輔酶，參與同半胱胺酸甲基化為甲硫胺酸、組胺酸的代謝過程，缺乏時，隨著血中濃度下降，亦可觀察到同半胱胺酸濃度上升。

（一）病因

　　葉酸缺乏的主要原因包含：

1. 攝取不足：由於葉酸對於熱相對較不穩定，過度烹調易造成葉酸流失，導致攝取量不足。

2. 需求量增加：葉酸參與細胞分裂的過程，因此，快速成長的嬰兒期、青春期或懷孕期間皆需增加葉酸攝取。

3. 吸收障礙：葉酸的吸收主要於小腸近端進行，慢性酒精中毒、腸胃道手術、抗痙攣藥物、避孕藥或部分口服降血糖藥，皆可能會影響其吸收。

4. 排泄增加：肝臟疾病或血液透析可能會導致部分葉酸流失。

（二）症狀

與維生素 B_{12} 缺乏症狀相似，包含臉色蒼白、容易疲倦、呼吸困難、舌頭疼痛、腹瀉、易怒、健忘或體重減輕等。

（三）治療原則

內科治療可透過口服葉酸補充，每日補充 1 mg，持續 2~3 週，便能恢復體內葉酸儲存量；但在嚴重缺乏的情形下，應採高劑量補充，且使用前需有正確的鑑別診斷，以免忽略維生素 B_{12} 缺乏所造成的神經性傷害。

（四）營養照顧

透過口服葉酸改善貧血症狀後，仍需每日補充以防缺乏情形再度發生；根據 DRIs 的建議，成年人應每日攝取 400 µg 的葉酸。

富含葉酸的食物，包含動物性肝臟及腎臟、水果及深綠色蔬菜（表 8-7），其中以新鮮、未烹煮過的水果和蔬菜為葉酸的良好來源。需注意的是，葉酸對熱極為敏感，很容易在烹煮過程中流失，故加熱時間不宜過長。

表 8-7　富含葉酸的食物來源

類別	食物名稱	每 100 公克食物葉酸含量 （µg /100 g）
水果類	草莓	82.8
	珍珠芭樂	55.6
	黑珍珠蓮霧	20.1
	木瓜	47.3
	奇異果	30.5
蔬菜類	紫菜	281.2
	菠菜（葉）	232.7
	小白菜	96.8
	黃豆芽	111.2
	土植本島萵苣	108.0

四、其他營養性貧血

(一) 銅缺乏性貧血

　　小腸細胞吸收的二價鐵(Fe^{2+})，會透過含銅蛋白藍胞漿素(ceruloplasmin)轉換成為三價鐵(Fe^{3+})，再以運鐵蛋白的形式運送到其他組織，所以銅也參與了血紅素的合成過程（圖 8-5）；當銅缺乏時，鐵質無法順利轉換利用，血清鐵質及血紅素會降低，但儲鐵量維持正常值，形成銅缺乏性貧血(copper deficiency anemia)。

　　一般均衡飲食便可由食物中獲得足夠的銅量，而高銅的食物則有巧克力、核果、果乾、動物性肝臟、有殼類海鮮等。因此，成年人於正常狀態下鮮有因銅缺乏造成的貧血，但飲食中的鋅會影響銅吸收，部分研究發現高劑量的鋅補充(40 mg/day)可能會造成銅的缺乏，需多加注意。

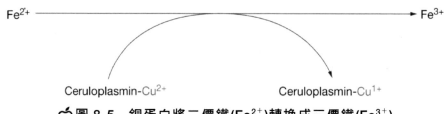

圖 8-5　銅蛋白將二價鐵(Fe^{2+})轉換成三價鐵(Fe^{3+})

(二) 蛋白質－熱量營養不良性貧血

　　蛋白質－熱量營養不良性貧血(anemia of protein-energy malnutrition)常見於蛋白質－熱量營養不良的病人中；過去常認為是缺乏鐵或是因紅血球數量減少所導致，但近年研究發現，部分蛋白質－熱量營養不良的病人，組織有輕微鐵蓄積現象，可能是由於蛋白質缺乏，導致肝臟製造胜肽類荷爾蒙降低，進而造成巨噬細胞釋出鐵質受到抑制，故鐵蓄積於細胞內。

　　對於蛋白質－熱量營養不良所造成的貧血，除了因熱量攝取降低外，亦可能與其增加的感染風險相關，但更詳細的致病原因有待進一步研究與探討。

(三) 維生素 E 反應性溶血性貧血

　　維生素 E 為一種抗氧化劑，缺乏時，細胞膜會難以維持完整性，進而造成紅血球破裂，此為維生素 E 反應性溶血性貧血(vitamin E responsive hemolytic anemia)的病因之一。另外，前述所提到的銅過高或過低時，亦可能發生溶血性貧血。

THERAPEUTIC NUTRITION

第三節　先天遺傳性貧血

　　非營養性貧血包含運動性貧血、再生不良性貧血、紅血球生成素缺乏之腎性貧血、鐮刀型貧血及海洋性貧血。其中海洋性貧血(thalassemia)與鐮刀型貧血(sickle cell anemia)為常見的先天遺傳性貧血。

一、海洋性貧血

　　海洋性貧血(thalassemia)為隱性遺傳的疾病。血紅素(hemogolbin)由血基質(heme)及球蛋白鏈(golbin chain)組成，球蛋白鏈基因缺損會導致血紅蛋白鏈的合成量降低，或完全無法製造，進而使得紅血球的體積較小，屬於低血紅素小球性貧血。另一方面，沒有受到影響的血紅蛋白鏈會代償性地生成增加，形成無法正常配對的不穩定複合物，血球容易破裂，而縮短紅血球的壽命。過去主要發現於地中海沿岸地區，故又稱地中海型貧血，但實際上除了地中海沿岸外，臺灣、中國長江以南和東南亞一帶亦為主要發生區域，是臺灣常見的單一基因遺傳疾病。

　　重度海洋性貧血為公告罕見疾病，依國民健康署(2021)罕見疾病通報資料顯示，至 2021 年 5 月底，全國累計個案共 401 人。倘若家人為海洋性貧血病人或帶因者，則自己需接受海洋性貧血相關檢查，而懷孕婦女應與產檢醫師討論，是否接受產前遺傳診斷檢查及相關遺傳諮詢服務，以保障下一代健康。

（一）病因

　　海洋性貧血分為 α 型（甲型）及 β 型（乙型）。成人血紅蛋白鏈是由兩個 α 鏈與兩個 β 鏈組成 $\alpha_2\beta_2$ 4 個球蛋白鏈，胎兒的血紅素結構則為 $\alpha_2\gamma_2$。4 個 α 鏈基因，兩兩位於第 16 對染色體上，α 型病人由於 α 鏈基因缺損，若 4 個 α 鏈基因中有 3 個缺損，血紅素會偏低，胎兒時期 γ 鏈或出生半年後，β 鏈會開始代償性增高，一般屬於中度海洋性貧血；但若是 4 個 α 鏈基因都缺損，在胎兒時期便因沒有 α 鏈，而完全無法製造血紅素，引起重度海洋性貧血，造成流產、水胎，即使順利出生也難以成長，出生不久即會死亡。

　　β 鏈基因位於第 11 對染色體上；正常人具有 2 個 β 鏈基因，單一缺損者為輕度海洋性貧血；若 2 個基因皆缺損，則為中度或重度 β 型海洋性貧血。胎兒的血紅素結構為 $\alpha_2\gamma_2$，故 β 型海洋性貧血於出生時不會出現症狀，直到 4~6 個月大時，身體開始合成血紅素 $\alpha_2\beta_2$，即會因 β 鏈基因缺損而漸漸出現貧血症狀，如肝、脾腫大等，若不進行輸血治療，未來將導致骨骼變形。

（二） 症狀

主要有心悸、頭暈、疲乏等貧血症狀；但基因遺傳缺陷程度不同，會直接影響血紅素的濃度，因此，臨床依基因缺陷的程度分為重度、中度及輕度。中重度海洋性貧血病人血紅素不足，體內紅血球生成素(EPO)會代償性上升，使得血漿量上升、鐵質沉積、脾臟腫大、骨髓擴大、軟骨病，甚至是骨骼型態改變。

（三） 治療原則

嚴重的重度 β 型海洋性貧血病人，約 2 歲前就必須開始展開漫長的持續性治療，包含每 2~4 週長期輸血及注射排鐵劑，另外，亦有造血幹細胞移植、移植臍帶血或基因治療等療法。

臺灣是海洋性貧血的好發區域，帶因者約 6%，大略有 140 多萬人。大部分帶因者沒有症狀，需透過血液檢查才能了解自身帶因狀況，如夫妻為同型帶因者，其子代有四分之一的機會罹患重度海洋性貧血，須終身輸血或接受骨髓移植才能維持生命，若重度海洋性貧血病人不進行輸血治療，常於 4 歲前死於貧血、感染和心衰竭，而輸血治療除了可治療貧血，也能抑制無效地造血活動，延緩脾臟及骨髓病變。

（四） 營養照顧

建議維持均衡飲食，並提高飲食中熱量、蛋白質、維生素 B 群（尤其是葉酸）及鋅的攝取量，來維持病童生長發育所需。此類病童生長遲緩且免疫力不佳，足夠的營養素攝取最為重要，同時也須注意，應降低高鐵含量食物的食用頻率，恰好與缺鐵性貧血相反，要避免維生素 C 與高鐵食物一起食用。

二、鐮刀型貧血

鐮刀型貧血(sickle cell anemia)為另外一種常見的隱性遺傳疾病，異常相關基因位在第 11 條染色體上，在缺氧狀態下，紅血球會變為堅硬的鐮刀狀，而非正常的雙凹圓盤狀（圖 8-6）。此類遺傳疾病常見於非洲南部及其他非裔地區，臺灣目前無個案通報。

（一） 病因

鐮刀型貧血的基因異常與 β 型海洋性貧血相似，其會影響血紅素 β 鏈結構，導致紅血球外觀變為鐮刀型且容易破裂，壽命顯著縮短；破裂的紅血球在血管中聚

集，使得血液黏稠度上升，形成血栓的機率增加，引起許多相關併發症。雖然重度海洋性貧血也會產生鐮刀狀的紅血球，但基因型態不同，不會被診斷為鐮刀型貧血。

（二）症狀

如一般貧血症狀，虛弱、易喘等；另有因血栓造成的疼痛和腫脹、骨頭及關節損傷、視網膜損傷、生長遲緩、脾臟損傷、免疫力下降等。

（三）治療原則

輸血治療、骨髓移殖及基因治療，並透過藥物進行疼痛控制。

（四）營養照顧

與海洋性貧血相同維持均衡飲食即可；但為避免鐵質蓄積，必須降低高鐵食物的食用頻率。

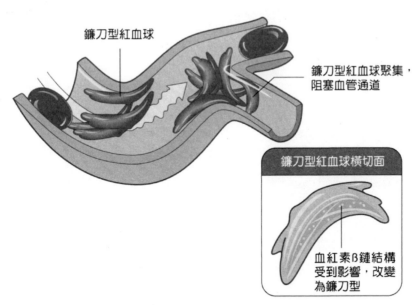

鐮刀型紅血球

鐮刀型紅血球聚集，阻塞血管通道

鐮刀型紅血球橫切面

血紅素β鏈結構受到影響，改變為鐮刀型

圖 8-6　鐮刀型貧血

資料來源：National Heart, Lung and Blood Institute (2020). *Sickle cell disease*. https://www.nhlbi.nih.gov/health-topics/sickle-cell-disease

專有名詞介紹
TERMINOLOGY

1. 貧血(anemia)：紅血球數量或其攜氧能力不足以滿足生理需求的一種血液疾病。

2. 網狀紅血球(reticulocyte)：骨髓內未成熟的紅血球。

3. 營養性貧血(nutritional anemia)：營養素缺乏造成的貧血。

4. 缺鐵性貧血(iron deficiency anemia)：缺乏鐵質造成的貧血。

5. 內在因子(intrinsic factor)：由胃的壁細胞分泌的一種醣蛋白，能與維生素 B_{12} 結合避免其遭受破壞，攜帶維生素 B_{12} 至迴腸吸收。

6. 儲鐵蛋白(ferritin)：體內鐵質主要儲存形式。

7. 運鐵蛋白(transferrin)：為一種球蛋白，由肝臟製造；可將鐵轉送骨髓以合成血紅素。當鐵存儲耗盡時，合成量增加。

8. 總鐵結合容積(total iron-binding capacity, TIBC)：代表運鐵蛋白結合鐵的總量。

9. 運鐵蛋白飽和度(transferrin saturation, TSAT)：血清鐵結合在運鐵蛋白的飽合程度，臨床上的計算方式為血清鐵濃度除以總鐵結合容積再乘以 100，以百分比表示。

10. 血基質鐵(heme iron)：主要存在於動物性食物中的血紅素或肌紅素內，主要為二價鐵型態。

11. 非血基質鐵(nonheme iron)：主要存在於植物性食物或乳製品中，以三價鐵的型態進入腸胃道，需還原為二價鐵後才得以吸收。

12. 海洋性貧血(thalassemia)：一種隱性遺傳疾病，屬於低血紅素小球性貧血，血球容易破裂而縮短紅血球的壽命。

13. 鐮刀型貧血(sickle cell anemia)：一種隱性遺傳疾病，在缺氧狀態下，紅血球會變為堅硬的鐮刀型而非正常圓盤狀。

案例探討
CASE DISCUSSION

　　王小美，女性，高中三年級，國小時任校內排球隊選手，喜歡運動，但國中二年級起由於課業增多，導致運動量變少，為避免發胖影響身材，進入高中後便開始吃素，近年常覺得頭暈、疲倦且容易感冒，稍微運動即感到呼吸困難與心悸，就連體適能測驗的 800 公尺都無法完成。原本自認為是課業壓力所致，但狀況並未隨休息改善，甚至更趨嚴重，上課也無法專心，情緒不穩，於是在母親的陪同下就醫。

　　病史詢問得知小美自國中開始生理期不穩定，常有單月兩次生理期，且月經量較多，通常持續 5~7 天；行身體評估檢查，發現小美臉色蒼白，眼結膜較無血色，抽血結果血紅素只有 7.2 mg/dL、MCV: 66.2 fl，白血球與血小板正常，之後透過更詳細的鑑別檢查，醫師診斷為貧血。請回答下列問題：

1. 請問小美可能的貧血類型為何？可以透過血液中哪些數值進行鑑別診斷？

2. 對於小美的貧血問題，飲食原則為何？

簡易膳食設計
DIET BY DESIGN

此為缺鐵性貧血病人之一日膳食設計，共計 1,800 kcal。

➡ 菜單 ⬅

餐次	菜名	食材
早餐	芝麻核桃蜂蜜燕麥粥	即食燕麥片 80 g、黑芝麻粉 5 g、生核桃 10 g、蜂蜜 5 g
	洋蔥鮪魚沙拉	水煮鮪魚罐頭 30 g、洋蔥 80 g
午餐	五穀飯	五穀米 80 g
	豬肉炒三絲	油一茶匙、紅蘿蔔絲 80 g、黑木耳絲 40 g、豬後腿肉絲 50 g
	塔香烘蛋	九層塔葉 20 g、雞蛋一顆、橄欖油一茶匙
	炒青菜	紅莧菜 100 g、油半茶匙、鹽少許
	苦瓜鳳梨湯	苦瓜 50 g、鳳梨 50 g
	水果	奇異果一顆
晚餐	養生紫米飯	白米 40 g、紫米 20 g、糙米 10 g
	清蒸鮮魚	鱸魚 70 g、嫩薑少許、青蔥少許、辣椒少許、料理米酒 5 ml、醬油 5 ml
	炒青菜	波菜 100 g、油半茶匙
	彩繪鮮蔬	青椒 20 g、紅甜椒 10 g、黃甜椒 10 g、濕黑木耳 10 g、白精靈菇 10 g、嫩薑少許、油一茶匙
	鮮蚵紫菜湯	紫菜（乾）3~5 g、蚵仔（牡蠣）20 g、嫩薑少許
	水果	中型蘋果一顆

學習評量
REVIEW ACTIVITIES

(　) 1. 血球合成所需要之營養素下列何者正確？
(A)鐵　(B)葉酸　(C)維生素 B_{12}　(D)銅　(E)以上皆是

(　) 2. 下列何種情形容易發生貧血？
(A)腹瀉　(B)懷孕　(C)慢性腎衰竭　(D)以上皆是

(　) 3. 下列何者為貧血常見之症狀？
(A)心悸　(B)臉色蒼白　(C)易疲倦　(D)以上皆是

(　) 4. 下列何種貧血為臺灣人最常見的貧血原因，好發於 15~45 歲的女性？
(A)鐮刀型貧血　(B)惡性貧血　(C)缺鐵性貧血　(D)溶血性貧血

(　) 5. 下列何種食物的鐵含量高，但人體的吸收率較差？
(A)紅鳳菜　(B)紅蘿蔔　(C)松阪豬　(D)生豆漿

(　) 6. 下列何者不是促進腸胃道鐵吸收的因素？
(A)維生素 C　(B)草酸　(C)動物性來源(MTP)　(D)果糖

(　) 7. 有關巨球性貧血(macrocytic anemia)的敘述，下列何者錯誤？
(A)其中的惡性貧血可能出現在全胃切除的病人
(B)與葉酸和維生素 B_{12} 缺乏有關
(C)屬於缺鐵性貧血的一種
(D)與 DNA 合成受影響有關

(　) 8. 下列何種疾病的病人不適合補充鐵？
(A)海洋性貧血　(B)惡性貧血　(C)缺鐵性貧血　(D)溶血性貧血

(　) 9. 根據國民健康署 2017~2019 年間「懷孕婦女營養狀況追蹤調查」結果發現，臺灣婦女整體貧血盛行率為 19.45％，請問下列何者並非可能原因？
(A)妊娠嘔吐　(B)活動量降低　(C)葉酸攝取不足　(D)鐵需求量增加

(　) 10. 下列關於葉酸的敘述何者不正確？
(A)對熱相對較不穩定　　(B)富含於動物性來源中
(C)懷孕初期即要增加補充　(D)以上皆正確

解答

EDDCA　BCABD

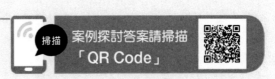

掃描　案例探討答案請掃描「QR Code」

參考文獻
REFERENCES

章樂綺、林宜芬、彭巧珍、穆懷玲、殷梅津、趙佩君、鄭金寶、楊雀戀、歐陽鍾美、陳珮蓉、王麗民、蘭淑貞、林美芳(2015)・*實用膳食療養學*（四版）・華杏。

黃冠棠(2012)・*台大內科住院醫師醫療手冊*（四版）・國立臺灣大學醫學院。

楊淑惠、葉松鈴、蕭千祐、葉寶華、謝嘉榮、李青蓉、鮑力恒、賴明宏、鄭金寶、陳瑞珠(2020)・*膳食療養學*（三版）・永大。

衛生福利部食品藥物管理署(2020)・*食品營養成分資料庫（二版）*。https://consumer.fda.gov.tw/Food/TFND.aspx?nodeID=178

Escott-Stump, S., & Director, D. I. (2015). *Nutrition and diagnosis-related care*(8th.ed).Wolters Kluwer.

Gropper, S. S., & Smith, J. L. (2018). *Advanced nutrition and human metabolism*(7th.ed). Cengage Learning.

Jameson, J. L. (2018). *Harrison's principles of internal medicine*(20th.ed). McGraw-Hill Education.

Raymond, J. L., & Morrow, K. (2020). *Krause and mahan's food and the nutrition care process e-book*. Elsevier Health Sciences.

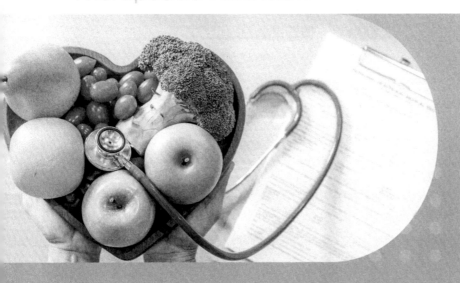

Therapeutic Nutrition

CHAPTER
09

蘇秀悅／編著

糖尿病的營養照顧

本章大綱

1. 了解糖尿病的症狀、診斷及急、慢性併發症與治療處置。
2. 認識糖尿病的管理及預防方法。
3. 熟悉糖尿病的營養治療及營養照顧流程。
4. 明白糖尿病特殊族群及相關併發症之營養照顧。

前言 | INTRODUCTION

　　根據 2019 年國際糖尿病聯盟(International Diabetes Federation, IDF)發布第 9 版的數據顯示，目前全球有 4.63 億人患有糖尿病，發病率達 9.3%，盛行率為 8.8%，預計 2030 年時糖尿病人將會增加至 5.78 億。

　　於 2005~2008 年間，18 歲以上國人高血糖盛行率為 8.35%，至 2020 年時盛行率為 9.82%，與全球糖尿病人呈現正成長的情況相同。據統計現全國約有 200 多萬糖尿病人，且每年以新增 2 萬 5 千人的速度持續增加。因此，糖尿病的預防、早期診斷、治療、追蹤及健康促進之醫療政策，片刻不容延緩。

THERAPEUTIC NUTRITION

第一節　糖尿病介紹

一、定義

　　糖尿病是一種複雜的內分泌疾病，病人可能因胰島素無法分泌、分泌不足或作用不佳，而影響血糖調節，使血糖高於正常值，當血糖超過腎臟負荷時，葡萄糖便會由尿液排出，故稱糖尿病。症狀包括多吃、多喝、多尿、體重減輕、視力模糊、傷口不易癒合等。而長期高血糖的影響，會造成心血管疾病、中風、慢性腎臟病、視網膜病變、神經病變等長期併發症發生。

二、分類

　　瑞典和芬蘭的共同研究將糖尿病依診斷年齡、身體質量指數、血糖控制方式、胰島素抗性、胰島自體免疫抗體等指標進行分類，分成第 1 型糖尿病(T1DM)、第 1.5 型糖尿病（緩慢發病第 1 型或隱匿性自體免疫成人糖尿病）、第 2 型糖尿病(T2DM)、妊娠糖尿病(gestational diabetes mellitus, GDM)和其他型糖尿病五大類；

而美國糖尿病學會(American Diabetes Association, ADA)於 2020 年仍維持糖尿病分類為第 1 型糖尿病、第 2 型糖尿病、妊娠糖尿病和特殊類型糖尿病四大類，其將隱匿性自身免疫性糖尿病(latent autoimmune diabetes in adults, LADA)仍歸類於第 1 型糖尿病。

三、診斷標準

糖尿病的診斷方法包含：(1)空腹血糖：≥ 126 mg/dL（≥ 7.0 mmol/L）（空腹指至少 8 小時無進食）；(2)口服葡萄糖耐受試驗：口服含 75 g 葡萄糖溶液，2 小時後血糖 > 200 mg/dL；(3)高血糖症狀：如隨機血糖 > 200 mg/dL；(4)糖化血色素(HbA_{1c})：$\geq 6.5\%$。

空腹血糖值 ≥ 100 mg/dL，但尚未達糖尿病診斷標準的族群，稱為糖尿病前期，因其未來發生糖尿病及大血管疾病的機會上升，應早期診斷，進行健康生活介入治療。糖尿病前期診斷如下：(1)空腹血糖異常(impaired fasting glucose, IFG)：100~125 mg/dL；(2)葡萄糖耐受不良(impaired glucose tolerance, IGT)：口服含 75 g 葡萄糖溶液，2 小時後血糖 140~199 mg/dL；(3)糖化血色素：5.7~6.4%。

四、糖尿病前期的管理

糖尿病前期應提供以病人為中心的營養治療，並考慮健康情形、食物喜好及家庭狀況等，給予健康食物選擇訊息，讓病人可愉悅的享受進食，結合健康生活習慣，達到並維持健康體重目標、規律運動、適度飲酒及戒菸。

五、糖尿病預防方法

選擇健康食物及運動在糖尿病的預防與治療上，扮演重要角色。研究發現，中至高度配合地中海飲食，如高單元不飽和脂肪酸油脂（橄欖油）及高植物性食物的攝取（蔬菜、莢豆類、水果、堅果）、適量的魚及葡萄酒、少吃紅肉、加工肉品、全脂乳製品等，採取健康的飲食型態，糖尿病發生率較低。

此外，根據芬蘭糖尿病預防計畫(Finnish diabetes prevention study, DPS)及美國糖尿病預防計畫(diabetes prevention program, DPP)指出，生活型態的介入，包括減重 5~10%、中強度運動 150 分鐘／週、持續性諮詢與追蹤等，介入組罹患第 2 型糖尿病之發生率明顯少於控制組。

　　而全穀類食物及膳食纖維也可降低糖尿病發生風險，如全穀類食物可改善胰島素敏感性。適度飲酒（1~2 單位／天；15~30 g 酒精）可降低第 2 型糖尿病、冠狀心臟病和中風風險，但並不代表要鼓勵喝酒。甜飲料（汽水、可樂、果汁、能量飲料、高果糖漿飲料等）與糖尿病發生有密切關係；高飽和脂肪及反式脂肪攝取，會增加胰島素抗性與糖尿病風險，因此，對高風險第 2 型糖尿病的病人，應限制甜飲料及飽和脂肪的攝取。

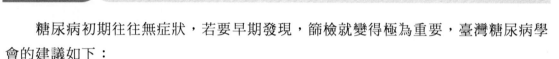

第二節　糖尿病篩檢

　　糖尿病初期往往無症狀，若要早期發現，篩檢就變得極為重要，臺灣糖尿病學會的建議如下：

1. 整合性篩檢

　　由衛生福利部國民健康署提供，40~64 歲每 3 年篩檢 1 次；65 歲以上每年篩檢 1 次。

2. 糖尿病風險評估公式

　　由此來決定是否進行抽血檢查。極高風險者建議每年篩檢；中或高風險者建議至少每 3 年 1 次。

3. 危險因子

　　針對各年齡層的無症狀成人，可以利用危險因子來定義糖尿病高危險群，危險因子包括：(1) $BMI \geq 24$ kg/m^2 或腰圍男／女 $\geq 90/80$ cm；(2)一等親人罹患糖尿病；(3)曾罹患心血管疾病；(4)高血壓（ $\geq 140/90$ mmHg）或正接受高血壓治療；(5)高密度脂蛋白膽固醇＜35 mg/dL 或三酸甘油酯＞250 mg/dL；(6)多囊性卵巢症候群的婦女；(7)曾診斷妊娠性糖尿病的婦女；(8)缺乏運動；(9)臨床上有胰島素阻抗的症狀。≥ 2 個危險因子者，建議至少每 3 年篩檢 1 次。

　　至於臨床，糖尿病是根據抽血來診斷，最常見的抽血項目有兩種，一種是空腹血糖，若超過 126 mg/dL，即診斷有糖尿病；第二種是糖化血色素，數值超過 6.5% 則診斷糖尿病。因臨床上考量因素較多，須依實際情況選用合適的篩檢。

THERAPEUTIC NUTRITION

第三節　糖尿病的血糖監控

一、治療目標

血糖控制的主要指標是糖化血色素，世界各國糖尿病相關學會多建議須低於 7.0%，而臺灣糖尿病學會建議的血糖治療目標，分為兒童及青少年第 1 型糖尿病、成人和老年人三類，詳見表 9-1~9-3。

表 9-1　臺灣兒童及青少年第 1 型糖尿病人的血糖治療目標

空腹（餐前）血糖 (mg/dL)	餐後 2 小時血糖 (mg/dL)	HbA$_{1c}$ (%)
90~130	90~150	<7.5

表 9-2　臺灣成年糖尿病人的血糖治療目標

空腹（餐前）血糖 (mg/dL)	餐後 2 小時血糖 (mg/dL)	HbA$_{1c}$ (%)
80~130	80~160	<7.0 （需個別化考量）

表 9-3　臺灣老年糖尿病人（≧65 歲）的血糖與血壓治療目標

健康狀態	HbA$_{1c}$ (%)	空腹（餐前）血糖 (mg/dL)	睡前血糖 (mg/dL)	血壓 (mmHg)
健康狀態正常 （少共病症，認知及身體機能正常）	<7.5	90~130	90~150	<140/90
健康狀態中等 （多共病症，認知及身體機能輕微至中等異常）	<8.0	90~150	100~180	<140/90
健康狀態差 （末期慢性病，認知及身體機能中等至嚴重異常）	<8.5	100~180	110~200	<150/90

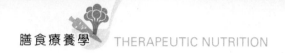

二、血糖自我監測

美國糖尿病學會建議多次胰島素注射或使用胰島素幫浦治療者,應執行血糖監測,包括餐前、餐後、睡前、運動前、覺得低血糖時、低血糖處理後或有重要行動前;而對於非胰島素治療者,血糖監測結果可以作為治療計畫的決定。

血糖監測應考量病人本身的知識、技巧和意願,且醫療團隊與病人間對監測的目標與數據運用的共識、時間點及頻率等,皆應配合個人化需求。此外,醫療人員需仔細檢視記錄,調整處置及教育,才能達到改善血糖的效益。

目前最務實的餐後血糖監測方法,不論治療型態,皆建議測量餐後 1~2 小時的血糖,特別是當餐前血糖已達控制目標,但糖化血色素仍然過高的病人。為確認血糖機監測數值的準確性,一年至少 1 次與血漿葡萄糖作比對,並核對操作技術。

對於接受胰島素治療的第 1 型及第 2 型糖尿病人,血糖監測建議每天至少 3~4 次,來決定準確的胰島素劑量,一旦達血糖治療目標,監測頻率就可減少;至於以飲食或飲食與藥物治療的糖尿病人,監測頻率則依控制目標而定。

◎ 清晨空腹高血糖－黎明現象及梭莫基效應

黎明現象(dawn phenomenon)常發生於第 2 型糖尿病病人,主因是胰島 β 細胞功能缺損,無分泌所需要的基礎胰島素量,因而導致血糖升高;胰島素拮抗激素,如生長激素、皮質醇、兒茶酚胺及升糖素分泌的不平衡,促進病人肝醣大量分解,並釋放入血液中。大部分老年糖尿病人的黎明現象,多發生於黎明時分。

梭莫基效應(Somogyi effect)普遍見於第 1 型糖尿病病人,較少發生在第 2 型糖尿病,其與夜間出現低血糖有關;當發生低血糖時,人體會讓血糖代償性上升,避免再發生低血糖風險。而 Somogyi effect 所表現的夜間低血糖經常受到漏診,因其低血糖後的反彈清晨高血糖,與黎明現象容易混淆,但可透過量測半夜 2~4 點的血糖值,搭配清晨的血糖值來判斷。

THERAPEUTIC NUTRITION

第四節　糖尿病的併發症與處置

壹　急性併發症與處置

糖尿病常見的急性併發症有糖尿病酮酸血症(diabetic ketoacidosis, DKA)、高血糖高滲透壓狀態(hyperglycemic hyperosmolar state, HHS)以及低血糖。

一、 糖尿病酮酸血症

（一） 病因

是指在胰島素極度缺乏下，升糖素過多，導致脂肪分解增加、運送到肝臟的游離脂肪酸增加，使得酮體生成增多，最後造成酮酸血症。

（二） 症狀

主要臨床表現為高血糖(350~500 mg/dL)，血中酮體由+至+++，尿中酮體呈強陽性，並出現代謝性酸中毒和脫水現象。早期症狀為多尿、口渴、體重減輕，隨後出現神經症狀，如嗜睡、對痛覺減低，甚至昏迷；常見的症狀則有呼吸急促、噁心、嘔吐、腹部疼痛、呼吸有丙酮水果味及深且快的庫斯毛耳式呼吸(Kussmaul breathing)等。

（三） 治療原則

需給予施打胰島素，以降低血糖和抑制酮體產生。補充水分及電解質以改善體液不足、矯正電解質失衡，並降低滲透壓。

二、 高血糖高滲透壓狀態

（一） 病因

高血糖（血糖常高於 600 mg/dL）使得血漿滲透壓升高，引起滲透性利尿作用。大多發生於年長者，常伴有感染、腦中風、急性心肌梗塞、使用類固醇等。

（二） 症狀

因利尿導致的脫水、意識狀態變差，嚴重時會導致昏迷和休克。

（三） 治療原則

給予水分、胰島素、電解質和其他合併症的治療。由於高血糖高滲透壓狀態病人的缺水現象比糖尿病酮酸血症者更嚴重，故水分的補充需要更積極，但仍須依臨床狀況作調整。

三、 低血糖

（一） 病因

血糖值低於 70 mg/dL。

（二） 症狀

嚴重程度並非以血糖值來區分，而是以症狀的嚴重度來定義。通常會出現自主和中樞神經症狀，前者如發抖、冒冷汗、心悸、焦慮及飢餓感，起因是由於提供腦部的葡萄糖不足；而後者的症狀，則包括動作變慢、注意力不集中及閱讀困難。當血糖變得更低，會呈現混亂、迷失方向、口齒不清、無理或不尋常的行為、極度疲倦及昏睡、抽筋、喪失知覺。

（三） 治療原則

治療低血糖需要吃葡萄糖或含醣類食物，雖然任何含醣類食物皆可以升高血糖，但首選仍為葡萄糖。直接食用 15~20 g 葡萄糖為有效，但暫時性的治療（商業用葡萄糖錠好處為預防過度治療），需觀察 15~20 分鐘，若症狀未解除，要再補充 1 次，至 60 分鐘時應再監測，確認是否需要額外的醣類食物。

嚴重低血糖可能造成知覺喪失或抽筋，若無法吞嚥，則應給予升糖素 (Glucagon)皮下注射。要注意的是，對無知覺低血糖的糖尿病人，即使無症狀仍需要治療。

貳 慢性併發症與處置

糖尿病的慢性併發症可分為兩類：(1)大血管併發症，如高血壓、血脂異常、心血管併發症、腦血管併發症、周邊動脈疾病等；(2)小血管併發症，如視網膜病變、糖尿病腎臟疾病、神經病變、糖尿病足。

一、 大血管併發症

糖尿病併發症中，以大血管併發症造成的死亡率最高，即使糖尿病人沒有大血管疾病的危險因子，罹患率也比一般人高。因此，應視糖尿病人為大血管疾病的高危險群，並積極控制心血管危險因子，預防併發症與死亡發生。糖尿病大血管併發症的血脂及血壓控制目標如表 9-4 所示。

表 9-4 糖尿病大血管併發症的血脂與血壓控制目標

項目	目標值
LDL	<100 mg/dL
HDL	男性＞40 mg/dL 女性＞50 mg/dL
triglyceride (TG)	<150 mg/dL
血壓	<140/90 mmHg

（一）治療原則

1. 控制血壓

糖尿病人若血壓＞120/80 mmHg，就應改變飲食及生活型態來降低血壓 ；糖尿病高血壓病人，需控制於 140/90 mmHg 以下；而高血壓且合併腎臟病及蛋白尿的糖尿病人，則應控制於 130/80 mmHg 以下，以延緩腎病變惡化。

糖尿病合併高血壓的病人，除改變生活型態，也必須搭配藥物治療，一般來說大多需要 2 種以上的降血壓藥物才能達到治療目標，可使用血管張力素受體拮抗劑(ARB)或血管張力素轉換抑制劑(ACEI)的降血壓藥物。

2. 降低血脂

血脂的治療，首要為健康飲食與調整生活型態，包括規律運動、戒菸、減重及飲食的介入，藥物治療則以 Statins 類藥物為主，其劑量以治療目標為導向，使用 Statin 類藥物，必須定期檢查低密度脂蛋白膽固醇，以了解是否達標。

所有糖尿病人低密度脂蛋白膽固醇建議以 <100 mg/dL 為目標，若是已罹患心血管疾病者，建議控制在 70 mg/dL 以下，而高三酸甘油酯和高密度脂蛋白膽固醇較低的糖尿病人，應先執行血糖控制及飲食治療，當三酸甘油酯＞500 mg/dL 時，應給予 Fibrates，減少發生急性胰臟炎的風險。

3. 使用抗血小板藥物

糖尿病人罹患心血管疾病的風險為正常人的 2~4 倍，其與血小板功能異常有關。大於 50 歲，且合併至少一項心血管疾病風險因子（如早發心血管疾病家族史、高血壓、吸菸、血脂異常或微量白蛋白尿等），出血風險不高的糖尿病人，建議使用阿斯匹靈(75~162 mg/day)以減少心血管疾病發生；對於合併心血管疾病史，

如心肌梗塞、心血管繞道手術、腦中風、暫時性腦缺血、周邊動脈疾病、間歇性跛行、心絞痛等的糖尿病人，亦建議使用相同劑量的阿斯匹靈避免再發生。

4. 預防心血管疾病的再發生

對已罹患心血管併發症的糖尿病人，建議給予 ACEI 或 ARB 類藥物治療，減低再發生的風險；而先前罹患心肌梗塞的糖尿病人，應持續使用乙型拮抗劑至少兩年；有症狀的鬱血性心臟衰竭(symptomatic heart failure)則不建議使用 Thiazolidinedione 類藥物治療。

二、小血管併發症

（一）糖尿病腎臟疾病

糖尿病本身即是慢性腎臟疾病(chronic kidney disease, CKD)的危險因子；據歐美國家的研究顯示，末期腎臟疾病(end-stage renal disease, ESRD)和透析的主要原因，有 20~40%源自糖尿病腎臟疾病。

糖尿病腎病變(diabetic kidney disease, DKD)大多無臨床症狀，故定期篩檢相對重要，建議第 1 型糖尿病人在罹病五年後及所有新診斷的第 2 型糖尿病人，都應接受篩檢。篩檢項目包含隨機尿液白蛋白／肌酸酐比值(urinary albumin/creatinine ratio, UACR)、血清肌酸酐(creatinine, Cr)及估算腎絲球過濾率(estimated glomerular filtration rate, eGFR)，其已被廣泛應用於慢性腎臟疾病的診斷與分期（表 9-5）。

表 9-5 慢性腎臟疾病的分期

分期	第一期	第二期	第三期 (3a)	第三期 (3b)	第四期	第五期
腎絲球過濾率值 (ml/min/1.73m²)	≧90	60~89	45~59	30~44	15~29	<15
嚴重度	腎功能正常，但出現蛋白尿或腎損傷	輕度腎衰竭且出現蛋白尿或腎損傷	中度腎衰竭	中度腎衰竭	重度腎衰竭	末期腎衰竭

◎ 治療原則

　　糖尿病控制和併發症研究(The diabetes control and complications trial, DCCT)為針對第 1 型糖尿病人、英國前瞻性糖尿病研究(UK prospective diabetes study, UKPDS)則是糖尿病及血管疾病(Action in diabetes and vascular disease, ADVANCE)於第 2 型糖尿病人的研究，均已證實積極控制血糖（HbA_{1c} 介於 6.5~7%）可防止蛋白尿和 CKD 的發生或惡化。

　　研究指出，高血壓、高血糖及脂質異常的控制，是防治 DKD 發生的重要治療目標，因高血壓是糖尿病人 DKD 發生和惡化的危險因子，而 DKD 會加重心血管疾病，心血管疾病又會惡化腎功能，故控制高血壓，可同時降低心血管疾病與 DKD 的發生。此外，飲食和體重控制、戒菸及避免或減少腎毒性藥物與顯影劑的使用，也應加入治療策略中。

（二）視網膜病變

　　臨床上會使用眼底攝影來檢查是否有視網膜病變，但其只能當成篩檢工具，不能算是完整的眼科檢查，若要確立診斷，應搭配視網膜散瞳檢查及視網膜斷層掃描或血管攝影來確認。視網膜病變分類如下：

1. 非增殖性(non-proliferative diabetic retinopathy, NPDR)：指視網膜基質上的血管出現小阻塞，有局部缺氧、點狀出血和滲出物等，視力初期大多無明顯改變。

2. 黃斑部水腫(diabetic macular edema, ME)：視網膜中心區的黃斑部（視網膜上感光細胞最集中的地方）若出現血管滲漏會導致水腫，視力逐漸受影響。

3. 增殖性(proliferative diabetic retinopathy, PDR)：新生血管形成，引起眼球內大出血或拉扯，導致視網膜剝離，造成視力大幅減退，甚至失明。

◎ 治療原則

　　首重控制血糖及血壓；嚴重的非增殖性或增殖性視網膜病變，建議雷射治療。

（三）神經病變

　　糖尿病神經病變會隨著罹病時間增長而增加，分為自主及周邊神經病變兩類，目前預防仍為重視血糖、血壓與血脂的控制；至於糖尿病周邊神經病變引起的疼痛，以症狀治療為主。

1. 自主神經病變

　　心血管方面症狀包括休息時心搏過速和姿勢性低血壓，嚴重者甚至有致死性心律不整；腸胃道症狀則是胃排空不良、腸道蠕動不規律造成腹瀉或便祕；泌尿系統症狀如神經性膀胱，使得排尿困難、性功能障礙、排汗功能異常等。由於自主神經病變會造成沒有或減弱交感神經的警惕症狀，是導致不自覺性低血糖(hypoglycemia unawareness)的主要原因。

2. 周邊神經病變

　　以遠端對稱性多發性神經病變(distal symmetric sensorimotor polyneuropathy, DSPN)為最常見，必須經由理學檢查或電生理測試後診斷。

（四） 糖尿病足

　　依健保資料統計，每年約有 1%的糖尿病人因糖尿病足住院治療，而住院截肢率高達三成。其危險因子包括糖尿病神經病變、周邊血管疾病、足部變形、足部受力改變、視力不佳等；而潰瘍惡化、足部感染及周邊血管疾病為截肢的主要原因。

◎ 治療原則

　　糖尿病足需多科團隊整合治療，如新陳代謝與感染科的代謝控制、心血管科對周邊血管的診斷與治療、外科的傷口清創與照護和復健科的輔具與減壓處置等。

第五節　糖尿病的治療

一、治療原則

　　糖尿病的治療，首先須確定屬於哪一型糖尿病，若為第 1 型糖尿病，其治療應囊括三要素：(1)胰島素注射；(2)飲食計畫；(3)血糖監測。第 1 型糖尿病人胰島素治療的原則，是盡量模擬生理性的胰島素分泌曲線，如基礎胰島素和餐前短（速）效胰島素，基礎胰島素除控制血糖外，也有維持正常生理作用的效果；餐前胰島素則是使胰島素作用高峰與飲食血糖高峰相互吻合，來達到最佳的生理療效。而第 2 型糖尿病的治療，則是飲食、運動、藥物相互配合；飲食與運動為基本治療，至於血糖較高者，需視病情給予不同的藥物治療，藥物包含口服抗糖尿病藥、注射型胰島素或類升糖素肽－1 受體的促效劑(GLP-1 receptor agonist)。症狀較嚴重者，可先考慮使用胰島素控制，讓血糖先達到目標，再改為口服抗糖尿病藥。

　　糖尿病是慢性疾病，除評估血糖、血壓、血脂肪外，也應定期檢查其併發症及共病症，並鼓勵病人加入糖尿病自我管理衛教，長期、持續地追蹤。

二、運動目標與原則

　　運動、藥物、飲食是控制糖尿病的三要素，所有糖尿病人都應減少坐著的時間，如每 30 分鐘執行輕微活動，打斷久坐習慣。規律運動（150 分鐘／週）可預防或延緩第 2 型糖尿病的發生，並有效改善第 2 型糖尿病人的血糖、降低心血管疾病風險、體重控制，增加幸福感；而對第 1 型糖尿病人則可降低心血管疾病風險、胰島素敏感性等，有助於血糖控制。對大部分的糖尿病人而言，運動是安全的，個人化的運動計畫，應依興趣、年齡、健康狀況及體適能程度而定。

　　運動分為有氧及無氧運動，兩者皆很重要，前者是有節奏的、重複、每次連續移動相同的大肌肉群，1 次至少 10 分鐘，如走路、騎腳踏車、慢跑、游泳等；後者則是使用肌肉力量去移動重量物或抵抗阻力，如重力訓練、舉重。各年齡層糖尿病人的運動頻率、時間、強度及類型建議見表 9-6。

表 9-6　各年齡層糖尿病人的運動相關建議

年齡層	運動頻率	運動時間	運動強度及類型	重量訓練
兒童和青少年	每天或每週至少 3 天	60 分鐘	·中等或高強度的有氧運動 ·高強度的肌肉伸展運動及強化骨骼運動	每週非連續天 2~3 次
年輕及體適能較佳者	最少 75 分鐘／週		高強度運動	
成年	每週 3 天；兩次運動間隔不超過 2 天	150 分鐘	·中等至高強度的有氧運動	
老年	每週 2~3 次	—	·伸展及平衡運動，如瑜伽或太極	—

◎ 運動的注意事項

1. 第 1 型糖尿病

對第 1 型糖尿病人或採多次胰島素注射的病人而言，其血糖對體力活動的反應，會因類型及時間不同有較大的變化，故運動時需要調整胰島素劑量及食物份量，並依照運動種類和時間來補充，此外，也需監測血糖以進行適度調整。

預防運動相關低血糖，建議減少胰島素用量，或在活動中及活動後補充醣類食物。減少基礎胰島素用量、睡前進食及連續血糖監測，有助於降低運動後夜間低血糖的發生。

2. 第 2 型糖尿病

建議運動可在飯後 1 小時執行，較不需要補充飲食，此外，可於運動前監測血糖，再決定是否補充食物。要注意的是，運動時應隨身攜帶含糖食物，以備不時之需。關於運動前醣類食物的攝取建議，見表 9-7。

表 9-7　第 2 型糖尿病人運動前醣類食物的攝取建議

運動前血糖 (mg/dL)	運動強度及補充醣類克數		
	低強度	中強度	高強度
<100	15 公克醣	30 公克醣	60 公克醣
101~180	不需補充	15 公克醣	30 公克醣
180~250	不需補充	不需補充	15 公克醣
>250	運動延期	運動延期	運動延期

註 每 30 分鐘為一單位，補充 1 份醣類食物（15 公克醣類）。

3. 糖尿病共病症

運動鍛鍊必須循序漸進，以減少受傷風險。有周邊神經病變者，應先進行足部評估及護理，以預防潰瘍和截肢發生；重度非增殖性和不穩定增殖性視網膜病變病人，需避免劇烈有氧運動、阻力運動、跳躍、震動和胸部運動，如憋氣；老年糖尿病人或自主神經病變、心血管併發症、肺部疾病者，運動前應先執行生理評估及診斷，且避免在炎熱或潮濕天氣下進行戶外活動。

三、藥物治療

抗糖尿病藥物(antidiabetics)分為非胰島素及胰島素兩大類。

(一) 非胰島素藥物

依給藥途徑分為口服抗糖尿病藥物(oral antidiabetic drugs, OAD)及非口服抗糖尿病藥物(non-OAD)（表 9-8）。第 2 型糖尿病是由於胰島素阻抗和胰島細胞功能衰退所致，應先以飲食治療配合運動為基礎，若無法達到血糖控制目標（糖化血色素＜7.0%或 6.5%），就必須口服抗糖尿病藥物，但隨著病程進展，終究會需要服用降血糖藥、施打胰島素或兩者併用以控制血糖。

表 9-8　非胰島素藥物

分類		藥名	藥理作用	作用（降血糖）時間
口服抗糖尿病藥物	雙胍類 (biguanides)	Metformin	降低肝臟葡萄糖生成、降低腸道葡萄糖吸收、增加胰島素作用	餐後
	磺醯脲類（2 代） (sulfonylureas)	Gliclazide Glimepiride Glipizide Glibenclamide	增加胰島素分泌	餐前
	非磺醯脲類 (meglitinides)	Repaglinide Nateglinide Mitiglinide	增加胰島素分泌	餐後
	阿爾發葡萄糖苷酶抑制劑 (α-glucosidase inhibitors)	Acarbose Miglitol	降低小腸醣類消化吸收	餐後
	胰島素增敏劑 (thiazolidinedione)	Pioglitazone	增加周邊胰島素敏感性	餐前

⊕ 表 9-8　非胰島素藥物（續）

分類		藥名	藥理作用	作用（降血糖）時間
口服抗糖尿病藥物（續）	二肽基酶－4 抑制劑 (dipeptidyl peptidase-4 inhibitors, DPP-4 inhibitors)	Sitagliptin Saxagliptin Vildagliptin Linagliptin Alogliptin	增加胰島素分泌、降低升糖素分泌、抑制 DPP-4 活性、增加餐後 Incretin 濃度	餐前後
	鈉－葡萄糖共同輸送器－2 抑制劑 (sodium-glucose cotransporter 2 inhibitors, SGLT-2 inhibitors)	Canagliflozin Dapagliflozin Empagliflozin	阻止腎臟對葡萄糖的再吸收，增加尿糖排泄	餐前後
非口服抗糖尿病藥物	類升糖素胜肽－1 受體促效劑 (glucagon-like peptide-1 agonists, GLP-1 agonists)	Exenatide Liraglutide Exenatide-LAR	增加葡萄糖依賴胰島素分泌、抑制升糖素分泌、減緩胃排空、增加飽足感／活化 GLP-1 受體	餐前後

　　第 2 型糖尿病人的藥物治療原則為及早使用多種低至中劑量的口服抗糖尿病藥物，此方式比起單一高劑量的抗糖尿病藥物，更能有效控制血糖，且較不會增加藥物副作用，但基於醫療成本與控制效益，當三種藥物合併療法仍無法有效控制時，便應考慮改用胰島素為主的單一或合併療法。

◎ 非胰島素藥物的使用建議與注意事項

1. 雙胍類

(1) 病人合併肝、腎、心臟功能不全及低血氧時，不建議使用。

(2) 腎絲球體過濾率(eGFR)小於 30 ml/min/1.73m^2 時，禁止使用；介於 30~45 ml/min/1.73m^2 時，減量使用。

(3) 80 歲以上的第 2 型糖尿病人，若未曾使用過 Metformin，不建議服用。

(4) 單獨使用時較少發生低血糖。

(5) 可能有腸胃道副作用。

(6) 不會增加體重。

(7) Metformin 是除了胰島素外，唯一 FDA 核准可用於兒童和青少年的糖尿病治療用藥。

2. 促胰島素分泌劑

(1) 所有促胰島素分泌劑在降低血糖的效果上，大致相似。

(2) 所有促胰島素分泌劑都可能引起低血糖或體重增加。

(3) 對於低血糖風險較高的族群（老年糖尿病人、肝腎功能不全或血糖波動較大者），可考慮使用短效促胰島素分泌劑，如非磺醯脲類。

(4) 非磺醯脲類主要用於降低餐後血糖波動。

3. 阿爾發葡萄糖苷酶抑制劑

(1) 可降低餐後血糖波動。

(2) 可能有腸胃道副作用。

(3) 不會增加體重。

(4) 單獨使用時不會發生低血糖。

(5) 發生低血糖時，建議使用單醣（如葡萄糖）治療。

4. 胰島素增敏劑

(1) 肝功能不全（血清轉胺酶(ALT)超過正常值上限的 2.5 倍）或紐約心臟學會(New York Heart Association, NYHA)功能分類第 III 級和第 IV 級心臟衰竭時，不建議使用。

(2) 約需 6~12 週才達到最大療效。

(3) 可能會出現體液滯留、水腫和體重增加的現象。

(4) 若與胰島素合併使用，可能會增加水腫和鬱血性心衰竭的風險。

5. 二肽基酶－4 抑制劑

(1) 可能有鼻咽炎、泌尿道感染與急性胰臟炎等副作用。

(2) 不會增加體重。

(3) 單獨使用時較少發生低血糖。

(4) 除了 linagliptin 外，均需根據腎功能狀況，減少劑量。

6. 鈉－葡萄糖共同輸送器－2 抑制劑

(1) 較少發生低血糖，使用後通常可降低體重與血壓。

(2) 會增加泌尿道與生殖器感染的風險。

(3) 可減少糖尿病腎臟病惡化與因心臟衰竭住院的風險。

7. 類升糖素肽－1 受體促效劑

(1) 在血液中半衰期較長，促進胰島素釋出和抑制升糖素分泌，達降血糖作用。

(2) 可減緩胃排空，因此減少餐後血糖上升，增加飽足感，具減重效果。

（二）胰島素

　　胰島素(Insulins)可降低肝臟葡萄糖生成，抑制生酮作用，活化胰島素受體；依作用時間分為速效、短效、中效、長效及預混型胰島素（表 9-9、9-10）。

1. 類型

　　依濃度區分，臺灣目前有 U-100 (100 units/ml)及 U-300 (300 units/ml)二種。

表 9-9　臺灣市售胰島素的種類

類型	外觀	商品名
超短效	清澈	Humalog® NovoRapid® Apidra®
短效	清澈	Actrapid® HM Humulin® R
中效	混濁	Insulatard® HM Humulin® N
長效	清澈	Lantus® Levemir® Toujeo®
預混型	混濁	Humalog® Mix 50 NovoMix® 30

表 9-10　胰島素的作用時間

	種類	作用開始（小時）	作用高峰（小時）	有效作用時間（小時）	監測效果時間（小時）	最長作用時間（小時）
速效胰島素	Insulin Lispro	<0.25~0.5	0.5~2.5	3~6.5	1~2	—
	Insulin Aspart	<0.25	0.5~1.0	3~5	—	—
	Insulin Glulisine		1~1.5			
短效胰島素	Human Regular	0.5~1	2~3	3~6	4	—
中效胰島素	NPH	2~4	4~10	10~16	8~12	14~18
長效胰島素	Ultralente/Ultratard	6~10	10~16	18~20	—	20~24
	Insulin Glargine	2~4	—	20~24	10~12	24+
	Insulin Detemir	0.8~2		12~24		
混合型胰島素	70/30 (NPH/RI) Humalog	0.5~1	2~8	10-16	—	
	Mix(Lispro) 75/25 Humalog	<0.25	1~4			
	Mix(Lispro) 50/50					
	Novolog Mix 70/30			15~18		

2. 使用時機

　　胰島素治療最重要的目標，是使血糖的生理變化盡量接近正常，並減少體重增加與低血糖的發生。第 1 型糖尿病人自發病起，即需終生接受胰島素治療，而第 2 型糖尿病人罹病時間越長，其胰島細胞功能會逐漸衰退，此時就會面臨使用胰島素的問題；對於新診斷的第 2 型糖尿病人血糖太高（>300~350 mg/dL 或糖化血色素＞10%），可考慮先使用胰島素來矯正高血糖症狀。通常合併口服抗糖尿病藥與基礎胰島素治療，是臨床常見的起始做法。基礎胰島素的功效，主要是可以抑制肝糖輸出，降低空腹血糖。

四、代謝性手術

　　減重手術能有效治療嚴重肥胖的第 2 型糖尿病，可明顯改善血糖；適用者為依美國糖尿病學會建議 BMI $\geq$ 40 kg/m^2（亞洲人$\geq$37.5）者。

對有高血糖、BMI 介於 35.0~39.9 kg/m^2（亞洲人 32.5~37.4 kg/m^2），且經調整生活型態及藥物治療仍無法適當控制者，即可進行減重手術。研究顯示，接受減重手術的糖尿病人，5 年內疾病緩解（不需服用降血糖藥、糖化血色素＜7%）可達 68.2% (NEJM, 2014)，臺灣於 2020 年 5 月 1 日開始，健保局對於減重手術治療執行有條件給付，其條件如下：(1) BMI≧37.5 kg/m^2 或≧32.5 kg/m^2 且合併高危險併發症，如第 2 型糖尿病人之糖化血色素，經內科治療後＞7.5%、高血壓、呼吸中止症候群；(2)年齡介於 20~65 歲；(3)已於減重門診追蹤滿半年；(4)經飲食、運動控制達半年以上等。

術式以侵入性可分為限制型(restrictive type)與吸收不良型(malabsorptive type)，前者如胃隔間手術、胃束帶手術、胃袖狀切除手術和胃摺疊手術等；後者如膽胰分流併十二指腸轉位手術；目前以胃袖狀切除及胃繞道為糖尿病減重手術之主流，但要注意的是，術後可能會有營養素（鐵、鈣及多種維生素等）缺乏問題，需長期追蹤和足夠的營養補充（請參閱第六章第五節之減重手術）。

五、糖尿病自我管理教育

糖尿病管理需要醫療團隊共同合作，提供以病人為中心的醫療專業服務，使其能發展出自我管理方式，來達到最好的代謝控制。自我管理教育的目的，是提供病人知識、技能及引發動機，將自我管理融入日常生活，培養解決問題的能力。

糖尿病自我管理的核心，是自我效能的增進，意即讓病人擁有自信與能力，藉由計畫的訂定與生活行為的改變，達到控制目標。

（一）血糖自我監測

監測餐後血糖值，有助於餐後血糖的控制，醫療團隊應與病人共同執行血糖監測，並一起建立個人化的血糖控制目標。對採用胰島素積極療法的病人，建議 1 天至少行 3~4 次以上的血糖自我監測；採非積極療法者，則建議每天監測次數至少和注射次數相同。

連續式血糖監測(continuous glucose monitoring, CGM)是將葡萄糖感應器植入皮下脂肪，利用糖氧化酶感測器，每隔數秒就測量皮下組織液產生的氫氧離子，將其轉換成血糖值。系統每 5 分鐘記錄 1 次，每天會有約 288 筆資料；若 24 小時連續監測血糖值，可持續 3~7 日。優點是不影響生活作息，並且除了目前血糖，還可看出血糖變化趨勢及改變的速度。須注意的是，執行 CGM 期間仍須自我血糖監測，並將數據輸入血糖記錄器內，以確認兩組數值是否接近。

（二）糖化血色素監測

糖化血色素(HbA$_{1c}$)是血糖控制的指標，將其換算成估算平均血糖值（表 9-11）有助於和病人的解釋與溝通，其正常範圍為 4~6%，可反應平均血糖約在 70~126 mg/dL，而糖尿病人的控制目標為＜7%，因可降低心血管併發症及大血管疾病。通常 3 個月檢查 1 次；若是控制穩定且達標者，則建議 1 年至少檢測 2 次；對有改變治療或尚未達標者，則可增加監測次數。

表 9-11　糖化血色素與平均血糖值對照表

糖化血色素(%)	平均血糖值(mg/dL)
6	126
7	154
8	183
9	212
10	240
11	269
12	298

註　平均血糖值＝(28.7×HbA$_{1c}$)－46.7。

THERAPEUTIC NUTRITION

第六節　糖尿病的營養照顧

一、營養照顧原則

所有的糖尿病人都應接受個人化的營養治療，並由具糖尿病相關知識及技能的營養師給予飲食的知識與技能衛教。成功的營養治療介入，包含個別化課程及完整的糖尿病飲食計畫，並設定飲食建議，是否達成目標，如監測血糖、血脂肪、血壓、體重與生活品質是否達標，做有效評值。此外，糖尿病為持續進展的疾病，即使已開始藥物治療，飲食治療及運動仍應繼續執行，以達成控制目標。

飲食治療是個人化治療計畫的重要因素，研究亦證實有效的飲食治療能使糖尿病治療達標，如由營養師提供的營養治療，第 1 型糖尿病人之糖化血色素可降低 1.0~1.9%、第 2 型糖尿病人降低 0.3~2.0%，此結果與降血糖藥物的效果相同 (Diabetes care, 2018)。飲食原則須強調健康的飲食型態，提供個別化、有效的飲食建議及自我管理衛教。對以多針或胰島素幫浦治療的第 1 型糖尿病人，飲食衛教重

點應放在醣類份量及胰島素劑量調整；而固定胰島素劑量者，每天醣類攝取則應定時定量。

二、營養照顧目標

糖尿病人或糖尿病高危險群應接受個別的營養治療，且由熟悉糖尿病營養治療的營養師來提供，病人也須參與飲食治療決策。目標如下：(1)促進與支持健康飲食型態，強調適量攝取各類營養密度高食物以改善身體健康，達到個人化血糖、血壓與血脂的控制目標、維持體重、延緩與預防糖尿病併發症；(2)依據個人及文化喜好、健康識能、健康食物選擇，願意且有能力去做行為改變，來得到個人營養需求；(3)讓病人有吃的樂趣；提供選擇食物的正面訊息，如對需限制的食物應提供科學證據證明；(4)提供實用的飲食計畫，不專注於單一營養素或單一食物。

三、營養照顧相關建議

（一）熱量與體重

對體重過重或肥胖的第 2 型糖尿病人，減輕體重可降低糖化血色素0.3~2.0%，故建議以減少熱量的健康飲食型態來促進減重，亦可達到改善藥物劑量及生活品質；而糖尿病前期及新診斷的第 2 型糖尿病人，適度的減重也具臨床效益，改善血糖、血壓及血脂。

兒童及青少年以維持正常生長發育為重點，需提供適當熱量，使其正常生長及發育；對於肥胖的年輕第 2 型糖尿病人，目標為避免體重增加過多。2016 年美國小兒科醫學會(American Academy of Pediatrics, AAP)指引提出，肥胖雖可能是糖尿病危險因子，但肥胖的預防可能引發兒童及青少年飲食障礙問題，因此，營養治療計畫應與病人和家人共同擬定，才能落實執行。

減重時最佳的方式是維持適量的熱量限制，並配合均衡營養，減少高糖食物或飲料，衛教關於外食選擇、烹調技巧及低脂飲食，並建議增加體能活動和運動。

（二）三大營養素比例及飲食型態

糖尿病飲食並無理想的三大營養素比例，需依目前飲食型態、喜好、文化、宗教、健康信念、經濟及代謝控制目標而定，與病人共同決定最好的飲食型態。個人化的三大營養素百分比，應依代謝控制狀況及食物喜好來設計，飲食型態包括地中海飲食、素食、低油、低醣、得舒(DASH)飲食等，皆可運用至糖尿病飲食中。

（三） 醣類與醣類計算

雖然部分研究提出，不同醣類食物會造成不同的血糖反應，但總醣量的攝取仍然是血糖反應最主要的預測因素，監測醣類總量仍是達到血糖控制的關鍵策略。對僅用飲食、降血糖藥物或固定劑量胰島素治療者，每日定時定量攝取醣類食物可以改善血糖；對使用胰島素幫浦治療者，應以胰島素劑量配合醣類食物的攝取。

醣類食物的升糖效應無法由食物結構來預測，進食後的血糖值，主要取決於食物經消化與吸收成葡萄糖進到血液循環的速度，以及胰島素從血液循環中清除葡萄糖的能力，如澱粉能快速代謝成 100%的葡萄糖，但蔗糖會被代謝成 50%的葡萄糖及 50%的果糖，而果糖的升糖指數低，吸收速率慢，在肝臟轉成肝糖儲存，故醣類的總量比種類更能預測餐後血糖的反應。

蔬菜、水果、全穀類和低脂奶類等天然食物，是維生素、礦物質、膳食纖維及熱量的來源，醣類攝取應從中選擇，並避免高糖、高熱量密度食物。美國糖尿病學會提出，糖尿病人或糖尿病高危險群需避免飲用加糖飲料（如汽水、果汁、能量飲料、高果糖玉米糖漿、濃縮果汁等），以降低心血管疾病風險和預防體重增加。

醣類計算(carbohydrate counting)為一種飲食教育方法，主要在計算每天或每餐可食的醣類克數與份量。營養師可指導病人，使其明白含醣食物、所食份量與血糖的相關性；避免醜化醣類食物，與病人共同建立含醣類食物的健康飲食。其可分為基礎及進階醣類計算：

1. 基礎醣類計算

主要教導病人了解醣類食物與血糖的關係、哪些食物含醣、一份醣類食物（含 15 g 醣）的份量等；胰島素對醣類比值(insulin to carbohydrate ratio, ICR)是指 1 單位的速效（短效）胰島素可控制食物中醣類的克數，以 500/450 法則來估算，整天胰島素總劑量(total daily dose of insulin, TDD)，初估 ICR = 500(450) / TDD，之後則需隨著餐前／餐後的血糖值做調整後，才能估算出每餐準確的 ICR。

2. 進階醣類計算

主要教導病人計算胰島素對醣類比值(ICR)及胰島素敏感因子(insulin sensitivity factor, ISF)，用以追加胰島素劑量，以達血糖控制目標。ISF 可用於餐前要追加的胰島素劑量，有 1800/1500 法則，ISF = 1800 (1500) / TDD，即每單位速效（短效）胰島素可降低的血糖值。教導病人以 ICR 去控制所吃的醣類份量，並以 ISF 來追加胰島素劑量，達到血糖控制目標。

（四）升糖指數與升糖負荷

含醣食物（澱粉、水果、果汁、乳製品、加糖飲料、甜點等）經消化後會以葡萄糖形式進入血液中，影響血糖；而升糖指數(glycemic index, GI)是為了比較不同醣類食物對血糖的生理效應而發展出來的方法，GI<55 為低升糖指數，GI>70 為高升糖指數，對糖尿病人而言，建議多選用低升糖指數和膳食纖維含量高的食物，包括全穀類、蔬菜類、水果類等。

升糖負荷(glycemic load, GL)的公式為：GL=GI×總醣量(g)／100，如兩片白吐司的 GI 值為 75，總醣量為 60 g，GL= 75 × 60 / 100 = 45。GL<10 為低升糖負荷；GL>20 為高升糖負荷；每日飲食的升糖負荷建議在 80~120。但以低升糖負荷食物取代高升糖負荷食物，在改善血糖的成效上，於整合分析研究的結果尚不一致。

（五）膳食纖維及全穀雜糧類

攝取膳食纖維可降低空腹血糖及糖化血色素。一般建議成年男性每日應攝取 38 g、女性為 25 g；糖尿病人膳食纖維攝取建議量與成年人相同，且至少一半的穀類要來自於全穀雜糧類。研究顯示，第 2 型糖尿病人，每天攝取大量膳食纖維(50 g)可以改善血糖及血脂肪；但就一般飲食的膳食纖維量，則無明顯的益處。

（六）甜味劑

可分為有熱量及非營養甜味劑，有熱量甜味劑如蔗糖、果糖、糖醇(sugar alcohol)等，1 g 蔗糖或果糖可提供 4 kcal，但因僅有熱量而無其他營養素，屬空熱量食物，因此不建議食用；1 g 糖醇可供給 2 kcal，如塔格糖(tagatose)、山梨醇(sorbitol)、甘露醇(mannitol)、木糖醇(xylitol)、赤蘚醇(erythritol)、異麥芽酮糖醇(isomalt)、麥芽糖醇(maltitol)和乳糖醇(lactitol)等，因結構關係，其對血糖影響小，可建議糖尿病人食用。

非營養甜味劑可降低糖量，減少總熱量攝取，但對糖化血色素及胰島素則無明顯影響。美國食品藥物管理局(Food and Drug Administration, FDA)核准的人工非營養甜味劑，如阿斯巴甜(aspartame)、醋磺內酯鉀(acesulfame potassium)、蔗糖素(sucralose)、糖精(saccharin)、alitame 和 cyclamates 等，只要在建議的範圍內使用皆安全（表 9-12）；但仍有人在食用糖醇後，有腸胃不適情形，甚至大量攝取後發生腹瀉情形，尤其是兒童，需多加留意。

表 9-12　非營養甜味劑之安全攝取量

類別	每日攝取安全容許量 (ADI)*(mg/kg/day)	代糖含量 （1 包）(mg)
阿斯巴甜	50	35
醋磺內酯鉀	15	50
蔗糖素	5	5
糖精	5	40

註　* 每日攝取安全容許量(acceptable daily intake, ADI)是指食物中某物質的濃度或含量，長期每天攝取不會產生任何有害反應的劑量。

（七）蛋白質

蛋白質是生長發育與修補組織所必需的營養素，對糖尿病人而言，並沒有理想的蛋白質量，可達血糖控制和降低心血管疾病的建議。

理論上，攝取的蛋白質有 50~60%會轉變為葡萄糖，研究證實經消化後的蛋白質會刺激胰島素分泌，故不會讓血糖上升。具有胰島素分泌能力的糖尿病人，同時吃醣類和蛋白質食物所引起的血糖高峰反應，與單獨吃相同量醣類食物所引起的高峰反應相似，顯示蛋白質不會延緩醣類吸收。因此，不建議以單獨蛋白質食物或在醣類食物中加入蛋白質，去治療低血糖或睡前低血糖。

對無腎病變的糖尿病人，調整其蛋白質攝取並不會改善健康狀況，所以蛋白質攝取目標應給予個別化建議。研究發現，稍微高的蛋白質(20~30%)可增加糖尿病人飽足感，有助於體重及血糖控制。

（八）脂肪

脂肪種類的來源比總量更為重要，但糖尿病人理想的總脂肪攝取量尚無定論，應採個別化設計。對第 2 型糖尿病人而言，富含單元不飽和脂肪酸的地中海飲食型態，可改善血糖及降低心血管疾病危險因子，建議以多元及單元不飽和脂肪酸取代飽和與反式脂肪。

一般人增加含 ω-3 脂肪酸(EPA&DHA)的魚類以及α－次亞麻油酸(ALA)食物的攝取，可改善血脂肪和預防心臟病，故對於油脂的攝取建議，糖尿病人與一般人相同，飽和脂肪應在總熱量 10%以下、反式脂肪小於總熱量 1%或無、每週至少攝取 2 次（2~3 份）富含 EPA＆DHA 的魚類。

（九）　酒精

糖尿病人可適量飲酒，能降低心臟疾病風險，但長期大量飲酒會升高血壓，增加中風危險，故飲酒建議量與一般人相同，如 1 個酒精當量約等於啤酒 330 c.c.、葡萄酒 120~150 c.c.或蒸餾酒 45 c.c.，女性每天以不超過 1 個酒精當量、男性以 2 個酒精當量為限。有合併酗酒、懷孕、胰臟炎、惡化的神經病變或高三酸甘油酯血症者，則應避免飲酒。

酒精會抑制糖質新生作用，造成低血糖反應，且酒精不會轉變成葡萄糖，當空腹飲酒時，可能會導致低血糖，且效應會持續至飲酒後 8~12 小時，因此，需避免空腹飲酒，若空腹飲酒應監測血糖，以預防當天半夜或隔日清晨發生低血糖。此外，中度至大量飲酒對使用胰島素或促進胰島素分泌藥物的病人，會有較高的延遲性低血糖風險，應教導病人辨識及管理延遲性低血糖，且避免大量飲食。持續過量飲酒，如每天超過 3 個酒精當量的糖尿病人會造成高血糖，停止飲酒即可改善。

（十）　微量營養素與藥草補充劑

無缺乏維生素或礦物質的糖尿病人並不需要額外補充，應教導如何從食物中獲得適量的維生素和礦物質。第 2 型糖尿病人的鈉建議攝取量為＜2,400 mg/day。對長期服用 Metformin 的糖尿病人，其可能造成維生素 B_{12} 缺乏，應定期檢測，特別是合併貧血或周邊神經病變者。

在抗氧化劑（如維生素 E、C 和胡蘿蔔素）部分，因缺乏長期使用的安全性證據，因此不建議常規性補充；但有熱量限制者、懷孕或哺乳、年長者和嚴格的素食者，則可能需要維生素和礦物質的補充。然而，ADA 不建議常規性補充鉻、鎂、維生素 D、肉桂或其他藥草補充劑。

四、　糖尿病的營養照顧流程

營養照顧流程是一個有系統及標準的方法，用以提供高品質的營養照顧，其包括四個步驟：評估、診斷、介入、監測與評值。病人在被診斷為糖尿病時，應接受由營養師提供的連續 3~4 次、每次 45~90 分鐘的營養治療諮詢，此一系列課程可在 3~6 個月完成；同時也建議糖尿病人應每年實行營養諮詢至少 1 次，以確認營養治療是否需要調整。

（一）營養評估

營養師應先執行營養評估，再與病人共同擬訂營養飲食計畫，詳細內容如下：

1. 收集基本資料、疾病史、共病症、臨床生化資料（血糖、糖化血色素、血脂、血壓、腎功能）、醫療檢驗、糖尿病治療藥物、共病症使用藥物等。

2. 確認以營養為焦點的身體檢查，如身高體重、生長狀況、BMI 和腰圍等。

3. 收集健康狀況、生活環境、社交、文化、健康史、健康適能、教育、職業、運動、營養交互作用相關藥物及相關的手術治療資料等。

4. 評估健康知識、健康信念、健康態度、動機強度、改變意願、自我效能、幸福感及行為改變能力。

5. 評估飲食史、健康飲食觀念、飲食環境、食物製備環境、對食物的喜好、飲食文化等；收集飲食攝取相關訊息，包括餐次、時間、正餐／點心內容及型態、份量、飲料、酒精等，食物可獲性、外食等資料也應一併收集。

（二）營養診斷

營養診斷可用來確認及敘述一個營養問題，可能會有數個營養問題，但應在營養介入的步驟上排出優先順序，確定 1~2 個營養診斷。營養診斷分為三部分，問題／病因／徵候(problem/etiology/sign, PES)，糖尿病相關營養診斷見表 9-13。

表 9-13 糖尿病相關營養診斷

營養診斷	問題(P)	病因(E)	徵候(S)
碳水化合物攝入不一致 (inconsistent carbohydrate intake)	碳水化合物攝入不一致	醣類計算不正確應用	飲食記錄中發現多餐多吃 2 份醣類食物；大部分天數血糖值起伏很大
		進餐時間不一致	血糖值起伏很大
過多碳水化合物攝取 (excessive carbohydrate intake)	過多碳水化合物攝取	不正確的醣類計算	飲食記錄中每餐醣類份數，餐後血糖皆＞200 mg/dL
不適當的脂肪攝取 (inappropriate intake of food fats)	不適當的脂肪攝取	食物中飽和脂肪含量知識缺乏	自己報告攝取高飽和脂肪

表 9-13　糖尿病相關營養診斷（續）

營養診斷	問題(P)	病因(E)	徵候(S)
實驗數值改變 (altered laboratory values)	實驗數值改變	胰島素不足	雖飲食控制佳，但仍為高血糖
食物及營養知識不足 (food and nutrition related knowledge deficit)	食物及營養知識不足	相關訊息來源缺乏	新診斷糖尿病人
未準備要改變生活 (not ready for lifestyle change)	未準備要改變生活	沉思前期不認為需要改變	拒絕參加運動課程

（三）營養介入

　　介入策略需合乎個別需求，具彈性、進階性和可行性，並持續監測與追蹤結果，適時修正。首先需促進及支持健康飲食型態，強調飲食多樣化且適量攝取高營養密度的食物；並針對營養診斷，與病人共同擬定營養介入計畫及共同確認飲食計畫目標，獲得病人承諾。

（四）糖尿病營養處方

　　要設計出個人化的營養處方，必須知道病人的生活型態、飲食習慣及日常作息，包括醒來的時間、日常用餐及進食時間、工作時間表或學校上課時間、運動型態、運動量和時間、就寢時間、血糖監測時間等，因依日常習慣設計的營養處方，對生活造成的干擾最小，有助於代謝控制。食物及飲食史可由多種方法獲得，目的在確認進食時間和飲食型態，可要求病人記錄飲食狀況，包括吃的內容、時間與份量等，實行 3 天或 1 週的飲食記錄。

　　利用收集的資料及飲食史的訊息進行評估後，即可設計初步飲食計畫。飲食計畫的目的是促進健康飲食，鼓勵病人食物選擇多元化；飲食計畫並不是由熱量或者三大營養素的處方開始，而是根據個人的日常飲食去修改而設計，飲食攝入量可利用表 9-14 來計算。初步飲食設計完成後，需和病人一同檢視，進餐時間、份量大小、飲食型態等皆須達成共識，評估是否可行，評估內容包括：(1)是否適合個人的生活型態；(2)是否適合糖尿病管理；(3)是否可促進健康飲食；(4)若有服用糖尿病藥物，飲食是否有配合藥物，以降低餐後高血糖或低血糖風險等。通常熱量範圍

是一個大約的數字，可視情況調整，也可利用「我的餐盤」來做衛教，增加飲食彈性及友善使用。

正餐及點心分配必須考量所使用的藥物種類及治療目標，如胰島素注射者，注射藥物的時間需與進食互相配合，固定醣類食物的攝取、監測餐前／後血糖，以調整食物攝入及胰島素劑量，來達到血糖控制目標。通常飲食計畫由每餐 2~4 份醣類食物開始，點心則是 1~2 份，有些病人不需要點心，須依病人需求做調整。初步飲食設計見表 9-15。

（五）營養教育及諮詢

可以選擇不同介入方法執行營養治療，如減少熱量及脂肪攝取、醣類計算、簡單飲食計畫、健康食物選擇、個人飲食計畫策略、胰島素／醣類比例、運動及行為策略等。

表 9-14　飲食攝入量計算表

種類	餐次及時間						合計	三大營養素(g)		
	早餐	點心	午餐	點心	晚餐	點心		蛋白質	脂肪	醣類
乳品										
全穀雜糧										
水果										
蔬菜										
肉類										
脂肪										
醣類份量										
總克數										
熱量(kcal)								乘以 4	乘以 9	乘以 4
%										
熱量範圍(kcal)										

表 9-15　初步飲食設計

種類	餐次及時間						合計	三大營養素(g)		
	早餐 07:30	點心 10:00	午餐 12:00	點心 15:00	晚餐 18:30	點心 22:00		蛋白質	脂肪	醣類
乳品	1				1		2	16	2	24
全穀 雜糧	2	1	2~3	1	2~3	1~2	10	30	10	150
水果	1		1		1		3			45
蔬菜			1		1			4		10
肉類			2~3		3~4		6	42	30	
脂肪	1	0~1	1~2	0~1	1~2	0~1	5		25	
醣類 份量	3~4	1	3~4	1	4~5	1~2				
總克數								92	67	229
熱量(kcal)								92×4 =368	67×9 =603	229×4 =916
%								19	30	50
熱量範圍(kcal)								1,900~2,000		

（六）營養監測與評值

　　藥物及代謝控制（血糖、血脂、血壓）、體位測量、運動等應持續監測與評值，以確認是否有達到設定的目標，如血糖監測結果可以用來決定是否需要調整食物、餐點或藥物，若無達標，應重新評估營養介入方式，並修訂執行方式。

　　照顧病人需跨醫療團隊共同合作，而營養相關記錄是與醫療團隊溝通的工具，亦可作為法律文件，甚至向保險公司申請營養服務費用。營養記錄有多種形式，但無論是何種方式，內容都應包含評估、診斷、介入、監測與評值(ADIME)，詳見表9-16。

表 9-16　營養照顧記錄

日期與時間：	
營養評估 (Assessment)	・相關資料收集（體位測量、生化值、臨床檢查、飲食攝入與習慣等）及與標準值做比較 ・病人學習意願、食物營養相關知識及改變的可能性 ・運動史及目標 ・停止營養治療的理由
營養診斷 (Diagnosis)	・簡明扼要的營養診斷 ・若無營養問題或無需做營養介入，可用「此時無營養診斷」呈現
營養介入 (Intervention)	・飲食治療目標及期望結果、建議的營養處方及營養介入 ・對計畫的調整及理由 ・病人對建議的接受性 ・改變病人了解及食物相關行為 ・轉介及使用的資源 ・對所提供照顧及進展監測的訊息 ・追蹤計畫及照顧頻率
營養監測與評值 (Monitor and Evaluation)	・可量化的營養照顧結果指標（與先前比較） ・營養介入計畫目標的進展 ・促進及阻礙進步的因素，可能造成正反面的結果 ・未來的營養照顧計畫、監測、追蹤

（七）追蹤

對大部分的人而言，要改變飲食習慣本來就不是件容易的事；對病人的努力若沒有適當給予肯定便會使他們灰心，應給予適時地肯定與鼓勵。完整的營養治療應包括評估、問題解決、調整與持續追蹤，營養治療追蹤的目的，在於激勵糖尿病人，並確認其目標；且盡量在無壓力的情境下，鼓勵病人說出在飲食計畫執行時所碰到的問題，協助克服及執行，才可說是成功的營養治療。

五、糖尿病的營養需求

糖尿病的醫療支出龐大（住院、門診等）且有許多共病症，甚至有高的死亡率。早期診斷和治療，可以降低糖尿病的發生；營養治療有預防和治療糖尿病的效

果，可降低醫療成本，因此，應提供糖尿病人控制糖尿病的醫療及營養照顧、自我管理照護，使病人能主動控制疾病，降低併發症及死亡風險。

（一）第 1 型糖尿病

第 1 型糖尿病人應接受個別化的營養照顧來達到治療目標，並以營養評估為基礎，包括年齡、性別、身高、體重、生長曲線、熱量及營養需求、胰島素治療模式、血糖型態等。熱量需求、體能活動與生長速度應隨年齡而改變，建議每年至少要執行 1 次身高、體重與營養治療計畫的重新評估及調整。

美國糖尿病學會對兒童及青少年營養治療的建議（包括第 1 型糖尿病的兒童及青少年），需依其對食物的喜好、文化背景、家庭活動、飲食型態、活動量與胰島素治療等做個別的設計；可由醣類計算或經驗的估算，去監測醣類攝取量，來達到血糖控制目標，並由有經驗的營養師進行全面性的營養照顧，定期追蹤生長狀況及併發症的控制。

兒童與青少年糖尿病人的營養需求應與正常孩子相同，兒童需以生長曲線圖定期評估身高與體重的發展（參見附錄一及二），熱量需求可參考 DRIs 及平常飲食量來估算，或透過兒童及青少年熱量需求公式來估算，如表 9-17。

表 9-17　兒童及青少年熱量需求估算

年齡（歲）	熱量估算
1	1,000 kcal
1~10	1,000 kcal＋100 kcal×（年齡－1）
11~15	女生：1,900 kcal＋100 kcal×（年齡－10） 男生：1,900 kcal＋200 kcal×（年齡－10）
15~19	女生：同成年人計算法 男生：非常活動者：50 kcal/kg

對每日使用固定劑量胰島素的第 1 型糖尿病人，一致的醣類攝取時間與份量，可改善血糖及減少低血糖發生風險；對使用積極胰島素治療者，則需醣類計算及評估飲食中油脂及蛋白質克數，教導餐前胰島素劑量的調整，來達到血糖控制目標。但要注意的是，積極的血糖控制雖可讓糖化血色素達理想範圍，卻會增加低血糖發生率，故嚴格地血糖控制糖化血色素＜6.5%，並不建議使用在 12 歲以下的第 1 型糖尿病童。治療目標可依實際狀況做調整，如沒有低血糖發生，可考慮較嚴格的目

標（如糖化血色素＜7%），但若經常發生低血糖、無預知性低血糖，則適度放寬控制目標。第 1 型糖尿病兒童及青少年血糖控制目標，見表 9-18。

表 9-18　第 1 型糖尿病兒童及青少年血糖控制目標

空腹血糖	睡前血糖	糖化血色素
90~130 mg/dL	90~150 mg/dL	<7.5%

（二）年輕第 2 型糖尿病

年輕第 2 型糖尿病人，大部分是體重過重或肥胖者，因此需從調整飲食、建立健康生活習慣（包括減重、運動）等來達到代謝控制目標，並鼓勵全家共同參與。

體重過重或肥胖的年輕第 2 型糖尿病人及其家庭，應結合體重管理計畫，使體重減少 7~10%；對需要長期體重管理的病人，應提供健康生活的照護模式，包括減少久坐行為、每週至少 5 天實行中度至劇烈的運動，每次至少 30~60 分鐘。

健康飲食型態包含強調食用高營養密度和優質天然食物、減少高熱量與低營養價值食物攝取，如含糖飲料、洋芋片等。兒童及青少年因處於生長期，維持目前體重或減緩體重增加速度就能減低 BMI，改善體位，但須避免快速減重。營養治療以體重控制為目標，不同年齡層、肥胖程度會有不同建議，如表 9-19 所示。

表 9-19　不同年齡層之體重控制目標建議

年齡層	BMI 嚴重度	減重目標建議
2~5 歲	1. 85~94 百分位，無健康風險因素 2. 85~94 百分位，有健康風險因素 3. ≧95 百分位	1. 維持體重增加速度 2. 維持目前體重或減緩增加速度 3. 維持目前體重。若 BMI 超過 21，則每月減重不超過 0.5 kg
6~11 歲	1. 85~94 百分位，無健康風險因素 2. 85~94 百分位，有健康風險因素 3. ≧95 百分位 4. ≧99 百分位（或≧120% of 95 百分位）	1. 維持體重增加速度 2. 維持目前體重 3. 漸進減重，以每月不超過 0.5 kg 4. 減重以每週不超過 1 kg

表 9-19　不同年齡層之體重控制目標建議（續）

年齡層	BMI 嚴重度	減重目標建議
12~18 歲	1. 85~94 百分位，無健康風險因素	1. 維持體重增加速度；如已經不再長高，則維持目前體重
	2. 85~94 百分位，有健康風險因素	2. 維持目前體重或是漸進減重
	3. ≧95 百分位	3. 減重以每週不超過 1 kg
	4. ≧99 百分位（或≧120% of 95 百分位）	4. 同第 3.點

資料來源：衛福部國民健康署 (2018)．*兒童肥胖防治實證指引計畫*。https://www.hpa.gov.tw/Pages/EBook.aspx?nodeid=3792

（三）糖尿病懷孕婦女

可分為兩大類，即第 1 型和第 2 型糖尿病人懷孕與妊娠糖尿病（懷孕時有血糖不耐症情形）。此類型病人的營養照顧重點，應多監測血糖、尿酮、食慾和體重變化等，調整飲食來達成營養需求，如少量多餐、選擇低升糖指數食物、高纖維食物來幫助餐後血糖的控制，提供其足夠熱量，使體重適度增加、血糖正常，並避免酮酸產生。體重及熱量建議見表 9-20、9-21。

妊娠糖尿病是第 2 型糖尿病的危險因子，故體重過重或肥胖的妊娠糖尿病人，需適度控制熱量與醣類攝取，依飲食習慣、生活作息、血糖監測記錄及生理狀況，定時定量進食，調整熱量與醣類分配，如睡前點心可預防半夜低血糖及酮體產生，來達到良好血糖控制（表 9-22）。

表 9-20　糖尿病懷孕婦女建議體重

BMI (kg/m^2)	增加總體重（公斤）（1 胎）	第 2/3 期每週增加體重（公斤）（1 胎）
<18.6	12.7~18.2	0.5
18.6~24.9	11.3~16	0.5
25~29.9	6.8~11.3	0.3
>30	4.5~9.0	0.25

表 9-21　建議熱量及蛋白質

年齡／狀態	熱量(kcal)	蛋白質(g)
14~18 歲	2,150	60~50
19~50 歲	2,050	50~47
懷孕	第一期：+0 第二期：+300 第三期：+300	+10
哺乳	前半年：+500	+15

表 9-22　糖尿病懷孕期血糖控制目標

分類	空腹血糖 (mg/dL)	餐後 1 小時 (mg/dL)	餐後 2 小時 (mg/dL)	糖化血色素 (%)
妊娠糖尿病	<95	<140	<120	6~6.5
糖尿病人懷孕				

資料來源：American Diabetes Association (2018). Management of diabetes in pregnancy: Standards of medical care in diabetes. *Diabetes care 41*(Supplement 1), S138.

（四）老年糖尿病

對老年糖尿病人來說，建立良好生活型態和維持健康體重，是保持生活品質的重要因素，故肥胖的老年糖尿病人，應採適度的熱量限制與增加運動量。老年人對熱量的需求會隨著年齡增加而減少，但對其他營養素的需求則與成年人相同，嚴格的熱量限制，會使老年人喪失肌肉、骨質密度變低與營養素缺乏；蛋白質攝入不足是造成肌少症的主要原因，因此，需鼓勵老年人進食足夠的高品質蛋白質和高營養密度的食物，並搭配運動，以降低肌肉量流失。

飲食原則為足夠蛋白質量、降低飽和及反式脂肪攝取，增加ω-3 脂肪酸、水溶性纖維和植物固醇攝取，故可選用地中海或得舒飲食型態，來達到改善血脂，降低罹患動脈粥樣硬化心血管疾病的風險。

適合老年糖尿病人的體能活動，應包括有氧活動和阻力訓練，可減少腹部脂肪堆積、肌肉、骨質流失、增加胰島素敏感性及降低罹患心血管疾病風險。阻力運動與有氧運動組合進行，會比單一運動方式有更好的血糖控制效果，建議每週運動至少 3~5 次，每次 30 分鐘（每週累積 150 分鐘以上）的有氧運動與每週 2~3 次阻力

訓練。配合運動，飲食方面需攝取足夠熱量及 1.1~1.2 g/kg 優質蛋白質，每餐需含 25~30 g 優質蛋白質（3 餐／天）。

（五） 糖尿病慢性併發症

糖尿病慢性併發症包括大血管疾病、小血管疾病（腎病變及視網膜病變）和神經病變，以大血管併發症造成的死亡率最高，而糖尿病神經病變與周邊血管疾病（包括糖尿病足及截肢）則為糖尿病人主要的共病症，營養治療是降低慢性併發症風險的主要因素，尤其是大血管病變。

1. 大血管疾病

糖尿病本身即為心血管疾病（動脈粥狀硬化心臟病、周邊血管疾病、腦血管疾病等）的危險因子，發病早，嚴重度也較高，尤其是女性病人的心臟病死亡率較男性病人為高。胰島素抗性會引起許多代謝改變，即代謝症候群，特徵包括腹部肥胖（男性腰圍 > 90 cm、女性腰圍 > 80 cm）、血脂異常、高血壓、葡萄糖不耐症等；其他危險因子有遺傳、吸菸、靜態生活、高油飲食、腎衰竭及微蛋白尿等。營養照顧的注意事項如下：

(1) 血脂異常

第 2 型糖尿病人高血脂比例約 28~34%，其中 5~14%為高三酸甘油酯血症，HDL 偏低也為常見。第 2 型糖尿病的 LDL 顆粒通常較小、密度較大，其總膽固醇濃度沒有增加，但還是會造成動脈硬化，應積極介入健康生活型態，包括改善飲食、減重、戒菸等。

理想的總脂肪攝取，質比量重要，應著重在降低飽和脂肪、反式脂肪及膽固醇攝取，增加ω-3 脂肪、可溶性纖維及植物固醇攝取，美國心臟病學會建議可採用得舒飲食型態來達到預防心血管疾病的目標。此外，富含單元不飽和脂肪的地中海飲食型態，對血糖及心血管疾病風險的控制亦有幫助。

(2) 高血壓

飲食控制原則包括低鈉、增加含鉀和鎂的食物攝取和適度飲酒，可選擇得舒飲食來達到控制血壓的目標。鈉的攝取建議量為 < 2,300 mg/day，但是否需更進一步減少鈉攝取，應考慮食物的可接受性、美味性及病人的配合度等，做適當調整。

2. 小血管疾病

(1) 糖尿病腎臟病

營養照顧應予以積極地血糖、血壓控制，因糖化血色素每下降 1%即可減少 40%小血管併發症；降低血壓則可延緩 30~70%糖尿病腎病變的進展。營養治療的重點為控制飲食中蛋白質量，建議 0.8 g/kg，並至少一半以上來自豆魚肉蛋類等高生物價蛋白質。

飲食中鈉和鉀的攝取量建議，應考量相關合併症、藥物、血壓及生化檢查資料做個別化調整，當 GFR 下降，以致鈉、鉀排泄能力受損，飲食就需限鉀及鈉。限制飲食中的鈉(＜2,300 mg/day)有助於血壓控制；對於糖尿病合併第 3、4 期慢性腎臟病人，為避免高鉀血症，建議鉀離子攝取量維持 2,000~3,000 mg/day。

慢性腎病變(CKD)因無法有效排除磷，導致血磷上升，故建議 CKD 第 3、4 期且血磷濃度＞4.6 mg/dL 或 CKD 第 5 期且血磷濃度＞5.5 mg/dL 的病人，應限制磷的攝取在 5~10 mg/kg/day。動物性食物中的磷為有機磷，吸收率約 40~60%；飲料（如汽水、可樂）與加工肉品中添加的磷酸鹽皆為無機磷，吸收率為 100%，因此應嚴加控制加工食品的攝取；而植物性食物雖然也為有機磷，但多與植酸(phytate)同時存在，吸收率僅 10~30%，對血磷影響較小。

此外，體重減輕是造成此類病人死亡的獨立危險因子，避免體重下降是首要目標，需提供足夠的熱量，為增加熱量攝取，可於飲食中適量增加低蛋白澱粉及植物油。

(2) 神經病變

神經病變如胃輕癱，是指胃在沒有機械性阻塞的情形下，使胃排空延遲，導致飽脹、脹氣、噁心、嘔吐、腹瀉或便祕，營養照顧重點在降低腹部壓力，可採少量多餐、低油、低纖的飲食型態；若無法接受固體食物，則建議改為液體型態。良好的血糖控制是唯一可有效減緩神經病變的方法。對有胃輕癱的病人使用胰島素，其施打時機可配合食物延緩排空的時間，如餐後再施打胰島素，並增加血糖監測的頻率，來決定適當胰島素注射的時機。

專有名詞介紹
TERMINOLOGY

1. 第 1 型糖尿病(type 1 diabetes mellitus, T1DM)：因胰臟分泌胰島素的 β 細胞受損，身體無法自行合成胰島素，體內缺乏胰島素。

2. 第 2 型糖尿病(type 2 diabetes mellitus, T2DM)：因身體細胞對胰島素失去敏感性，也就是胰島素抗性，胰臟會分泌更多胰島素來幫助血糖代謝，隨著時間近展，胰島素逐漸分泌不足，造成高血糖。

3. 黎明現象(dawn phenomenon)：清晨空腹高血糖徵象之一；常發生於第 2 型糖尿病病人，主因是胰島 β 細胞功能缺損，無分泌所需要的基礎胰島素量，因而導致血糖升高。

4. 梭莫基效應(Somogyi effect)：清晨空腹高血糖徵象之二；普遍見於第 1 型糖尿病病人，較少發生在第 2 型糖尿病，其與夜間出現低血糖有關；當發生低血糖時，人體會讓血糖代償性上升，避免再發生低血糖風險。

5. 妊娠糖尿病(gestational diabetes mellitus, GDM)：孕前無糖尿病，但懷孕過程中身體對碳水化合物耐受性降低，導致血糖上升。

6. 胰島素對醣類比值(insulin to carbohydrate ratio, ICR)：是指 1 單位的速效（短效）胰島素可控制食物中醣類的克數。

7. 胰島素敏感因子(insulin sensitivity factor, ISF)：即每單位速效（短效）胰島素可降低的血糖值。

8. 一天胰島素總劑量(total daily dose of insulin, TDD)：用於 ICR 及 ISF 計算。

9. 升糖指數(glycemic index, GI)：為了比較不同醣類食物對血糖的生理效應。GI<55 為低升糖指數，GI>70 為高升糖指數。

10. 升糖負荷(glycemic load, GL)：GL=GI×總醣量(g)／100；GL<10 為低升糖負荷，GL>20 為高升糖負荷。

11. 連續式血糖監測(continuous glucose monitor, CGM)：將葡萄糖感應器植入皮下，利用糖氧化酶感測器，每隔數秒就測量皮下組織液產生的氫氧離子濃度，將其轉換成血糖值。

12. 問題／病因／徵候(problem/etiology/sign, PES)：為營養診斷的三個元素。

案例探討
CASE DISCUSSION

　　張小姐，41 歲，上班族，罹患糖尿病 4 年，有高血壓、高脂血症，每天約晚上 11 點就寢。身高 160 cm、體重 60 kg、腰圍 83 cm、體脂率 32%、血壓 140/85 mmHg；抽血報告：Chol: 223 mg/dL、LDL: 150 mg/dL、HDL: 45 mg/dL、TG: 175 mg/dL、飯前血糖(AC)：145 mg/dL、飯後血糖(PC)：185 mg/dL、糖化血色素：7.2%；目前服用的藥物：Amarylm、Aspirin、Aprovel；飲食記錄如表 9-23。請回答下列問題：

表 9-23　飲食記錄

早餐	三明治和黑咖啡
午餐	排骨便當 1 個
晚餐	白飯 7 分滿、炸雞腿（棒棒腿）1 支、炒青菜 0.5 碗、蘿蔔湯（含排骨 1 塊、貢丸 1 個）、水果 0.5 碗
點心	晚上 9~10 點吃鹹餅乾 1~2 包

1. 張小姐的營養診斷為何？

2. 適合張小姐的營養介入措施及評值方法為何？

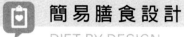

簡易膳食設計
DIET BY DESIGN

範例 1

糖尿病膳食設計原則：避免加糖飲料及甜食攝取、盡可能以高纖穀類雜糧為三餐主食，並定時定量。

膳食設計

種類	餐次及時間			合計	熱量 (kcal)	三大營養素		
	早餐 07:30	午餐 12:00	晚餐 18:30			蛋白質 (g)	脂肪 (g)	醣類 (g)
全穀雜糧	4	4	4	12	840	24	—	180
水果	—	1	1	2	120	—	—	30
乳品	1	—	—	1	120	8	4	12
蔬菜	—	1.5	1.5	3	75	3	—	15
肉類	1	2	2	5	375	35	25	—
脂肪	1	2	2	5	225	—	25	—
總克數						70	54	237
%						16.3	28.3	55.3
總熱量	1,755 (1,714) kcal							

菜單

早餐：低脂牛奶 1 杯(240 ml)、全麥土司 2 片、荷包蛋 1 個。

午餐：糙米飯 1 碗、棒棒雞腿 1 隻、炒開陽白菜和炒菠菜共 1.5 碗、去皮西瓜 1 碗。

晚餐：糙米飯 1 碗、蒸魚 1 片(45 g)、豆干 1 片炒芹菜、炒絲瓜 1 碗、奇異果 1 個。

範例 2

　　張先生，56 歲，身高 170 cm，體重 80 kg，糖化血色素 7.6%，血壓 140/95 mmHg，患有高血壓、高脂血症。喜吃甜食，早餐多吃菠蘿芋頭麵包或乳酪蛋糕，午、晚餐多食用一整個便當。與其共同討論，設定減重目標：3 個月減重 5~10%／每個月減 2~3 kg；建議每日減少約 700 kcal。其熱量及三大營養素需求計算如下：

1. 熱量需求（以輕度活動計算）：30 × 80 − 700 kcal = 2,400 − 700 = 1,700~1,800 kcal。

2. 三大營養素分配：
   (1) 蛋白質：1,800 × 20% / 4 = 90 g。
   (2) 脂肪：1,800 × 30% / 9 = 60 g。
   (3) 醣類：1,800 × 50% / 4 = 225 g。

➤ 膳食設計 ➤

種類	餐次及時間			合計	熱量 (kcal)	三大營養素		
	早餐 07:30	午餐 12:00	晚餐 18:30			蛋白質 (g)	脂肪 (g)	醣類 (g)
全穀雜糧	3	4	4	11	770	22	—	165
水果	—	1	1	2	120	—	—	30
乳品	1	—	—	1	80	8	—	12
蔬菜	—	1.5	1.5	3	75	3	—	15
中脂肉類	1	3	2	6	450	42	30	—
低脂肉類	—	—	2	2	110	14	6	—
脂肪	1	2	2	5	225	—	25	—
總克數						89	61	222
%						20	30	50
總熱量	1,830 (1,793) kcal							

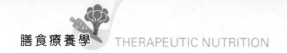

菜 單

早餐：無糖豆漿 1 杯(240 ml)、去皮吐司 2 片(75 g)、荷包蛋一個。

午餐：地瓜飯 1 碗、滷無骨雞腿排 75 g、炒菠菜 150 g、芭樂半個。

晚餐：雜糧飯 1 碗、牛腱 3 片(60 g)、豆干 3 片(80 g)、滷海帶 2 片、炒青江菜 100 g、奇異果 1 個。

學習評量
REVIEW ACTIVITIES

( ) 1. 成年人糖尿病 HbA$_{1c}$ 血糖治療目標至少需小於？

(A) 5%　(B) 6%　(C) 7%　(D) 8%

( ) 2. 下列何者不屬於早期中樞神經之低血糖症狀？

(A)動作變慢　(B)注意力不集中　(C)閱讀困難　(D)喪失知覺

( ) 3. 女性代謝症候群之腹部肥胖，腰圍為大於多少公分？

(A) 75　(B) 80　(C) 85　(D) 90

( ) 4. 下列何者屬於糖尿病小血管併發症？

(A)糖尿病腎臟疾病　(B)腦血管併發症　(C)周邊動脈疾病　(D)心血管疾病

( ) 5. GFR<60 ml/min/1.73m² 是屬於糖尿病腎臟疾病第幾期？

(A) 2　(B) 3a　(C) 3b　(D) 4

( ) 6. 每日飲食的升糖負荷(glycemic load)建議在多少範圍為佳？

(A) 40~50　(B) 50~65　(C) 65~80　(D) 80~120

( ) 7. 下列何種藥物單獨使用時較少發生低血糖？

(A)雙胍類　(B)中效胰島素　(C)促胰島素分泌劑　(D)磺醯脲類

( ) 8. 營養照顧流程包括？

(A)篩檢、評估、診斷、介入　　　　　(B)評估、介入、監測與評值
(C)篩檢、評估、介入、監測與評值　(D)評估、診斷、介入、監測與評值

( ) 9. 下列何者是用來確認及敘述一個營養問題，且是營養師可以解決或改善的營養問題？

(A)營養評估　(B)營養診斷　(C)營養介入　(D)營養評值

( ) 10. 糖尿病的營養照顧原則下列何者為非？

(A)開始藥物治療就不需搭配飲食治療　(B)目標需可有效評值
(C)需個別化指導　　　　　　　　　　(D)藥物、飲食和運動需互相配合

解答

CDBAB　DADBA

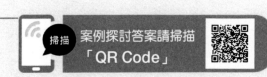
案例探討答案請掃描「QR Code」

參考文獻
REFERENCES

社團法人中華民國糖尿病學會(2018)‧*2018 糖尿病臨床照護指引*。http://www.endo-dm.org.tw/dia/direct/index.asp?BK_KIND=29&current=2018%BF%7D%A7%BF%AFf%C1%7B%A7%C9%B7%D3%C5%40%AB%FC%A4%DE。

American Diabetes Association (2018). Management of diabetes in pregnancy: Standards of medical care in diabetes. *Diabetes care 41*(Supplement 1), S138.

American Diabetes Association. (2018). 2. Classification and diagnosis of diabetes: Standards of medical care in diabetes—2018. *Diabetes care,41*(Supplement 1), S13-S27.

American Diabetes Association. (2018). 4. Lifestyle management: Standards of medical care in diabetes—2018. *Diabetes care,41*(Supplement 1), S38-S50.

American Diabetes Association. (2019). 5. Lifestyle management: Standards of medical care in diabetes—2019. *Diabetes care,42*(Supplement 1), S46-S60.

American Diabetes Association. (2020). 5. Facilitating behavior change and well-being to improve health outcomes: Standards of Medical Care in Diabetes-2020. *Diabetes Care,43*(Supplement 1), S48-S65.

Arterburn, D. E., Bogart, A., Sherwood, N. E., Sidney, S., Coleman, K. J., Haneuse, S., ... & Selby, J. (2013). A multisite study of long-term remission and relapse of type 2 diabetes mellitus following gastric bypass. *Obesity surgery, 23*(1), 93-102.

Birch, L. L., Fisher, J. O., & Davison, K. K. (2003). Learning to overeat: Maternal use of restrictive feeding practices promotes girls' eating in the absence of hunger. *The American journal of clinical nutrition, 78*(2), 215-220.

Blomster, J. I., Zoungas, S., Chalmers, J., Li, Q., Chow, C. K., Woodward, M., ... & Hillis, G. S. (2014). The relationship between alcohol consumption and vascular complications and mortality in individuals with type 2 diabetes. *Diabetes care, 37*(5), 1353-1359.

Diabetes Prevention Program Research Group. (2009). 10-year follow-up of diabetes incidence and weight loss in the Diabetes Prevention Program Outcomes Study. *The Lancet, 374*(9702), 1677-1686.

Evert, A. B., Boucher, J. L., Cypress, M., Dunbar, S. A., Franz, M. J., Mayer-Davis, E. J., ... & Yancy, W. S. (2014). Nutrition therapy recommendations for the management of adults with diabetes. *Diabetes care, 37*(Supplement 1), S120-S143.

Franz, M. J., MacLeod, J., Evert, A., Brown, C., Gradwell, E., Handu, D., ... & Robinson, M. (2017). Academy of Nutrition and Dietetics nutrition practice guideline for type 1 and type 2 diabetes in adults: Systematic review of evidence for medical nutrition therapy effectiveness and recommendations for integration into the nutrition care process. *Journal of the Academy of Nutrition and Dietetics, 117*(10), 1659-1679.

Golden, N. H., Schneider, M., & Wood, C. (2016). Preventing obesity and eating disorders in adolescents. *Pediatrics, 138*(3).

Jones J, (2020) Medical nutrition therapy for diabetes mellitus and hypoglycemia of nondiabetic origin. In Raymond, J. L., & Morrow, K. *Krause and Mahan's Food and the Nutrition Care Process e-book*. (15th ed. pp 606-640) Elsevier Health Sciences.

Ludwig, D. S., Hu, F. B., Tappy, L., & Brand-Miller, J. (2018). Dietary carbohydrates: Role of quality and quantity in chronic disease. *Bmj, 361*.

Malik, V. S., Popkin, B. M., Bray, G. A., Després, J. P., Willett, W. C., & Hu, F. B. (2010). Sugar-sweetened beverages and risk of metabolic syndrome and type 2 diabetes: A meta-analysis. *Diabetes care, 33*(11), 2477-2483.

Mann, T., Tomiyama, A. J., Westling, E., Lew, A. M., Samuels, B., & Chatman, J. (2007). Medicare's search for effective obesity treatments: Diets are not the answer. *American Psychologist, 62*(3), 220.

Mayer-Davis, E. J., Neumiller, J. J., Urbanski, P., Verdi, C. L., & Nwankwo10, R. (2013). Nutrition Therapy Recommendations for the Management of Adults With Diabetes. Diabetes Care 2013; 36: 3821–3842. *Diabetes Care, 36*, 3821-3842.

O'Keefe, E. L., DiNicolantonio, J. J., O'Keefe, J. H., & Lavie, C. J. (2018). Alcohol and CV health: Jekyll and Hyde J-curves. *Progress in Cardiovascular Diseases, 61*(1), 68-75.

Post, R. E., Mainous, A. G., King, D. E., & Simpson, K. N. (2012). Dietary fiber for the treatment of type 2 diabetes mellitus: A meta-analysis. *The Journal of the American Board of Family Medicine, 25*(1), 16-23.

Reis, J. P., Loria, C. M., Sorlie, P. D., Park, Y., Hollenbeck, A., & Schatzkin, A. (2011). Lifestyle factors and risk for new-onset diabetes: A population-based cohort study. *Annals of internal medicine, 155*(5), 292-299.

Reis, J. P., Loria, C. M., Sorlie, P. D., Park, Y., Hollenbeck, A., & Schatzkin, A. (2011). Lifestyle factors and risk for new-onset diabetes: A population-based cohort study. *Annals of internal medicine, 155*(5), 292-299.

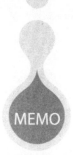

MEMO

Therapeutic Nutrition

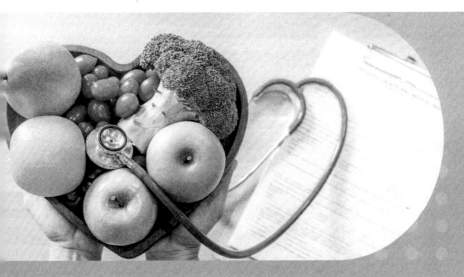

CHAPTER

10

Therapeutic Nutrition

戰臨茜／編著

肝、膽、胰臟疾病的營養照顧

本章
大綱

1. 了解肝臟、膽囊及胰臟的構造及功能。
2. 認識肝臟、膽囊、胰臟各種疾病的病因、症狀及治療。
3. 知悉肝臟、膽囊、胰臟疾病的營養照顧方法與原則。

前 言 | INTRODUCTION

　　肝臟是人體內最大的器官，它與膽囊、胰臟都有管道互相連接，並共同參與營養素的消化吸收，屬於消化系統的一分子，此外，亦負責體內大部分重要的代謝功能，超過 500 個任務，無可取代。在三大營養素與維生素、礦物質的代謝、儲存及運送上，也都扮演著決定性的角色。

　　肝、膽、胰臟疾病極易因炎症反應與神經病變，使得味覺改變、胃輕癱和腸蠕動延遲，進而引起厭食、消化不良、早飽、噁心造成攝食不足；而消化酵素缺乏與藥物使用（滲透性瀉藥，如乳果糖）會阻礙營養素吸收；繼發性的新陳代謝改變（高血糖症和增加炎性細胞因子生成）則會惡化營養狀況，以上種種最終導致營養不良。營養狀況改變，會增加併發症且預後不佳，所以提供適當的營養需求，並及時調整營養素缺乏的情形至關重要，醫療人員應避免錯誤的營養治療觀念，以防過度與不當的飲食限制造成病人更大的傷害。

THERAPEUTIC NUTRITION

第一節　肝臟介紹

一、肝臟的解剖構造

　　肝臟位於腹腔右上區塊，大部分受到胸廓的保護，是人體最大的腺體，重 1,000~1,500 g。結構上，鐮狀韌帶將肝臟分為左、右兩個主要葉片，右肝較大，約占整個肝臟的 60%。目前外科手術的共識為採用 8 小葉分段法(couinaud segments)，也就是將肝臟分為 8 個小葉，界定方法是依據肝門靜脈血流分布作為區分，除了位於後側的尾狀葉為第 1 小葉外，第 2~4 小葉位於左肝，第 5~8 小葉位於右肝（圖 10-1），每段功能上都是獨立的，有獨立的血液、膽汁引流道。

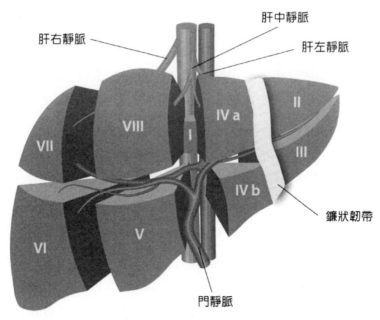

圖 10-1　肝臟解剖圖

　　肝臟的血容量大，相當於人體總量的 14%，擁有雙重血液供應，其中約 20%是來自肝動脈的含氧血，80%是胃、腸、胰和脾臟門靜脈的富營養血，每分鐘約有 1,500 ml 的血液通過肝臟，再經左、右肝靜脈排出，進入下腔靜脈。

　　肝內細胞除了占三分之二的肝細胞，尚有重要的庫佛氏細胞(Kupffer cell)、星狀細胞(astrocyte)和支持結構細胞等。另外，肝臟有自我再生能力，只需存有 10~20%具功能性的肝臟就可維持運作，得以生存。

二、肝臟的功能

（一）營養素的代謝與儲存

1. 醣類

(1) 肝醣的合成與分解：肝細胞可將攝取的葡萄糖轉變成肝醣，儲存於肝臟中，當血液中的葡萄糖濃度降低時，則將肝醣分解成葡萄糖，以維持血糖濃度的穩定。

(2) 醣質新生作用：是將非碳水化合物（如乳酸、丙酮酸、甘油、生糖胺基酸等）轉變為葡萄糖的過程，協助維持血糖恆定。

(3) 負責調節血糖的荷爾蒙（胰島素與升糖素）亦在肝臟被降解代謝。

2. 蛋白質

(1) 尿素循環：蛋白質分解的過程中，會附帶產生有害物質「氨」，而肝臟會將其轉變成尿素，輸送到腎臟，隨尿液一同排出體外，達成解毒任務。

(2) 轉胺作用：是指將一種胺基酸的 $\alpha-$氨基，轉移到另一種胺基酸的 $\alpha-$酮酸上的過程，可藉此自行合成非必需胺基酸。

(3) 製造血漿蛋白：如白蛋白、運鐵蛋白(transferrin)、藍銅蛋白(ceruloplasmin)等，用來維持血管的滲透壓、參與輸送多種代謝物質。

(4) 嘌呤嘧啶的合成：是核酸中最重要的組成。

3. 脂肪

(1) 三酸甘油酯的合成：肝臟只能將少量的葡萄糖以肝醣形式儲存，而將大部分的葡萄糖轉變為脂肪，再經由血液循環輸送到身體其他組織中儲存。

(2) 膽固醇的合成：作為性荷爾蒙、腎上腺皮質素、維生素 D 等的合成原料。

(3) 脂蛋白、磷脂類的合成：前者可協助非水溶性物質於血液中的運送；後者則為細胞膜的重要組成、分解過高血脂與膽固醇促使血循通暢、平衡內分泌等。

4. 維生素與礦物質

(1) 儲存大量的維生素 A、D、E、B_{12} 與少量的維生素 B_1、B_2、C、K。

(2) 活化維生素 A、D、葉酸(folate)。

(3) 合成運送蛋白，協助血中維生素 A、鐵、鋅、銅之運送。

（二）膽汁形成

肝臟分泌膽汁並儲存在膽囊中，膽汁作用在十二指腸，而後於迴腸被回收，可以中和胃酸，也是協助肝臟排除代謝產物的管道（如紅血球破壞後所形成的膽色素，由膽汁排泄）、促進脂肪的乳化。

（三）毒解作用

一般而言，解毒的方式有三種：(1)肝細胞以化學方式改變毒素特性，使之能溶於水，經由腎臟排除；(2)代謝後的產物由肝細胞分泌至膽汁，經由腸胃道排出體外；(3)透過肝細胞的吞噬作用，分解有害物質。

（四）凝血作用

製造凝血因子，如凝血酶原、纖維蛋白原，是血液凝固時所需要的凝血物質。

（五）免疫能力

肝臟的網狀內皮細胞與庫佛氏細胞，負責捕捉與消滅來自腸道路徑的有毒物質侵襲；另外，淋巴細胞及肝竇內皮細胞(liver sinusoidal endothelial cell)則是具免疫調節功能。

THERAPEUTIC NUTRITION

第二節　肝臟疾病

肝臟沒有神經，不容易有疼痛感，除非三分之二以上的肝臟受傷才會有不適的症狀被發現。

壹 肝臟疾病的分類

依致病因素可將常見肝臟疾病分類如下。

一、病毒性肝炎

至少有 A、B、C、D、E 五種病毒會產生病毒性肝炎(viral hepatitis)，其中 A 型和 E 型肝炎是傳染性的形式，主要通過糞口途徑傳播，B、C、D 型肝炎是通過血液和體液傳播的形式。罹患 A 型肝炎者幾乎可完全自行恢復，其他則需藉由藥物治療來控制。

二、酒精性肝病

短時間內大量飲酒或長期酗酒，可能會造成肝細胞的急性或慢性不斷地傷害；急性傷害會導致酒精中毒性肝炎，慢性傷害會造成脂肪肝、慢性肝炎，最後肝硬化。酗酒者中約 10~20%有不同程度的酒精性肝炎(alcoholic hepatitis)。

三、藥物或毒物性肝病

食物受到黃麴毒素汙染、一次大量或長期服用解熱鎮痛劑、抗生素、安眠藥、鎮靜劑，都有可能引起肝臟傷害。

四、新陳代謝異常性肝病

威爾遜氏症(Wilson's disease)為一種遺傳性疾病，由 *ATP7B* 基因突變引起，其會導致過量的銅積聚在體內，特別是肝臟、大腦和眼睛，角膜周圍會圍繞著銅沉積

物，稱為 Kayser-fleischer 戒指，使得眼球運動異常。成人最初的特徵，可見神經系統或精神問題，症狀包括震顫、行走困難、言語障礙、思維能力受損和情緒波動，而兒童和青少年的最初特徵通常是肝病。

五、非酒精性脂肪肝

健康的肝臟細胞裡有 3~5％的中性脂肪，當脂肪占肝臟重量 5%以上，或病理切片顯示超過 10%肝細胞呈現脂肪空泡變性現象，即稱為脂肪肝；雖好發於肥胖者，但瘦的人也會出現。

六、膽汁鬱積性肝病

原發性膽汁性肝硬化(PBC)與原發性硬化性膽管炎(PSC)，是最常被提及的兩種類型，均為自體免疫性疾病。

PBC 是因肝內小與中型的膽管漸進性被破壞所造成的慢性膽汁鬱積性疾病，其進展緩慢，最終會導致肝硬化或死亡；病人 95%是女性。PSC 則是肝外膽管的纖維化發炎作用，導致膽汁鬱積，可發展為膽汁性肝硬化與膽管癌，有 70~90%的病人同時患有發炎性腸道疾病（尤其是潰瘍性結腸炎），男性罹病率較高。兩者皆易因膽汁問題產生脂溶性維生素缺乏、維生素 D 和鈣質吸收不良，導致肝性骨病變與續發性副甲狀旁腺功能亢進、高膽固醇血症等問題。

七、其他

如肝囊腫、肝血管瘤等。

貳 肝臟疾病的營養需求

影響肝病病人發生營養不良有諸多原因；生理上，腹水造成過早飽足感、膽汁合成減少，導致長鏈脂肪酸吸收率降低、虛弱、疲倦、輕度肝性腦病變等都會造成經口攝食量減少。另外，病人可能因小腸蠕動減慢，使得腸內細菌過度生長，進而使得腸道吸收不良。

至於飲食攝取方面，因缺乏維生素 A 及鋅會造成味覺改變、限蛋白質和限鹽飲食處方，皆會讓病人食慾變差，更加減少攝食量；而藥物的使用（如 Lactulose 和 Neomycin）亦會增加營養素的流失，降低吸收率。其干擾因素多種且可能同時並存，營養照護極具挑戰。

一、熱量需求

　　研究顯示，個體間的靜態能量消耗(REE)差異甚大，高達 35％的肝硬化病人能量需求高於預期（代謝亢進），但也有 18％是低於預期值，因此，建議使用間接熱量測定法(indirect calorimetry)以獲得更精確的數值。

　　一般而言，熱量需求在沒有腹水的末期肝病，約為 REE 的 120~140％，如有感染、腹水和吸收不良的存在，則會增加至 150~175％。若是以體重估算熱量需求，則應使用乾體重或理想體重，一般約為 25~35 kcal/kg、肥胖者 20 kcal/kg、體重不足者 40 kcal/kg。

二、醣類

　　肝臟是調控血糖最主要的器官，所以當其衰竭、功能不全時，以往肝內主要負責調控作業的功能（如肝醣的合成與分解作用、糖質新生作用、胰島素的清除率等）皆會下降。再者，周邊組織的胰島素抗性、皮質醇和腎上腺素的激素變化等，都使得決定醣類的需求變得困難，故應密切監測血糖變化，以調整醣類供應的比例與餐次。

三、脂肪

　　禁食時，肝硬化病人脂解能力增加，血中游離脂肪酸、甘油和酮體也增加，身體多以脂肪作為能量提供，故建議提供 30~40%的熱量；但如果有脂肪瀉，則降低至 25%，並考慮使用中鏈三酸甘油酯(MCT)以補充熱量。

四、蛋白質

　　肝衰竭時，蛋白質是最有爭議的營養素；單純性肝炎或無肝腦病變的肝硬化，蛋白質需求範圍為理想體重的 1~1.5 g/kg，若是為促進氮累積或正平衡，則每天至少需要 1.2~1.3 g/kg。而合併敗血症、感染、胃腸道出血或嚴重腹水等壓力的情況下，最少應提供 1.5 g/kg。

五、維生素與礦物質

　　因肝臟參與大部分維生素和礦物質的儲存、運輸和新陳代謝，故當其功能不全時，理當需要補充，且至少達 DRIs 之建議量。

維生素缺乏易產生併發症，如缺乏葉酸和維生素 B_{12}，會導致巨球性貧血；缺乏維生素 B_1、B_{12} 則會發生神經病變。此外，膽汁鬱積性肝衰竭，特別容易因脂肪瀉、吸收不良等致使脂溶性維生素缺失，提高罹患併發症風險，如缺乏維生素 A 引起的夜盲症、缺乏維生素 D 導致的骨質疏鬆與肝性骨營養不良等。

礦物質部分，因胃腸道出血會耗損鐵的儲存，補充時要排除有血色素沉著症或鐵血質沉著症者，而脂肪瀉會減少鈣、鎂和鋅的吸收，需多加留意。另威爾遜氏症的治療初期，可配合限制飲食中的銅攝取，如不要飲用水管道流出前幾秒鐘的自來水，可降低銅的濃度。

參 肝臟疾病的營養支持途徑

可由口、腸胃道插管或靜脈注射的方式給予。由口進食是首選，但厭食、噁心、早飽感和其他腸胃不適症狀，可能會使足夠的營養攝入難以實現，這時可採取少量多餐方式，不僅病人較能接受進食，也可改善氮平衡並預防低血糖，且可鼓勵病人嘗試濃縮口服營養品的補充。

經口進食無法獲得足夠營養但腸胃道功能正常者，可考慮插管灌食，如鼻胃管或經皮內視鏡胃造口(PEG)。臨床上醫師常擔心置放鼻胃管會造成食道與胃的出血，但根據文獻顯示其發生率很低，所以不應完全排斥此方式，建議可採用較小直徑的鼻胃管，減少刺激鼻黏膜，讓病人較舒適。若需長期接受管灌，可選擇胃造口灌食，但有腹水、靜脈曲張破裂、凝血功能失調時則不宜放置。

當腸胃道功能無法正常運作（如嚴重腸胃道出血或腸道衰竭）時，需改採靜脈營養支持；但靜脈營養供應會增加管路感染與肝膽併發症風險，應密切監測。

肆 常見肝臟疾病的治療原則與營養照顧

臨床上完整的營養照顧計畫，尚須考慮病人所處的不同疾病期程與併發症，作適當的調整，以貼切病人需求。詳見各疾病分述。

一、肝炎

肝炎係指肝臟受到感染、藥物、酒精或化學物質之傷害，造成肝細胞壞死及炎症反應，在臺灣以病毒性肝炎引起的危害最廣。肝臟沒有神經且再生與儲存能力都很強，故 70%的肝炎既不會疼痛也沒有症狀。依不同期程和病因以下分類介紹。

（一）急性肝炎

　　係指肝臟正處於急性發炎狀態，肝功能指數(AST/ALT)超過正常值上限，發炎在 6 個月內會消失；猛爆性肝炎屬急性肝炎中症狀最為激烈、後果也最嚴重的種類。常見病因為病毒感染（A 型、B 型、C 型）或藥物副作用引起，因肝細胞急速遭到破壞且無法再生，遂出現嚴重地噁心、嘔吐、黃疸，若不幸發展成肝衰竭，可能會導致病人陷入昏迷及呼吸困難，甚至死亡。

1. 治療原則

　　多數病人可自行痊癒，少數則會演變為慢性肝炎，甚至惡化成致死率極高的猛爆性肝炎。急性肝炎多採取支持性症狀治療，但若是急性 B 型肝炎病情急速惡化為猛爆性肝炎時，除給予口服抗 B 肝病毒藥物外，必須同時評估肝臟移植的可能性。急性 C 型肝炎病人則可考慮採用口服抗 C 肝病毒藥物治療。

　　此外，因藥物引起的肝炎需先停止服藥；而由解熱鎮痛劑—乙醯胺酚所造成的急性肝臟發炎，現在則有解毒劑如 N-acetylcysteine，可提供保護肝臟的抗氧化物質。

2. 營養照顧

　　病人如有疲乏倦怠、厭食、腹脹、噁心、喉嚨不適等症狀出現影響進食，建議使用少量多餐方式供應，採流質或半流質型態，並補充濃縮營養品，把握早餐（有較好的食慾），以獲得足夠的營養。

（二）慢性肝炎

　　係指發炎時間超過 6 個月以上，肝指數高於正常值上限。肝臟處於持續發炎和再生的過程，易導致永久纖維化的肝硬化。

1. 治療原則

　　臺灣的慢性肝炎病人，以 B、C 型肝炎為主，處置依據病因與臨床狀況，如增強免疫系統的干擾素、抑制病毒活性的抗病毒藥物、非特異性免疫刺激劑等。若病情穩定，肝臟沒有嚴重發炎或纖維化則定期追蹤檢查即可。

2. 營養照顧

　　長期的飲食原則如下：

(1) 維持理想體重：建議熱量攝取 30~35 kcal/kg。過多的熱量反而會造成肝臟脂肪堆積，肥胖者應減重。

(2) 均衡且新鮮的飲食：加工製品及醃漬燻烤的食品應避免食用。

(3) 攝取足量的蔬果與纖維：如新鮮蔬菜、豆類及全穀類。因其富含纖維及抗氧化物，可中和有害自由基。

(4) 避免喝酒：易增加脂肪肝的堆積，惡化肝病，並加速營養素的流失。

（三）酒精性肝炎

發病率及肝損害的程度，與酗酒的時間、劑量存在著正相關，90%以上的酒精會在肝內進行氧化代謝生成乙醛和乙酸，兩者對肝臟有直接的毒害作用，而代謝乙醇的過程，體內會產生大量自由基，使肝細胞脂質過氧化，破壞細胞內蛋白質或DNA，另外，乙醛跟細胞膜蛋白結合後，會被偵測為外來物，吸引體內的免疫細胞來攻擊肝細胞，成為「酒精性肝炎」。

過多的酒精代謝，會產生大量的 NADH 與氫，降低脂肪酸被氧化的作用，進而造成三酸甘油酯的累積，形成脂肪肝。酒精性脂肪肝和酒精性肝炎常常並存，其反覆的傷害過程，最後就會演變成「酒精性肝硬化」。

1. 治療原則

治療上需搭配戒酒的精神治療及一般營養補充。嚴重的病人（MD score[註]≧32或併有自發性的肝腦病變）必須進行藥物治療，目前被認為比較有效的藥物有二類，分別是 Corticosteroids（作用機轉主要為調控前發炎物質）及 Pentoxifyllin（為磷酸酯酶，可有效改善肝腎症候群）。末期病人可選擇肝臟移植，但重新酗酒和移植後需長期使用免疫抑制劑等問題應列入考慮。

[註] MD score：Maddrey's discriminant function 分數被廣泛用於評估酒精性肝炎的嚴重度與使用類固醇治療的效果，當數值超過 32 時表示結果不佳，一個月死亡率約在 35~45%。
計算公式：膽紅素值(mg/dL)＋4.6 倍（凝血酶原時間減去對照值）（秒）

2. 營養照顧

在飲食部分，酗酒者本身就易造成飲食行為偏差，使得營養素攝取不足。再者，酒精會傷害消化道的黏膜組織，進而影響消化與吸收的能力，且喝酒利尿也會造成水溶性維生素流失增加，故在治療嚴重的酒精性肝炎病人上，更應強化均衡飲食的執行與補充。

二、脂肪肝

在肝細胞內會發現許多脂肪顆粒堆積，其成分為「三酸甘油酯」，若放任脂肪肝發展，不僅會影響肝功能，罹患狹心症或心肌梗塞等心臟疾病或併發症的機率也偏高。脂肪肝通常沒有症狀，大多是健康檢查時發現，主要分為酒精性脂肪肝與非酒精性脂肪肝(NAFLD)兩大類，前者的形成如酒精性肝炎所述，後者大部分是因攝取過多的脂肪或糖分，使血中游離脂肪酸過高，增加進入肝臟的脂肪量，導致在肝臟合成過多三酸甘油酯；當脂肪酸氧化代謝降低時，便會造成脂肪堆積。

「肥胖」是脂肪肝最常見族群，身體質量指數(BMI) 25~30 kg/m^2 者，有 50% 的罹病風險；當 BMI 超過 30 kg/m^2 時，罹病率高達 85%。糖尿病、飲食不均、代謝症候群、藥物（如類固醇、免疫風濕藥物）、C 型肝炎等亦是可能發生的原因。

(一) 治療原則

脂肪肝是可逆的，雖沒有直接治療脂肪肝的藥物，但減重與運動是目前確認最有效的方法。若是由疾病引起，則應利用藥物控制病因，如控制血糖、血脂、服用抗 C 型肝炎病毒藥物等可間接獲得改善。而針對酒精性脂肪肝，於戒酒後對於治療脂肪肝也有顯著效果。

(二) 營養照顧

常見的飲食偏差如攝取高澱粉與高脂肪食物或蛋白質攝取不足等，調整如下：

1. 維持理想體重：體重過重或肥胖者，應增加運動量並控制飲食，以減輕體重。

2. 低油飲食：避免動物性油脂與膽固醇含量高的食物，如油炸、動物內臟、蟹黃、肥肉、香腸等。

3. 少吃精製糖類：蛋糕、巧克力和飲料等甜食應避免，並以糙米、燕麥及全麥製品為醣類的主要來源，可增加膳食纖維及抗氧化物質。

4. 適量的蛋白質攝取：攝取不足會降低脂蛋白合成，造成脂肪運送代謝障礙。

5. 足量的新鮮蔬果攝取：補充維生素 C、B 群及礦物質，幫助脂肪代謝。

三、肝硬化

當肝細胞受到傷害時，肝細胞會分泌細胞激素，以活化庫佛氏細胞和星狀細胞，後者被活化後產生大量細胞外基質，造成肝纖維化，長期下來會促使肝臟質地變硬，最後演變成肝硬化。在臺灣，95%的肝硬化是慢性 B 型肝炎及 C 型肝炎導致的，可經由超音波、病理切片、臨床症狀來診斷。

（一）肝硬化的病情嚴重度

可使用下列兩種分類法評估。

1. Child-Pugh 分級

為綜合 5 個項目計分的方式評價肝功能，總分相加，分 A、B、C 三個等級，A 級為 5~6 分；B 級為 7~9 分；C 級為 10~15 分，當中以 C 級最為嚴重，詳見表 10-1。

表 10-1　Child-Pugh 分級

評值項目／分數	1 分	2 分	3 分
1. 肝性腦病變	無	1~2 級	3~4 級
2. 腹水	無	輕	中度及以上
3. 血清膽紅素(mg/dL)	<2	2~3	>3
4. 血清白蛋白(g/dL)	>3.5	2.8~3.5	<2.8
5. 凝血酶原延長時間（秒）	<4	4~6	>6
C 或國際標準化比值(INR)	<1.7	1.7~2.3	>2.3

2. MELD (Model for End Stage Liver Disease) Score

美國於 2002 年正式採用 MELD 分數作為肝臟移植器官分配的依據，臺灣亦跟進。評估項目包括總膽紅素、凝血時間、腎功能。末期肝硬化病人 MELD 分數越高者，其三個月的存活率越低，代表接受肝移植的迫切性越高，若 MELD 分數 >14 分，肝臟移植就應放在治療的選項之一。MELD 由 6~40 分，通常超過 25 分者即屬病情嚴重，公式如下：

$$\text{MELD} = 3.78 \times \ln[\text{serum bilirubin (mg/dL)}] + 11.2 \times \ln[\text{INR}] + 9.57$$
$$\times \ln[\text{serum creatinine (mg/dL)}] + 6.43$$

註 1. ln：自然對數，以數學常數 e 為底數的對數函數。

2. INR：international normalized ratio 國際標準化比值，是以凝血酶原時間(PT)與測定試劑的國際敏感指數計算而來，用以評估凝血功能。INR 值越大則越易出血。

（二）肝硬化併發症的治療原則與營養照顧

肝硬化病人可能出現的併發症，包括肝門脈高壓、腹水、低鈉血症、肝性腦病變、脂肪吸收不良等，營養照顧應視肝臟病變的程度作調整，如飲食質地、進食餐次、營養素的比例等來做修正，以期提供適當的營養，預防組織異化和減輕各種併發症，以下分別敘述之。

1. 肝門脈高壓

(1) 病因

最常見的原因是肝硬化。肝硬化後肝內血管不易舒張，阻力變大、血液可流入量變少，但與之相連的腸靜脈卻仍將血液送到肝門靜脈，造成此處血管壓力上升。

(2) 治療原則

門脈高壓會增加側支血流，導致周圍消化器官的靜脈腫脹，是最常見且緊急的併發症，即是食道胃靜脈曲張的破裂出血。其治療包括口服 Propranolol（有助於預防第一次出血）、α－腎上腺素性阻斷劑（降低心跳速率）、內視鏡治療（能結紮靜脈曲張處），或是外科手術進行血液分流處置。急性出血時常見的藥物處置為血管加壓素(Vasopressin)及其類似物(Terlipressin)，或體抑素(Somatostatin)及其類似物(Octreotide)。血管加壓素可使血管收縮，體抑素則抑制具血管活性激素的製造，以達降低臟器血流量的止血作用。另可在食道內放置可充氣氣球的 sengstaken-blakemore tube (SB tube)壓迫食道或胃部賁門(cardia)之靜脈曲張，以減輕血管出血。

(3) 營養照顧

急性出血期應禁食，若禁食時間超過一週則考慮使用靜脈營養支持；結紮術後 6 小時可進食冷流質飲食，如藕粉湯、牛奶、豆漿或果汁等，而後依病人接受程度調整型態、餐次及飲食量，原本的流質飲食可逐漸轉換成半流質或軟質飲食。

採質地柔軟，易咀嚼、消化的軟質飲食，是為了避免粗糙或堅硬的食物損傷食道靜脈瘤，故盡量不要食用過老、大塊或帶骨的肉類、粗糙的蔬果（如芭樂）、堅果及油炸物，但若因過分害怕蔬果會刮傷靜脈瘤，而使得纖維攝取不足，再加上水腫、腹水等限制水分攝取，更易造成便祕，反而提高肝性腦病變的發生，故平常應多加食用煮爛或切細的蔬菜，如瓜類（大黃瓜、小黃瓜、冬瓜、瓠瓜等）、白蘿蔔等較易煮爛的塊狀蔬菜，或是番薯葉、菠菜等嫩葉蔬菜，以防便祕。

2. 腹水

指人體腹腔內有超量的液體積存，是嚴重肝臟組織病變常見的臨床表現。

(1) 病因

A. 門靜脈高壓：因下腔靜脈和肝臟的血液回流受阻，腹腔內臟血管靜水壓增高，組織液回收減少而漏入腹腔。

B. 低白蛋白血症：肝臟病變影響蛋白質合成和攝取。血漿中白蛋白減少，滲透壓會降低，使體液進入組織間隙。

C. 其他因素：如淋巴液生成過多，超出胸管的引流能力、續發性醛固酮與抗利尿激素分泌增加、有效循環血容量不足造成體內鈉和水分滯留。

(2) 症狀

肝硬化導致腹水發生時，常合併血紅素下降、血中白蛋白減少、肢體水腫和少尿，當腹腔積水超過 500 c.c.時，外觀可看出腹部鼓脹、肚臍變平或突出。

(3) 治療原則

肝硬化引起的腹水，會隨著疾病好轉減輕或消失，故治療的方向必須包括原發病因，如改善肝門脈高壓，減少肝功能損傷、調節水分代謝等。經常使用的療法有利尿劑結合靜脈注射血清白蛋白、輸注新鮮冷凍血漿（fresh frozen plasma, FFP；使用前需要連同血袋於 30~37℃下搖盪解凍），增加血管膠體滲透壓，並配合利尿劑加速體液排出。

利尿劑種類不同，對體內代謝的影響也不一樣，如 Spironolactone 會保留鉀，而 Furosemide 則會排鉀，因此，必須監測血中電解質適時調整。此外，在治療期間，體重、腹圍、尿鈉濃度和血中尿素氮、肌酸酐、白蛋白、尿酸也應進行監測。若腹水嚴重引發呼吸困難，經醫師評估後可施予腹腔放液，改善腹水帶來的不適。

(4) 營養照顧

腹水的飲食治療為鈉鹽限制，鈉通常為 2 g/day，並避免高鈉加工食品，如罐頭、醃漬物，病情需要時，也可考慮採取更嚴格的鈉限制，但此法必須謹慎，因會影響餐食風味，反而造成病人攝食量下降，與營養支持的目標背道而馳。若是腹水壓迫導致食慾不振，則需少量多餐，選擇濃縮且高熱量的食物，補足營養。此外，頻繁抽取腹水時，攝入充足的蛋白質更為重要，不過液體的攝取仍應有所限制，避免過多滯留，造成心、肺、腎的額外負擔。

3. 低鈉血症

(1) 病因

　　　　主要是受到抗利尿激素持續釋放、抽取腹水的鈉流失、過量使用利尿劑或過於嚴格的鈉限制等因素影響。

(2) 營養照顧

　　　　液體攝入量通常以每天 1~1.5 L 為限。然而，最近建議僅在血鈉濃度低於 125 mg/dL 時，再調節液體攝入即可。此外，也應適度限制鈉攝取量在 2,000 mg/day，因鈉攝入過量反而會導致體液滯留增加，進一步稀釋血鈉濃度。

4. 肝性腦病變

　　為肝衰竭引起的器質性腦病變及神經性異常，具有可逆性。輕微者會有個性改變和認知功能異常，嚴重時甚至昏迷或死亡，是肝硬化中最嚴重的併發症。

(1) 病因

　　　　引起腦部病變的致病原因目前仍不清楚，各種假說中最普遍者為大量的氨(ammonia)滯留所導致。正常的肝臟可將體內的氨轉換成尿素排出體外，若此機制失效，便會造成中樞神經障礙及意識改變，即為肝性腦病變。細菌於腸道中產生的氨，是血氨的主要來源，有四分之三在結腸被吸收入血循，其餘在空腸和迴腸，當肝衰竭或血液分流，無法清除血氨及其他毒性物質時，這些有毒物質便會通過血腦障壁(blood-brain barrier, BBB)，直接作用於大腦皮質、腦幹及脊髓，產生突觸後抑制(post-synaptic inhibition)造成腦病變。可能誘發的狀況如下：

A. 增加含氮負荷：腸胃道出血、便祕、過量的蛋白質攝取。

B. 電解質不平衡：低血鈉、低血鉀、代謝性鹼中毒／酸中毒、低血容量。

C. 藥物：鎮定劑、精神安定劑。

D. 其他：感染、門靜脈分流等。

　　　　另一個受關注的可能病因，是胺基酸代謝異常。血中芳香族胺基酸(AAA)濃度增加，支鏈胺基酸(BCAA)下降，過多的 AAA 在腦部會被代謝成偽神經傳導物質（因分子結構類似），替代真正的神經傳導物抑制訊息的傳遞。BCAA 濃度增高，可與 AAA 競爭通過血腦屏障的運轉系統，避免 AAA 影響中樞神經的神經傳遞介質（包括 Norepinephrine、Dopamine、Serotonin）發生障礙，引起肝性腦昏迷現象。

支鏈胺基酸是唯一可在肝臟外代謝的胺基酸，骨骼肌是其最活躍的代謝場所，採用支鏈胺基酸作為蛋白質來源，可促進肝外組織代謝、增加蛋白質合成，減少肌肉蛋白的分解與肝臟負擔。正常狀態下，支鏈胺基酸占能量需求的 6~7%，當糖質新生和生酮作用被抑制時，它可提供 30% 的能源需求用於骨骼肌、心臟和大腦。

(2) 症狀

臨床分級與症狀見表 10-2。

表 10-2　肝性腦病變臨床分級與症狀

分級	症狀
第一級	答非所問、注意力縮短、睡眠失調、個性改變、無法完成精細動作
第二級	嗜睡、短期記憶不全、簡單計算能力受損、講話不清、手掌顫動
第三級	嚴重的意識混亂、無法遵循命令、昏睡可被喚醒、明顯陣攣、眼球震顫
第四級	昏迷、對疼痛刺激沒有反應、肌肉無活動力、手掌顫動消失

(3) 治療原則

肝性腦病變的治療目標為確認並矯正誘發原因，如中止腸胃出血、改善便祕、維持酸鹼及電解質平衡、治療感染等。胃腸道細菌分解糞便和出血的血液，是氨的主要來源，常用的藥物如 Lactulose，為非吸收性雙醣類，可維持腸道在酸性的環境下，以抑制腸道吸收氨並增加排便次數；Neomycin 則是能抑制腸道細菌生長。

(4) 營養照顧

飲食上應提供正常的蛋白質飲食，除非醫療上的處置都無法改善時，才需採低蛋白飲食。不必要的蛋白質限制，可能會加劇體內蛋白質損失，且實際上病人通常沒有攝取到足夠的蛋白質。超過 95% 的肝硬化病人，可耐受的蛋白質量高達 1.5 g/kg，建議可用支鏈胺基酸取代一般蛋白質，降低肝昏迷嚴重度與發生率，但在急性醫療上，目前實證醫學的證據並不充分。近年的研究顯示，長期（約二年）口服補充支鏈胺基酸對肝性腦病變雖有益，不過死亡率、生活質量或營養狀況則沒有影響，另應注意的是，需要足夠劑量才能彰顯效果。

基於植物性蛋白質與酪蛋白的飲食中，芳香族胺基酸含量較低，支鏈胺基酸含量較高，且植物性蛋白含有膳食纖維，可預防便祕，減少腸內有害菌

滋生產出過量的氨，所以鼓勵食用。產氨高的食物如香腸、火腿、臘肉、乳酪、花生醬等加工類食品應避免。

近來，益生菌和益菌生（腸道好菌和可發酵纖維），因可改善腸道細菌族群，降低氨的產生，並預防脂多醣體(lipopolysarharides)在腸道中的產生與吸收，使得肝細胞發炎和氧化壓力減少，增加肝臟對包括氨在內的毒素清除率，亦受到提倡。

5. 葡萄糖代謝改變

約有三分之二肝硬化病人有葡萄糖耐受不良的現象，而有三分之一會發展成糖尿病，主因是周圍組織產生胰島素抗性而造成。高胰島素血症則與體內胰島素分泌增加、肝清除率減少、門靜脈系統分流、胰島素結合受體的缺陷等有關。末期肝病的空腹低血糖（或血糖低）則和肝醣分解、糖質新生作用降低有關。低血糖較常見於急性與猛爆型肝衰竭者，而酒精（乙醇）會抑制糖質新生作用，故空腹飲酒也可能因肝醣耗盡而發生低血糖。

糖尿病病人應遵循糖尿病營養治療原則，以達控制血糖目標；低血糖病人則可少量多餐以預防此種情況，特別在睡前應增加夜點，防範清晨低血糖。

6. 脂肪吸收不良

當糞便有油光、色淺且漂浮於水面，表示脂肪吸收可能受損，原因包括膽汁分泌減少、胰臟酵素功能不全或藥物作用（如 Cholestyramine）等。若發生此情形，可先採用中鏈三酸甘油酯(MCT)取代部分一般食用油，因 MCT 不需要膽汁和腸道的脂解酶幫助分解吸收，可直接經由肝門靜脈運送代謝，增加熱量獲得。嚴重的脂肪瀉則應嘗試低油飲食，同時配合藥物治療並且密切監控。

7. 肝腎症候群及腎功能不全

為嚴重肝臟疾病所合併的腎衰竭。臨床上常出現寡尿、低尿鈉、血清尿素氮以及肌酸酐逐漸上升的現象，病情發展迅速，是各種肝病末期常見的高致死率併發症。治療上的重點，是預防併發症的發生如細菌感染（特別是自發性腹膜炎）、維持有效血容量、合理使用利尿劑以及避免誤用腎毒性藥物等。對腎功能不全和衰竭者，水分、鈉、鉀和磷的變化及攝入量均需監測。

8. 骨質減少

通常可見於原發性膽汁性肝硬化、硬化性膽管炎和酒精性肝病病人；而長期接受類固醇治療，亦會因其增加骨吸收、抑制成骨細胞功能，降低腸道吸收鈣，並影響性激素分泌、腎臟鈣和磷的排泄以及維生素 D 的代謝等作用，而罹

患骨質疏鬆症。預防或治療的重點包括體重維持、攝取足夠的蛋白質以保持肌肉質量、每日攝取鈣質 1,500 mg 和足量維生素 D、避免飲酒、預防脂肪瀉（減少維生素 D 流失）。

四、肝癌

由來源可區分為兩類。第一類是「原發性肝癌」，由原肝臟病變所轉變而來；第二類是「轉移性肝癌」，由體內其他臟器，如大腸或肺的癌細胞擴散而來。80%的肝癌病人有肝硬化（約 30~40%的肝硬化病人在經過 20~30 年後會演化成肝癌），因此，肝硬化幾乎可說是肝癌的前驅期。

（一）治療原則

可分成根治性與緩和性兩種治療方式，前者如手術切除、冷凍治療與肝臟移植；後者如肝動脈栓塞術、放射治療（光子刀、質子刀、釔 90）、標靶治療及免疫治療，上述治療方式常是互相搭配著進行。

（二）營養照顧

因麻醉、手術創傷與手術後產生壓力荷爾蒙，使得組織分解加速，導致負氮平衡，此時合理的營養支持，不僅可幫助組織傷口的修復，也是降低術後併發症的重要環節。術後可盡早進食，通過食物對咽、食道和胃的刺激，使迷走神經興奮，反射性引起胃腸運動加強，可促進功能的恢復。研究顯示，肝癌手術病人早期下床活動和早期進食，能明顯縮短術後首次排氣、解便的時間和住院天數，併發症也顯著減少。進食初期若因腸蠕動未完全恢復或藥物副作用而產生腹脹，則應避免產氣食物，如豆類、牛奶等，並注意飲食安全與衛生習慣，避免因不潔的食物引發感染。

術後對於熱量與蛋白質的需求會增加，用以促進肝細胞再生與傷口恢復，但由於有肝功能的減損，須注意醣類攝取是否足夠，不僅能節省蛋白質，也能提升肝醣的儲備，維持血糖穩定。

伍　肝臟移植

移植前的營養不良，關係著移植後產生併發症的可能性，包括感染、靜脈曲張出血等。而術前營養不良，也被認為與手術時的失血量增加、留滯加護病房的時間延長、死亡率的增加及有較高的住院醫療費用有關。由於所有的肝硬化病人，皆屬營養不良的高風險群，故營養評估應列為每個肝臟移植候選人之必要檢查。

肝臟移植常見於末期肝病的病人，此階段營養評估困難，沒有能直接顯示不良預後的單一營養指標，如體重與三頭肌皮層厚度，會受腹水與水腫的影響失真（傾向增加）、生化檢查值白蛋白與前白蛋白(prealbumin)的濃度，會受到肝蛋白合成受損的影響，所以，單獨作為營養評估工具較不適合。

主觀性整體評估(subjective global assessment, SGA)，是近年來較受肯定，且可信度較高的肝病營養評估方法，此量表評值了多種面項（包括飲食變化、身體評估和簡易體位測量），但缺點是對營養狀況的變化不敏感，故在給予適當的營養照顧計畫時，仍須考量其他生化指標。此外，功能性工具，如握力和六分鐘步行試驗，也被主張可作為評量工具。

值得注意的是，在肝移植後高達 88％的病人，雖然體重增加，但肌少症的比例並沒有減少，顯示多數病人僅注意到補充營養卻缺乏運動，這是代謝綜合症的危險因素，需介入適當的教育以改善此問題。肝臟移植的營養治療原則，應涵蓋術前的營養支持，以利手術順利與恢復。肝臟移植的營養建議見表 10-3。

目前研究多認同對於接受肝移植手術的病人，可在飲食中添加益生菌（乳酸桿菌屬）以降低感染風險。在長期的飲食照護上，必須配合生理變化作修正，因服用類固醇及抗排斥藥物的關係，常會造成高血糖、高血脂、高血壓、肥胖、高血鉀與高尿鈣等問題，要多加留意。

表 10-3 肝移植的營養建議

階段	熱量	醣類	蛋白質	脂肪	鈉	鈣
移植前[註1]	高於基礎 20~50%	若有糖尿病或肥胖則減少醣類攝取	1~1.5 g/kg	依需要做調整		800~1,200 mg/day
移植後 2 個月[註2]	高於基礎 20~30%	若有糖尿病則減少醣類攝取	1.2~1.75 g/kg	30% 總熱量	2 g/day	800~1,200 mg/day
移植後 長期	若體重合宜則高於基礎 20%	減少單醣類食物	1.0 g/kg	30% 總熱量		1,200~1,500 mg/day

註 1. 白天避免禁食超過 3~6 小時，鼓勵少量多餐；睡前食用含複合性醣類的夜點，避免半夜低血糖並改善氮保留。

 2. 若血流動力學穩定且無噁心、嘔吐，建議移植後盡早正常飲食或執行腸道營養（12 小時）。

 3. 維生素與礦物質皆應補充至國人膳食營養素參考攝取量(DRIs)。

　　肝臟移植病人術後需長期使用免疫抑制劑，會使得病人免疫力下降，造成對抗侵入體內的細菌、黴菌等微生物防衛機制變差，故術後飲食應注意如下：

1. 盡早恢復進食。

2. 進食初期若有腹脹及腹瀉，應避免產氣及促進腸蠕動的食物，採用低渣飲食；若腹瀉嚴重，應予止瀉劑或調整藥物。

3. 食慾不佳者建議少量多餐。

4. 確保食物和餐具的新鮮與衛生，以全熟為主，不宜食用生食或半熟食物，如生魚片、生菜沙拉或未全熟之蛋類。

5. 水果以能剝皮為佳，避免食入果皮上的微生物。

6. 不喝未經煮沸的水。

7. 避免食用葡萄柚，因其含有 furanocounarin 衍生物，會抑制及破壞小腸內 CYP3A4 酵素（促進藥物排出體外）的代謝作用，使得藥物（如免疫抑制劑）在血液中濃度升高，增加副作用發生的機會。

THERAPEUTIC NUTRITION

第三節　膽囊介紹

　　膽囊位於肝臟後方，是一個有彈性的梨形囊袋，容量為 30~50 ml，可濃縮和儲存膽汁。肝臟初合成的金黃色鹼性膽汁進入膽囊後，所含的大部分水和電解質由其黏膜吸收返回到血液，濃縮後呈棕黃色或墨綠色，此時為弱酸性。膽囊內的上皮細胞會分泌黏液，保護內壁免受膽汁侵蝕和溶解。當食物內的脂肪送到十二指腸，會刺激十二指腸黏膜，產生膽囊收縮素，促使膽囊收縮釋放膽汁，膽汁經總膽管與胰液混合在肝胰壺腹處，排入十二指腸，最後在迴腸回收。

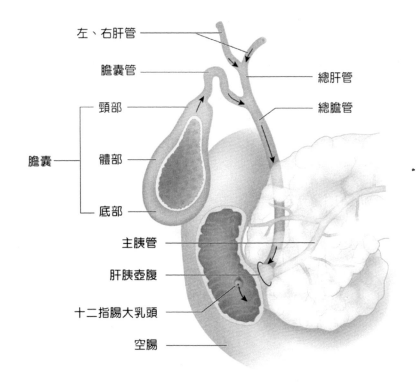

左、右肝管

膽囊管

頸部

膽囊

體部

底部

總肝管

總膽管

主胰管

肝胰壺腹

十二指腸大乳頭

空腸

圖 10-2　膽囊的解剖構造與膽汁流動方向

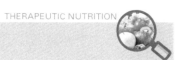

THERAPEUTIC NUTRITION

第四節　膽囊疾病

常見的膽囊疾病有膽結石、膽囊炎、膽囊癌和膽管癌，彼此互有關聯，症狀類似，多以發燒、黃疸、腹痛表現，不容易辨別。

一、膽結石

（一）病因

膽結石是最普遍的膽囊疾病，主因是由於膽汁鬱積在膽囊中或排除不乾淨，久而久之膽汁濃縮，形成結石。凡會阻礙膽囊排空、增加膽汁中膽固醇和膽色素濃度的因素，皆為誘因，如飲食不規律、節食過度、高脂、高熱量食物攝入過多，而肥胖、60 歲以上、糖尿病、有家族病史、服用含有雌激素的藥物等為高危險群。

（二） 症狀

膽結石分為膽固醇結石、膽色素結石和混合結石三類，膽結石多半沒有明顯症狀，通常在健康檢查或腹部超音波檢查時發現。重要併發症包括：(1)急性膽囊炎：起因為膽結石完全堵塞膽囊導致發炎，若未妥善處理，會演變為膽囊破裂，危及生命；(2)急性胰臟炎：若膽結石發生在總膽管，除發炎外，細菌也可能進入與總膽管相連的胰管，造成急性胰臟炎。

（三） 治療原則

可分為追蹤觀察、藥物治療、手術治療三類。經檢查發現膽結石但無不適症狀，採追蹤觀察即可；雖可使用溶石藥物逐漸溶解膽結石，但療程可能長達數年；手術包含兩種，一為「體外震波碎石術」，適合膽囊功能正常、體積不大的結石，然而，術後必須搭配溶石藥物，且復發率高；二是膽囊切除術，若膽囊功能已受影響，通常會以手術切除方式根絕。

（四） 營養照顧

大量的動物蛋白、飽和脂肪以及缺乏膳食纖維，會促使結石發展，故低纖高脂的西式飲食風險較高。此外，反覆性減肥復胖、禁食和極低熱量飲食，也會提升發生率，故建議採用高纖碳水化合物，取代精製澱粉與糖，與前者相比（特別是不溶性纖維），食用精製澱粉者的罹病風險增加 60%。

高纖飲食富含不飽和脂肪和維生素 C，這些物質限制了膽固醇轉化成膽酸，能避免其更進一步成為膽結石，因此，以植物為基礎的飲食，可降低膽結石生成的風險。除了減輕體重，體能訓練也能有效預防。至於靜脈脂肪的給予是否會刺激膽囊收縮還有爭議。

二、膽囊炎

（一） 病因

具急性和慢性兩種類，常見於老年人。急性膽囊炎又可分為結石性與無結石性膽囊炎，前者的成因已如膽結石所述，後者多發生在手術後禁食過久、敗血症或結節性動脈周圍炎的病人；慢性膽囊炎則是急性膽囊炎反覆發作後，造成膽囊黏膜組織纖維化、膽壁增厚，膽汁滯留無法排出。

（二）症狀

急性膽囊炎有畏寒、發燒、右上腹壓痛強烈等表現，若合併膽道阻塞，則可能會出現黃疸、茶色尿、灰白便，而非膽道阻塞者，疼痛較不劇烈，多為持續性脹痛。慢性膽囊炎則是出現持續性右上腹鈍痛、噁心、胃部灼熱、反酸、腹脹和消化不良等。

（三）治療原則

急性膽囊炎初期需禁食，提供靜脈輸液並投予抗生素治療；若針對很嚴重或不適合手術的病人（如年紀大、合併多重嚴重疾病者），則採內科治療，可使用經皮穿肝膽囊引流術(PTGBD)。手術方面則有傳統剖腹膽囊切除術和腹腔鏡膽囊切除術二類，以發作的症狀或情況做不同手術的選擇。

（四）營養照顧

1. 急性膽囊炎：發作時應禁食；但病人若已出現營養不良，且預期會延長禁食時間時，可採靜脈營養支持。內科治療後，應採低脂飲食，減少刺激膽囊；若採用手術方式治療，初期因缺乏膽囊的調節，容易發生腹瀉，故飲食亦要低油且少量多餐，一段時間後身體適應了，大多數會恢復正常運作。另外，病人術後可能會出現膽汁逆流至胃，引起續發性胃炎，建議選擇可溶性膳食纖維當螯合劑與膽汁結合，避免胃炎。

2. 慢性膽囊炎：可能需要長期低脂飲食；脂肪含量占總熱量的 25~30％，並補充脂溶性維生素。脂肪在人體代謝與腸道生理運作上不可或缺，故不需要嚴格限制。此外，病人常見有腹脹問題，在食物的選擇上需依個體差異去排除。

三、膽管癌與膽囊癌

膽管的反覆發炎為癌變的主因。肝內膽管癌，多半腫瘤很大才有症狀，預後較差；肝外膽管癌與肝門膽管癌則因為位置的關係，較早出現黃疸，相對之下容易早期發現，但兩者都十分惡性。

膽囊癌的起因仍不明確，可能是長時間的膽結石或膽囊炎，刺激膽囊黏膜上皮造成癌變。臨床症狀包括食慾不振、體重減輕、皮膚癢、黃疸、發燒和腹痛。治療方式以手術為主，而難以單靠手術清除乾淨或有復發疑慮者，需輔以化學與放射治療，但預後多半不佳。

◎ 營養照顧

　　病人易因膽汁排出受阻而影響含油脂的食物消化，故若有腹瀉症狀時，可先改為低油飲食。採積極治療而有食慾不振、體重減輕現象時，應盡早增加口服營養品的補充，以維持適當的體重，增加對治療副作用的耐受力。

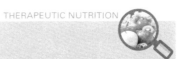

第五節　胰臟介紹

　　胰臟為橫向長錐形的腺體，頭部在十二指腸彎曲處，體部位於胃後方，尾部則靠近脾臟。胰管負責運送胰液，穿過整個胰臟先與總膽管會合後，再與十二指腸接連（圖 10-3）。

　　胰臟同時也兼具內、外分泌功能。負責內分泌的細胞存在於胰島中，有 α、β、δ、PP 四種型態，α 型細胞分泌升糖激素；β 型細胞分泌胰島素；δ 型細胞則分泌體抑素(somatostatin)；PP 細胞分泌多胜肽(polypeptide)，透過血液傳輸來協調體內代謝。外分泌則是將胰液經由胰管送入十二指腸，於小腸中幫助食物消化。負責外分泌的胰腺泡細胞，每天製造約 1,200~1,500 c.c.的胰液，其內含的消化酵素包括胰澱粉酶、胰脂肪酶、胰蛋白酶、胰凝乳蛋白酶、胰核酸酶等酵素，自胰管匯入十二指腸，在小腸中幫助醣類、蛋白質、脂肪的分解與吸收。

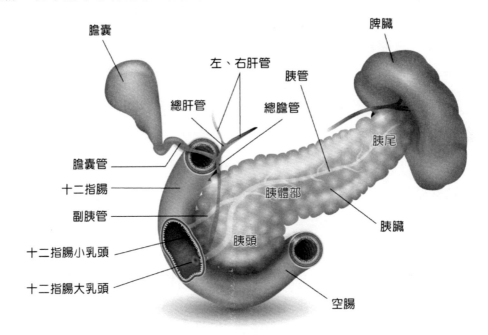

圖 10-3　胰臟的解剖構造

另外，胰液內含的碳酸氫鹽和水，可中和胃酸。這些激素不僅調控血糖，並影響腦下垂體、胃腸道系統等體內多種激素的分泌，故胰臟是人體十分重要的器官。

第六節　胰臟疾病

一、急性胰臟炎

臨床上判斷急性胰臟炎只要以下 3 項條件符合其中 2 項即可：(1)典型症狀：持續上腹痛，且轉移至背部或左腰；(2)檢驗數據：血清澱粉酶或脂解酶高於正常值 3 倍以上；(3)影像學檢查：主要以顯影劑電腦斷層檢查，發現胰臟是否有腫大或壞死，較少見於核磁共振或是腹部超音波。

（一） 病因

致病機轉有兩種理論，一是胰臟酵素不正常提早活化，引起自體消化，另一種是病因直接造成胰臟組織的損害。急性胰臟炎 80%屬於輕症，只需休息、治療就可恢復，其餘 20%病況嚴重，可能造成胰臟膿瘍、感染或全身性發炎反應合併器官衰竭，死亡率高。

酗酒與膽結石是最主要的致病原因，約占急性胰臟炎的 7 成。隨著飲食習慣改變，國人的常見病因已與西方國家一致，都以喝酒為主，而中年女性以膽結石較多。酒精代謝產物會傷害胰臟細胞，且可能會使胰管產生蛋白栓子，阻塞胰管導致胰臟炎；結石則會塞住總膽管的出口阻礙胰液排放，使得胰液蓄積，胰管內壓力過高而發炎。其他原因還包括高三酸甘油酯、胰管先天構造異常、藥物、感染、缺血病變、腹部外傷或手術後等。

（二） 治療原則

病人常見大量脫水，在治療初期應給予相對的靜脈輸液，加強血流灌注，並提供止痛劑緩解疼痛。出現低鈣血症及抽搐時，需補充鈣質，若合併感染性壞死及膿瘍，應以抗生素治療，必要時進行細針抽吸胰臟組織做細菌培養。合併膽管炎時，要盡快接受經內視鏡逆行性膽胰管造影術(ERCP)處置。

此外，體抑素的使用，可藉由減少胰腺的內、外分泌以及胃、小腸和膽囊的分泌，降低酶活性，以期保護胰腺細胞。倘若病人出現噁心、嚴重嘔吐或腸阻塞，則考慮放置鼻胃管。

　　腹膜灌洗術是嚴重急性胰臟炎可採用的治療方式，侵襲性低且易執行，可清除腹腔內有害成分；約 5~10%會轉變成壞死性胰臟炎，需行清創手術。

（三）營養照顧

　　以往認為急性胰臟炎發作時，應禁食讓胰臟休息，但研究發現，盡早進食者不但恢復較快，併發症也較少，因此，除非病人有腸阻塞或嘔吐，否則不須限制進食。適度的進食可降低感染率，維持正常免疫功能，營養充足也能提升細胞修復力，縮短住院天數。

　　積極營養支持對輕中度胰臟炎病人而言，因其影響時間不長，好處並不顯著，但臨床治療指引普遍強調，重症病人應在血液動力學恢復平衡後盡快開始腸道灌食，因長期禁食可能會讓腸黏膜萎縮，腸道細菌恐進入血液，感染機會大增。

　　在臨床上可利用 APACHE II (acute physiology and chronic health evaluation)指數，與 Ranson's criteria 來判斷胰臟炎的嚴重度。Ranson's criteria 之評估時機分為：(1)入院時：評估項目包含年齡＞55 歲、白血球計數(WBC)＞16,000/mm^3、血糖值＞200 mg/dL、乳酸去氫酶(LDH)＞350 IU/L、血清麩草酸轉氨酶(AST)＞250 IU/L；(2)入院 48 小時內：評估項目包含血液尿素氮(BUN)上升＞5 mg/dL、血清鈣濃度＜8 mg/dL、動脈氧分壓(PaO2)＜60 mmHg、鹼基缺乏(base deficit)＞4 mEq/L、血球比容(Hct)下降＞10%、體液流失＞6 L，以上項目 1 項為 1 分。研究顯示，當 APACHE II ＞9 且 Ranson's criteria ＞2 分時則傾向易發生壞死性胰臟炎，且不易於入院 7 日內由口進食。運用指標預測病況的發展，能協助及早積極建立營養支持。

　　腸胃道是身體最大的免疫器官，具有調節免疫系統功能的效果，積極營養支持途徑應以腸胃道為優先考量，因其能有效地降低死亡率、多重器官衰竭、全身性感染和外科介入性治療。

　　現今已有整合性研究結果表示，NG 灌食和 NJ 灌食，兩者在腹痛復發或惡化、併發症、住院期間長短、死亡率上均無差異。故建議採內科治療者，於發生胃輕癱或阻塞時才須考慮將灌食管末端改置於小腸端；行外科手術者，於術中可加做空腸造口，以利術後早期灌食用，減少術後插管不適。如仍發生腸胃不適的灌食問題時，再採靜脈營養支持。

　　輕度至中度病人，當其腹部不適的症狀緩解，不再有壓痛或噁心、嘔吐現象，便可開始由口進食，除非發病前即營養不良或禁食超過 5~7 天，否則不須特別給

予腸道或靜脈營養支持。理論上，脂肪對胰液分泌的刺激最大，所以可由清流飲食開始，適應良好再進展至低油飲食。

胰分泌液的內容，會隨著營養素給予的位置不同而改變，如胃灌食時，胰分泌液會含有消化酵素、重碳酸鹽與液體，空腸灌食則無。曾有研究指出，病情嚴重者應由空腸灌食，配合元素型態的飲食最不會刺激胰臟，但近年的整合性文獻指出，配方的分子大小（聚合飲食或元素飲食）與管路放置的位置(NG、NJ)，對灌食後腸胃耐受性（如胃排空與腹瀉）、感染性併發症及死亡率的比較並無差異，所以使用均衡標準配方與鼻胃管即可。

灌食時若發生腸麻痺(ileus)，應先將腸道營養減量並觀察 2~4 天，多數病人可自行緩解，不須完全禁食，但也有病人因胰臟發炎腫大壓迫到十二指腸，而延長腸麻痺時間（約 2~6 週），此時便需要補充靜脈營養。

當有下列三種情況時，約有 40%病人極易產生腸道灌食不適：(1)腹痛超過 6 天；(2)血清脂肪酶高於正常值 3 倍以上；(3)電腦斷層檢查顯示有胰臟壞死(Balthazar score≧4)。進展至由口進食時，可待適應低油飲食（灌食量要達需求目標之 50~60%）24~48 小時後再移除灌食管較安全，如此才可達到維持腸道完整、減輕壓力反應、降低整體疾病嚴重度之作用。

超過 5 天無法由腸道灌食的嚴重病人，應給予靜脈營養支持，但易有葡萄糖與脂肪代謝異常的現象，故在營養素的分配上須注意，必要時以胰島素將血糖控制在 200 mg/dL 以下。脂肪乳劑並不會加重胰臟炎，故可輸注（但高血脂造成的胰臟炎不可使用），否則無法達到營養支持的目標，除非血中三酸甘油酯超過 400 mg/dL 時必須停用，但若此狀況超過兩週，為預防缺乏必需脂肪酸，可將脂肪乳劑改為一週兩次，每次劑量 1 g/kg。另靜脈營養配合麩醯胺(glutamine)使用，也有助於減少氧化壓力及住院天數。

近年來由於醫療技術與設備的進步，「積極腸道營養支持」已列入重症胰臟炎病人的重要治療項目，熱量與營養素的需求，會因疾病嚴重度與特殊併發症（如外傷合併敗血症）的差異而不同，對於需求與介入時機分述如下：

1. 熱量需求

間接能量測定法是目前公認最準確的實際代謝率評估方式，若以公式推估熱量需求，建議非蛋白質熱量為 25~30 kcal/kg；若為全身性炎症反應症候群、多重器官衰竭或復食症候群高風險者，因裂解性荷爾蒙旺盛，給予高營養並無法停止體內

蛋白質耗損，反而會增加其代謝負擔，故初期熱量需求應降低至非蛋白質熱量 15~20 kcal/kg。

2. 蛋白質

嚴重的急性胰臟炎其代謝狀況類似嚴重敗血症或創傷，每日蛋白質的需要量應達 1.5 g/kg。對於發炎感染未獲得良好控制者，需由醫療上著手改善，唯有在發炎感染獲得良好控制後，身體才會減緩瘦體組織分解進入合成期，若一味調高蛋白質供應量，反而會加重生理負擔。

3. 醣類與脂肪

由腸胃道進食者，須考慮到消化酵素分泌與腸道功能的完整性，脂肪較難消化，故脂肪比例以小於總熱量的 30%為佳，若有腹瀉，則脂肪來源含有中鏈脂肪酸可增加吸收量。如使用靜脈營養支持，因不須消化酵素作用，碳水化合物與脂肪的比例可視臨床狀況而定，當高血糖發生時，可考慮降低碳水化合物量，將兩者的比例各占一半，但嚴重發炎反應持續時，可增加攝取 ω-3 脂肪酸以抑制發炎反應。

4. 維生素及礦物質

以 DRIs 為基本目標；嚴重急性胰臟炎病人，大多無法由腸胃道得到完整營養素，因此由靜脈補充營養必不可少，若中央（全）靜脈營養超過 6 週以上，則應添加微量元素。由於 25％的急性胰臟炎病人會有低鈣血症，也須留意鈣質的補充。

5. 免疫調節物質

重症病人體內氧化壓力會明顯升高，除透過盡早腸道餵食可改善此一情況，部分研究結果也顯示，補充抗氧化營養素（經由腸道給予維生素 C、麩醯胺、精胺酸 (arginine)及 ω-3 多元不飽和脂肪酸）對病人預後有正向的影響；但有些整合性的文獻卻表示此類免疫腸道配方，不論在降低死亡率或整體感染性併發症上，統計結果均無顯著差異。

二、慢性胰臟炎

因胰臟酵素上升並不明顯甚至正常，故除考量臨床症狀與病史，胰臟切片是最靈敏的診斷方式，但此法具侵犯性，較少採用，常用的是影像學檢查，如腹部超音波、電腦斷層攝影、內視鏡逆行性膽胰管造影、核磁共振造影等，以瞭解胰臟發炎嚴重程度。

（一）病因

為永久性且不可逆的胰臟傷害；常因為酗酒、新陳代謝疾病或先天性胰膽管構造異常，導致胰臟發炎，重複發作後產生漸進性病變，造成胰臟組織結痂、鈣化及功能喪失，大致可分為三類：(1)慢性鈣化性胰臟炎：因酗酒引起；(2)慢性阻塞性胰臟炎：由胰臟癌引起；(3)慢性發炎性胰臟炎：自體免疫性疾病 Sjögren's syndrome 引起。

（二）症狀

常見的臨床症狀包括腹痛、脂肪瀉、體重減輕及糖尿病。胰臟受損亦會增加膽管阻塞、偽囊腫、胃出血與胰臟癌的發生率。

（三）治療原則

治療方式優先考慮內科治療，分述如下：

1. 治療病因：有膽囊炎、膽結石者應先處理膽道疾病；酒精性胰臟炎者應戒酒。

2. 控制症狀：使用止痛藥及各種胰酶製劑隨餐服用，每餐平均需要 30,000 IU (90,000 USP units)的脂肪酶到小腸，才能解決脂肪瀉。為維持腸道中適當的 pH 值以利酵素作用，胃酸分泌量高者，需同時服用制酸劑或氫離子拮抗劑。

3. 治療併發症：口服枸櫞酸可治療鈣化情形。而外分泌不足應配合飲食控制；內分泌功能不全導致血糖異常者，則需注射胰島素。如果內科治療後仍然疼痛嚴重者，應考慮施以外科手術，適應症為產生鄰近器官（十二指腸、脾靜脈、膽道）的併發症、無法以內視鏡或放射科方式治療的偽囊腫、胰臟瘻管、懷疑胰臟癌等。

（四）營養照顧

熱量的建議為 30~35 kcal/kg。但病人代謝狀況差異大，研究指出近三分之一屬代謝速率增加，所以對體重過輕或有異常下降者，應積極調整營養需求。

飲食計畫的設計應配合臨床反應；在高熱量、高蛋白的前提下，脂肪與醣類的比例要依據個體的耐受性加以調整，如病人每日糞便中的脂肪量大於 10 g，則須補充口服胰臟酵素，但若脂肪瀉未改善，則須限制脂肪攝取量，以不超過 30%的總熱量為原則，亦可使用 MCT 取代部分脂肪。而葡萄糖不耐的飲食原則與糖尿病者相似。

　　二價陽離子與脂溶性維生素易隨脂肪吸收不良而缺乏，長期酗酒者更會因消化道黏膜受破壞、生理代謝改變與飲食不當，使得水溶性維生素不足，故應注意維生素與礦物質的補充。約 80%以上的病人，可以在服用胰臟酵素下有足夠的營養攝取，但有 10~15%需要口服營養補充品。

三、胰臟癌

　　胰臟幾乎有半截覆蓋在腸胃底下，除了少數有胰臟炎或家族病史（包含基因變異）的病人之外，胰臟腫瘤初期多無跡可尋。90%的胰臟癌為胰腺癌，現行以血清 CA-199 和 CEA 兩種蛋白質的濃度，作為胰臟癌的腫瘤指數，但專一性與穩定性仍無法成為準確的罹癌判斷指標。胰臟癌的侵入性與轉移性很高，除造成內分泌功能喪失與上腹部疼痛外，癌細胞常透過淋巴腺或血管轉移至遠端器官，如肝、肺及十二指腸。大部分胰臟癌發現時已是末期，無法以手術根除病灶，只能利用手術將因癌症引起的症狀減輕，且化療藥物治療效果有限，5 年存活率低於 5%。

◎ 營養照顧

　　體重維持為重要的照護目標。病人易因胰腺的外分泌功能不足，導致腸胃道功能變差，降低食慾，因此，除了以酵素類藥物輔助消化，還須積極地補充營養。

　　熱量與蛋白質的需求與一般癌症相似，但若是醣類代謝較差，就必須由脂肪來平衡熱量，視個別化狀況去調整配方。每日 2 克ω-3 脂肪酸(EPA)可降低發炎反應，並減緩身體消耗，達到維持穩定體重的目的。口服營養品補充或以靜脈營養支持，都是可行的方法。

專有名詞介紹
TERMINOLOGY

1. Child-Pugh 分級：為綜合 5 個項目計分的方式，用以評價肝功能。分 A、B、C 3 個等級，當中以 C 級最為嚴重。

2. 病毒性肝炎(viral hepatitis)：有 A、B、C、D、E 五種病毒；A 型和 E 型主要通過糞口途徑傳播，B、C、D 型是通過血液和體液傳播。

3. 肝性腦病變(hepatic encephalopathy)：正常的肝臟可將體內的氨轉換成尿素排出體外，若此機制失效，便會造成中樞神經障礙及意識改變，即為肝性腦病變。

4. 主觀性整體評估(subjective global assessment, SGA)：為將病人的營養狀況做綜合性主觀評估的量表，是一種多面項的評值量表，包括體重變化、飲食變化、活動能力與生理評估等，可替代血液生化值（如白蛋白的濃度受到肝功能的影響），是可信度較高的肝病營養評估方法。

5. APACHE II (acute physiology and chronic health evaluation)指數：是一種疾病嚴重程度的分級系統，可用以判斷胰臟炎的嚴重度。計分內容包括 12 項生理檢查、年齡及慢性疾病指數，分數越高則死亡率越大。

案例探討
CASE DISCUSSION

　　39 歲男性，身高 170 cm，入院體重 74 kg，無業，經常喝酒（700.c.c 高粱／天），飲食以重口味的醬菜及少量的素食（豆製品）為主。家人表示住院前一週其食慾就不太好，無定期測量體重，半年前門診的體重紀錄為 64 kg，四肢偏瘦但腹部鼓大，因意識改變而入院檢查治療，診斷如下：(1)酒精性肝硬化合併食道靜脈曲張、黃疸及腹水；(2)糖尿病；(3) C 型肝炎。入院後禁食 1 天後，飲食醫囑為糖尿病低油飲食 1,600 kcal、四餐、低鈉 2 g/day（蛋白質占總熱量 18%）。意識較不清楚，雖可下床但臥床時間多，由外傭協助進食，訪視時外傭表示約可吃掉半量醫院餐，解便次數多。

　　住院期間腹圍 87~94 cm、體重 67~71 kg，主要用藥如下：Diuretic agent、Sintrex、Duphalac、Neomycin、Novomix；追蹤生化數據：WBC: 9,400 μL、Hb: 9.3 g/dL、BUN/Cr: 20/1.4 mg/dL、Na/K: 131/3.3 mmol/L、Total Bilirubin: 22.3 mg/dL、Direct Bilirubin: 10.4 mg/dL、AST/ALT: 117/47 U/L、Albumin: 2.4 g/dL、NH_3: 240 μg/dL、HbA_{1c}: 7.4 %、Glu: 266~276 mg/dL。請回答下列問題：

1. 請做出適切的營養評估並說明營養狀況。

2. 飲食處方是否需要調整？建議為何？

3. 返家後之飲食習慣應如何調整？

簡易膳食設計
DIET BY DESIGN

　　此為針對肝硬化病人的一日膳食設計。以 1,500 kcal ／ 6 餐為範例，飲食設計原則為選用新鮮天然且營養均衡的食物、避免質地過於粗糙和堅硬或添加防腐劑、色素、人工香料、醃製過的加工食品。

━ 菜單 ━

餐別	飲食內容及份量	
早餐	**涼拌小黃瓜**	
	小黃瓜	50 g
	香油	5 g
	花捲（中）	1/2 個
	清豆漿	1/2 杯
	茶葉蛋	1 顆
早點	**蓮子銀耳甜湯**	
	蓮子	25 g
	銀耳	20 g
	糖	10 g
午餐	**鮭魚炒飯**	
	白飯	80 g
	鮭魚	35 g
	毛豆	6 g
	豆干丁	15 g
	油	5 g
	炒莧菜	
	莧菜	80 g
	油	5 g
	蘋果（小）	130 g
午點	**甜豆花**	
	豆花	150 g
	糖	10 g

餐別	飲食內容及份量	
晚餐	**蔥油雞（去皮）**	
	雞胸肉	30 g
	蔥絲	10 g
	油	5 g
	炒番茄豆腐	
	番茄	60 g
	傳統豆腐	40 g
	油	5 g
	炒大白菜	
	大白菜	80 g
	油	5 g
	紅白蘿蔔絲湯	
	紅蘿蔔絲	10 g
	白蘿蔔絲	10 g
	白飯	80 g
夜點	低脂奶粉	3 湯匙
	小餐包	1 個

學習評量
REVIEW ACTIVITIES

( ) 1. 下列何種飲食處理方式可降低肝衰竭造成的低血糖？
(A)提高 BCAA 攝取量　　　(B)增加點心的攝取
(C)降低蛋白質的攝取量　　(D)增加 ω-3 脂肪酸的攝取

( ) 2. 當病人發生肝昏迷時飲食內容應採取？
(A)靜脈營養支持　(B)無蛋白質飲食　(C)無油飲食　(D)以上皆非

( ) 3. 下列何者非高血氨時應避免的食物？
(A)臘肉　(B)洋蔥　(C)黃豆製品　(D)花生醬

( ) 4. 下列何者非肝昏迷時的處理方式？
(A)低渣飲食　(B)使用乳果糖　(C)減少產氨量較高的食物　(D)使用抗生素

( ) 5. 肝衰竭病人較佳的營養評估方式為何？
(A)體重　(B)血清白蛋白　(C) SGA 量表　(D)血氨濃度

( ) 6. 關於腹水的敘述何者錯誤？
(A)應採低鈉飲食　　　　　　(B)應以低鈉鹽取代一般食鹽
(C)肝門靜脈壓力增加是原因之一　(D)尿液減少時需限水

( ) 7. 下列何者可降低膽結石的風險？
(A)反覆地減肥復胖　(B)禁食　(C)極低熱量飲食　(D)以植物為基礎的飲食

( ) 8. 關於肝移植的敘述何者錯誤？
(A)長期使用類固醇故應持續採高蛋白飲食
(B)長期營養照護重點在預防及治療肥胖與糖尿病
(C)應減少生食的攝取
(D)鈉鉀離子的代謝易受藥物影響，應依需求調整

( ) 9. 關於胰臟炎下列敘述何者正確？
(A)急性期入院即應禁食，予中央靜脈營養支持
(B)急性期後開始腸道進食必須採元素飲食
(C)長期慢性腹瀉者應限制脂肪或以 MCT 取代部分油脂
(D)長期慢性消化吸收不良者應提高 ω-3/ω-6 脂肪酸的攝取比值

（　　）10. 關於膽囊疾病下列敘述何者錯誤？

(A)急性膽囊炎發作時應先停止由口進食

(B)若採膽囊切除術，初期要採低油飲食

(C)長期慢性膽囊炎應嚴格限制脂肪含量占總熱量的 15％以下

(D)長期慢性膽囊炎應補充脂溶性維生素

解答

BDCAC　BDACC

掃描　案例探討答案請掃描「QR Code」

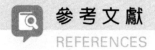
參考文獻
REFERENCES

Arvanitakis, M., Ockenga, J., Bezmarevic, M., Gianotti, L., Krznarić, Ž., Lobo, D. N.,... Bischoff, S. C.(2020). ESPEN guideline on clinical nutrition in acute and chronic pancreatitis. *Clinical Nutrition, 39*, 612-631.

Bischoff, S. C., Bernal, W., Dasarathy, S., Merli, M., Plank L. D., Schütz, T., Plauth M. (2020). ESPEN practical guideline: Clinical nutrition in liver disease. *Clinical Nutrition, 39*(12), 3533-3562.

European Association for the Study of the Liver. (2019). EASL Clinical Practice Guidelines on nutrition in chronic liver disease. *J Hepatol, 70*, 172-193.

Gluud, L.L., Dam, G., Les, I., Córdoba, J., Marchesini, G., Borre, M., Aagaard, N. K., Vilstrup, H. (2017). *Branched-chain amino acids for people with hepatic encephalopathy.* https://www.ncbi.nlm.nih.gov/pmc/articles/PMC6481897/

Hamed, A., Hamed, A., Lambert, K. (2020). Branched-chain Amino Acids for people with hepatic encephalopathy. *Am Fam Physician, 101*(1). https://pubmed.ncbi.nlm.nih.gov/31894931/

Lakananurak, N., & Gramlich, L. (2020). Nutrition management in acute pancreatitis: Clinical practice consideration. *World J Clin Cases, 8*(9), 1561-1573.

Melloul, E., Lassen, K., Roulin, D., Grass, F., Perinel, J., Adham, M.,.... Demartines, N. (2020). Guidelines for Perioperative Care for Pancreatoduodenectomy: Enhanced Recovery After Surgery (ERAS) Recommendations 2019. *World J Surg, 44*, 2056-2084.

Park, J. G., Tak, W. Y., Park, S. Y., Kweon, Y. O., Jang, S. Y., Lee, Y. R., ... Lee, W. K. (2017). Effects of branched-chain amino acids (BCAAs) on the progression of advanced liver disease. *Medicine, 96*(24), e6580.

Pekgöz, M.(2019). Post-endoscopic retrograde cholangiopancreatography pancreatitis: A systematic review for prevention and treatment. *World J Gastroenterol, 25*(29), 4019-4042.

Qi, D., Yu, B., Huang, J., Peng, M. (2018). Meta-Analysis of Early Enteral Nutrition Provided Within 24 Hours of Admission on Clinical Outcomes in Acute Pancreatitis. *J Parenter Nutr, 42*(7), 1139-1147.

Raymond, J. L., & Morrow, K. (2020). *Krause and Mahan's Food &The Nutrition Care Process* (15 th ed.). Elsevier.

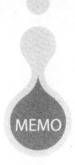

MEMO

Therapeutic Nutrition

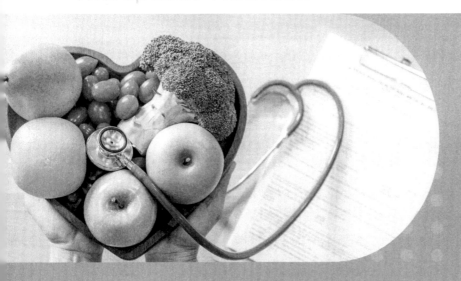

Therapeutic Nutrition

CHAPTER

11

邱琬淳／編著

腸胃道疾病的營養照顧

1. 認識消化道各部分的構造及功能。
2. 了解消化道各種疾病的病因、症狀。
3. 知悉消化道各種疾病的營養照顧。

前言 | INTRODUCTION

　　消化道是連接口腔至肛門的管道，負責許多食物的消化與吸收，一旦消化道功能受損或阻塞，便會影響到許多食物的消化與營養素的吸收，最終可能導致營養不良與疾病的產生。因此，良好的消化道機能，是維持良好營養狀況與健康之重要條件。

THERAPEUTIC NUTRITION

第一節　消化道系統介紹

　　人體的消化系統(digestive system)由消化道和消化腺組成（圖 11-1）。消化道包括口腔、食道、胃、小腸（十二指腸、空腸、迴腸）和大腸（結腸、直腸）、肛門。上消化道包括從口腔、食道至胃，口腔負責將食物切碎、混和，經由食道運送食物至胃，透過胃液的作用將食團變成食糜，再由幽門括約肌控制進入下消化道。

　　下消化道包括小腸（十二指腸、空腸、迴腸）、大腸及肛門，小腸為主要的消化及吸收場所，而大腸具有水分再吸收的功能，食物的殘渣（糞便）則由肛門排出。各消化道長度及食物通過所需的時間見表 11-1。

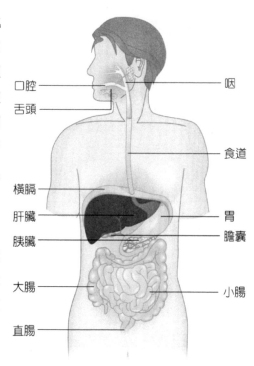

口腔
舌頭
橫膈
肝臟
胰臟
大腸
直腸
咽
食道
胃
膽囊
小腸

🍎 **圖 11-1　人體的消化系統**

表 11-1　各消化道長度及食物通過所需時間

部位		口徑大小（公分）	大約長度（公分）	食物通過時間
食道		1.3	25	5~30 秒
胃		20	25	1~2 小時
小腸	十二指腸	5	25	2~4 小時
	空腸	2.5	275	
	迴腸	2.5	365	
大腸		6.5	152	1~2 日
直腸		7.5~10	25	<30 分鐘

一、口腔

　　口腔的功能是咀嚼食物，將食物變成食團。唾液接近中性(pH6.4~7.5)，是由耳下腺(parotid gland)、頜下腺(submaxillary gland)及舌下腺(sublingual gland)所分泌，分泌量約 1~1.5 L/day，水分占 97~99.5%；具有黏性，可潤滑食物及口腔以利吞嚥，而足夠的唾液可防止口腔潰爛及感染。唾液中含有唾液澱粉酶(ptyalin)，可將澱粉分解成糊精和麥芽糖，最終與食物一起進入胃中，可被胃酸破壞。

二、食道

　　食道(esophagus)為肌肉所構成的管腔，成年人的食道約為 25 cm，主要的功能是將口腔咀嚼過後的食團，藉由蠕動分段方式運輸到胃。食道僅分泌黏液，使食物能順利地通過。食道有兩個括約肌，分別是上食道括約肌及下食道括約肌，攝取食物後，上食道括約肌會放鬆，將食物移動至食道，蠕動波將食團移至食道下端，下食道括約肌放鬆後才可將食物送至胃。當身體呈現直立時，食道轉運時間平均約為 5 秒，躺著時平均時間約為 30 秒。

三、胃

　　胃(stomach)是儲存食物的袋狀器官。當胃是空的時候，容量約 50 ml，而此袋狀器官最多可以擴展至 4 L。依照結構及功能的不同，可以分為賁門(cardia)、胃底(fundus)、胃體(body)和幽門(pylorus)四部分。胃的蠕動可將食物與胃液充分混合成食糜(chyme)，而後將食糜以適當的速度排入小腸。胃部及胃壁構造見圖 11-2。

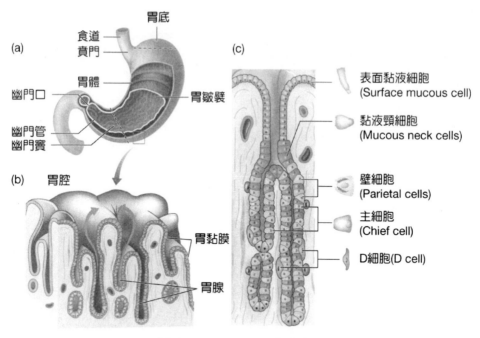

⚫圖 11-2　胃部及胃壁構造

　　人類每日約分泌 1.5~2 L 的胃液，胃液的成分主要由下列幾種細胞所分泌：

1. 壁細胞(parietal cell)：可分泌胃酸（鹽酸），具有殺菌作用，使食物中的蛋白質轉變成酸性而利於胃蛋白酶的作用；另外，壁細胞也分泌內在因子(intrinsic factor)，可與維生素 B_{12} 結合形成複合物，至迴腸與迴腸黏膜之特殊受體結合，幫助維生素 B_{12} 在迴腸的吸收。

2. 主細胞(chief cell)：其分泌的胃蛋白酶原(pepsinogen)經鹽酸作用後形成胃蛋白酶(pepsin)，胃蛋白酶可將蛋白質分解成多胜類(polypeptides)。

3. 黏液細胞(mucus cell)：分泌黏液，防止消化酵素和鹽酸的侵襲，保護胃壁不受胃液的消化。

　　嬰兒時期，胃分泌的胃凝乳酶能使牛奶中的酪蛋白(casein)與鈣結合成凝乳塊，使其在胃中停留較長時間，讓消化液足以進行消化作用。除了消化蛋白質之外，若攝取酒精，約有 20% 的酒精在胃被吸收。胃排空速度受到食物組成與質地影響，液態食物排空速度大於固態食物；而飲食組成中，醣類的排空速度大於蛋白質，最慢的是脂肪，因此就飽足感而言，由於脂肪會抑制胃酸的分泌且排空速度較慢，膳食中攝取足夠脂肪可以延緩飢餓的感覺。

◎ 胰液與膽汁於消化系統的功能

　　酸性食糜至小腸，需經由胰臟所分泌之鹼性胰液中和，胰液的分泌由十二指腸和空腸的荷爾蒙控制，當酸性食糜進入十二指腸，就會促使十二指腸分泌腸促胰泌（酶）素(secretin)進入血液循環，作用於胰小管的上皮細胞，分泌含水分重碳酸離子中和食糜之酸性。

　　胰臟所分泌的物質，主要成分有碳酸氫鹽和多種消化酵素，這些消化酵素是由胰腺的腺泡細胞分泌，包括蛋白酶原、澱粉酶及脂解酶等。高脂高蛋白飲食，會刺激膽囊收縮素產生，可以引發胰臟分泌更多的消化酵素來幫助消化蛋白質；高油低碳水化合物則會促使脂解酶分泌增加。不論是腸道或是胰臟病變，最終都會導致消化不良症狀產生。胰液和膽汁對醣類、蛋白質以及脂肪的消化作用見圖 11-3。

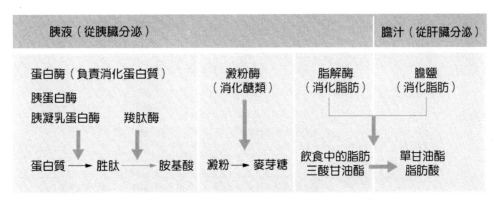

🍎 圖 11-3　胰液與膽汁對於澱粉、蛋白質以及脂肪的消化作用

四、小腸

　　小腸(intestine)是營養素主要消化吸收的場所。小腸黏膜表面布滿了似手指狀的突起，稱為絨毛(villi)，絨毛上還有微絨毛(microvilli)，排列整齊似毛刷一般，稱為刷狀緣，此構造主要為增加吸收的表面積。而每一個絨毛中，貫穿著微血管和淋巴管，負責營養素的吸收運輸，其中，淋巴管在此特稱為乳糜管，通常脂溶性或大分子的營養素由淋巴管運送，水溶性或小分子營養素則由微血管運送。

五、大腸

　　每日約有 500~1,000 ml 的食物殘渣進入大腸(colon)，其中大部分是水分及電解質，可被大腸吸收，剩下約有 150 g 左右的半固體糞便會排出體外。消化後的食物殘渣，會藉由迴腸末端的迴盲瓣，控制食物內容物由小腸進入大腸的速度，主要

是避免食物太快進入大腸，減少營養素的吸收。另外，大腸也含有大量的微生物，這些微生物可以分解少量的膳食纖維，也可以合成人體所需要的營養素，如維生素K、維生素 B_{12}、葉酸及生物素。消化吸收後所剩下的食物殘渣、死亡的微生物、脫落的黏膜細胞、黏液及消化酵素就會形成糞便。各類營養素在消化道吸收的位置，見圖 11-4。

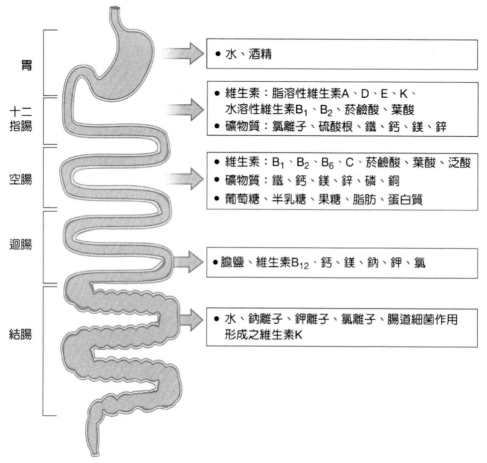

胃
* 水、酒精

十二指腸
* 維生素：脂溶性維生素A、D、E、K、水溶性維生素B_1、B_2、菸鹼酸、葉酸
* 礦物質：氯離子、硫酸根、鐵、鈣、鎂、鋅

空腸
* 維生素：B_1、B_2、B_6、C、菸鹼酸、葉酸、泛酸
* 礦物質：鐵、鈣、鎂、鋅、磷、銅
* 葡萄糖、半乳糖、果糖、脂肪、蛋白質

迴腸
* 膽鹽、維生素B_{12}、鈣、鎂、鈉、鉀、氯

結腸
* 水、鈉離子、鉀離子、氯離子、腸道細菌作用形成之維生素K

圖 11-4　各類營養素在消化道吸收的位置

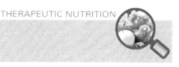

THERAPEUTIC NUTRITION

第二節　口腔及食道疾病

一、口腔疾病

　　口腔衛生習慣不良、口腔組織老化、口腔黏膜疾病以及假牙適應等問題常會造成口腔疾病(oral disease)，長期未注意口腔疾病者，容易導致攝取不足引起營養不

良。常見的口腔疾病有蛀牙（齲齒）、缺牙、發炎、牙周病、口腔黏膜潰瘍（嘴破）、口角炎、口乾症等。

（一）病因

1. 缺牙：外傷使牙齒有缺損或者因老化導致。

2. 口腔發炎：假牙清潔不當、與口腔接觸面有白色念珠菌滋生等，會增加口腔發炎機會。

3. 牙周病（牙齦出血、牙齦紅腫、牙齒鬆動、牙齒脫落）：吸菸、壓力、戴不適合的補綴物、咬合不良（牙齒排列不整齊）、緊咬牙關或磨牙、全身系統性疾病（如糖尿病、心血管疾病、中風、免疫疾病）等；部分藥物也可能增加罹患牙周病的風險及加速牙周組織的破壞。

4. 口乾症：發生原因眾多，且隨著年齡增加，出現的機會亦上升，常見於使用某些藥物，如抗組織胺、止痛劑、部分高血壓藥和憂鬱症用藥等。而癌症治療中的放射治療和化學治療也會導致口乾症。更年期婦女、吸菸及經常張口呼吸、鼻塞者，也都容易有口腔乾燥的症狀產生。

5. 口腔癌：因為嚼食檳榔、吸菸、過量飲酒等引起口腔破皮或潰瘍導致癌變。

（二）症狀

飲食攝取量下降、營養不良。

（三）營養照顧

1. 以軟質、半流質或流質飲食為原則。

2. 依照病人需求將食物質地分成細軟、細泥與濃流，視情況給予。
   (1) 細軟：以軟質食物為基礎，搭配半流質飲食為原則；將豆腐、魚肉等食材切細、煮軟，加入勾芡、湯汁或醬汁融合食材，如以香菇瘦肉粥、洋芋燴飯、鮮蝦湯麵、軟飯搭配清蒸魚和豆腐及燙青菜嫩葉。
   (2) 細泥：仍以軟質食物為基礎，食材大多需要經調理機攪打成泥狀或糊狀，可使用蒸、煮、燜等方式，如嬰兒罐頭食品均類似細泥飲食。
   (3) 濃流：以流質食物為主，食材經食物調理機攪打成完全無顆粒狀，再加湯汁或其他水分烹煮均勻。

3. 可搭配濃縮的高蛋白質或商業營養配方增加營養補充。可以選用的食物如奶粉、豆漿、雞肉泥、芝麻糊等。

4. 吞嚥困難：吞嚥困難是長期照護病人常出現的症狀，缺乏妥善營養介入，容易發生營養不良及水分攝取不足，進而造成死亡率增加。由於臺灣每十位 65 歲以上長者，就有 1 位有輕度以上吞嚥障礙，因此，國民健康署制定了「臺灣飲食質地製備指引」（圖 11-5），照顧者可依長者咀嚼情況、食物軟硬度，將六大類食物分成七級，以幫助長輩選擇軟質或流質食物並降低吞嚥傷害（衛生福利部，2018）。食物供應方面，先從單純、質地較密的開始，如布丁、果凍、洋菜，再漸漸增加顆粒狀食物，如稠稀飯，最後才是固體食物。若供應流質食物（如果汁、湯、牛奶）時擔心病人嗆咳，可在液體中加入快凝寶、易凝素等商業增稠劑或麥粉，使液體凝固成糊狀液。

5. 注意管灌技巧的訓練。

二、食道弛緩不能

（一）病因

正常情況下，食物進入食道後，經由食道肌肉的收縮，會到達食道末端的下食道括約肌（又稱賁門，位於食道末端 3~4 cm 的環狀平滑肌），此時下食道括約肌，會透過神經反射作用放鬆，使食物順利進入胃部；食道弛緩不能(esophageal achalasia)，是原因不明或因病毒感染引起的下食道括約肌運動神經元病變，因無法釋放神經傳導物質，使得括約肌不能夠舒張，導致食道肌肉收縮異常（圖 11-6），此疾病主要是環狀肌異常，而縱走肌功能正常，造成吃下去的食物累積在食道管腔（圖 11-7），最終導致食物、唾液逆流及嘔吐。

病人由於吞嚥困難漸漸不敢進食而導致營養不良、持續性地體重減輕，甚至因反覆嘔吐，造成體內電解質失衡或可能有吸入性肺炎等情況發生，嚴重者生命因此受到威脅及產生併發症。

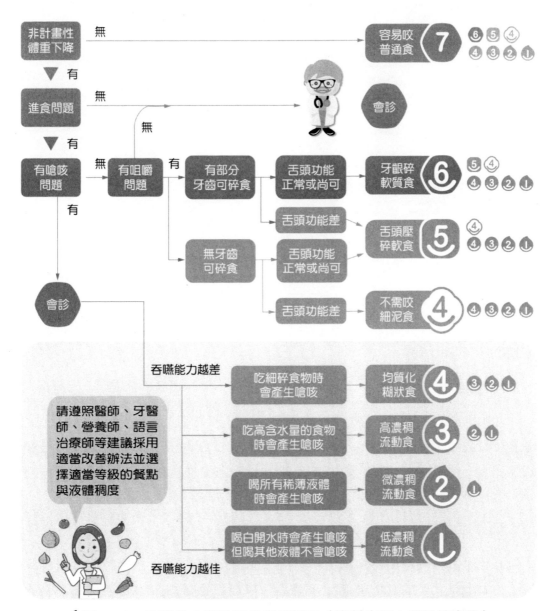

🍎 圖 11-5　臺灣飲食質地製備指引圖示（資料來源：國民健康署）

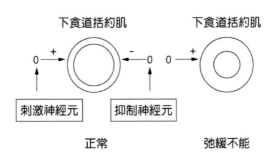

🍎 圖 11-6　下食道括約肌收縮狀況

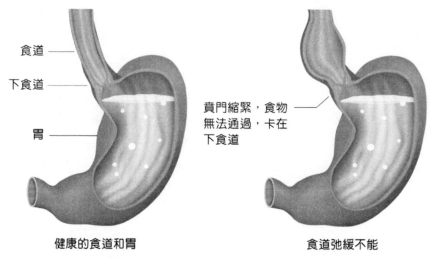

食道　────

下食道　────

貫門縮緊，食物
無法通過，卡在
下食道

胃　────

健康的食道和胃　　　　　　　食道弛緩不能

圖 11-7　食道弛緩不能的病理機轉

（二）症狀

最常見的症狀是吞嚥困難，其次為食物逆流、胸痛以及最終因無法攝取足夠食物而導致的體重減輕。

（三）治療原則

以鬆弛下食道括約肌的張力為主。鬆弛下食道括約肌的治療易導致胃食道逆流及食道炎的發生，如有必要，需配合食道炎的飲食原則。傳統治療方式有三種：(1)口服鈣離子阻斷劑、硝酸鹽藥物；(2)內視鏡肉毒桿菌注射、內視鏡氣球擴張術；(3)食道肌肉切開手術，目前已可使用經口內視鏡行肌肉切開術治療。

（四）營養照顧

食道括約肌弛緩不能易造成吞嚥困難，因此宜採用少量多餐、以軟質食物為主，避免太冷或太熱的食物。體重下降者，宜給予適當的蛋白質與增加熱量的攝取，若無法進食，可以使用腸道營養支持。

三、食道炎

食道炎(esophagitits)是指食道組織受損產生的發炎現象。

（一）病因

1. 逆流性食道炎：胃內容物逆流至食道，導致食道炎的發生。

2. 感染性食道炎：主要原因有上呼吸道感染、猩紅熱（感染鏈球菌引起）、白喉（感染白喉分枝桿菌引起）等。

3. 藥物引致：易導致食道炎的藥物包括止痛藥、抗生素、氯化鉀、雙磷酸鹽類（預防骨質疏鬆使用）。

4. 其他原因：如長期插管、過度嘔吐、吞食強酸強鹼、喜歡喝過熱的飲品、化學治療、放射治療、過度肥胖（容易導致胃食道逆流）等，皆會引起食道炎。

（二）症狀

　　主要為吞嚥困難或吞嚥疼痛、喉嚨痛、聲音嘶啞、心灼熱、胸痛、噁心嘔吐、上腹痛和食慾降低。

（三）治療原則

1. 預防發炎的黏膜再受到刺激。

2. 避免胃食道逆流。

3. 減少胃酸分泌。

（四）營養照顧

1. 由於刺激性的食物容易導致食道組織損傷，應避免導致心灼熱的食物，如太冷、太燙、過酸或辛辣。

2. 少量多餐。

3. 過油的食物會延緩胃排空，容易造成胃食道逆流，故需要避免油膩的食物。

4. 避免食用會降低下食道括約肌張力的食物，包括巧克力、酒、薄荷和含咖啡因飲料。

5. 飯後不可立即躺下或彎腰，避免胃食道逆流。

6. 睡前 2~3 小時不要進食。

7. 腹壓較大容易產生胃食道逆流，故須避免增加腹壓，如不穿過緊的衣服、肥胖者應減肥。

8. 香菸中的尼古丁(nicotine)會增加胃酸分泌，並影響下食道括約肌的張力，因此吸菸者或長期暴露於二手菸環境者，罹患胃食道逆流的機率較未接觸菸害者高，故建議有食道炎者應戒菸、避免吸入二手菸。

四、胃食道逆流

胃食道逆流(gastroesophageal reflux disease, GERD)又可分成兩類：(1)非侵蝕性胃食道逆流(nonerosive disease, NERD)：有胃食道逆流症狀，但沒有黏膜被侵蝕；(2)侵蝕性胃食道逆流(erosive disease, ERD)：通常較為嚴重且持續時間較長。

（一） 病因

1. 食道裂孔疝氣：因胃突出超過橫膈膜導致發生胃食道逆流。

2. 吸菸。

3. 慢性呼吸道疾病：如慢性阻塞性肺病可能會使腹壓上升，造成胃食道逆流。

4. 發炎：身體發炎會造成胃及食道組織的損傷，導致食道功能異常。

5. 肥胖。

6. 鎂缺乏：鎂濃度低會影響括約肌張力，使其鬆弛，導致胃內容物容易逆流。

7. 長期使用某類藥物：如肌肉鬆弛劑、NSAIDs (Ibuprofen)、阿斯匹靈(Aspirin)、抗組織胺及部分血壓藥，均可能造成胃食道逆流。

8. 壓力：長期處於緊張、焦慮等高壓狀態，可能影響胃部正常生理運作。

9. 懷孕：孕期的第三期因腹部變大、腹壓升高，可能導致胃食道逆流。而懷孕期間會產生黃體素，亦可能提升胃食道逆流風險。

10. 飲食習慣不佳：飲酒、咖啡或嗜甜食、油炸及辛辣食物者，會增加胃部負擔；用餐後隨即躺下或彎腰，會使胃部內容物回流，增加胃食道逆流發生率。

（二） 症狀

約有 70%的病人，一週內會出現 2 次以上的典型症狀，如胸口悶痛（火燒心）、灼熱感，時間可持續數小時，此外，也可能出現以下症狀，如脹氣、打嗝、噁心、嘴巴有酸味、吞嚥困難、喉嚨疼痛、感覺有異物等，而胃部酸性物質逆流回到口腔，可能使牙齒受到侵蝕。另外，尚有非食道症狀，如咳嗽、氣喘、聲音沙啞

（特別是在早晨）等。有部分胃食道逆流症狀發生在夜間，夜間的胃食道逆流有較嚴重的食道炎現象以及巴瑞特氏食道（食道黏膜鱗狀上皮細胞分化成異常的柱狀上皮細胞），會增加癌症罹患率。

（三）營養照顧

1. 避免高脂肪飲食或過量攝取食物。

2. 避免餐後 2~3 小時躺下休息。

3. 避免攝取巧克力、薄荷、番茄及其製品。

4. 避免攝取含咖啡因和酒精性的飲料與食物。

5. 避免過酸和過於辛辣的食物。

6. 均衡飲食及適量的纖維。

7. 體重過重或肥胖者應減重。

8. 少量多餐，比僅攝取三餐理想。

9. 睡覺時將頭部墊高 15~20 cm。

10. 戒菸、避免吸二手菸。

11. 減少生活壓力。

12. 衣著在胃部區域應盡量寬鬆，因過緊的衣物會導致逆流更為嚴重。

五、食道裂孔疝氣

胸腔和腹腔之間有一層橫膈肌，橫膈肌上有一裂孔，稱為食道裂孔(hiatus)；食道膨出可穿過橫膈肌上的食道裂孔，進入腹腔與胃相連。正常情況下，食道裂孔剛好可容納食道通過，但當腹腔壓力大於胸腔，食道裂孔過大，則會將胃的一小部分滑至胸腔內，此為食道裂孔疝氣(hiatal hernia)。

（一）分類

食道裂孔疝氣分成四類（圖 11-8）：

1. 滑脫性裂孔疝氣(sliding hiatal hernia)：食道胃接點直接脫離橫膈膜裂孔往上移，為最常見的食道裂孔疝氣。

2. 食道旁裂孔疝氣(paraesophageal hiatal hernia)：食道胃接點留在裂孔處，但胃上端從裂孔較薄弱處往上擠，導致胃上端被箝制於此處。

3. 混合型(mixed hiatal hernia)：上述兩種型態混合發生，可能有嚴重的胸痛、乾嘔、嘔吐和吐血等症狀，雖然非急性大量出血，但慢性的出血可能會導致缺鐵性貧血。

4. 多器官裂孔疝氣(hiatal hernia with additional organ)：是指裂孔破損較大，使腹部其他器官，如大腸、脾臟等被擠壓入胸腔，較易造成肺臟壓迫與呼吸困難。

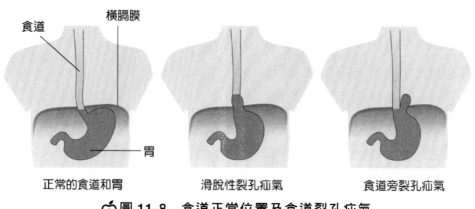

食道　橫膈膜　胃

正常的食道和胃　　　　滑脫性裂孔疝氣　　　　食道旁裂孔疝氣

圖 11-8　食道正常位置及食道裂孔疝氣

（二）病因

因年齡增長造成肌肉退化；通常好發於 50 歲以上，其他則可能是腹壓增加造成，如肥胖、長期咳嗽、劇烈嘔吐等。

（三）症狀

大多數病人沒有症狀，若產生症狀則源自兩方面：

1. 因裂孔失去其「閘門」控制的功能，導致胃酸、膽汁逆流，發生溢酸、火燒心等症狀。

2. 因腹部器官上移造成胸腔器官壓迫，壓迫到心臟可能造成心悸，壓迫到肺臟則可能造成呼吸困難。而當腸胃道有部分被箝制在裂孔處，腸胃蠕動時可能因此發生扭轉，若發現太晚甚至會造成腸胃道缺血壞死。

（四）營養照顧

營養照顧原則與胃食道逆流相同，詳細請參照前述內容。

THERAPEUTIC NUTRITION

第三節　胃部疾病

一、胃炎

　　胃炎(gastritis)係指胃壁內部有發炎現象，分為急性胃炎(acute gastritis)與慢性胃炎(chronic gastritis)兩類，可透過內視鏡觀察胃黏膜或發炎細胞（如多形核白血球）在上皮層有無浸潤情形。急性胃炎的發作時間快，慢性胃炎則需要數個月或數年才會產生症狀，且容易復發。

（一）急性胃炎

1. 病因

　　對某些食物過敏、食物中毒、吃太快、過量飲酒、吸菸或曾經進行手術、放射治療、外傷、被腐蝕性物質灼傷、中風昏迷以及腎衰竭病人，上述者之胃黏膜均可能產生急性炎症病變。

2. 症狀

　　噁心、嘔吐、虛弱、出血、胸部疼痛、頭痛及食慾不振等。

3. 營養照顧

　　可藉由下列幾種方式進行飲食調整：(1)禁食 1~2 天，讓胃休息；(2)以靜脈注射給予足夠的水分；(3)情況穩定後給予流質飲食；(4)避免會增加胃酸分泌的食物，如酒精性或含咖啡因的飲料、辣椒及胡椒。

（二）慢性胃炎

　　是一種胃黏膜的慢性發炎症狀。根據病理變化，可分為淺表性和萎縮性胃炎（與缺乏維生素 B_{12} 相關）。慢性胃炎常見於中老年人，與壓力及日常飲食習慣不良有關，另一個原因則可能是幽門螺旋桿菌(*Helicobacter pylori, H. pylori*)感染。全球有超過 50%的人口帶有幽門螺旋桿菌，但近年來因衛生環境改善，除菌後再感染機率已降低，且流行病學研究指出，20 年前臺灣 20 歲以上成人的感染盛行率雖高達 50%，但至 2008 年已降為 40%，而最近的調查結果，成人盛行率更降至 20~25%，20 歲以下的年輕族群盛行率僅 10%。

1. 病因

幽門螺旋桿菌主要經口傳染，共同生活者中若有人帶菌，其他人就易受到感染。研究指出，被感染者子女的菌種通常跟父母一樣，這表示子女年幼時就受到父母感染，且同家庭的成員皆容易被感染。此菌為革蘭氏陰性菌，具有螺旋結構和鞭毛，其產生的「尿素酶」，會將尿素轉化成鹼性的氨來中和胃酸的酸性環境。幽門螺旋桿菌感染者約 80~90%會有慢性胃炎，但僅 20%出現症狀，感染者中有15~20%會引發消化性潰瘍（胃潰瘍、十二指腸潰瘍），1~2%帶菌者會演變成胃癌，0.1%發展為胃淋巴癌。

2. 診斷標準

(1) 檢測血液中幽門螺旋桿菌抗體。

(2) 以胃鏡取出胃黏液標本進行觀察。

(3) 檢驗活菌體；利用口服含碳 13 或碳 14 的尿素，一段時間後呼氣檢驗含碳 13 或碳 14 的二氧化碳的濃度，若有感染，尿素將被其特異的尿素酶分解為氨和二氧化碳，通過血液由肺呼出。

(4) 檢測糞便中的幽門螺旋桿菌抗原。

3. 治療原則

通常會以根除法幫助潰瘍癒合。臨床上主要使用「三合一療法」，包括質子幫浦抑制劑(PPI)、克拉黴素(Clarithromycin)和安莫西林(Amoxicillin)，亦有加入鉍劑(Bismuth)的四合一療法。

4. 營養照顧

在營養的攝取上，有些食物可以抑制幽門螺旋桿菌生長，如綠茶、芽菜、黑醋栗油、ω-3 脂肪酸以及泡菜等。此外，建議採「溫和飲食」，避免刺激胃部，詳細請參見消化性潰瘍的營養照顧。

二、消化性潰瘍

消化性潰瘍(peptic ulcer)係指食道、胃、十二指腸等部位的黏膜受到胃液侵蝕，產生深入組織的消化道壁破損（圖 11-9），通常比糜爛（或稱破皮）來得深一點，好發於 20~30 歲的男性以及 40~50 歲的女性。發生在胃稱為胃潰瘍，發生在十二指腸就稱為十二指腸潰瘍，兩者的不同點參考表 11-2。

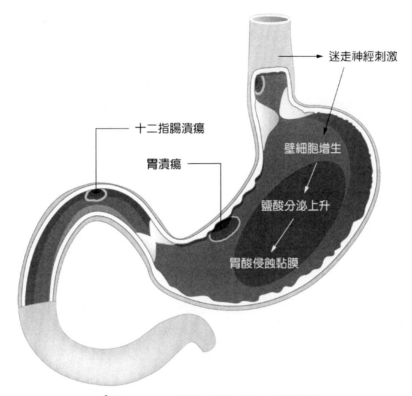

迷走神經刺激

十二指腸潰瘍

胃潰瘍

壁細胞增生

鹽酸分泌上升

胃酸侵蝕黏膜

🍎 圖 11-9　消化性潰瘍的病理機轉

🔍 表 11-2　胃潰瘍和十二指腸潰瘍的比較

項目	胃潰瘍	十二指腸潰瘍
常發生的部位	胃小彎（前庭部） 左上腹痛	十二指腸的前端（近幽門處） 右上腹痛
胃酸分泌量	正常至減少	正常至增加
黏膜抵抗力	降低	正常
進食對疼痛的影響	加重疼痛	減輕疼痛
是否吐血及解黑便	兩者皆有	僅解黑便

（一）病因

1. 幽門括約肌張力變弱：使十二指腸食糜回流，亦造成膽汁回流至胃中，甚至與胃內容物一起逆流至食道。

2. 藥物：阿斯匹靈及 NSAIDs 等造成胃黏膜保護力下降。

3. 過量飲酒：導致胃黏膜損傷。酒精濃度大於 40%的烈酒，易導致糜爛性胃炎和消化道出血。

4. 情緒反應失調：導致壓力性潰瘍。

5. 外傷：因壓力造成的蠕動不正常。

6. 幽門螺旋桿菌感染。

（二）營養照顧

消化性潰瘍依程度不同，飲食的進展可分為三期：

1. 第一期：出血至止血後 2~3 天；建議飲用不加糖的牛奶或提供流質食物。

2. 第二期：止血後 2~3 天至恢復期；此時的飲食與軟質食物大致相仿。

3. 第三期：恢復期；此時的飲食與普通飲食相仿，除非病人感覺不適，否則應盡量選擇各類食物，但建議忌食下列食品：(1)加糖的乳製品，如煉乳；(2)未加工的豆類；(3)粗纖維多的蔬菜，如竹筍、芹菜及蔬菜的硬部、莖部和老葉；(4)甜度或酸度過高及含皮、籽、粗纖維多的水果，如香蕉、鳳梨、龍眼、荔枝等；(5)辛香調味料，如辣椒、胡椒、芥末、咖哩、沙茶醬、生蒜等；(6)甜點，如甜餅乾、紅豆湯、綠豆湯、糯米點心等；(7)其他如肉汁、雞湯、排骨湯、油炸食物、濃茶、咖啡、菸酒、未碾碎的核果類等。

就整體來說，主要仍以溫和飲食為主。溫和飲食是一種無刺激性，含纖維量低、易消化，且具有足夠營養的飲食，可減低消化系統的負擔，使其有足夠的休息並提供充分營養，幫助病人早日康復。飲食原則如下：

1. 定時定量。

2. 進餐時盡量放鬆，細嚼慢嚥，飯後略作休息再開始工作。

3. 少量多餐，不要純吃澱粉的食物，每餐最好都含有蛋白質豐富的食物（如奶、蛋、肉、魚類、豆製品等）和脂肪。

4. 有足夠的營養且不具刺激性。

5. 急性胃炎應先禁食 1~2 天，使胃有足夠的休息，期間可給少量水以防口渴，然後以少量多餐方式，逐漸供給牛奶和流質飲食，而後再增加食物的量及選擇範圍；而脂肪會抑制胃酸分泌，其量需略加限制。

三、傾食症候群

（一）病因

嚴重的消化性潰瘍出血和胃癌病人，可能會需要進行全胃切除(gastrectomy)或部分胃切除手術。另外，部分胃切除手術也應用在減重手術(bariatric surgery)中。全胃切除和胃下部的部分切除術後，胃排空速度會受到影響，使得食物太快進入腸道，易導致傾食症候群(dumping syndrome)，特別是大量高張食物及液體進入小腸，更容易發生此現象。全胃切除的病人，傾食症候群發生率約有 40%。

（二）症狀

傾食症候群分成三階段（圖 11-10）：

1. 初期：胃容積變少、腸道滲透壓上升，使水分進入腸道中，周邊循環血流下降，可能有顏面潮紅、心跳加速、虛弱、流汗的症狀，需要坐下或躺下。

2. 中期：因腸道激素的分泌不適當，使得消化道蠕動速度改變，導致腹脹、腹痛和腹瀉。

3. 後期：若飲食中含有較多醣類，則需要代謝葡萄糖，使得胰島素釋放增加；倘若無適量的醣類供胰島素作用，可能導致反應性低血糖，會出現焦慮、虛弱、顫抖或飢餓、出汗、無法集中精神等症狀。

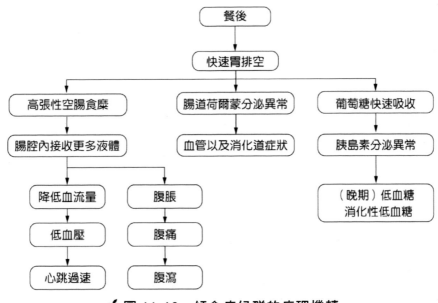

🍎 圖 11-10　傾食症候群的病理機轉

（三）營養照顧

　　胃切除術後的飲食由清流飲食開始，逐漸進展到全流、半流、溫和飲食（即減少刺激性、質地硬以及高纖維的食物），最後才是軟質飲食。

1. 初期需嚴格限制醣類，每日以不超過 100~120 g 為宜，而後可隨病人的接受程度漸漸增加醣類的含量。

2. 忌食加糖食物及含酒精飲料；而太冷、太熱、刺激性或調味太濃的食物、澱粉含量高的五穀根莖類、水果及蔬菜需按計畫食用。

3. 為獲取足夠熱量及減緩胃排空時間，可增加蛋白質和脂肪的攝取量。

4. 少量多餐，以減輕症狀。

5. 以溫度適中、固態且乾燥的食物為主。液態食物需於飯後 30~60 分鐘或兩餐間方可食用。

6. 飯前、飯後均需休息，用餐後左側躺半小時；進餐時細嚼慢嚥。斜躺進食，可延緩食物進入腸道的時間，有助於症狀的減輕。

7. 避免食用牛奶與冰淇淋，選擇優格以及乳酪；每餐所含的乳糖低於 6 g 有較佳的耐受性。

8. 咖啡因屬中樞神經興奮劑可使血管擴張，雖尚無直接證據可證明其與傾食症候群有關，但如非必要建議少喝咖啡、茶或其他含咖啡因的刺激性飲料。

9. 依醫囑補充維生素（主要為維生素 B_{12}）及礦物質（特別是鈣、鐵）。

THERAPEUTIC NUTRITION

第四節　腸道疾病

一、大腸激躁症

　　大腸激躁症(irritable bowel syndrome, IBS)簡稱腸躁症，會有痙攣性結腸(spastic colon)。臺灣的盛行率約 17.5~22.1%，發生原因不明，多數認為與免疫功能、基因及環境等因子有關，屬於功能性障礙疾病，大腸尚未有潰瘍發生。

　　診斷準則可依據腸躁症診斷標準─羅馬準則(Rome criteria)第四版的定義，症狀符合下述「主要條件」，且於「合併條件」中 3 項符合 2 項以上者，即可診斷為腸躁症。條件如下：

1. 主要條件：症狀至少在 6 個月前開始，在過去 3 個月內平均每週至少 1 天的復發性腹痛。

2. 合併條件：(1)腹痛、脹氣與排便有關，排便後會暫時紓解；(2)排便次數改變，如便祕或腹瀉；(3)大便形態改變（硬塊、稀軟便或水便）。

（一）病因

1. 過量使用輕瀉劑造成腸道蠕動障礙。

2. 抗生素治療破壞腸黏膜的完整性。

3. 不良的飲食和生活習慣。

4. 食物過敏。

5. 情緒不穩、心理障礙。

（二）症狀

反覆性地腹脹、腹痛、便祕、腹瀉及排便習慣改變等。對疼痛的忍受閾值很低；只要是輕微的腸道膨脹，就覺得疼痛不舒服。

（三）營養照顧

由於病人可能會因怕痛而不吃東西，此時應盡可能減輕疼痛，鼓勵攝食並重新培養良好的飲食習慣、生活習慣及健康的心理。

食物中的 FODMAP(fermentable oligosaccharides disaccharides monosaccharides and polyols)，是指存在於食物的一群短鏈碳水化合物及糖醇，若攝食過多可發酵性的寡醣（如果寡醣）、雙醣（如乳糖）、單醣（如果糖）和多元醇（如山黎糖醇），可能會誘發腸躁症。但 FODMAP 只是誘發因子，會不會產生腸躁症，取決於病人對該食物的腸道敏感度。

腸躁症病人在攝取過多 FODMAP 時，因在小腸無法被完全吸收，會直接進入大腸，其帶入的水分易導致腹瀉；而經過腸道細菌發酵後產生的氣體，則會引起腹脹、腹痛。有研究指出，腸躁症發生與攝取低蔬果、高紅肉、高精製糖的西方飲食型態有正相關，若膳食纖維攝取增加，則發生率會較低，故建議腸躁症病人採用低腹敏的飲食(low FODMAP diet)，可有效改善症狀。

二、發炎性腸道疾病

　　發炎性腸道疾病(inflammatory bowel diseases, IBD)的好發年齡為 15~40 歲，很難找出真正的原因。有人認為是跟某些食物不耐或過敏有關，也可能是因自體免疫疾病導致，主要包括克隆氏症和潰瘍性結腸炎兩種，兩者的比較見圖 11-11。腸道發炎若有使用類固醇治療會導致氮流失，需給予足量的蛋白質以維持正氮平衡，建議蛋白質攝取量為 1.3~1.5 g/kg/day。此外，IBD 病人有骨質減少及骨質疏鬆症風險，需要時常監測骨質密度以及血中 25-OH vitamin D 濃度。

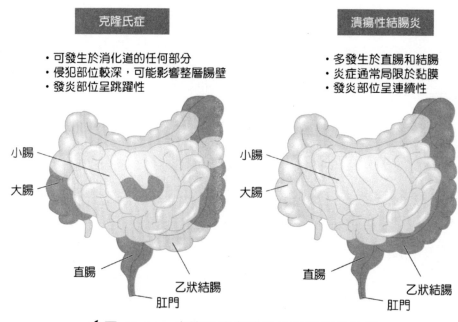

> 克隆氏症
> ・可發生於消化道的任何部分
> ・侵犯部位較深，可能影響整層腸壁
> ・發炎部位呈跳躍性
>
> 潰瘍性結腸炎
> ・多發生於直腸和結腸
> ・炎症通常局限於黏膜
> ・發炎部位呈連續性
>
> 小腸　大腸　直腸　乙狀結腸　肛門

圖 11-11　克隆氏症與潰瘍性結腸炎的比較

（一）克隆氏症／區域性腸炎

　　克隆氏症(Crohn's disease, CD)或稱區域性腸炎(regional enteritis)，發炎位置為不連續、跳躍性，發生原因不明，可在消化道任一部位，通常在迴腸末端和大腸前端，是一種非特異性發炎疾病，多侵犯至黏膜下層，較易有瘻管的產生，也可能有纖維化的發生。

　　克隆氏症可能復原，但也可能變得更為嚴重，造成腸阻塞或瘻管的形成，男女皆可能發生。在臺灣，克隆氏症的盛行率為每十萬人口 3~4 人，每年新確診人數約為 75 人。

1. 症狀

常見右下腹反覆疼痛（主要發生在迴腸末端）、腹部腫塊、痙攣性疼痛、腹瀉、便祕、發燒、營養吸收不良、蛋白質流失、負氮平衡和貧血等。

2. 營養照顧

(1) 維持良好的營養狀況；急性發作時可採元素飲食減少腸道負擔，並預防腸阻塞的發生；必要時（如瘻管形成或嚴重發炎）可給予靜脈營養支持，讓腸道完全休息。

(2) 合併有脂肪瀉的病人，應限制脂肪到總熱量 25%以下（約 50 g）。

(3) 對有乳糖不耐症的病人，應給予不含乳糖的食物。如可耐受乳糖，則不需要嚴格限制乳糖攝取。

(4) 補充 ω-3 脂肪酸或魚油可降低此疾病的反應。

（二）潰瘍性結腸炎

潰瘍性結腸炎(ulcerative colitis, UC)係指大腸發生慢性發炎和潰瘍的一種疾病。發炎的區域在結腸且連續，多發生在直腸、乙狀結腸和降結腸。發生原因不明，一般認為是細菌感染或自體免疫障礙所造成，任何年齡層都可能發生，但年輕人較多。在臺灣，潰瘍性結腸炎的盛行率約為每十萬人口 12 人，每年新確診數約為 350 人。

1. 症狀

剛發病時，大部分病人會覺得腹部不舒服且排便次數增加，而後漸漸發展成腹瀉，嚴重時甚至水瀉並伴隨直腸出血（容易造成穿孔出血），使得水分、電解質和蛋白質流失，引起體重減輕、脫水、貧血、發燒等情形。初期大腸黏膜會有水腫和充血，較嚴重時則會發生潰瘍和壞死。

2. 治療原則

若以磺胺類藥物(Sulfasalazine)治療，因此藥會抑制葉酸代謝，須注意葉酸的補充。有些藥物主要作用是免疫抑制或用來抑制發炎反應細胞激素 TNF-α 之抑制劑，以及用來阻斷腸道 α4β7 整合蛋白和黏著分子 MAdCAM-1 (mucosal addressin cell adhesion molecule-1)的交互作用。

藥物治療無效時應考慮手術治療，約有 20~30%的病人需要接受結直腸切除術 (proctocolectomy)或迴腸造口術(ileostomy)。

3. 營養照顧

　　由於腸道處於發炎狀態，建議給予適當熱量和高蛋白飲食，為維持正氮平衡，蛋白質建議量為 1.3~1.5 g/kg/day。此外，應給予低渣飲食以減少對大腸的刺激，嚴重者則提供元素飲食，甚至予以靜脈營養補充。由於不能攝取高纖維的蔬菜、水果，所以更應注意維生素 D、B_6、B_{12}、葉酸與礦物質的補充。

三、憩室症與憩室炎

　　憩室(diverticula)是腸壁分節處的肌肉層，為向外突出的袋狀結構（圖 11-12）。憩室症(diverticulosis)於 60 歲以上的老年人罹患機率較高。

（一）病因

　　造成憩室的原因是由於腸腔內壓力增加，起因可能是由於飲食中缺乏纖維，再加上腸壁肌肉張力逐漸減弱所共同形成，於腸道任何部位皆可能發生，但多在大腸，所以易聚集糞便殘渣在這些小袋中，造成感染，引起憩室炎(diverticulitis)，而後形成潰瘍甚至穿孔，當有嚴重的穿孔時，需以外科手術治療。

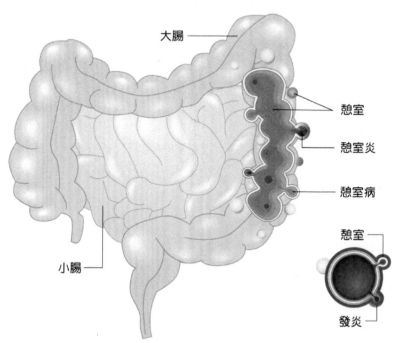

　圖 11-12　憩室症發生時的腸道構造與嚴重程度

（二）症狀

通常憩室症沒有特別症狀，有些病人會發生腹脹、絞痛、腹瀉或便祕；而當一個或多個憩室因感染引發憩室炎，則可能會出現腫脹疼痛感、噁心、發燒等不適。

（三）治療原則

急性發作的憩室炎予以抗生素治療。

（四）營養照顧

對於急性發作的憩室炎病人，應採清流質飲食減少對憩室的刺激，而後漸進到低纖維飲食；而憩室症的病人，則建議予以高纖飲食 14 g/1,000 kcal 或膨脹劑，因纖維可使糞便含較多的水分，易於排出。

四、腹瀉

攝食後正常的腸道轉運時間約為 18~48 小時，糞便重量約 100~200 g/day，頻率為 1 天 3 次至 3 天 1 次不等。如為腹瀉(diarrhea)，則糞便呈現液態，水分含量高達 60~90%，重量大於 300 g/day。

（一）分類

1. 滲透型腹瀉

滲透型腹瀉(osmotic diarrhea)的特徵為糞便量每日少於 1 L，禁食後糞便量明顯減少。主因是由於腸道無法轉換高滲透性分子（醣類、胺基酸）及產生短鏈脂肪酸，導致吸收不良、腸道內水溶性分子增加，而腸道為維持正常滲透壓，留有太多水分，超過小腸吸收能力引發腹瀉，如乳糖不耐症、藥物（如 Magnesium Oxide）或濫用抗生素等，均可能引起此類腹瀉。

2. 分泌型腹瀉

分泌型腹瀉(secretory diarrhea)其特徵為糞便呈水狀，每日多於 1 L，禁食後症狀仍無法減輕。起因為腸道上皮細胞異常，主動分泌電解質和液體到腸腔，如細菌分泌的外毒素（霍亂，呈米湯樣便）及使用某些瀉劑（如 Castro Oil®篦麻子油），均可能導致分泌型腹瀉。

3. 滲出型腹瀉

與腸道黏膜損傷相關，包括發炎或潰瘍都可能會增加液體至腸腔中（如腸道滲出黏液、血漿蛋白、血液、電解質、水等），尤其慢性潰瘍性大腸炎（如克隆氏症）或放射治療引起之腸炎，均可能引發滲出型腹瀉(exudative diarrhea)。

4. 吸收不良型腹瀉

因疾病導致破壞營養素的消化吸收，如增加糞便中脂肪量。過量的脂肪排出稱為脂肪瀉(steatorrhea)，此類腹瀉通常是因為食物營養素滲透壓和細菌的作用，使營養素快速通過到大腸。吸收不良型的腹瀉使得病人腸道沒有足夠健康的區域可以吸收營養素，或膽汁和胰臟酵素分泌量不適當，導致腸道運轉時間會較快。可能的原因有胰液分泌不足、肝膽疾病改變膽鹽代謝影響脂肪吸收、腸道過敏或發炎等。

5. 藥物引起的腹瀉

例如 Lactulose（用於肝性腦病變）、含有 sorbitol 的 Sodium Polystyrene Sulfonate（用於高鉀血症），皆會增加腸道蠕動；部分抗生素會直接影響腸道功能，如紅黴素(Erythromycin)會增加下消化道的蠕動，而 Clarithromycin 和 Clindamycin 會增加腸胃不適。

（二）病因

通常係因食物通過小腸的速度過快，無法正常的消化吸收，亦無法完全吸收水分，呈現液態。依持續時間又可分為急性和慢性腹瀉兩類。

1. 急性腹瀉：通常在 1~2 天內會停止。原因包括：(1)化學毒物中毒：鉛、砷等；(2)細菌毒性：沙門氏菌、葡萄球菌、腸炎弧菌等食物中毒為主要原因；(3)細菌感染：大腸桿菌、鏈球菌等；(4)藥物：部分抗生素；(5)心理因素，如緊張；(6)飲食因素（暴飲暴食、過敏）。

2. 慢性腹瀉：維持 2 週以上。可能導致的原因有：(1)腸道黏膜或酵素缺乏造成的吸收不良；(2)代謝疾病；(3)酗酒；(4)腸癌；(5)放射治療；(6)肝硬化；(7)濫用輕（緩）瀉劑。

（三）營養照顧

腹瀉可能引起的營養問題包括：(1)水分流失：需要注意減少脫水，特別是嬰幼兒和老年人；(2)電解質流失：特別注意鈉、鉀流失（鉀主要為維持腸道肌肉張

力）。電解質的缺乏會導致食慾不振、嘔吐、肌肉鬆弛等；(3)熱量與蛋白質流失：造成組織蛋白分解和血中白蛋白降低；(4)維生素流失：脂溶性維生素吸收不良、水溶性排泄過多；(5)鐵流失。

　　腹瀉嚴重者應先禁食 24~48 小時，讓消化道休息，但需注意水分和電解質的補充，短時間無法知道何種原因引起以及如何治療時，應先採周邊靜脈營養支持，症狀改善後由口進食者，可給予高鉀、高鈉溶液，補充流失的部分。

　　腹瀉停止時，可選用不含乳糖的低渣飲食，並注意蛋白質、電解質、維生素和礦物質的補充。嬰兒腹瀉時可以暫停供應一餐，禁食時間最長以 8 小時為限或以稀釋一倍的奶餵食，也可以米湯暫時取代奶粉，然而，米湯蛋白質含量低不宜長期使用。此外，須注意嬰幼兒的水分和電解質流失狀況，必要時使用醫療專用的口服電解質液，也可以市售的運動飲料加水對半稀釋飲用。

五、便祕

（一）定義與診斷標準

　　在攝取高渣食物後排便次數 1 週少於 3 次、3 天以上未解便或平均排出重量每日少於 35 g，即為便祕；但也依個人感覺而定，太乾、少、硬、排便困難、排不乾淨等皆稱之。亦可依據 Rome IV 的診斷條件，近 3 個月及至少 6 個月前即有以下條件者，也為便祕：

1. 以下症狀符合 2 個或 2 個以上：(1)排便過程＞25%需要用力解便(straining)；(2)＞25%排便有硬便(hard)或糞便團塊(lumpy stool)（圖 11-13）；(3)裡急後重(tenesmus)：感覺解不乾淨或無法排出的的次數＞25%；(4)阻塞感(blockage)：解便過程中有肛門直腸阻塞感的次數＞25%；(5)以手操作(manual maneuvers)：需以手協助排便的次數＞25%；(6)排便＜3 次／週。

2. 必須使用瀉劑才可以正常解便。

3. 未有足夠條件可判斷為腸躁症。

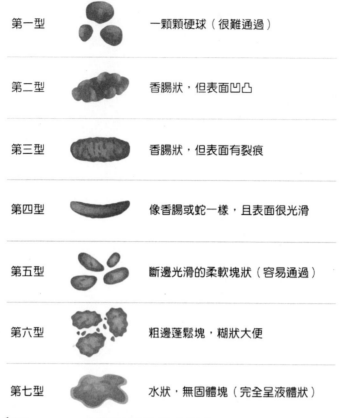

第一型		一顆顆硬球（很難通過）
第二型		香腸狀，但表面凹凸
第三型		香腸狀，但表面有裂痕
第四型		像香腸或蛇一樣，且表面很光滑
第五型		斷邊光滑的柔軟塊狀（容易通過）
第六型		粗邊蓬鬆塊，糊狀大便
第七型		水狀，無固體塊（完全呈液體狀）

圖 11-13　布里斯托糞便分類表(Bristol stool chart)

（二）病因

可分為原發性及續發性；原發性的便祕通常為原因不明或者是功能性障礙。

1. 生活型態及飲食：飲食中缺乏膳食纖維、熱量攝取較低、水分攝取不足、使用鐵或鈣的營養補充劑、缺乏運動、便意延遲以及濫用緩瀉藥物等。

2. 腸道蠕動異常：甲狀腺功能低下、胃輕癱、腸道蠕動低下、慢性假性腸阻塞(chronic intestinal pseudo-obstruction, CIPO)、代謝以及內分泌異常，如糖尿病。

3. 神經性疾病：肌萎縮性脊髓側索硬化症(amyotrophic lateral sclerosis, ALS)、多發性硬化症、肌肉萎縮、巴金森氏症、腦性麻痺、脊椎受傷、腦血管疾病、腦損傷等。

4. 骨盆底異常：懷孕、骨盆神經肌肉功能異常。

5. 長期使用鴉片類藥物：如癌症、疼痛病人、麻醉腸躁症(narcotic bowel syndrome)。

6. 其他：上消化道疾病、腸道疾病導致無法推動腸道排便、直腸／肛門畸形、腸躁症等。

（三）營養照顧

1. 注意水分攝取：每日至少 8 杯水（每杯 250 ml，即約 2,000 ml）。

2. 攝取足夠纖維：依據年齡層不同，膳食纖維建議攝取量亦有所區別，一般建議每日攝取量為 25~35，但不建議每日攝取量＞50 g。

3. 適量脂肪：長期脂肪攝取不足易造成便祕。

4. 多運動：每週運動 3~5 天，每次至少 30 分鐘。

5. 養成固定排便的好習慣，有便意時應立即去上廁所。

六、腸道切除

　　為了治療腸癌、憩室炎、迴腸炎、腸阻塞、腸出血等問題，視情況可能需要執行腸道切除手術。

（一）小腸切除

　　小腸切除 70~75%可能會引起短腸症(short bowel syndrome, SBS)。短腸症定義為不包含大腸的小腸剩下 100~120 cm，或者含大腸部分的小腸剩下 50 cm；其他如無法由攝入的食物和液體維持營養及水分需求者，不論腸道剩下多長，也可被視為是 SBS。短腸症病人會有營養素吸收不良問題，導致腹瀉、脂肪瀉、脫水、電解質不平衡、體重下降和兒童生長遲緩。

　　十二指腸約 25~35 cm，主要影響鐵、鋅、銅、葉酸之吸收，同時也為腸道接收胰臟酵素和膽鹽重要的入口，故十二指腸切除可能會影響酵素的作用。

　　空腸主要負責大部分營養素的吸收，特別是在腸道前端 100 cm（包括十二指腸）的影響很大。空腸切除會降低腸道吸收表面積，加快腸道轉運時間。

　　迴腸末端的切除會影響膽鹽和維生素 B_{12} 的吸收；膽鹽如無法回收再利用，肝臟便無法產生足量的膽鹽來幫助脂質的消化，同時若無足夠脂解酶作用，則會使脂

肪吸收不良，可能導致脂溶性維生素 A、D、E、K 的缺乏。除此之外，脂肪酸的吸收不良可能會和礦物質鈣、鋅、鎂等形成脂肪酸－礦物質皂(fatty acid-mineral soap)，造成上述礦物質的吸收不良。

盲環症候群(blind-loop syndrome)為迴腸造口術的合併症，當迴腸切除太多也切除了迴盲瓣，細菌會在小腸內過度增生，造成腸發炎、腹瀉或脂肪瀉。脂肪瀉的產生，是因一般膽鹽會與甘胺酸(glycine)以及牛磺酸(taurine)結合，形成具有乳化能力的膽鹽，幫助脂肪吸收時微膠粒的形成，而腸道細菌過度生長會將膽鹽上的甘胺酸及牛磺酸分解，使得微膠粒無法形成、脂肪無法吸收，最終導致脂肪瀉。另外，細菌過度生長可能產生毒素，導致腸道損傷，影響小腸刷狀緣的酵素作用，引起醣類吸收不良症候群。

◎ 營養照顧

可分成三階段：

1. 第一階段：手術後需依賴靜脈營養支持，若經口進食會使腸道過度蠕動，造成水分及電解質流失。

2. 第二階段：小腸保有 120 cm 以上者，術後 1 個月可考慮給予腸道營養，若保留少於 120 cm 則必須進一步評估，剛開始可供應元素飲食且使用低油配方，減少脂肪瀉的發生。

3. 第三階段：若可經口進食則少量多餐。

（二）大腸切除

大腸負責水分、電解質的再吸收，並且可產生短鏈脂肪酸。局部結腸炎、潰瘍性結腸炎、大腸直腸癌等需將患部切除，並視情況在腸壁做人工肛門用以排泄。

◎ 營養照顧

大腸切除術後需先給予清流質飲食，然後全流質飲食，再轉換成低渣飲食，視腸道恢復情況調整纖維量。而造口術後亦須注意：(1)腹瀉時水分、電解質流失較多，要注意補充；(2)便祕時可以服用棗精、棗汁，以利軟化糞便；(3)避免產氣食物，如豆類、青花菜、高麗菜、洋蔥、玉米、豌豆等；(4)須細嚼慢嚥，可防止因脂肪瀉和細菌分解食物所產生的不良味道。

第五節 | 吸收不良症候群

小腸酵素缺乏、腸道發炎、內分泌或代謝異常、手術後吸收面積不足（如短腸症）、胰液不足、胃酸過多、膽鹽代謝改變使乳糜微粒形成過程受阻，小腸淋巴和血管系統異常（如腸繫膜血流不足）等因素皆可能造成吸收不良症候群，進而影響營養素停留在腸道被吸收的時間，長期可能會使病人營養不良。

一、小腸酵素缺乏引起的脂吸收不良症候群

小腸酵素主要為雙醣酶，包括乳糖酶、異麥芽糖酶、蔗糖酶。以下介紹缺乏雙醣酶所產生的病症。

（一）乳糖不耐症

乳糖不耐症(lactose intolerance)係因缺乏乳糖酶或某些續發性疾病影響乳糖的消化吸收，這些無法被吸收的乳糖聚集在腸道中引起發酵，造成腹脹、絞痛和腹瀉等症狀（圖 11-14）。

1. 分類

(1) 先天性乳糖不耐症

先天性乳糖不耐症(congenital lactose intolerance)是一種罕見疾病，因小腸黏膜細胞缺少乳糖酶引起，症狀在嬰兒喝奶的時候就會出現，此時應給予不含乳糖的嬰兒奶粉配方，以幫助正常發育生長。

(2) 原發性乳糖不耐症

乳糖酶的活性在剛出生時最高，體內的乳糖酶隨著年齡的增長而漸漸減少，可降低至最大量的 10%。若兒童時期沒有乳糖不耐症，直到成年後才發生，稱為原發性乳糖不耐症(primary lactose intolerance)，又稱為成年期乳糖不耐症，此時可給予不含乳糖(lactose free)或乳糖已被分解成葡萄糖和半乳糖的乳製品，故含有奶類及乳製品（如麵包、蛋糕等）的食物皆需要排除，或每日給予含少量乳糖的製品，慢慢刺激病人對乳糖的耐受性。如採用不含乳糖的飲食，容易缺乏鈣質、維生素 D 以及維生素 B_2，視情況需額外補充。

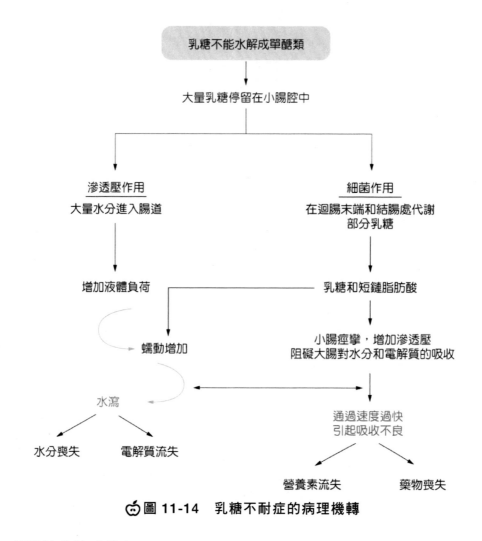

◎ 圖 11-14　乳糖不耐症的病理機轉

(3) 續發性乳糖不耐症

續發性乳糖不耐症(secondary lactose intolerance)係因其他疾病發生或治療後造成消化性吸收不良而引起，如胃切除、小腸切除、熱帶口瘡(tropical sprue)、腸炎等，此時應給予不含乳糖的製品，而後視情況再慢慢添加，待病情改善後則不需要嚴格限制乳糖。

2. 營養照顧

一般原則如下：

(1) 減少含乳糖製品的攝取：針對乳糖吸收不良者，不需要完全禁止含乳糖的食物，多數只需控制在每日攝取 12 g 以下即可，而鮮奶 1 杯約含乳糖 12 g、蒸發奶 1 杯約含乳糖 24 g、煉乳 1 杯約含乳糖 40 g，若需食用乳糖含量較高的乳製品，應計算份量才可食用。

(2) 當攝取含乳糖製品時，可以給予乳糖酵素(lactaid)。

(3) 發酵過後的乳製品，乳糖含量降低，可以耐受起司和優格。

(4) 需要長期管灌的病人可以選用不含乳糖或低乳糖的配方產品。

（二）蔗糖－異麥芽糖酶缺乏症

關於蔗糖－異麥芽糖酶缺乏症(sucrase-isomaltase deficiency)此種雙醣酶的缺乏原因並不清楚，其引起的消化道症狀與乳糖不耐症是相同的，但蔗糖廣泛地存於各種食品中，且許多食物經過消化後亦會產生，所以無法嚴格限制蔗糖飲食，通常僅能限制含有大量蔗糖食品的攝取。另外，須避免小麥和馬鈴薯，因其消化後會產生較多的異麥芽糖，引起消化吸收不良。飲食中的糖類可以使用葡萄糖取代之。

（三）葡萄糖－半乳糖酶缺乏

葡萄糖－半乳糖酶缺乏(glucose-galactase deficiency)為先天性罕見疾病，病人無法吸收葡萄糖、半乳糖，所以經消化後會產生葡萄糖、半乳糖的食物都不能食用，只能以果糖作為醣類的來源。嬰兒時期須攝取不含葡萄糖、乳糖和半乳糖的特別配方，經數月之後再漸漸添加不含澱粉的食品，到 3 歲時除了牛奶和澱粉食物外，可慢慢地恢復到正常飲食。

二、脂肪瀉

一般來說，腸道約可吸收 90~98％的脂肪，當無法正常消化脂肪且排出量超過20%時，稱為脂肪瀉(steatorrhea)。正常人糞便每日約含有 5~7 g 脂肪，而此類病人是糞便含過量脂肪且同時有消化不良情形，在缺乏膽汁時糞便會呈現灰白色。

（一）病因

原因可能為肝膽疾病造成膽汁缺乏、乳糜微粒形成受阻，無法運送吸收脂肪。

（二）症狀

主要表現為腹瀉、腹脹、食慾不振、生長遲緩、身材瘦小及營養不良等。

（三）營養照顧

可利用中鏈三酸甘油酯(medium chain triglycerides, MCT)取代部分脂肪、增加脂溶性維生素攝取，以及飲食中要有充足的蛋白質與醣類，避免體重減輕及營養不良。MCT 是一種由含有 8~10 個碳鏈為主的脂肪酸所組成的三酸甘油酯，不須經過

膽鹽乳糜化及胰解脂酶的消化，容易吸收，一天飲食所需脂肪的熱量 50~70%可由其取代。1 茶匙的中鏈三酸甘油酯約為 4.6 g，每 1 g 可以產生 8.3 kcal，但一天最多的建議使用量為 3~4 湯匙。此外，由於發煙點低，不適宜高溫大火烹煮。

三、短腸症候群

短腸症候群(short bowel syndrome; SBS)係指經由手術大量切除小腸(70~75%)或者合併部分大腸後，使得腸道蠕動過速，吸收不良導致營養不良的症候群，會造成病人體重減輕、肌肉耗損和腹瀉發生。

（一）病因

需要進行小腸切除的常見原因包括：(1)嬰兒：壞死性腸炎(necrotizing enterocolitis, NEC)是一種因腸壁局部缺血而引發腸壞死的一種病變，是早產兒最常見的胃腸道急症，其他尚有腸扭絞(volvulus)、腸套疊(intussusception)和小腸發育不全(atresia)等；(2)兒童：先天、後天或是外傷的因素使小腸大量切除；(3)成人：克隆氏症(Crohn's disease)或是放射線腸炎；(4)老年人：腸繫膜血管疾病。

（二）營養照顧

腸道切除後會影響許多營養素的吸收（圖 11-4），如果腸道短於 60 cm，則需要終身使用靜脈營養支持來供給營養，若腸道尚有功能，則可以使用腸道營養，但需搭配低脂或元素飲食。術後若能由口進食，須採少量多餐（每日 6~10 餐），減低腸道負擔。

由於食物太快通過腸道會造成水分及電解質的流失，故需考慮鈉、鉀的補充；此外，病人可能因脂肪吸收不良產生脂肪瀉，會因此導致缺乏脂溶性維生素，此時可以使用 MCT 作為能量的來源。脂肪瀉會使得部分礦物質與脂肪一起排出，致礦物質吸收不良，包括鈣、鎂、鐵、鋅等，且迴腸若切除，會使維生素 B_{12} 無法吸收，因此需要經由肌肉注射維生素 B_{12}，否則可能造成惡性貧血。亦可考量特殊營養素補充，如麩醯胺(glutamine)；非必需胺基酸為腸道細胞很重要的能量來源；核甘酸(nucleotide)是細胞增殖重要的物質；短鏈脂肪酸(short chain fatty acids)是腸道細胞可以快速利用的能量來源，能幫助腸道的恢復。

四、乳糜瀉

乳糜瀉(celiac disease)又稱敏感性麩質腸病(gluten sensitive enteropathy)；病人會因攝取含有麩質的麥類食物而引發之自體免疫疾病，是一種帶有特定基因的遺傳性疾病。全世界的發生率約為 1%，與種族有關，好發於非西班牙裔白人，歐美盛行率遠高於亞洲，臺灣發生率不高。

（一）病因

腸道對麩質過敏而引起的乳糜瀉，最常見於麥類食品的醇溶蛋白(gliadin)。麩質中的醇溶蛋白，難以被腸道消化完全成為胺基酸，會殘存胜肽(peptides)在腸道，這些醇溶蛋白胜肽，會與小腸細胞表面的接受體結合，通過腸道上皮組織至腸道黏膜，和淋巴球發生交互作用，產生抗體組織轉麩醯胺酶(tissue transglutaminase, tTG))和其他抗體，因而損害小腸細胞，使其腸道組織變得萎縮扁平，影響到其他營養素的消化吸收。此外，麩質也會增加腸道的滲透，引起 T 細胞作用造成腸道的發炎反應。

（二）症狀

腹瀉、脂肪瀉、糞便呈現疏鬆、灰白、泡沫狀（因未消化的醣類發酵引起）、惡臭。小腸黏膜切片檢查會發現細胞呈扁平、絨毛變短、微絨毛也明顯地減少。

營養相關症狀或疾病包括貧血（主要為缺鐵或缺乏葉酸，維生素 B_{12} 缺乏較為罕見）、骨質疏鬆或骨折（維生素 D 缺乏及鈣質吸收不良所致）、凝血功能異常（維生素 K 缺乏所致）、生長遲滯、低體重、乳糖酶缺乏。

（三）營養照顧

此疾病時好時壞，食用含麩質的食物（表 11-3）會加重病情，故須避免，一旦經過數個月的無麩質飲食治療後，小腸絨毛恢復正常，就可食用奶類製品。

對腹瀉病人，應給予低渣、低油、不含乳糖飲食，以減少對腸道的刺激；且需注意蛋白質、電解質、脂溶性維生素 A、D、E、K 的補充。至於澱粉類食品可以馬鈴薯、玉米、米、太白粉等取代之。

表 11-3　含麩質的食物

類別	食物名稱
奶類	含麥芽之乳品
魚、肉類	沾裹麵包粉的肉類（熱狗、雞排、魚排）
澱粉類	麵包、蛋糕、甜點、通心粉、饅頭、油條、水餃皮、麥片、罐頭玉米醬
湯品	西式濃湯、速食濃湯
飲料	啤酒、伏特加
醬料	勾芡醬料

五、熱帶口瘡

（一）病因

　　熱帶口瘡(tropical sprue)為一種地方性疾病，主要發生在熱帶地區，病因不明，可能與感染媒介(infection agent)有關。

（二）症狀

　　腹瀉、食慾不振、腹脹、營養不良、貧血等；亦有小腸絨毛變短、胃黏膜萎縮和發炎情形。

（三）治療原則

　　可利用藥物來控制腹瀉；必要的話需以靜脈注射來維持水和電解質的平衡。

（四）營養照顧

　　提供高熱量、高蛋白飲食。脂肪吸收不佳者，可以使用中鏈脂肪取代部分脂肪以增加熱量攝取；對有貧血的病人，需注意鐵、葉酸、維生素 B_{12} 的補充，其中維生素 B_{12} 最好以注射方式供給，因口服補充的吸收效果不佳。

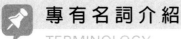
專有名詞介紹
TERMINOLOGY

1. 胃食道逆流(gastroesophageal reflux disease, GERD)：由於各類原因致使胃內容物逆流至食道，而導致食道炎的發生稱之。

2. 食道裂孔疝氣(hiatal hernia)：當腹腔內壓力大於胸腔，食道裂孔過大，會將胃的一小部分滑至胸腔內。

3. 胃炎(gastritis)：胃黏膜發炎的一種現象，包括急性以及慢性胃炎。

4. 消化性潰瘍(peptic ulcer)：指食道、胃、十二指腸等部位的黏膜受到胃液之侵蝕，而產生深入組織的消化道壁破損。

5. 傾食症候群(dumping syndrome)：大量胃切除後，胃排空速度過快，使內容物快速進入腸道，發生腹瀉、低血糖等症狀。

6. 大腸激躁症(irritable bowel syndrome, IBS)：發生原因不明，屬於功能性障礙的疾病，此時大腸尚未有潰瘍發生，病人會有反覆性地腹脹、腹痛、便祕、腹瀉及排便習慣改變等症狀。

7. 低腹敏的飲食(low FODMAP diet)：FODMAP 是指 fermentable oligosaccharides disaccharides monosaccharides and polyols；即減少飲食中可發酵性的寡醣（如果寡醣）、雙醣（如乳糖）、單醣（如果糖）和多元醇（如山黎糖醇、木糖醇）。

8. 克隆氏症(Crohn's disease, CD)：是一種非特異性發炎性腸道疾病。發生原因不明，發炎位置為不連續性，通常在迴腸末端和大腸前端，多侵犯至黏膜下層。

9. 潰瘍性大腸炎(ulcerative colitis, UC)：係指大腸發生慢性發炎和潰瘍的一種疾病，發炎的區域在結腸且為連續性。

10. 憩室症(diverticula)：憩室是由腸壁分節處肌肉層向外突出的袋狀結構。形成原因是由於腸腔內壓力增加，腸壁肌肉張力逐漸減弱所共同形成。有些病人會有腹脹、腹絞痛、腹瀉或便祕的情形發生。

11. 憩室炎(diverticulitis)：大腸憩室易聚集糞便殘渣在已形成憩室的小囊袋中，造成感染發炎引起憩室炎，嚴重者會形成潰瘍甚至穿孔。

12. 乳糖不耐症(lactose intolerance)：缺乏乳糖酶或某些續發性疾病，影響到乳糖的消化吸收。這些不能吸收的乳糖聚集在腸道中會引起發酵，造成腹脹、絞痛和腹瀉等症狀。

13. 脂肪瀉(steatorrhea)：因缺乏膽汁以及乳糜微粒形成受阻，無法運送吸收脂肪，亦無法消化脂肪所致。

14. 乳糜瀉(celiac sprue)：又稱敏感性麩質腸病(gluten sensitive enteropathy)，會因攝取含有麩質的食物而引發，屬自體免疫疾病。

案例探討
CASE DISCUSSION

　　陳先生，40 歲，業務員，身高 175 cm，體重 90 kg，腰圍 100 cm，血壓 140/95 mmHg。平日外食經常食用滷肉飯、滷味、甜不辣、麵線、炸雞、貢丸湯、乾麵、涼麵、肉羹湯等，空腹喝咖啡、濃茶、吃甜食或巧克力會胃痛，彎身或躺下會有泛酸的感覺；有咳嗽、講話聲音嘶啞，經常便祕，喝牛奶會腹脹、腹痛甚至腹瀉，平常沒有運動習慣、有吸菸，下班回家後會看電視及上網，請回答下列問題：

1. 陳先生的 BMI 值為何？體位是否正常？

2. 由飲食攝取習慣判斷陳先生可能有何種飲食問題？

3. 請問陳先生可能有什麼樣的消化道問題？並給予飲食和生活習慣建議。

簡易膳食設計
DIET BY DESIGN

以案例探討中陳先生為例，陳先生體位肥胖且血壓偏高，亦有乳糖不耐症問題，故需限制熱量以及提供無乳糖和得舒飲食。目標設定為每個月約減少 3 kg，半年達 BMI<24 kg/m^2（約 73.5 kg）；若每個月需減少 3 kg，則每日應減少 750 kcal，其熱量及營養需求計算如下：

1. 熱量需求（以輕度活動計算）：90 kg × 30－750 kcal = 2,700-750=1,950 kcal（以 2,000 kcal 計算）

2. 三大營養素分配：
   (1) 蛋白質：2,000 × 20% / 4=100 g
   (2) 脂肪：2,000 × 27% / 9=60 g
   (3) 醣類：2,000 × 53% / 4=265 g

➡ 膳食設計 ⬅

種類	份數	蛋白質 (g)	脂肪 (g)	醣類 (g)	早餐 (份)	午餐 (份)	午點 (份)	晚餐 (份)
水果類	3	－	－	45	－	1.5	－	1.5
蔬菜類	5	5	－	25	1	2	－	2
全穀雜糧類	13	26	－	195	2	5	2	4
豆魚蛋肉類（低脂）	8	56	24	－	1	3	1	3
豆魚蛋肉類（中脂）	2	14	10	－	1	－	－	1
油脂類	5	－	25	－	1	2.5	－	1.5
總計	－	101	59	265	－	－	－	－

註 本膳食設計可提供約 $101 \times 4 + 59 \times 9 + 265 \times 4 = 1,971$ kcal。

◖ 菜 單 ◗

早餐：堅果雜糧稀飯 1 碗（雜糧 40 g、腰果 5 粒）、燙花椰菜（1 份）、蒸蛋（1
個、鹽 1/8 茶匙）。

午餐：地瓜飯 1 大碗（白米 90 g、地瓜 27.5 g）、炒花枝（花枝 80 g、薑絲 10 g、
芹菜 10 g、醬油 1/2 茶匙、油 2 茶匙）、燙地瓜葉 100 g、涼拌雞絲小黃瓜
（小黃瓜 60 g、紅蘿蔔 20 g、雞胸肉 30 g、香油 0.5 茶匙）、芭樂 240 g（約
1/2 個）。

午點：雜糧饅頭 1 個(60 g)、無糖豆漿 1 杯(190 ml)。

晚餐：白飯一碗（白米 80 g）、滷雞腿（去皮雞腿 120 g）、燙秋葵(100 g)、炒青菜
（青江菜 95 g、蒜頭 5 g、油 1.5 茶匙）、木瓜 225 g（約 1/2 個）。

( )1. 有關克隆氏症的飲食原則，下列何者正確？
(A)避免增加葉酸、維生素 B_6 以及 B_{12} 的攝取，以減少腸道黏膜發炎現象
(B) 避免補充乳酸菌，以減少腸道蠕動
(C)多補充乳製品，以增加鈣的攝取量
(D)病人由於發炎以及藥物的使用，可能造成肌肉流失，蛋白質的攝取量得以增加至 1.3~1.5 g/day

( )2. 憩室症是消化道哪一個部位產生憩室的疾病？
(A)食道　(B)胃　(C)小腸　(D)大腸

( )3. 細菌感染所引發的腹瀉是哪一類型的腹瀉？
(A)分泌型腹瀉　(B)滲透型腹瀉　(C)滲出型腹瀉　(D)吸收不良型腹瀉

( )4. 缺乏乳糖酶所引發的腹瀉是哪一類型的腹瀉？
(A)分泌型腹瀉　(B)滲透型腹瀉　(C)滲出型腹瀉　(D)吸收不良型腹瀉

( )5. 麩質過敏者，可食用下列何種食物？
(A)吐司　(B)麥片　(C)蜂蜜　(D)饅頭

( )6. 有關胃食道逆流的飲食原則，下列何者錯誤？
(A)避免供應含咖啡因的食物　(B)避免睡前 2~3 小時進食
(C)避免一次攝取大量食物　(D)採用高脂肪飲食

( )7. 下列何者不適用於預防傾食症候群(dumping syndrome)？
(A)正餐時配合喝湯　(B)減少含糖飲料
(C)增加蛋白質含量百分比　(D)用餐後左側躺至少半小時

( )8. 王老先生 80 歲，有萎縮性胃炎(astrophic gastritis)，請問可能缺乏下列何種營養素？
(A)維生素 B_{12}　(B)維生素 A　(C)維生素 E　(D)鉀

（　）9. 關於腹瀉病人的營養照顧，下列敘述何者錯誤？

(A) 嚴重時禁食

(B) 腹瀉停止時，以低纖維之五穀類開始（如米湯）

(C) 需補充水分與電解質

(D) 痊癒後可採低纖維飲食，為長期飲食原則

（　）10. 下列有關便祕的敘述何者錯誤？

(A) 治療便祕的主要飲食原則為攝取足量水分及膳食纖維，每日水分建議至少約 2,000 ml

(B) 便祕病人若經飲食評估發現原本飲食已攝取足量膳食纖維時，再補充膳食纖維對於緩解便祕已無多大助益

(C) 每日膳食纖維攝取不足的便祕病人，可逐漸增加纖維素的攝取至 50 g/day 以上

(D) 生活過於靜態之便祕病人，可由增加運動量獲得改善

解答

DDABC　DAADC

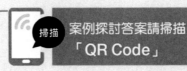

掃描　案例探討答案請掃描「QR Code」

參考文獻
REFERENCES

肝病防治學術基金會(2020)．*好心肝會刊－預防胃癌，根除幽門螺旋桿菌奏效！臺灣領先全球制訂除菌指引*．https://www.liver.org.tw/journalView.php?cat=64&sid=847&page=1

金惠民(2005)，*疾病營養與膳食療養革新版*．華香園。

馬偕紀念醫院（無日期）．*馬偕醫院胸腔外科衛教資料*。http://www.mmh.org.tw/taitam/chest_surgery/index4.html

蔡秀玲(2015)．*新營養師精華－膳食療養學*．匯華圖書。

衛生福利部(2018)．*長期照護服務對象－口腔照護*．衛生福利部委託衛生福利部雙和醫院編印。

衛生福利部國民健康署（無日期）．*臺灣飲食質地食物製備流程圖（草案）*。https://www.hpa.gov.tw/Pages/ashx/File.ashx？FilePath=~/File/Attach/9857/File_9239.pdf

Raymond, J. L., & Morrow, K. (2020). *Krause and mahan's food and the nutrition care process* (15th ed). Elsevier Health Sciences.

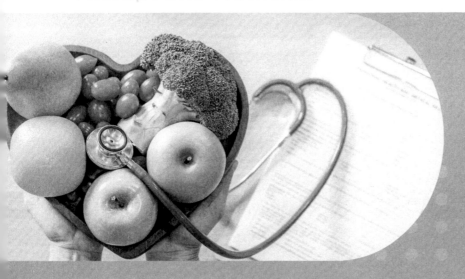

Therapeutic Nutrition

CHAPTER

12

陳淑子／編著

腎臟疾病的營養照顧

本章大綱

學習
目標

1. 認識腎臟的構造及功能。
2. 了解腎臟各種疾病的病因、症狀及營養照顧方法與原則。

前言｜INTRODUCTION

腎臟能排泄廢物，維持體液、電解質與酸鹼平衡，且具有活化維生素 D 與
調節血壓功能，可保持體內恆定，是人體重要的排泄及內分泌器官。腎臟疾病
會使得代謝紊亂及各類營養素失衡，導致營養不良影響疾病預後，故如何改善
腎臟病人的營養狀況，延緩病程發展並改善預後，為現今重要課題。

註 本章內容依據營養師國家考試指定用書編寫，與最新臨床指引與處置略有差異。

THERAPEUTIC NUTRITION

第一節 **腎臟介紹與功能**

一、腎臟的解剖構造

腎臟是成對的器官，位於人體的後腹腔，約拳頭大，重量不到體重的 0.5%，
但接受 20%的心輸出量。每日約有 1,600 L 的血液流經腎臟，其中含有 180 L 的
水，經過腎臟過濾、再吸收(reabsorption)與分泌(secretion)的作用後，約可形成 1.5
L 的尿液。

由剖面來看，可分為外層皮質(cortex)及內層髓質(medulla)（圖 12-1）。腎臟的
基本構造單位為腎元(nephron)，分為腎絲球(glomerulus)及腎小管(renal tubule)兩部
分（圖 12-2）。腎絲球是一團特化的微血管，包在腎小管前端膨大的鮑式囊
(Bowman's capsule)內，兩端各為入球小動脈(afferent arteriole)及出球小動脈
(efferent arteriole)，二者控制腎絲球的血流，影響腎絲球過濾率(glomerular
filtration rate, GFR)。

腎小管依序分為近端腎小管(proximal tubule)、亨利氏環(loop of henle)、遠端
腎小管(distal tubule)以及集尿管(collecting duct)。腎絲球分布在腎臟皮質，腎小管
位於髓質，腎絲球負責過濾作用，腎小管則具有再吸收與分泌的功能。腎絲球微血
管的基底膜，孔隙很小且帶負電荷，具有障壁功能，可防止血球及分子量大於

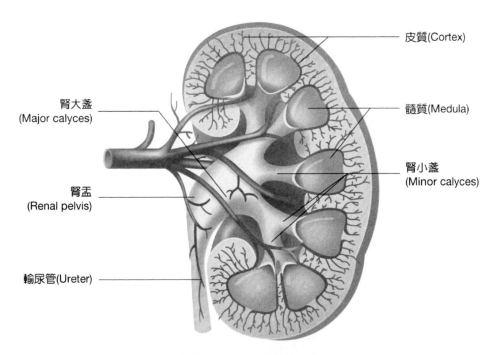

🍎圖 12-1　腎臟剖面圖

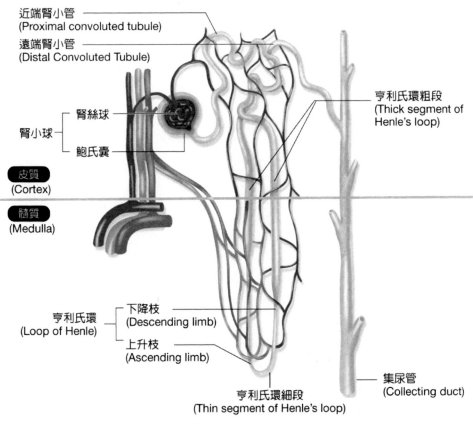

🍎圖 12-2　腎元

6,500 kD 的物質（如蛋白質等）通過，若發生病變則會改變此處的結構及性質，造成蛋白質出現在尿中，即蛋白尿。正常情況下，腎絲球過濾液中含有的葡萄糖、鈉、鉀、鈣等小分子物質，會在腎小管中完全或大部分被再吸收，而身體的代謝廢物，自組織間液運送至腎小管中，稱為腎小管的分泌作用。腎小管的再吸收作用是主動的，需要消耗來自 ATP 的大量能量，且具有特殊的結構；各部分的通透性不同，經由荷爾蒙控制調節，最後可以產生鈉、鉀等電解質濃度及滲透壓與酸鹼值不同的尿液與尿量。形成的尿液會進入集尿管(collecting tubules)，再進入漏斗狀的腎盂(renal pelvis)，然後進入輸尿管，輸尿管再將尿液運輸到膀胱儲存，累積到一定量後排除。

每個腎臟約有一百萬個腎元，每一個腎元獨自具有形成尿液的功能，因此，只要腎元的任一部分受到損壞，整個腎功能就會受到影響。

二、腎臟的功能

腎臟能排泄廢物、維持體液、電解質與酸鹼平衡，且具有活化維生素 D 和調節血壓的功能，是保持體內恆定的重要器官；又可分泌腎素(renin)及紅血球生成素(erythropoietin)，亦為重要的內分泌器官。

（一）維持體內恆定

1. 排除含氮廢物

蛋白質代謝產生的主要廢物，如尿素(urea)及少量尿酸、肌酸酐與氨(ammonia)等，需經由腎臟排除，如果腎臟不能正常排泄這些代謝廢物，在血液中過量累積，導致血液濃度超過正常值時，稱為氮血症(azotemia)。

2. 調節體液

腎臟以稀釋或濃縮尿液濃度的方式來調節水分平衡。在正常飲食的腎負荷(renal solute load)約為 600 mOsm 的情況下，可產生濃度介於 50~1,200 mOsm 的尿液，以形成 500 ml 的濃縮尿液，或稀釋成 12 L 的尿液來維持體內水分的恆定。正常的代謝情況下，即使腎臟具有最大的濃縮能力時，最少也會產生 500 ml 的尿液；當尿量每日少於 500 ml 時，稱為寡尿(oliguria)，如此小量的尿液無法排除所有的代謝廢物，而每日尿量少於 100 ml 時，則稱為無尿(anuria)。

腎臟對水分再吸收或排出的調節控制，來自抗利尿激素(antidiuretic hormone, ADH)，也稱為血管加壓素(vasopressin)。抗利尿激素是小分子量胜肽性荷爾蒙(small peptide hormone)，在下視丘形成，運送至腦下垂體後葉(posterior pituitary)儲存、分泌，可增加遠端腎小管與集尿管對水分的通透性。當體內水分不足，滲透壓上升時，其會顯著分泌將水分保留；反之，當水分過多滲透壓下降時，則會抑制分泌。當分泌過量時，會產生抗利尿激素分泌不適當症候群(syndrome of inappropriate antidiuretic hormone, SIADH)，臨床上會出現低血鈉與尿液的鈉濃度增加，低血鈉會導致虛弱無力，嚴重時會有譫妄、意識喪失、昏迷、抽搐。SIADH 常發生在頭部外傷、腦膜炎(meningitis)、中樞神經感染、癌症、甲狀腺功能低下(hypothyroidism)的病人身上。飲食治療原則為限水(<1,800 ml/day)，不需要口服補充鈉。

3. 調節酸鹼平衡

腎臟也是體內調節酸鹼平衡的重要器官，主要是增加或減少體液中重碳酸根離子的濃度，以控制氫離子的濃度來調節酸鹼平衡。

4. 調節電解質平衡

腎臟是鈉、鉀、磷等離子主要的排泄器官，也是維持這些離子恆定的主要器官。約 90%的鉀離子與 70%的磷經由腎臟排除，因此，當腎臟功能不良時，血鉀與血磷濃度會異常。

（二）調節血壓

腎臟經由腎素—血管收縮素系統(renin-angiotensin system)調節血壓。血壓降低會引起近腎絲球細胞(juxtaglomerular cell)分泌腎素(renin)，腎素為一種蛋白質酵素，可將血管收縮素原(angiotensinogen)轉換成血管收縮素 I (angiotensin I)，血管收縮素 I 再經血管收縮素轉換酶(angiotensin converting enzyme, ACE)作用後，產生血管收縮素 II (angiotensin II)（圖 12-3）。血管收縮素 II 能使平滑肌強烈收縮，且能刺激腎上腺(adrenal gland)分泌醛固酮（aldosterone；又稱留鹽激素），促進水分與鈉的再吸收。二者皆可引起血壓上升。

（三）維持鈣、磷平衡

體內維持鈣、磷平衡的機制，包含腎臟、腸道與骨骼三個器官與副甲狀腺素(parathyroid hormone, PTH)及活性維生素 D_3 兩種荷爾蒙。腎臟的角色包括產生活性維生素 D_3（$1,25(OH)_2$ vitamin D_3）及排出磷。人體可經由日照或飲食獲得維生素

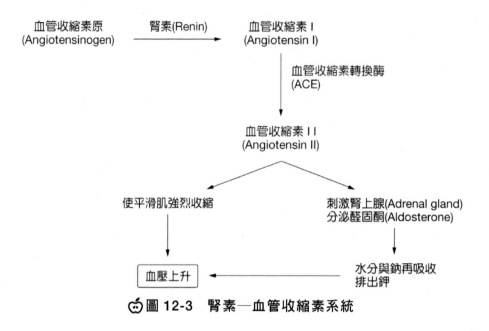

圖 12-3　腎素─血管收縮素系統

D_3 (cholecalciferol)，不論是從飲食中獲得的或經日照產生的維生素 D_3，皆需經肝臟酵素 25-hydroxylase 作用形成 25(OH)vitamin D_3，再經由腎臟中的酵素 1-α-hydroxylase 作用形成 1,25(OH)$_2$ vitamin D_3 才具生物活性。

　　腸道吸收鈣質需要活性維生素 D_3，是骨骼重置(remodel)與骨質保存的重要物質，腎臟衰竭時無法產生足夠的量，會降低腸道鈣質的吸收，造成低鈣血症，繼而導致副甲狀腺過量分泌。此外，腎功能不佳時會降低磷排出，造成高血磷，其也會刺激副甲狀腺分泌，進一步導致鈣磷代謝異常。缺乏活性維生素 D_3 與副甲狀腺亢進，是引發慢性腎臟病病人骨病變的主要因素。

（四）製造紅血球生成素

　　腎臟是製造骨髓紅血球合成關鍵荷爾蒙─紅血球生成素(erythropoietin, EPO)的重要器官。紅血球生成素由腎臟及肝臟製造，約有 90%來自腎臟，缺乏紅血球生成素是導致慢性腎臟病病人貧血的最主要因素。

三、腎功能的測量

　　腎功能以腎絲球過濾率(glomerular filtration rate, GFR)為代表，但無法直接測量，只能由一些物質的清除率來估計。這些物質必須具有能自由過濾、在腎小管不會被再吸收或分泌、在體內不會被代謝、也不會在腎臟堆積及不影響過濾率等特性。

　　目前研究上常使用的外來測量物質有菊糖(inulin)、碘酞酸鹽(iothalamate)及放射線物質如 ^{51}Cr-EDTA (ethylene diamine tetraacetic acid)、^{99m}Tc-DTPA (diethylenetriaminepenta-acetic acid)等，但臨床上很難進行這些物質的測量，但體內肌肉代謝產生的肌酸酐(creatinine)，因其幾乎不會被腎小管再吸收和分泌，且測量簡便不具侵入性，因此也可以用肌酸酐清除率(creatinine clearance rate, Ccr.)來估計腎絲球過濾率，不過計算肌酸酐清除率需收集 24 小時尿液，執行上較為困難。

　　研究顯示，血液肌酸酐濃度倒數的斜率與腎絲球過濾率成正相關，且獲得容易，是門診衛教時可用來向病人說明腎功能的簡便方法，如當血液肌酸酐濃度為 2 時，腎功能約剩下二分之一。1993 年美國大型的腎臟病調整飲食研究(modification of diet in renal disease study, MDRD study)顯示，研究中用來估計腎絲球過濾率的公式(estimate glomerular filtration rate, eGFR)，對腎絲球過濾率之估計比肌酸酐清除率更接近實際的腎絲球過濾率，因此，目前醫院與國民健康署皆以此公式計算出的腎絲球過濾率作為評估腎功能的參考。其公式如下：

eGFR ml／min／1.73 m^2 (Simplified MDRD)=
$186 \times Scr^{-1.154} \times Age^{-0.203} \times 0.742$ (if female) $\times 1.212$ (if black patient)
*Scr: serum creatinine

　　此公式只要有肌酸酐濃度與年齡就能估算腎絲球過濾率，但計算繁複困難，需使用電腦或工程計算機才能獲得，所以如果沒有此估計值(eGFR)的報告時，臨床醫療人員會以 Cockcroft-Gault 肌酸酐清除率公式估計出的肌酸酐清除率，來推估腎功能。公式如下：

Cockcroft-Gault equation：
$$Ccr(mL/min) = \frac{(140 - Age) \times Weight}{72 \times Scr} \times (0.85 \text{ if female})$$

　　此外，目前也可使用血清 cystatin C 濃度來估計 GFR；歐洲 KDIGO (kidney disease: improving global outcomes)臨床指引認為，以血清 cystatin C 濃度計算的 eGFR 可能更接近實際的 GFR。

第二節　腎絲球疾病

　　腎絲球疾病(glomerular disease)大部分是免疫系統異常導致的腎絲球腎炎，其種類非常多，治療與飲食營養相關常見的是腎病症候群(nephrotic syndrome)與腎炎症候群(nephritic syndrome)。腎絲球負責腎臟的過濾作用，可濾過多餘的水分，並防止血球及大分子的物質如蛋白質、紅血球等通過，若腎絲球發生病變，則尿液中會出現這些物質。

一、腎病症候群

（一）病因

　　腎病症候群(nephrotic syndrome)成因為免疫系統異常導致腎絲球微血管基底膜(basement membrane)發生病變，喪失對蛋白質等物質的障壁作用(barrier)，使尿液流失大量蛋白質產生的症狀，每日尿液蛋白質量超過 3.5 g 時定義為腎病症候群。

（二）症狀

　　臨床特徵包括大量蛋白尿、低白蛋白血症、水腫、高膽固醇血症、血液容易凝集(hypercoagulability)與骨質代謝異常。

　　可分為原發性與次發性腎病二大類，原發性腎臟疾病引起的腎病症候群主要是腎炎，常見的有膜性腎絲球腎炎(membranous glomerulonephritis, MGN)、微小病變疾病(minimal change disease, MCD)、局部結節性腎絲球硬化(focal segmental glomerulosclerosis, FSGS)與膜增生性腎絲球腎炎(membranoproliferative glomerulonephritis, MPGN)。次發性腎病症候群以糖尿病與紅斑性狼瘡(systemic lupus erythematosus, SLE)最常見。老年人發生腎病症候群以膜性腎絲球腎炎最常見，年輕人則以微小病變疾病較多，而局部結節性腎絲球硬化，常會造成腎功能快速喪失，容易進展成慢性腎衰竭。

（三）營養照顧

　　腎病症候群病人產生的臨床症狀主因於尿液流失大量的蛋白質，而流失的蛋白質中 70~90%為白蛋白，造成低白蛋白血症，繼而產生水腫。除了白蛋白，分子量介於 40~200 kD 間的物質也會因為基底膜障壁缺損流失，其中與營養較相關的有運鐵蛋白(transferrin)、維生素 D 結合蛋白(vitamin D binding protein)、藍漿蛋白

(ceruloplasmin)、高密度脂蛋白(high density lipoprotein, HDL)與抗凝血因子(antithrombin III)等。

當尿液流失大量的蛋白質時，會啟動肝臟代償性增加蛋白質的合成，不過，增加合成的蛋白質中，除了流失的部分外還包括分子量較大沒有流失的蛋白質，如纖維蛋白原(fibrinogen)、低密度脂蛋白(low density lipoprotein, LDL)、脂蛋白元 B-100 (apolipoprotein B-100)與脂蛋白 a (lipoprotein a)等。大量蛋白尿導致高密度脂蛋白流失，但低密度脂蛋白等合成增加，此外，脂肪酸需與白蛋白結合，經由白蛋白攜帶才能在血液中運送代謝，血液白蛋白降低會使得游離脂肪酸量增加，繼而降低脂解酶(lipase)的作用，導致脂質代謝異常與高膽固醇血症。

血液容易凝集是由於抗凝集因子流失與凝集因子合成增加造成，容易發生靜脈栓塞。尿液流失白蛋白時，鈣質也會跟著流失，因為血液中的鈣質約 45%是與白蛋白結合在一起，加上蛋白尿中也流失維生素 D 結合蛋白，所以會產生骨質代謝異常，另藍漿蛋白是攜帶鋅、銅的蛋白質，所以兩者的流失也會增加。

1. 營養照顧目標

綜合以上所述，營養照顧目標如下：

(1) 減輕症狀：降低蛋白尿改善低白蛋白血症、水腫與血脂異常。

(2) 維持適當的營養狀態：提供足夠的營養素與熱量，避免肌肉蛋白質分解。

(3) 降低演變成慢性腎臟病的危險性。

2. 營養需求：

(1) 熱量需求

建議量為 30~35 kcal/kg/day，以維持合宜體重為原則。若使用類固醇治療時，可能發生血糖代謝異常，要避免單醣類食物攝取，如含糖飲料、餅乾蛋糕等甜食。

(2) 蛋白質

成人腎病症候群病人，每日尿液流失的蛋白質量約 3~20 g，平均每日流失 6~8 g 蛋白質；兒童的流失量約每日 50 mg/kg。流失的蛋白質除了來自肝臟製造外，也包含免疫系統的蛋白質，如球蛋白 G (IgG)與補體(complement)，故免疫功能會降低，容易感染。

當肝臟合成的白蛋白量仍無法使血清白蛋白濃度維持在正常時，身體就會分解肌肉的蛋白質進行代償，導致體重減輕，但肌肉耗損容易被水腫遮

蔽，常被忽視。早期認為應使用高蛋白質飲食(1.5 g/kg/day)以補充流失，但近年來的研究顯示，導致低白蛋白血症的原因是流失過多，而非合成降低，故採用高蛋白質飲食時，雖然合成量大於低蛋白飲食，但分解速率也變快，且增加腎絲球內的壓力，只會導致尿液流失更多的蛋白質，並不能改善低白蛋白血症，因此不再給予高蛋白質飲食；而較低的蛋白質攝取，不會增加腎絲球內的壓力，分解的速率較慢，保留了較多的蛋白質在體內，反而能維持較高的血清白蛋白濃度。

此外，近來多數研究皆顯示高量蛋白質攝取，會增加腎臟血流與腎絲球內的壓力，導致腎絲球硬化，是加速腎功能惡化的重要因素，所以目前對於腎病症候群病人蛋白質的建議量為 0.8 g/kg/day，其中 50~60%需來自高生物價的蛋白質。至於兒童，為 RDA 的建議量加上每日尿液流失量。

(3) 鈉與水分

雖然臨床症狀呈現顯著的水腫，但主因是低白蛋白血症造成，其循環系統的血量可能是低的，除非有高血壓或每日尿量＜500 ml，否則並不需要特別限制水分，也不適合嚴格限制鈉的攝取，只需要中等程度的降低鈉攝取量；鈉的建議攝取量為 3 g/day。

(4) 脂肪

腎病症候群病人發生高膽固醇血症是因大量蛋白尿，導致脂肪代謝異常所致，因此降低蛋白尿量，血液膽固醇濃度也會跟著改善。此外，治療腎病症候群的藥物，如類固醇與利尿劑，亦會導致或惡化血脂異常的症狀，因此須減少飽和與反式脂肪的攝取，以降低膽固醇的合成。

近來研究顯示，以黃豆蛋白質取代動物性蛋白質，能顯著降低尿蛋白並改善血脂異常，故以豆腐、豆干等黃豆製品作為飲食蛋白質來源，也是腎病症候群病人改善血脂異常的飲食調整方式。

(5) 維生素與礦物質

水溶性維生素（尤其是菸鹼酸、維生素 B_1 與 B_2）的流失可能增加；維生素 D 結合蛋白與白蛋白流失，會影響鈣質的吸收與輸運，導致骨質代謝異常；運鐵蛋白與藍漿蛋白也會從尿液流失，因此，腎病症候群病人對維生素 D、鈣、鐵、鋅、銅的需要量會提高，如果有缺乏情況需給予補充。

血液中的鈣有 45%與白蛋白結合，當血清白蛋白濃度降低時，抽血驗到的血清總鈣質濃度會假性偏低，需要校正，校正公式如下：

校正後的血清總鈣質濃度(mg/dL)＝血清總鈣質的測量值(mg/dL)＋（4.0－血清白蛋白濃度(mg/dL)）×0.8

二、腎炎症候群

（一）病因與症狀

腎炎症候群(nephritic syndrome)為一群腎絲球微血管發炎的腎臟疾病之通稱，主要臨床症狀為血尿(hematuria)、高血壓及輕度喪失腎功能。血尿是由於腎絲球微血管發炎，損壞了對血球細胞的屏障作用而產生，常見於鏈球菌感染(streptococcal infection)或其他原發性腎臟病，如免疫球蛋白 A 腎病(IgA nephropathy)、遺傳性腎炎(hereditary nephritis)或續發於某些疾病，如紅斑性狼瘡、血管炎與心臟內膜炎引起的腎絲球腎炎。

（二）營養照顧

主在維持良好的營養狀態以待疾病自行痊癒，如果有其他原有疾病，則優先治療那些疾病，並依臨床症狀調整飲食，除非出現尿毒症或高鉀血症，否則不需限制蛋白質或鉀的攝取，但若有高血壓，則需限制鈉的攝取。

THERAPEUTIC NUTRITION

第三節　慢性腎臟疾病

一、慢性腎臟病

（一）病因

慢性腎臟病(chronic kidney disease, CKD)過去稱為慢性腎衰竭(chronic renal failure, CRF)，是指腎功能衰退，不可逆的減少腎絲球過濾率。所有的慢性腎臟疾病若長期反覆發作，使得有效腎元數目減少，腎絲球過濾率降低，都會造成慢性腎衰竭。不論何種原因，只要有半數以上腎功能受到損壞，就會導致慢性、持續性地降低腎功能。

　　將慢性腎衰竭改稱為慢性腎臟病，是希望慢性腎臟損傷在早期即獲得重視，以達到早期預防治療，繼而降低末期腎臟病(end-stage renal disease, ESRD)發生率。

　　目前研究顯示，糖尿病腎病變、慢性腎絲球腎炎、高血壓是導致慢性腎臟病最常見的原因，影響腎功能喪失的因素包括血壓、血糖、飲食蛋白質攝取量、血磷、血脂濃度、貧血與吸菸。此外，大量蛋白尿、低白蛋白血症與快速喪失腎功能有關。

（二）定義與分期

　　依據 2002 年美國腎臟基金會(National Kidney Foundation, NKF)訂定的 KDOQI 指引(kidney disease outcomes quality initiative guideline)，慢性腎臟病的定義為：(1)腎絲球過濾率大於 60 ml/min/1.73m^2，臨床上有蛋白尿、血尿、影像學或病理學等腎臟實質傷害證據，且病程達 3 個月以上；(2)不論是否有腎臟實質傷害證據，只要腎絲球過濾率小於 60 ml/min/1.73m^2，且病程達 3 個月以上。

　　KDOQI 指引以 MDRD study 發展之公式來估計腎絲球過濾率，並依腎絲球過濾率，將慢性腎臟病分為五期（表 12-1）。歐洲 KDIGO (Kidney Disease: Improving Global Outcomes) 2012 臨床指引，將 KDOQI 的分期加上蛋白尿量，除了將慢性腎臟病分期外，還可評估腎臟疾病的進展(prognosis)（表 12-2）。

表 12-1　KDOQI 指引之慢性腎臟病分期

病程	類型	GFR (ml/min/1.73 m^2)
第一期(stage 1)	GFR 正常但有腎臟實質傷害	≧90
第二期(stage 2)	有腎臟損傷並輕度降低 GFR	60~89
第三期(stage 3)	重度降低 GFR（中度慢性腎功能障礙）	30~59
第四期(stage 4)	嚴重降低 GFR（重度慢性腎衰竭）	15~29
第五期(stage 5)	腎衰竭（末期腎臟疾病）	<15

註　GFR(glomerular filtration rate)來自 eGFR；
　　eGFR = 186 × Scr $^{-1.154}$ × Age $^{-0.203}$ × 0.742 (if female) × 1.212 (if black patient)

表 12-2　KDIGO 2012 臨床指引之慢性腎臟病分期

腎絲球過濾率類別及範圍 (ml/min/1.73 m²)		蛋白尿的級別		
		A1	A2	A3
		正常至 些微增加	中度增加	重度增加
		<30 mg/g <3 mg/mmol	30~300 mg/g 3~30 mg/mmol	>300 mg/g >30 mg/mmol
G1	正常或高 ≧90	低風險	中度風險	高度風險
G2	輕度降低 60~89	低風險	中度風險	高度風險
G3a	輕度至中度降低 45~59	中度風險	高度風險	非常高風險
G3b	中度至嚴重降低 30~44	高度風險	非常高風險	非常高風險
G4	嚴重降低 15~29	非常高風險	非常高風險	非常高風險
G5	腎衰竭 <15	非常高風險	非常高風險	非常高風險

（三）治療原則

　　嚴格控制血壓和血糖、降低飲食蛋白質攝取量、維持血磷正常、治療血脂異常、改善貧血與戒菸，可以延緩腎功能喪失的速度。

（四）營養照顧

　　目標為維持良好的營養狀態、降低含氮廢物產生以減輕尿毒症狀、延緩腎功能喪失速度以延遲透析的需要，故飲食原則包括攝取足夠的熱量與營養素、降低蛋白質與磷的攝取、避免鈉及鉀含量高的食物。營養需求的建議如下：

1. 熱量需求

　　食物的消化吸收與蛋白質的合成需要熱量，所以有足夠的熱量才能維持良好的營養狀態。採低蛋白飲食的病人，常因無法攝取足夠的熱量導致營養不良，反而加速腎功能喪失，故正確並攝取足夠的熱量，可以避免肌肉蛋白質分解，減少飲食中的蛋白質分解成熱量使用，降低含氮廢物產生，是延緩腎功能喪失的重要關鍵因素。

　　根據 KDOQI 2002 指引的建議，年齡小於 60 歲的病人，每日應攝取 35 kcal/kg 的熱量，而大於 60 歲者為 30~35 kcal/kg。KDOQI 2020 更新的建議為 25~35 kcal/kg 依年齡、性別、活動量、身體組成、體重目標、腎臟病期別與是否有慢性

疾病及發炎反應調整，以維持合宜體重為原則。

慢性腎臟病病人的熱量來源扣除蛋白質後，其餘的熱量需來自醣類與脂肪，而使用低蛋白飲食的病人，如果沒有攝取可提供熱量又不含蛋白質的食物，會無法獲取足夠的熱量。原則上，脂肪比例建議在 30~35%，其餘的熱量由醣類提供，這類不含蛋白質或含量極低但具熱量的食物，常以「低蛋白點心」的形式建議食用，其主要成分為碳水化合物與脂質，如地瓜、冬粉、米粉、澄粉、太白粉、番薯粉、藕粉、粉皮、米苔目、粉圓、西谷米、白糖、冰糖、蜂蜜與植物油等。

2. 蛋白質

依據 KDOQI 2002 指引的建議，第 1~3 期的攝取量為 0.75 g/kg，其中至少 50%需為高生物價蛋白質，第 4 期以後建議量為 0.6 g/kg/day，其中至少 50%也需為高生物價蛋白質，如果無法將飲食蛋白質減少到 0.6 g/kg/day，或在這樣的情況下無法攝取足夠的熱量時，其蛋白質攝取量最多可增加至 0.75 g/kg，但不建議超過，因 MDRD Study 研究顯示，慢性腎臟病病人飲食蛋白質攝取量超過此數值後，進展至末期腎臟病或死亡的發生率有顯著增加。

若使用胺基酸酮酸衍生物(keto-analogues)補充劑時，需要降低飲食蛋白質的攝取量。MDRD Study 以每日飲食蛋白質攝取量為 0.28 g/kg 加上 0.28 g/kg 胺基酸酮酸衍生物進行研究，探討補充酮基胺基酸(ketoacid)對慢性腎臟病人腎功能的影響，結果顯示補充酮基胺基酸組，傾向能延緩腎功能的喪失速度，但是其效果是來自降低蛋白質的總攝取量，而非酮基胺基酸的影響。

KDOQI 2020 更新的指引建議為：(1)第 3~5 期的建議量為 0.55~0.60 g/kg/day；(2)使用胺基酸酮基衍生物時，為飲食蛋白質量 0.28~0.43 g/kg 加上胺基酸酮基衍生物，使蛋白質量達到 0.55~0.60 g/kg/day。第 3~5 期有糖尿病的病人，蛋白質建議量為 0.6~0.8 g/kg 以能維持營養狀態與適當的血糖控制為原則。

3. 磷與鈣

血清磷、鈣濃度異常，是導致慢性腎臟病病人骨病變及心血管併發症的重要原因，且研究顯示血磷濃度維持在正常值的下限，可以延緩腎功能的喪失速度，因此，需盡量降低飲食中磷的攝取量，每日應控制在 1,000 mg（最好在 600 mg/day）以下。牛奶與乳製品磷含量多且吸收率高，最好不要食用，如果病人能確實遵守低蛋白飲食並不食用乳製品，則每日都能控制在建議量內。

如果有依照建議降低蛋白質攝取，通常在第 4 期前不會出現高血磷，但當

GFR<15 ml/min 後，除了飲食中需限制磷的攝取外，多數病人還要合併使用磷結合劑降低磷吸收，才能維持正常。此外，花生、芝麻、腰果、核桃、開心果、南瓜子等堅果與種子類，亦含有高量的磷，而且蛋白質的品質不佳也要避免食用。

　　鈣的建議攝取量 KDOQI 2020 為未使用活性維生素 D 的第 3~4 期病人 800~1,000 mg/day；低蛋白 40 g 飲食的鈣含量，約 300~400 mg，因此，低蛋白飲食的病人，飲食中鈣質攝取量可能無法達到需要量。鈣質在腸道的吸收需要活性維生素 D，隨著腎功能喪失，腎臟活化維生素 D 的功能會降低，且減少磷的排除，故需要較多的鈣質才能維持正常血鈣濃度，不過富含鈣質的食物多數也富含磷，實務上，需要以鈣片補充才能達到需要量。

4. 鈉

　　慢性腎臟病病人應限制鈉的攝取，以利血壓與體液的調節控制。Krause 課本建議攝取量為 1,500~2,000 mg/day，若換算成每日可使用的鹽量，約莫 3~5 g，大概是一般飲食的二分之一，需視個別狀況做調整。KDOQI 2020 建議第 3~5 期的病人，每日小於 2.3 g/day (100 mmol/day)，以維持血壓、水分正常與降低蛋白尿為原則。要特別注意的是，採用低蛋白飲食的病人，食物可攝取的總量已減少，所以即使飲食調味鹹度與平常類似，鈉的攝取量通常也能符合建議量。

5. 鉀

　　鉀離子是細胞內主要的離子，研究顯示慢性腎臟病病人 GFR 高於 30 ml/min 或每日尿量大於 1,000 ml 時，鉀離子仍可維持正常的代謝；此外，攝取足夠的鉀離子有益血壓控制，因此當病人尿量減少，血鉀濃度偏高時，才需限制鉀離子攝取，其每日建議量為 40~60 mEq。

　　未經烹煮就可食用的食物其鉀離子尚未流失，含量就會較高，歐美國家日常飲食習慣是生食蔬菜，所以當血鉀偏高時，蔬菜需燙過；臺灣人因很少生食，若腎臟病病人需要限制鉀離子攝取，只要將蔬菜炒過，避免喝湯、蔬果汁與水果乾及不澆肉汁、肉醬，就可降低鉀的攝取。市售的代鹽及多數的低鹽醬油，是以鉀鹽取代鈉鹽，鉀的含量高，慢性腎臟病病人不可使用。每份水果的含鉀量以番茄、奇異果、釋迦、桃子、梅子、美濃瓜、香瓜較高，需要限鉀的病人應盡量避免。

6. 維生素與礦物質

　　慢性腎臟病會影響營養素的吸收利用與排泄，飲食限制也會降低維生素與礦物

質的攝取量。研究發現，水溶性維生素 B_6、葉酸與維生素 C 最容易缺乏，可能需要額外補充，但脂溶性維生素 A 可能累積造成毒性，維生素 K 也不會缺乏，二者都不需額外補充。另有研究認為，維生素 E 的抗氧化功能，可能有益於慢性腎臟病病人的疾病控制，不過是否需要補充，目前仍有爭議。過去認為不需補充維生素 D，是因為腎衰竭時缺乏的是 $1.25(OH)_2$ vitamin D_3，而非未活化的維生素 D，但是近期研究表示，現代人的飲食生活習慣改變，減少日曬與油脂攝取會導致維生素 D 的合成量與攝取量可能不足，因此，有研究建議慢性腎臟病病人可能需要補充足夠的營養性維生素 D（未活化的維生素 D）或要有適當日曬增加維生素 D 合成。

慢性腎臟病病人因紅血球生成素製造不足，且低蛋白飲食所含的鐵質低於建議攝取量，容易發生貧血，因此可能需要補充鐵劑，特別是病人使用紅血球生成素治療貧血時。

二、糖尿病腎臟病

◎ 營養照顧

超過 50%的末期腎臟病病人是因糖尿病腎病變造成，因為需要控制血糖，因此營養照顧原則與沒有糖尿病的慢性腎臟病病人略有不同。糖尿病腎臟病(diabetic kidney disease)病人的營養照顧原則為血糖控制正常、低鈉飲食協助高血壓治療、適量減少蛋白質攝取以降低蛋白尿與含氮廢物產生。

三、兒童慢性腎臟病

◎ 營養照顧

兒童慢性腎臟病(children CKD)的營養照顧除延緩腎功能喪失速度外，還需顧及生長發育，因此飲食調整的難度高，要考慮的層面也廣。原則上給予足夠的熱量，但不必限制蛋白質攝取，蛋白質與熱量建議量與同年齡的兒童相同；此外，需攝取足夠的鈣質與維生素 D，並維持血磷與血鉀濃度正常，因研究顯示高血磷與高血鉀會影響兒童生長，故飲食應降低磷與鉀的攝取。

多數病人以鈣片補充飲食鈣質攝取不足，且靠鈣片作為磷結合劑，降低磷吸收以維持血磷正常，要特別注意的是，兒童 eGFR 的估算公式與成人不同，血液生化值的正常值濃度也略有不同，如兒童血鈣及血磷濃度的正常值比成人稍高。

四、末期腎臟病

(一) 病因

　　所有的慢性腎臟病如果長期反覆發作損壞腎元，腎功能就會逐漸喪失，造成慢性腎衰竭，繼而進行至末期腎臟疾病(end-stage renal disease, ESRD)，又稱為尿毒症(uremia)。

(二) 症狀

　　常見的臨床症狀為水腫、噁心、嘔吐、胃潰瘍、疲倦、肌肉無力、高血壓、高血磷、低血鈣、高血鉀等電解質異常、內分泌代謝系統異常，並引起副甲狀腺機能亢進、骨病變、高脂血症、貧血、出血傾向、肺水腫、心臟衰竭等。雖然沒有一個確切的生化檢驗值，可以評估尿毒症狀將於何時產生，但通常病人血清尿素氮(blood urea nitrogen, BUN)濃度高於 100 mg/dL 及肌酸酐濃度大於 10~12 mg/dL 時會產生尿毒症狀。90%的末期腎臟疾病病人，是因糖尿病腎病變、慢性腎絲球腎炎及高血壓引起。

(三) 治療原則

　　治療方法包括透析(dialysis)與腎臟移植(transplantation)。透析治療有血液透析(hemodialysis)與腹膜透析(peritoneal dialysis)二種。

(四) 營養照顧

　　若病人年齡高或合併有其他重症（如癌症末期與無法脫離呼吸器），可採取緩和醫療(palliative care)，僅以低蛋白、低鹽飲食減輕症狀與不適，不使用透析治療。

THERAPEUTIC NUTRITION

第四節　血液透析

一、血液透析治療簡介

　　目前臨床上常見的血液透析(hemodialysis, HD)治療方式為每週透析 3 天，每次 3~5 小時；國外也有在家日間透析的方式，每週 5~6 天，每次 2~3.5 小時；或夜間透析，每週 3~6 天，每次 8 小時。

進行血液透析治療需要有以下設備：人工腎臟(artificial kidney, AK)、透析液(dialysate)、透析液與血液輸送的管路及透析機（圖 12-4），人工腎臟是由數百萬條半透膜形成的中空纖維管束組成（圖 12-5），透析液的成分與正常血清相似。血液透析時，病人的血液經由血管通路流入人工腎臟的半透膜纖維管，其外圍由流入的透析液環繞，透過擴散與超過濾(ultrafiltration)作用，將血液中的代謝廢物與水分移除，再經由透析機將淨化的血液由血管通路回到體內。

血液透析病人需要有血管通路才能進行血液透析，目前永久性血管通路以動靜脈瘻管與植入人工血管二種最常見，動靜脈瘻管是以手術方式在手腕或上臂處，將動脈與靜脈連接；人工血管是在動脈與靜脈間，植入人工血管連接（圖 12-6）。無

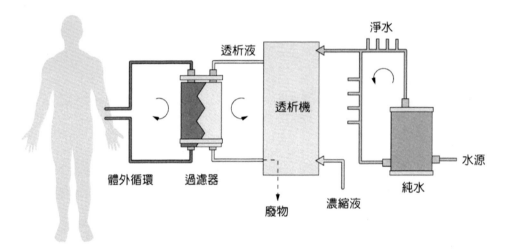

🍎圖 12-4　血液透析設備

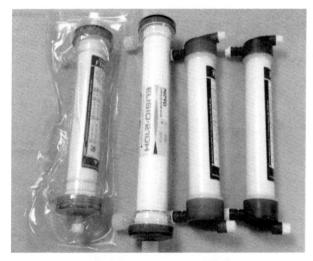

🍎圖 12-5　人工腎臟

論動靜脈瘻管或人工血管，都需要待傷口與周邊組織密合後才能使用，因此，對於需要緊急血液透析治療但沒有可以使用的血管通路病人，通常以股靜脈或鎖骨下靜脈置放的導管，作為暫時性血管通路來進行血液透析（圖 12-7）。

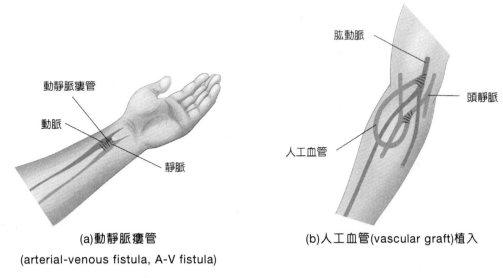

(a)動靜脈瘻管
(arterial-venous fistula, A-V fistula)

(b)人工血管(vascular graft)植入

🍎 圖 12-6　血液透析永久性血管通路

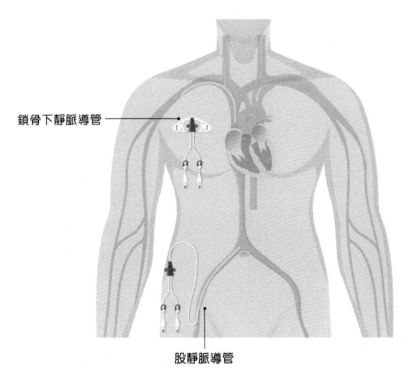

🍎 圖 12-7　血液透析暫時性血管通路

二、血液透析治療效果評估

血液透析病人要達到好的治療效果，需有足量透析。足量透析(adequate dialysis)定義為末期腎臟病人經透析治療後能得到充分的復健，可從事正常生活、攝取合理的飲食、能自行造血、維持正常血壓，並能預防神經病變的發生和惡化。

臨床上用來評估透析治療效果的方法有 Kt/V（尿素廓清量）、URR（urea reduction ratio；尿素減少百分比）與 nPNA（normalized protein equivalent of nitrogen appearance；總氮質等量之蛋白質量）。

1. 尿素廓清量

尿素廓清量(Kt/V)是一種用來評估尿素清除率的公式，K 是透析器（人工腎臟）的尿素廓清率(urea clearance of the dialyzer)，t 是每週透析的時間，V 是尿素分佈的容積。KDOQI 指引建議，血液透析病人足量透析的 Kt/V 最小需大於 1.2 以上，目標值為 1.4。計算 Kt/V 的公式有很多種，KDOQI 建議的公式如下：

$$Kt/V = -Ln(R - 0.008 \times t) + [4 - (3.5 \times R)]UF/W$$

其中 Ln 是自然對數；R 是透析後 BUN 除以透析前 BUN；t 是當次血液透析的時間，以小時計；UF 是透析脫掉的水重(ultrafiltration)，以公升計；W 是透析後的體重，以公斤計。

2. 尿素減少百分比

尿素減少百分比(urea reduction ratio, URR)係指透析前後血清尿素氮濃度減少的比例，是另一種用來評估病人是否有足量透析的簡便公式。通常尿素減少百分比例大於 65%時，代表有適當的透析。計算公式如下：

URR＝（1－透析後血清尿素氮濃度／透析前血清尿素氮濃度）×100%

3. 總氮質等量之蛋白質量

總氮質等量之蛋白質量(normalized protein equivalent of nitrogen appearance, nPNA)是假定病人在沒有特殊分解或合成代謝的穩定情況下，蛋白質在體內代謝後主要產生尿素氮的原理，以此來推估飲食蛋白質的攝取量。PNA 約等於透析病人每日飲食蛋白質攝取量，將 PNA 除以病人的體重稱為 nPNA，可用來推估每日每

公斤體重攝取的蛋白質量。KDOQI 指引建議,血液透析病人足量透析的 nPNA 需 ≥ 1.2。計算公式如下:

$$PNA = C_0{}^{註} \, / \, [\, 25.8 + ((1.15) / (Kt/V)) + (56.4) / (Kt/V) \,] + 0.168$$

$$nPNA = PNA / body\ weight$$

註 C_0 表透析前的尿素氮濃度。

三、營養照顧

血液透析無法完全替代腎臟功能,而營養狀態會影響透析治療效果與病人的生活品質,是長期透析病人致病率與死亡率最重要的影響因子,因此,病人需要適當的飲食控制,才能有良好的預後。

(一) 營養照顧目標

最常見的營養相關問題有蛋白質攝取不足、血磷與血鉀過高、體液容積過量、貧血、血脂和血糖異常,故目標是維持良好的營養狀態、控制水分與電解質平衡、預防或延緩骨病變及改善血脂與血糖異常,以降低併發症與延長壽命。

飲食原則為攝取足夠的熱量與蛋白質、避免鉀含量高的食物、用餐時需正確服用磷結合劑,並減少攝取蛋白質品質差而磷含量高的食物、降低液體與鈉的攝取、注意水溶性維生素與鐵的補充。

(二) 營養需求

1. 熱量需求

攝取足夠的熱量可以避免身體蛋白質分解,並減少飲食中的蛋白質分解成熱量使用,促進正氮平衡。年齡小於 60 歲的病人,KDOQI 熱量建議攝取量為 35 kcal/kg/day,大於 60 歲者為 30~35 kcal/kg/day,但熱量的需求與活動量以及是否有併發症相關,因此,需依個別情況予以增減。另 KDOQI 指引建議體重過重或過輕的病人,可能需要以調整後的乾體重(adjusted edema-free body weight)來計算熱量的需要量。

2. 蛋白質

尿毒症本身會造成酸血症、慢性發炎與胰島素抗性(insulin resistance),導致蛋白質分解增加與降低蛋白質的合成。每次透析約流失 10~12 g 的胺基酸與 1~3 g 的蛋白質,換算成蛋白質的流失量約 7~10 g,因此蛋白質的需要量增加。此外,也

會造成味覺改變、腸胃道潰瘍與蠕動異常，導致沒有食慾，減少攝食量，降低營養素的吸收，使得病人很難攝取到足夠的蛋白質。依據 KDOQI 2020 指引，血液透析病人飲食蛋白質建議量，每日需大於 1.2 g/kg (edema-free weight)以上，其中至少 50%需來自高生物價蛋白質。

3. 鉀

腎臟是鉀離子主要的排泄器官，末期腎臟病病人無法正常排除鉀離子，因此會出現高鉀血症，血液透析治療雖然可以有效清除鉀離子，但一週只透析 3 次，飲食若沒有限制仍會導致血鉀過高。

高鉀血症會使得心律不整，嚴重會引起心臟衰竭，一般人每日飲食中，鉀離子的含量約為 75~100 mEq (3~4 g)，血液透析病人需限制在 40~80 mEq (1.5~3.5 g)間。飲食攝取過多的鉀離子是血液透析病人高鉀血症最常見的因素，如菜湯、肉湯、果汁、高鉀水果等，導致血液透析病人血鉀過高的常見食物見表 12-3。除了飲食攝取過多的高鉀食物外，透析量不足、便祕、血糖過高、嚴重酸中毒、腸胃道出血、組織崩解與藥物等非飲食因素也會造成血鉀過高。

表 12-3　常見導致血液透析病人血鉀過高的食物

・雞湯、菜湯、肉湯、燉雞精、火鍋湯、速食湯、竹筍湯、燉補品的湯汁、中藥湯
・肉醬、肉燥、涼拌菜
・棗精、梅汁（精）、青草茶、精力湯、小麥草飲料、植物萃取精華
・代鹽、高鉀水果（香瓜、哈密瓜、桃子、番茄、奇異果）、生菜沙拉、烤地瓜
・蚵仔麵線、咖哩飯、火鍋、湯麵、燴飯（麵）、滷白菜

4. 鈉

血液透析病人需降低鈉的攝取，以避免口渴增加水分攝取與水分蓄積，其攝取量應限制在每日 1,500~2,000 mg 內。市售的低鈉鹽以鉀離子取代鈉離子，故含有高量的鉀，血液透析病人要避免食用。

5. 水分

心臟疾病為長期透析病人最主要的死亡原因，而水分過多是導致透析病人高血壓及心室肥大的主因。水分的攝取量可依每次透析間隔增加的水重調整，一般而言，每日水分的建議攝取量為尿量加上 750 ml，但多數病人是無尿的，因此很難

將水分控制在此範圍內。臨床上，血液透析病人水分攝取的允許量，以每次透析間隔體重增加不超過 5% 為原則，舉例而言，乾體重(edema free weight)為 60 kg 的病人，每次透析間隔的體重增加以不超過 3 kg 為原則(60×5%)，如每週一、三、五透析的病人，週一透析後體重若為 60 kg，週三透析前的體重不要超過 63 kg，可經由測量每日體重變化，來控制水分的攝取量。

　　至於透析病人有口渴的感覺，並不是身體真的缺水，所以喝再多水也無法改善，需習慣「口渴的感覺」，才能有效的控制水分攝取。以下介紹臨床常用的降低口渴感覺方法：(1)過多的鹽與味精容易導致口渴，因此要減少攝取過鹹的食物，如外食及加工製品；(2)口渴時先將溫水含在口中數秒再吞下，可降低口渴的感覺；(3)感到口渴時，用棉棒潤濕嘴唇或用自來水漱口然後吐掉；(4)塗護唇膏可降低嘴唇乾燥的感覺；(5)嚼口香糖或擠一點檸檬汁在嘴裏，刺激唾液分泌，減少口渴的感覺；(6)將每日可以喝的水量用固定容器裝好，將這些水平均分配飲用；(7)將每日可飲用的水量，一部分結成冰塊，口渴時含一顆在口中，讓冰塊慢慢在口中溶化，減輕口渴的感覺；(8)規律的運動或泡澡可促進排汗，有助於水分控制。

6. 磷與鈣

　　慢性腎臟病導致的骨骼代謝異常，過去稱為腎骨病變(renal osteodystrophy)，為長期透析病人常見的併發症，現稱慢性腎臟病礦物質與骨骼代謝異常疾病(CKD-mineral and bone disorders, CKD-MBD)，其會造成骨質疏鬆症與血管鈣化，是尿毒症病人心血管疾病與死亡的重要原因。長期透析病人發生骨病變的原因，主要是腎臟合成的活性維生素 D_3 減少，降低鈣的吸收，且磷無法由腎臟排除。低血鈣與高血磷皆會刺激副甲狀腺分泌副甲狀腺素，以促進腎臟活化維生素 D_3 排出磷與骨骼釋出鈣質來維持血鈣平衡。

　　末期腎臟病鈣磷代謝異常導致的骨病變，常見的有副甲狀腺機能亢進造成的囊狀纖維性骨炎(osteitis fibrosa cystica)，和骨骼無法正常骨化(mineralize)的軟骨病(osteomalacia)，以及血清磷鈣濃度過高，造成鈣磷沉澱在骨外的組織，如皮膚、角膜、結膜、關節或其他軟組織上的轉移性鈣化症(metastatic calcification)。當鈣磷沉積在傷口或血管等組織上時，會使得傷口無法癒合、血管硬化與栓塞，其導致壞死的皮膚病變，稱為鈣過敏(calciphylaxis)。

　　血液透析無法完全清除每日從飲食中攝取的磷，故需使用磷結合劑(Phosphate binder)降低磷的吸收，並在達到足夠蛋白質營養的前提下，盡量減少磷的攝取，才

能維持血磷正常。磷結合劑降低血磷濃度的機制，為磷結合劑會與食物中的磷結合，降低磷的吸收，繼而達到降低血磷濃度的目的，因此，需在進食時與食物一同服用；若於飯前、飯中或飯後吃，降磷效果皆差。用餐時沒有正確使用磷結合劑，是造成透析病人血磷濃度過高的主要原因，磷結合劑與食物混合地越均勻，降磷效果越好，故於進餐的過程中，從開始到結束都要配著一起進食，不可只在餐中的某一個時間點吃，才能達到最佳的降磷效果。目前臨床上使用的磷結合劑有醋酸鈣(Calcium acetate)、碳酸鈣(Calcium carbonate)、氫氧化鋁(Aluminum hydroxide)、碳酸鑭（Lanthanum Carbonate；商品名 Fosrenol®）與 Sevelamer hydrochloride（商品名 Renagel®磷能結）、Sevelamer carbonate（商品名 Renvela®磷減樂）與檸檬酸鐵（Ferric citrate；商品名 Nephoxil®拿百寧），前三種價格便宜，透析病人使用醋酸鈣與氫氧化鋁有健保給付，後四者價格較貴。

　　除了正確使用磷結合劑外，盡量減少攝取蛋白質品質不佳但磷含量高的食物，也有助於維持血磷正常，攝取量每日應小於 1,200 mg 或 10~17 mg/kg，KDOQI 2007 指引則建議 800~1,000 mg/day。食物中磷的吸收率與磷的型式有關，無論動物性或植物性食物所含的磷，皆為有機磷，動物性食物的吸收率約 40~60%，植物性食物約為 10~30%，飲料（如汽水、可樂）與加工食品中添加的磷酸鹽，都是無機磷，吸收率幾乎是 100%；奶類的磷與酪蛋白結合在一起，吸收率也很高(>90%)，且無法用鈣片結合下來，是造成透析病人高血磷的常見原因，慢性腎臟病病人要避免食用。導致透析病人高血磷的常見食物見表 12-4。

表 12-4　常見導致透析病人高血磷的食物

·牛乳、羊乳、初乳、起司、乳酪、優酪乳、養樂多
·蛋糕、麵包、餅乾、洋芋片
·吉士漢堡、披薩、義大利麵、玉米濃湯、拿鐵
·燉補品、羊肉爐、薑母鴨、麻油雞
·肉燥、牛肉汁、牛肉湯、雞湯
·燴飯、燴麵、麵線、咖哩飯、肉羹麵、調理包
·加工肉品（香腸、火腿、燻肉）
·火鍋料（餃類與丸子）
·八寶粥、燕麥奶
·花生、瓜子、腰果、核桃、杏仁、開心果、芝麻（粉）
·咖啡、巧克力、可可、貢糖、牛奶糖

末期腎臟病病人，因腎臟活化維生素 D_3 的功能喪失導致的低鈣血症，通常在透析治療後可經由調整透析液的鈣濃度，或在使用鈣片作為磷結合劑後，血鈣濃度就會恢復正常，有些病人還可能因為錯誤使用磷結合劑，導致血鈣偏高。KDOQI 2002 指引建議，每日鈣的攝取量（含磷結劑量）應小於 2,000 mg。

7. 脂肪

除鬱血性心衰竭、血管鈣化外，動脈粥狀硬化也是導致透析病人心血管疾病的重要因素。透析病人即使血清總膽固醇及低密度脂蛋白膽固醇濃度正常，其罹患心血管疾病的風險仍高於一般人數十倍。高膽固醇血症的飲食治療，需降低飽和與反式脂肪的攝取並增加纖維質，三酸甘油酯濃度過高的病人，則需降低單醣類攝取。此外，促進血糖控制、攝取適當的熱量維持理想體重，對於改善血液透析病人血脂異常也很重要。

8. 鐵

導致血液透析病人貧血的因素很多，包括紅血球生成素不足、鐵及其他造血營養素攝取不足、紅血球壽命減短、血液流失、副甲狀腺亢進、尿毒抑制因子的影響等，但最主要的原因為腎臟製造的紅血球生成素減少。末期腎臟病病人出現腎性貧血時，應先補充鐵劑，當鐵足夠時仍然貧血，才需使用紅血球生成素治療。

目前臨床上以紅血球生成刺激素(erythropoiesis-stimulating agent, ESA)，來統稱人工合成的紅血球生成素。使用紅血球生成刺激素治療貧血時，需要有足夠鐵，依據 KDOQI 2007 與 KDIGO 2012 指引建議，血液透析病人血清鐵蛋白(ferritin)濃度應在 200~500 ng/ml，運鐵蛋白飽和度(transferrin saturation)應在 20~30%，如果飲食攝取的鐵無法達到需要量時，則需口服或靜脈注射鐵劑。口服鐵劑吸收率低，且常有胃痛與便祕的副作用，因此多採靜脈注射方式補充鐵劑。除了鐵質，其他造血營養素缺乏時，也會影響紅血球生成刺激素的治療效果，如蛋白質、葉酸、維生素 C、B_6 與 B_{12}，因此，如果病人血清白蛋白濃度過低或蔬菜、水果攝取不足時，血紅素濃度也無法達到理想標準。

9. 維生素

血液透析會流失水溶性營養素，改變營養素的吸收與利用率，加上藥物與飲食需降低鉀、磷攝取的影響，血液透析病人很容易發生水溶性維生素缺乏。研究顯示，血液透析病人的血清葉酸、菸鹼酸、維生素 B_2 與 B_6 的濃度傾向偏低，可能需要補充，尤其維生素 B_6 需要量增加；維生素 B_{12} 雖然分子量較大流失較少，但臨

床上可能用來改善尿毒症病人的末梢神經病變；而維生素 C 會代謝成草酸，攝取過多可能導致酸血症或腎結石，不可補充過量。

脂溶性維生素的需要量改變較少，與透析前相似，維生素 A 與 K 不需補充，但是否需要補充維生素 E 仍有爭議；維生素 D 需視個別狀況，給予活性維生素 D 或未活化的維生素 D。表 12-5 為透析病人的維生素每日建議量。

表 12-5　透析病人維生素每日建議量

維生素種類	每日建議量
維生素 B_1	1.5 mg
維生素 B_2	1.7 mg
維生素 B_6	10 mg
維生素 B_{12}	6 mcg
葉酸	1 mg
菸鹼酸	20 mg
泛酸	10 mg
維生素 C	60 mg
生物素	0.3 mg

10. 透析中靜脈營養

透析中靜脈營養(intradialytic parenteral nutrition, IDPN)是血液透析病人特有的非經腸道的營養供給方式，其原理與中央靜脈營養相似，卻不需置放導管，可直接使用透析的血管通路，輸入胺基酸、葡萄糖或脂質乳劑等營養溶液，但此法並無法供給足夠營養。研究顯示，IDPN 對於改善血液透析病人的營養狀態並無顯著影響，只能讓無法由口攝取足夠營養的病人，做暫時的營養補充，另外，2010 年美國靜脈腸道營養學會(ASPEN)臨床指引則表示，不建議使用 IDPN 作為營養不良透析病人的營養補充方式，因研究證據指出，營養不良的透析病人使用 IDPN，反而有較高的罹病率與死亡率。

第五節 腹膜透析

一、腹膜透析治療簡介

　　腹膜透析(peritoneal dialysis, PD)是利用人體天然的半透膜－腹膜，在腹腔內進行物質與水分的交換，以替代腎臟清除代謝廢物的功能。腹膜為一層覆蓋腹腔內臟器官與腹壁的漿膜組織，其布滿微血管，面積約有二平方公尺，在臟層與壁層腹膜間形成的空間為腹膜腔（圖 12-8）。使用腹膜透析前需以外科手術方式，將一條腹膜透析專用的導管，由腹壁植入腹腔中，作為輸入及輸出透析液的通道（圖 12-9）。腹膜透析是利用擴散作用，將血液中的鈉、磷、鉀、鎂與含氮廢物等代謝物，透過腹膜上的微血管排除到透析液中，水分則利用透析液的滲透壓移除。

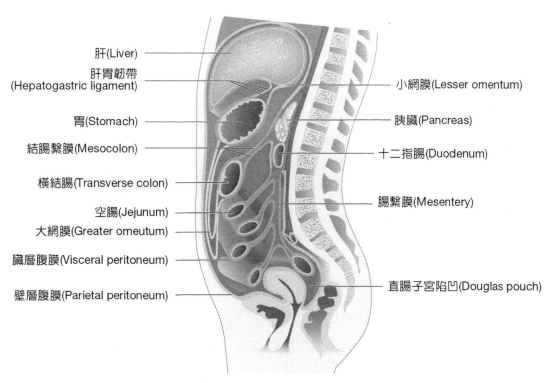

肝(Liver)
肝胃韌帶 (Hepatogastric ligament)
胃(Stomach)
結腸繫膜(Mesocolon)
橫結腸(Transverse colon)
空腸(Jejunum)
大網膜(Greater omeutum)
臟層腹膜(Visceral peritoneum)
壁層腹膜(Parietal peritoneum)

小網膜(Lesser omentum)
胰臟(Pancreas)
十二指腸(Duodenum)
腸繫膜(Mesentery)
直腸子宮陷凹(Douglas pouch)

圖 12-8　腹膜與腹膜腔

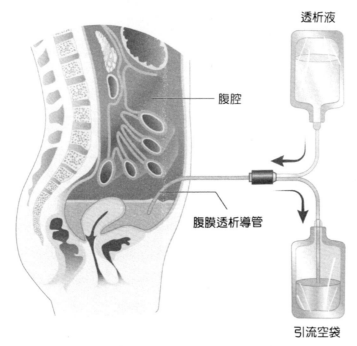

透析液

腹腔

腹膜透析導管

引流空袋

圖 12-9　腹膜透析

依透析液灌注的方式不同，可分為連續性可攜式腹膜透析(continuous ambulatory peritoneal dialysis, CAPD)及自動腹膜透析(automated peritoneal dialysis, APD)二大類，CAPD 是臺灣目前最普遍的腹膜透析方式，透析液的換液方式由病人徒手操作，利用重力將透析液灌入體內置放，然後引流出體外。CAPD 每日約需更換 3~5 次透析液，每次透析液置放時間約 4~6 小時，而每次灌入的透析液量需視體型與腹膜功能而定，大多數病人每日約需 8~10 L 透析液，才能將代謝廢物適量清除，因此，每次約需灌入 2~2.5 L 的透析液；APD 是利用機器執行透析液的灌注與引流，在夜間睡覺時由機器進行透析液的交換，白天腹中留有一袋透析液者，稱為 CCPD (continuous cyclic peritoneal dialysis)，日間腹腔沒有留滯透析液者為 NPD (night peritoneal dialysis)。

腹膜透析液的成分，除了有高濃度的葡萄糖或胺基酸提供滲透壓，並以乳酸代替碳酸作為鹼基，且不含鉀離子，其餘則與血液透析液類似。腹膜透析清除代謝廢物的效率，與每日交換的透析液總量成正比；脫水量則與使用的透析液濃度有關，濃度越高脫水量越多。目前臨床上用來作為腹膜透析液滲透壓濃度的物質，有葡萄糖、胺基酸與澱粉多醣聚合物(icodextrin)三種，以葡萄糖為滲透壓的透析液，濃度有 1.5%、2.5%、4.25%（商品名 Dianeal®），而胺基酸透析液，濃度為 1.1%（商品

名 Nutrineal®)，至於多醣聚合物作為滲透壓來源的透析液，則是 7.5%（商品名 Extraneal®愛多尼爾），其中以葡萄糖為滲透壓的透析液使用最多，而胺基酸與多醣聚合物透析液只在特定狀況下才會使用，通常每日只會使用一袋。

葡萄糖透析液的濃度越高，脫水量越多，但被吸收的葡萄糖量也越多，較容易導致肥胖、高血糖、高三酸甘油酯血症及腹膜纖維化等併發症。以澱粉多醣聚合物為滲透壓的愛多尼爾透析液，因聚合物分子量大，不易通過腹膜，因此較能長時間維持脫水量且減少葡萄糖的吸收，適合作為夜間留置的透析液或血糖控制不佳的糖尿病病人使用。Nutrineal®胺基酸透析液，含有必需與非必需胺基酸，一袋 2 L 的透析液，約有 22 g 蛋白質，置放 4 小時的胺基酸吸收率約 70~80%。

二、營養照顧

腹膜透析液中的葡萄糖會被吸收，且腹膜半透膜的孔洞比人工腎臟大，流失的蛋白質較多，加上不含鉀離子，故飲食原則與營養素需要量與血液透析病人略有不同，腹膜透析病人蛋白質的需要量較高，飲食也需扣除透析液吸收的熱量，但不必限制鉀離子的攝取。

（一）營養照顧目標

透析液中含有葡萄糖，且腹腔中置放透析液會影響腸道蠕動，容易導致食慾降低、蛋白質攝取不足、血清白蛋白濃度降低、肥胖、高血糖與三酸甘油酯異常等問題，因此，除攝取足夠的蛋白質、維持血清鈣、磷、鉀濃度正常，以保持良好的營養狀態外，還需控制適當體重，避免或改善血糖與血脂異常。

（二）營養需求

1. 熱量需求

熱量需求與血液透析病人相同。KDOQI 指引建議 60 歲以下每日 35 kcal/kg；60 歲以上每日 30~35 kcal/kg，以維持合理體重為原則。腹膜透析液葡萄糖的吸收率平均約 60%，APD 約 40%，但視腹膜功能不同，吸收率會有個別差異。透析液中的葡萄糖含有結晶水，每克產生的熱量為 3.4 kcal，因此多數病人每日約可從透析液獲得 400~800 kcal 左右的熱量，此熱量需從飲食中扣除，且避免單醣類食物攝取。表 12-6 為腹膜透析病人透析液葡萄糖吸收量的計算範例。

表 12-6　透析液葡萄糖吸收量計算範例

張小姐為 CAPD 病人，使用葡萄糖透析液進行腹膜透析。每日更換 4 次，分別使用一袋 2 L，1.5%、二袋 2 L，2.5%、一袋 2 L，4.25%。如果透析液葡萄糖腹膜吸收率為 60%時，請估計其每日從透析液吸收的熱量。

計算方式：

1.5%透析液葡萄糖含量為：1.5 g/dL = 15 g/L，2 L 含葡萄糖 30 g；

2.5%透析液葡萄糖含量為：2.5 g/dL = 25 g/L，2 L 含葡萄糖 50 g；

4.25%透析液葡萄糖含量為：4.25 g/dL = 42.5 g/L，2 L 含葡萄糖 85 g；

- 每日從透析液吸收的葡萄糖量：（30 + 50 × 2 + 85）× 60% = 129 g
- 每日從透析液吸收的熱量：129 × 3.4 = 438.6 kcal

2. 蛋白質

　　腹膜透析病人每日約流失 5~15 g 的蛋白質與 3 g 左右的胺基酸（也有研究顯示每日約流失 20~30 g 蛋白質，大約每小時流失 1 g），流失量較血液透析病人多，故蛋白質的建議量較高，每日需 1.2~1.5 g/kg，其中 50~60%需來自高生物價的蛋白質。若有腹膜炎時，蛋白質量要增加，需大於 1.5 g/kg 以上。

3. 鉀

　　因腹膜透析液不含鉀離子且整日持續透析，能有效清除鉀離子，原則上不需限制鉀離子的攝取，每日鉀離子的建議攝取量為 3~4 g，與一般飲食相同；如果飲食攝食不足，則可能發生低鉀血症。不過，在腹膜透析數年後，若腹膜的通透性改變，清除率降低，病人也可能發生高鉀血症，此時就需限制飲食鉀離子的攝取量。

4. 鈉與水分

　　鈉與水分的建議量視個別狀況而定，透析效果良好的病人，每日平均可清除 6 g 的鈉，因此原則上不必嚴格限制鈉與水分的攝取，但適度控制鈉與水分的攝取對病人有益，因水分攝取量多時，需使用高濃度的葡萄糖透析液，容易導致肥胖、高血糖、高三酸甘油酯血症與腹膜硬化。臨床上，腹膜透析病人水分攝取量，以使用最低濃度透析液能移除的水量，加上每日尿量及 300~500 ml（汗水、呼吸、糞便等水分流失）為原則。

5. 磷

攝取與限制原則上與血液透析病人相同，要小於 0.8~1.2 g/kg。但腹膜透析病人需要高量的蛋白質，所以飲食磷的攝取量很難控制在此範圍內，故和血液透析病人一樣，必須使用磷結合劑降低磷的吸收，並避免磷含量高而蛋白質品質不佳的食物，才能維持血磷正常。

6. 維生素

需要量與血液透析病人相似，請參考表 12-5 透析病人每日維生素建議量。

THERAPEUTIC NUTRITION

第六節　急性腎臟損傷

急性腎臟損傷(acute kidney injury, AKI)的特徵是腎絲球過濾率突然降低或寡尿，改變腎臟清除代謝廢物的能力，導致含氮廢物累積、電解質異常與酸鹼不平衡。

根據 KDIGO 2012 指引的定義為血清肌酸酐濃度上升 ≧0.3 mg/dL（或濃度上升＞原來數值的 1.5 倍以上），或每小時尿量＜0.5 ml/kg 超過 6 小時。並將急性腎臟損傷分為三期，見表 12-7。

表 12-7　KDIGO 2012 指引之急性腎臟損傷定義與分期

期別	血清肌酸酐濃度	尿量
I	1.5~1.9 倍基礎值或增加 ≧0.3 mg/dL	<0.5 ml/kg/hr 6~12 小時
II	2.0~2.9 倍基礎值	<0.5 ml/kg/hr 超過 12 小時
III	3 倍基礎值或增加 ≧4 mg/dL 或開始透析	<0.3 ml/kg/hr 超過 24 小時或無尿超過 12 小時

導致急性腎臟損傷的原因很多，大致可以分為腎前性(prerenal)、腎因性(intrinsic)與腎後阻塞性(postrenal obstruction)三類（表 12-8）。

腎前性主要由於腎血流灌流不足造成，如嚴重嘔吐、腹瀉、尿崩、燙傷、出血等，造成嚴重脫水或循環性虛脫(circulatory collapse)使心搏出量減少引起；腎因性是腎實質組織受到損傷造成，包括腎毒性藥物、嚴重創傷、手術、敗血症感染等，引起休克或腎臟長期缺血，導致缺血性急性腎小管壞死等；而腎後阻塞性則多數是

尿路阻塞引起，如攝護腺肥大或膀胱、子宮頸腫瘤、輸尿管與膀胱狹窄等疾病造成。

急性腎損傷病人的復原及預後視發生原因而定，腎前性及腎後阻塞性引起的急性腎損傷如能即時診治，給予足夠的水分或將阻塞原因排除，維持尿量正常輸出，一般很快就能痊癒，至於腎毒性藥物引起的急性腎損傷，通常在停止藥物使用後可以復原，但休克造成缺血性急性腎小管壞死導致的急性腎損傷，其死亡率則高達70%。

表 12-8　導致急性腎臟損傷的常見因素

腎前性	嚴重脫水、循環衰竭
腎因性	急性腎小管壞死：創傷、手術、燒燙傷、敗血症
	腎毒性物質：抗生素、顯影劑
	血管異常、雙邊腎臟梗塞、鏈球菌感染、紅斑性狼瘡
腎後阻塞性	攝護腺肥大、膀胱癌、攝護腺癌、子宮頸癌、雙邊輸尿管結石與阻塞

一、急性腎臟損傷治療簡介

因重症造成急性腎臟損傷的病人，會處於高代謝狀態(hypercatabolism)與嚴重的發炎反應，產生胰島素抗性，降低醣類利用與蛋白質合成，導致肌肉組織蛋白質分解，出現尿毒症、代謝性酸中毒、體液蓄積及電解質不平衡等症狀，而需要透析治療。

間歇性血液透析治療（即一般的血液透析），雖設備普遍，且能快速矯正電解質與酸鹼異常，但容易導致血液動力學(hemodynamic)變化，造成低血壓且脫水量少，不適合生命徵象不穩定，或需要大量脫水與營養供給的高代謝急性腎臟損傷病人。連續性腎臟替代療法(continuous renal replacement therapy, CRRT)是一種較溫和的透析治療方式，可緩慢連續（24 小時）的移除體內水分與代謝廢物，因此可用於血壓不穩定、心臟衰竭或多重器官衰竭的急性腎臟損傷病人。目前臨床上使用的連續性腎臟替代療法(CRRT)，可分為連續性靜靜脈血液過濾術(continuous venovenous hemofiltration, CVVH)、連續性靜靜脈血液透析術(continuous venovenous hemodialysis, CVVHD)與連續性靜靜脈血液透析過濾術(continuous venovenous hemodiafiltration, CVVHDF)等三種。

急性腎臟損傷的恢復期，首先會增加尿量，然後漸漸恢復清除廢物的能力。

二、營養照顧

營養照顧對於急性腎臟損傷病人很重要,但相當複雜與困難,需視導致腎臟損傷的原因、是否處於高代謝狀態與是否使用透析治療等予以調整。病人早期多為寡尿,且經常無法由口進食或無法由口攝食到足夠營養,可能需要插管灌食或使用靜脈營養才能獲得足夠營養以促進疾病預後。

(一) 營養照顧目標

沒有導致身體組織消耗分解的腎前性或腎後阻塞性急性腎損傷,通常不需透析治療,飲食治療的調整則視腎臟排除廢物的能力而定。嚴重的急性腎臟損傷病人,目標在提供足夠的蛋白質與適當的熱量,減低高代謝率對肌肉組織的破壞與蛋白質分解的影響,維持正氮平衡和良好的營養狀態。

(二) 營養需求

急性腎損傷病人早期經常呈現寡尿,故通常需在水分受到嚴格限制的情況下,供給足夠的熱量與蛋白質等營養素。

1. 熱量需求

主要由導致急性腎損傷的疾病決定,而不是腎功能;如腎後阻塞性導致的急性腎損傷,熱量需求較低,但因敗血症、燒燙傷或重大創傷引起之急性腎損傷,熱量需求較高。研究顯示,胰島素抗性是導致急性腎損傷病人蛋白質分解的主要因素,因此,即使給予高熱量,也無法避免肌肉蛋白質分解,然而過多的熱量卻會導致高血糖、產生較多的二氧化碳、影響傷口癒合,增加感染機會,故目前臨床上不給予急性腎損傷病人高熱量,以能維持血糖穩定為主,依 KDIGO 指引,建議量以間接熱量測定器(indirect calorimetry)決定熱量需要或 20~30 kcal/kg,以血糖能維持110~149 mg/dL 為原則。國家考試參考用書 Krause 課本第 15 版仍建議 25~40 kcal/kg dry weight/day。

2. 蛋白質

急性腎損傷病人蛋白質的需要量,依發生原因、治療方式及是否有併發症決定。KDIGO 2012 指引建議,未透析的急性腎損傷病人,蛋白質建議量為 0.8~1.0 g/kg/day,且不應為了延遲透析需要而降低飲食蛋白質攝取量;使用間歇性血液透析治療者,蛋白質每日建議量為 1.0~1.5 g/kg,若使用 CRRT 治療,可增加到每日 1.7 g/kg。而 ASPEN(2016)對於加護病房(ICU)內急性腎損傷病人的建議則是每日 1.2~2.0 g/kg,使用血液透析或 CRRT 時,蛋白質可增加至每日 2.5 g/kg。國家考試參考用書

Krause 課本第 15 版建議未透析病人 0.5 ~0.8 g/kg；透析病人 1.0 ~2.0 g/kg；使用 CRRT 治療者 1.5 ~2.5 g/kg；等待腎功能恢復的穩定期病人 0.8~1.0 g/kg。

3. 水分與電解質

視病人的尿量及是否透析而定。寡尿期要限制，使用 CRRT 治療或多尿期則需要補充。在寡尿期，鈉的排出非常低，因此需嚴格限制鈉的攝取，每日應限制在 2.0~3.0 g 內，若有透析治療或處於多尿期，鈉會大量流失，可能需要補充。

腎臟負責大部分鉀與磷的排泄，因此當腎功能受損時，血鉀與血磷會偏高，但使用 CRRT 治療時，可能導致低血鉀與低血磷，故鉀與磷的需要量，也需視個別狀況做調整，寡尿、未使用透析治療時，需限制鉀與磷的攝取，使用 CRRT 時可能要額外補充。如需限制鉀與磷的攝取量，鉀需限制在每日 2.0~3.0 g 以下，磷的攝取量需少於每日 8~15 mg/kg 以下。

4. 維生素與礦物質

維生素與礦物質等微量營養素的需要量，尚未有明確的定論，目前多數研究認為，葉酸與維生素 B_6 的需要量要增加，維生素 C 則不建議過量補充(<100~200 mg/day)，因維生素 C 在體內會代謝成草酸，可能導致酸血症。急性腎衰竭病人使用靜脈營養時，維生素與礦物質的建議量見表 12-9。

表 12-9　急性腎衰竭病人靜脈營養維生素與礦物質建議量

維生素	建議量	礦物質	建議量
A	3,300 IU/day	鈉	40~60 mEq/L
D	200 IU/day	鉀	10~40 mEq/L
E	10 IU/day	磷	5~10 mmol/L
K	150 μg/day	鈣	5~10 mEq/L
C	200 mg/day	鎂	5~10 mEq/L
B_1	6 mg/day	鋅	2.5~4 mg/day
B_2	3.6 mg/day	銅	0.5~1.5 mg/day
B_6	6 mg/day	鉻	10~15 mg/day
B_{12}	5 μg/day	錳	0.15~0.8 mg/day
菸鹼酸	40 mg/day	硒	40~120 μg/day
葉酸	600 μg/day		
泛酸	15 mg/day		
生物素	60 μg/day		

第七節　腎臟移植

一、腎臟移植手術與治療簡介

　　腎臟移植是將一個捐贈者的健康腎臟，以手術方式植入配對合適的末期腎臟病病人的腹腔，以替代原有腎臟功能的治療方式，通常會將移植的腎臟放在下腹部（圖 12-10），多數的病人不需要將原來的腎臟割除。

　　移植病人需要長期使用抗排斥藥物來預防排斥發生，目前用來維持免疫抑制治療的抗排斥藥物，主要為 calcineurin 抑制劑(calcineurin inhibitor, CNI)，且多會合併使用嘌呤合成抑制劑(purine synthesis inhibitor)與類固醇來預防排斥。常用的 calcineurin 抑制劑有環孢靈(Cyclosporine)與 Tacrolimus (FK506)，嘌呤合成抑制劑常見的為 Mycophenolate Mofetil (MMF)或 Azathiopurine，類固醇中最常使用 Predisolone。Sirolimus 能抑制淋巴球增生與抗癌，近年來也常用於腎臟移植病人。抗排斥藥物的副作用很多且需長期使用，因此移植後的營養照顧主要在於避免藥物的副作用與慢性合併症發生。抗排斥藥物常用的副作用見表 12-10。

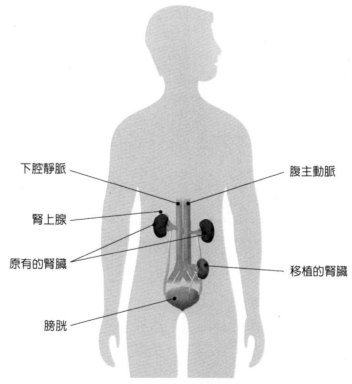

下腔靜脈　　　　　　　　腹主動脈

腎上腺

原有的腎臟　　　　　　　移植的腎臟

膀胱

圖 12-10　腎臟移植

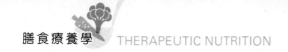

表 12-10　腎臟移植病人抗排斥藥物常見副作用

藥物		副作用
calcineurin inhibitor	Cyclosporine A（Equoral®；賽卜林；Sandimmun Neoral®；新體睦）	高血鉀、低血磷、低血鎂、高血壓、水腫、血糖異常、高脂血症、高尿酸血症、多毛症、牙齦增生、神經毒性（顫抖、頭痛、抽筋）、感染、增加致癌風險、腎毒性
	Tacrolimus (FK506)（Prograft®；普樂可復）	高血糖（主要副作用）、高血鉀、低血磷、低血鎂、高血壓、水腫、神經毒性（顫抖、頭痛、抽筋）、腸胃症狀（噁心、嘔吐、腹瀉、便祕）、感染、增加致癌風險、腎毒性
purine synthesis inhibitor	Mycophenolate Mofetil（MMF, Cell Cept®；山喜多）Mycophenolic Acid（Myfortic®睦體康）	腹瀉、嘔吐（主要副作用為腸胃症狀）、增加病毒感染風險、白血球減少
	Azathilprine（Azapress®阿賽皮士；Imuran®移護寧）	噁心、嘔吐、腹瀉、黏膜炎、喉嚨痛、味覺改變、巨球性貧血
corticosteroids	Predisolone（Predisolone®；去氫可體醇）	高血糖、增加食慾、體重增加、高脂血症、高血壓、骨質疏鬆症、白內障、青光眼、加速蛋白質分解、影響傷口癒合、感染、Cushing's syndrome
mTOR 抑制劑 (mammalian Target of Rapamycin)	Sirolimus（Rapamune®；斥消靈）Everolimus（Certican®；卓定康）	血脂異常、高血壓、低鉀血症、腸胃症狀（便祕、腹瀉、噁心、嘔吐）、影響傷口癒合、口腔潰瘍、肺炎、白血球異常、肝功能異常、蛋白尿

二、營養照顧

　　腎臟移植手術不會對生理產生重大損傷，其營養照顧主要是預防或降低抗排斥藥物的副作用與合併症。不同的藥物，發生的副作用也不相同，且移植初期與穩定後長期使用的藥物劑量不等，產生的影響亦不一樣，因此，移植後初期與過了急性期後的營養照顧目標與飲食原則會不同。

（一）營養照顧目標

初期因需要使用高劑量的抗排斥藥物，會出現較多的藥物副作用，且 calcineurin 抑制劑類的抗排斥藥物具腎毒性，因此維持抗排斥藥物血中濃度的穩定很重要，適當的藥物濃度，可以避免病人發生排斥現象，並能將副作用降至最低。此外，抗排斥藥物會抑制免疫功能，病人容易受到感染，所以也要注意飲食的衛生安全，因此，移植後 1~2 個月急性期的營養照顧目標，為矯正或改善抗排斥藥物的副作用、避免影響藥物濃度的食物、注意飲食的衛生安全。通常移植 3 個月後進入慢性穩定期，抗排斥藥物的劑量會依病人狀況逐漸降低，不過仍需長期持續使用，尤其類固醇是維持免疫抑制必須長期使用的藥物。長期使用這些藥物，易發生高血糖、高血壓、高血脂與骨質疏鬆症等合併症，故慢性期的營養目標為預防或治療免疫抑制藥物導致的慢性合併症。

（二）營養照顧原則

腎臟移植病人的營養治療，依免疫抑制藥物使用的種類與劑量不同，分為急性期與慢性期，兩時期的飲食原則與營養需求皆不同。急性期的原則為提供足夠的蛋白質，促進傷口癒合與合成代謝，以維持良好的營養狀態、矯正改善並降低藥物的副作用、避免影響藥物濃度的食物、注意食品衛生預防感染；慢性期為調整飲食，預防或治療糖尿病、高脂血症、高血壓、肥胖與骨質疏鬆症等慢性合併症。

（三）急性期營養需求

1. 熱量需求

以每日 30~35 kcal/kg 為原則，但 calcineurin 抑制劑類的抗排斥藥物（尤其 Tacrolimus）與類固醇可能導致血糖代謝異常，需避免給予過多的熱量。醣類來源應盡量選擇全穀類，並避開食用精製醣類以防造成高血糖。

2. 蛋白質

腎臟移植後第 1~2 個月為急性排斥期，使用高劑量的抗排斥藥物治療時，會增加蛋白質分解，且手術後生理壓力的影響與傷口癒合都需要蛋白質，此時期蛋白質需要量約為每日 1.3~1.5 g/kg，如果有發燒、感染或其他手術併發症，會增加蛋白質的需要量，依病人情況可能需達每日 1.6~2.0 g/kg。

3. 水分與電解質

為降低水分蓄積及血壓控制，急性期可能需要中度限制鈉的攝取，每日鈉的攝取量應在 2~4 g 間，若沒有高血壓或水腫，則不需限制鈉的攝取。使用 calcineurin 抑制劑治療或出現排斥現象時可能發生高鉀血症，但是使用 Sirolimus 類抗排斥藥可能出現低鉀血症，因此，飲食鉀離子的攝取量需視血鉀濃度調整。

4. 磷與鈣

慢性腎臟病病人的副甲狀腺亢進在移植後不會立即改善，加上抗排斥藥物的影響，多數病人會出現低血磷與輕度的高血鈣，因此飲食中應含適量的磷與鈣。如果出現低磷血症，則需要增加磷的攝取。

5. 飲食注意事項

葡萄柚含有抑制肝臟代謝藥物的酵素，會影響藥物的血液濃度，柚子可能也有類似的作用，因此要避免食用。此外，傳統觀念中可以提高免疫力的食物或草藥，如人參、當歸、木耳、黃耆、靈芝、蜂王漿、大蒜精、紫錐花(echinacea)等也要少吃，以免影響藥物治療效果。

由於腎臟移植病人免疫功能降低，故更要注意飲食衛生安全，如食物要煮熟，不可生食或吃未熟的、水果食用前要徹底清洗，盡量選擇需要剝皮或去皮食用的種類、烹調器具要清洗乾淨、生熟食的砧板、刀具要分開以減少食物受細菌汙染，造成腸胃副作用與感染。

（四）慢性期營養需求

過了急性期，腎臟移植病人蛋白質需要量降低，與一般人相同，每日建議量為 1.0 g/kg，而熱量需求依活動量而定，以維持合理體重為原則。移植後，需長期持續使用免疫抑制藥物，會因藥物副作用影響醣類、脂肪與鈣、磷、維生素 D 的代謝且抑制免疫功能，導致肥胖、高血壓、糖尿病、高脂血症、骨質疏鬆症並增加癌症發生的風險，因此，營養照顧重點在預防或治療這些合併症，飲食需注意血糖與血脂的控制、攝取足夠的鈣質、增加纖維質；鈉、鉀、磷、鈣等營養素，則視病人是否有水分蓄積、高血壓與血液生化值濃度調整。腎臟移植病人飲食原則與營養素建議量整理於表 12-11。

表 12-11 腎臟移植病人飲食原則與營養素建議量

項目	急性期	慢性期
飲食原則	1. 降低藥物的副作用 2. 提供足夠的蛋白質促進傷口癒合與合成代謝 3. 避免影響藥物濃度的食物 4. 注意食品衛生預防感染	1. 預防或治療藥物產生的慢性合併症：糖尿病、高脂血症、高血壓、肥胖與骨質疏鬆症 2. 避免影響藥物濃度的食物 3. 注意食品衛生預防感染
熱量	30~35 kcal/kg/day 或基礎代謝率的 130~150%	視活動量而定，以維持理想體重為原則
蛋白質	1.3~1.5 g/kg/day 有感染、發燒併發症：1.6~2.0 g/kg	1.0 g/kg/day
醣類	占總熱量的 50~55%（若血糖異常，需限制精製醣類的攝取）	
脂肪	占總熱量的 30~35%（血脂異常時依高脂血症飲食調整）	
鈣	1,200 mg/day; 維生素 D_3 2,000 IU	
鈉	2~4 g/day；視水分蓄積及血壓而定	
磷	視血磷值而定，可能需要額外補充	視血磷值而定
鉀	依血鉀濃度，限制或補充	
維生素與礦物質	DRIs 建議量	
水	2 L/day 視尿量調整	

THERAPEUTIC NUTRITION

第八節　腎結石

　　腎結石(nephrolithiasis)是尿液成分濃縮結晶產生的疾病，好發於 40~50 歲男性，約有 10%的成年男性及 3%的女性患有腎結石。若有家族史、肥胖或糖尿病、代謝症候群會增加腎結石的發生率。腎結石的種類有許多種，依結石的化學成分可分為鈣質結石、尿酸結石、胱胺酸結石(cysteine)及磷酸氨鎂結石(struvite)等。無論結石的組成為何，其臨床症狀皆相似，但形成原因與飲食治療原則略有不同。

　　治療腎結石的方式包括體外震波碎石術、手術、藥物治療及飲食控制。通常先以體外震波碎石術，利用超音波將結石擊碎，讓結石變小隨尿液排出，如果結石過大無法以超音波碎石術治療時，則需以手術方式取出。藥物治療可降低尿鈣排出量

或將尿液鹼化，以降低結石形成，飲食治療能增加尿量並改變尿液成分，在預防腎結石復發上具有重要角色。

壹 鈣質腎結石

　　鈣質腎結石是最常見的腎結石；約有 80%的病人其結石成分為鈣質腎結石，主要為草酸鈣(calcium oxalate)與磷酸鈣(calcium phosphate)結石，草酸鈣結石約占 60%，磷酸鈣結石約占 10%，二者混和存在者約 10%。高鈣尿(hypercalciuria)與高草酸尿(hyperoxaluria)是形成鈣質腎結石的主要原因。

一、分類

（一）高鈣尿症

1. 病因

　　高鈣尿症是形成鈣質腎結石最重要的原因，約占鈣質腎結石的三分之一至二分之一。高鈣尿症的定義有三種：(1) 24 小時尿液中，男性鈣含量＞300 mg、女性鈣含量＞200 mg；(2)隨機取樣的尿液鈣含量＞4 mg/kg/day。

　　高鈣尿症因造成原因不同，又分為自發性高鈣尿症(idiopathic hypercalciuria)與次發性高鈣尿症(secondary hypercalciuria)。自發性高鈣尿症的形成原因，主要是腸道對鈣吸收異常增加，或是腎小管對鈣的再吸收作用降低，使得鈣在尿液中的排泄增加，是造成高鈣尿症最常見的兩個因素，此外，長期臥床也會導致自發性高鈣尿症；次發性高鈣尿症是因原發性副甲狀腺機能亢進、遠端腎小管酸血症、類肉瘤病(sarcoidosis)、甲狀腺亢進、過量攝取維生素 D、長期使用類固醇等導致高鈣尿。

2. 治療原則

　　預防原發性副甲狀腺亢進與遠端腎小管酸血症導致的腎結石復發，必須治療疾病才能矯正導致的代謝缺陷。副甲狀腺亢進需以手術切除副甲狀腺腫瘤，而遠端腎小管酸血症的治療，則需使用重碳酸鹽及鉀來矯正，飲食治療在預防這二種腎結石復發的角色不大。

（二）高草酸尿症

1. 病因

　　高草酸尿症是指每日尿液草酸含量大於 40 mg。導致高草酸尿的原因有原發性(primary)及腸因性(enteric)二種。原發性高草酸尿症，是遺傳性的代謝障礙疾病造成，因甘胺酸(glycine)形成草酸過程中的抑制酵素有缺陷，導致產生過量的草酸，病人尿液草酸含量為正常人的 3~8 倍，會反覆產生草酸鈣結石，並沉積在腎臟實質組織導致腎功能損壞；腸因性高草酸尿症是由於腸道過度吸收草酸造成，常見於發炎性腸道疾病(inflammatory bowel disease)如克隆氏症(Crohn's disease)、腸繞道手術與胰臟功能不全的病人。有研究認為，過量攝取維生素 C 可能也是腸因性高草酸尿症的成因，維生素 C 會代謝成草酸，因此攝取過多的維生素 C 可能增加尿液草酸的含量，但攝取高劑量的維生素 C 是否會造成高草酸尿症，繼而增加草酸鈣結石的發生率，目前尚未有定論。此外，飲食攝取過多的草酸與腸道草酸分解菌的含量降低，可能也是腸因性高草酸尿症形成的原因之一。

2. 治療原則

　　維生素 B_6 為草酸形成抑制酵素的輔酶，補充高劑量維生素 B_6 可以降低草酸形成，但飲食治療對於預防原發性高草酸尿症引起的草酸鈣腎結石復發效果非常有限。每日尿液草酸排出量高於 30 mg 的人，可能需要降低高草酸食物的攝取。

二、營養照顧

　　腎結石很容易復發，因此營養照顧目標為預防復發。其飲食原則為攝取足夠水分、減少動物性蛋白質、降低鈉的攝取、攝取足夠的鈣質與鉀及補充檸檬酸(critic acid)。

（一）攝取足夠水分

　　尿量少是導致腎結石的最重要因子，不論結石的成分及形成原因，多喝水是預防腎結石復發最基本、最有效的方法。預防腎結石復發，每日至少需飲用 2.5~3 L 以上的水，使每日尿量維持 2~2.5 L 以上。茶、咖啡、啤酒、紅酒、柳橙汁等飲料是否能降低腎結石的風險，研究結果尚不一致，但有研究顯示，增加葡萄柚汁攝取，會提升腎結石發生率。此外，腎結石病人應避免碳酸飲料，因其含磷酸可能會酸化尿液增加結石風險。

（二） 減少動物性蛋白質攝取

動物性蛋白質的攝取增加會使得尿鈣的排泄變多，且降低尿液檸檬酸的含量，提高結石復發的風險，故為預防復發，動物性蛋白質的攝取量不要高於每日蛋白質建議攝取量(DRIs) 0.8~1.0 g/kg。

（三） 降低鈉的攝取

鈉攝取過多會增加尿鈣排出，因此減少鈉攝取有助於降低鈣結石形成。高鈣尿症病人鈉的攝取量每日要小於 2,300 mg，但使用利尿劑降低尿鈣排出時，飲食僅需輕度限制鈉的攝取。

（四） 攝取足夠的鈣質，避免高草酸食物

過去認為腎結石病人應使用低鈣飲食來預防復發，然而並沒有研究顯示降低鈣質攝取可減少其發生率。近來流行病學研究表示，飲食鈣質攝取量高者因有足夠的鈣質，能增加鈣與草酸在腸道的結合（每 150 mg 鈣可結合 100 mg 草酸），減少草酸吸收，反而能降低尿液草酸濃度，使尿液草酸鈣結晶的形成變少，其腎結石的發生率甚至比低鈣攝取者低。

飲食攝取足夠的鈣質能降低尿液草酸量，低鈣飲食會增加草酸的吸收，而增加尿液草酸的排泄，反而對於預防鈣結石復發有負面影響。使用鈣片對預防結石復發的保護作用比飲食低，欲以補充鈣片預防腎結石復發時，需與食物一起食用(with meal)。

根據研究，預防高草酸尿症引起的腎結石，降低尿液草酸的含量比降低尿鈣的濃度更有效。菠菜、草莓、巧克力、小麥麩皮與全穀麥類製品、甜菜、茶、堅果類（杏仁、花生、核桃）、高劑量的薑黃(turmeric)、大黃根(rhubarb)會增加尿液草酸排泄，只要在飲食中避免這些食物，就可以達到低草酸飲食的效果。亦有研究指出，攝取適當的鈣質、降低動物性蛋白質與低鹽飲食，其降低草酸的排出量大於傳統的低草酸飲食。

（五） 攝取足夠的鉀

研究顯示增加飲食中鉀離子的攝取，可以降低尿鈣排泄並降低腎結石的風險。

（六）補充檸檬酸

研究顯示約半數腎結石復發的病人有低檸檬酸尿症(hypocitraturia; urinary citrate <300 mg/day)。檸檬酸與草酸會競爭與鈣結合，而檸檬酸鈣的溶解度大，不易形成結晶，因此，增加尿液中檸檬酸濃度，可以降低草酸鈣結晶的形成，降低腎結石的復發率。

（七）其他影響腎結石的飲食因素

體內草酸合成 35~55%來自維生素 C，50~70%來自甘胺酸的代謝產物 glyoxylic acid；雖然增加維生素 C 攝取是否能增加草酸排泄仍有爭議，不過腎結石病人最好不要使用維生素 C 營養補充劑，以免增加結石復發的機率，維生素 C 營養補充劑每日不要超過 1,000 mg，易發生草酸鈣結石者最好每日不要超過 90 mg。

研究顯示，飲食中攝取過多的磷，會增加磷酸鈣結石的機率，而高胰島素血症會促進尿鈣的排泄，至於果糖則會使得鈣與草酸的排泄、尿酸的產生與排泄增加、提高胰島素抗性與酸化尿液，皆有引發腎結石的風險。飲食中攝取較多的鎂與維生素 B_6，可降低尿液草酸的排泄，減少腎結石發生。另外，胃整形減肥手術(Rouxen-Y gastric bypass)會導致高草酸尿，可能增加結石機率。有研究顯示 ω-3 脂肪酸(EPA; DHA)會降低尿鈣排出，ω-6 脂肪酸(arachidonic acid)會增加尿液鈣與草酸的排出，可能影響腎結石發生率。

貳 尿酸結石

一、病因

泌尿道尿酸結石的成因與痛風、發炎性腸道疾病(inflammatory bowel disease)和惡性腫瘤(lymphoproliferative & myeloproliferative disease)有關；肥胖、糖尿病與高血壓病人尿酸結石發生率高，尤其男性。高尿酸血症的病人若使用促進尿酸排泄的藥物，會增加尿液尿酸濃度，提高尿酸腎結石的形成率；嚴重腹瀉者，因流失過多的重碳酸鹽，導致尿液過度酸化，也會增加尿酸腎結石的發生。

二、營養照顧

除了尿酸排泄過多，酸性尿液(pH <5.5)是形成尿酸結石的重要因素，是唯一可以用鹼化尿液溶解的結石，因此營養照顧目標除了降低尿酸的產生，還要矯正過酸

的尿液。飲食原則為增加水分攝取、避免攝取過多的蛋白質與高普林食物、採用鹼性飲食。以藥物補充檸檬酸也可有效改善酸性尿液。

（一）增加水分攝取

增加水分攝取可以降低尿液的酸性，使尿液酸鹼值維持在 6.0~6.5 微酸性的正常範圍內，有助於降低尿液中尿酸結晶的形成。每日水分攝取建議量與鈣質腎結石相同，至少需飲用 2.5~3 L 以上，使尿量維持 2~2.5 L 以上。

（二）避免攝取過多的蛋白質與高普林食物

動物性蛋白質攝取過多是形成腎結石的危險因子，因會增加尿酸的產生、增加尿液中尿酸與鈣的排泄、提高尿液的酸度、降低檸檬酸的排泄，故此類病人更應避免攝取過量的蛋白質，並減少高普林食物攝取以降低結石的復發率。

（三）鹼性飲食

食物的種類可能會影響尿液的酸鹼度；食物經代謝後產生鈉、鉀、鈣及鎂等陽離子多者稱為鹼性食物，產生氯、磷及硫等陰離子多者，稱為酸性食物。一般而言，牛奶、蔬菜與大多數的水果（李子、梅子、桃子與蔓越莓除外）為鹼性食物，動物性蛋白質（如豬肉、雞肉、牛肉、魚類、蛋及乳酪等）與五穀根莖類等主食（如米飯、麵條及馬鈴薯等）是酸性。因此，鹼性飲食需多攝取蔬菜水果並減少動物性蛋白質攝取。

參　胱胺酸結石

一、病因與治療原則

胱胺酸結石是由於胱胺酸代謝異常造成，為遺傳性疾病，病人雖不多(1~2%)但治療困難。正常人每日胱胺酸尿(cystinuria)小於 20 mg，胱胺酸代謝異常者會大於 250 mg。胱胺酸結石通常會造成不可逆的腎功能損壞，此種結石在尿液 pH >7 以上時為可溶性，因此可使用藥物鹼化尿液治療。

二、營養照顧

飲食治療原則為：(1)增加水分攝取：每日水分攝取量要高於其他種類的腎結石需達 4 L 以上；(2)低鈉飲食：降低鈉攝取可以降低胱胺酸排泄；(3)降低動物性蛋白質攝取；(4)增加富含檸檬酸(citrate)與蘋果酸(malate)的蔬菜水果攝取，如檸檬、柳橙、番茄、香瓜；(5)使用鹼性飲食並配合藥物鹼化尿液，使尿液酸鹼值達 7.5 以上。

肆 磷酸氨鎂結石

一、病因與治療原則

腎結石病人中約有 5%為磷酸胺鎂結石(struvite stones; triple-phosphate or infection stones)，不同於其他種類的腎結石男性較多，此種結石女性發生率較高。其結石成分含有氨、鎂及磷酸三種鹽類(magnesium ammonium phosphate, carbonate apatite)，由泌尿道感染尿素分解菌(*Pseudomonas*、*Klebsiella*、*Proteus mirabilis*、*Urealyticum*)引起，尿液呈鹼性。此類細菌會分解尿素產生大量的氨，其結石會沉積在腎盂(renal pelvis)，形成鹿角狀的結石，故也稱為鹿角結石，病人若未妥善治療容易引起反覆的腎盂腎炎(pyelonephritis)繼而造成腎衰竭。

治療方法為以手術或超音波碎石術排除結石，並使用抗生素預防結石復發。

二、營養照顧

飲食治療對於預防此種結石復發影響不大，但有研究顯示蔓越莓汁可以酸化尿液，可能有益於降低磷酸氨鎂結石病人的泌尿道感染。

專有名詞介紹
TERMINOLOGY

1. 氮血症(azotemia)：血液累積不正常量的尿素、尿酸與肌酸酐或其他含氮廢物。

2. 寡尿(oligulia)：每日尿量少於 500 ml。

3. 腎病症候群(nephrotic syndrome)：腎絲球喪失對蛋白質的障壁作用產生的症狀；其特徵為嚴重大量蛋白尿、低白蛋白血症、水腫、高膽固醇血症、高凝血狀態及不正常的骨代謝。

4. 腎炎症候群(nephritic syndrome)：由於腎絲球微血管叢急性發炎產生，會出現血尿、高血壓及輕度喪失腎功能等症狀。

5. 末期腎臟病(end-stage renal disease, ESRD)：腎臟無法排除廢物、喪失維持體液及電解質的平衡與製造荷爾蒙的能力。

6. 尿毒症(uremia)：一種臨床症狀；導因於血液中含氮廢物累積，產生疲勞、無力、噁心、嘔吐、肌肉痙攣、搔癢、口腔有異味及神經障礙等症狀。

7. 血液透析(hemodialysis)：一種清除血液代謝廢物的方法。利用血液通過人工腎臟半透膜的擴散作用排除體內的代謝廢物，並以超過濾作用移除過多的水分。

8. 腹膜透析(peritoneal dialysis)：一種清除血液代謝廢物的方法。血液透過腹膜與透析液進行擴散作用來清除代謝廢物，可分為連續性可攜式腹膜透析(continuous ambulatory peritoneal dialysis, CAPD)及自動腹膜透析二大類(automated peritoneal dialysis, APD)。

9. 腎臟骨病變(renal osteodystrophy)：慢性腎臟病導致的骨骼代謝異常，為末期腎臟疾病常見的併發症。目前稱為慢性腎臟病礦物質與骨骼代謝異常疾病(CKD-mineral and bone disorders, CKD-MBD)，會造成骨質疏鬆症與血管鈣化，是末期腎臟病病人心血管疾病與死亡的重要原因。

10. 鈣過敏(calciphylaxis)：鈣磷沉積在傷口或血管等組織上，造成傷口無法癒合、血管硬化與栓塞，導致壞死的皮膚病變。

11. 透析中靜脈營養(intradialytic parenteral nutrition, IDPN)：血液透析病人特有的非經腸道的營養供給方式，其原理與中央靜脈營養相似，但血液透析病人不需要置放導管，直接使用透析的血管通路輸入胺基酸、葡萄糖或脂質乳劑等營養溶液。

12. 尿素廓清量(Kt/V urea)：評估尿素清除率的公式，測量固定時間內從病人血液移除尿素量的一種方法，K 是人工腎臟的尿素清除率，t 是每週透析的時間，V 是尿素分布的容積。

13. 尿素減少百分比(urea reduction rate, URR)：透析後與透析前尿素減少的比率，用來評估病人是否有足量透析的簡便公式。

14. 總氮質等量之蛋白質量(normalized protein equivalent of nitrogen appearance, nPNA)：假定病人在沒有特殊分解或合成代謝的穩定情況下，蛋白質在體內代謝後主要產生尿素氮的原理，用來推估飲食蛋白質的攝取量。

15. 腎結石(nephrolithiasis)：尿液成分濃縮結晶形成石頭的疾病。

案 例 探 討
CASE DISCUSSION

1. 張先生，男性，68 歲，身高 170 cm，體重 70 kg，因常常覺得疲倦夜晚睡不好到醫院看診，發現腎功能異常，生化檢驗報告如下（括弧內數值為正常值範圍）：BUN: 83 (7~20) mg/dL、creatinine: 4.2 (0.5~1.3) mg/dL、eGFR: 16.3 ml/min、potassium: 4.8 (3.5~5.5) mEq/L、phosphorus: 4.9 (2.3~5.1) mg/dL、calcium: 8.5 (8.2~9.5) mg/dL、Hb: 9.6 (12~14) g/dL、urine output: 1,100 ml。主治醫師診斷其有慢性腎衰竭情形，並開了一張營養會診單，您需要在 48 小時內給予營養衛教。請回答下列問題：
   (1) 依據 KDOQI 建議，張先生目前為慢性腎臟病第幾期？
   (2) 依據 KDOQI 建議，在您的飲食指導中，張先生每日蛋白質的建議量應為多少？

2. 四年後張先生因為很喘覺得呼吸困難、食慾不振、血壓偏高，經門診生化檢驗報告發現：BUN: 135 mg/dL、creatinine: 11.3 mg/dL、potassium: 6.2 mEq/L phosphorus: 6.8 mg/dL、urine output: 100~150 ml，醫師診斷後告訴他需要進行透析治療。請回答下列問題：
   (3) 如果他使用血液透析治療，每日飲食蛋白質的建議量為何？
   (4) 使用血液透析治療時，每日水分攝取的建議為何？
   (5) 如果使用腹膜透析治療，每日飲食蛋白質建議量為何？
   (6) 張先生使用腹膜透析治療時，每日飲食熱量應給予多少？
   (7) 張先生若進行腎臟移植，他的飲食在腎臟移植後第一個月（急性期）每日蛋白質攝取建議量為何？
   (8) 移植後哪個生化值會顯著與移植前不同，要特別小心其降得太低？

學習評量

REVIEW ACTIVITIES

( ) 1. 下列何者是慢性腎衰竭病人血鈣降低最根本的原因？
(A)腸道對鈣的吸收能力降低
(B)腎臟無法活化維生素 D
(C) PTH 分泌量下降抑制了骨鈣的游離
(D)低蛋白飲食無法攝取足夠的鈣質

( ) 2. 對於腎功能不良的病人而言，早期控制哪兩種營養素的攝取，有助於延緩腎衰竭的速度？
(A)蛋白質與鉀　(B)蛋白質與磷　(C)磷與鉀　(D)磷與鈣

( ) 3. 以下何項飲食建議不適合腹膜透析病人？
(A)應降低鉀離子攝取　　　　　　(B)應限制磷高而蛋白質不佳的食物
(C)飲食中應避免高飽和油脂食物　(D)飲食中應避免加糖食物

( ) 4. 下列何項飲食因素攝取過多可能增加腎結石復發機會？
(A) fructose　(B) calcium　(C) magnesium　(D) potassium

( ) 5. 下列何種結石女性的發生率高於男性？
(A)草酸鈣結石　(B)胱胺酸結石　(C)尿酸結石　(D)磷酸氨鎂結石

( ) 6. 腎臟移植三年後最不可能產生的合併症為下列何者？
(A)高脂血症　(B)骨質疏鬆症　(C)副甲狀腺功能亢進　(D)糖尿病

( ) 7. 下列何種食物在腎臟移植後不宜大量食用？
(A)葡萄　(B)葡萄柚　(C)奇異果　(D)蘋果

( ) 8. 下列飲食因子，何者與增加鈣質腎結石復發有關？
(A) Na^+　(B) Mg^{2+}　(C)維生素 B_6　(D) K^+

( ) 9. 下列何者不是預防草酸鈣腎結石復發的飲食原則？
(A)多喝水，每日應飲用 1.5~2.0 L 以上
(B)應限制飲食中鈣質的攝取量
(C)降低鈉的攝取
(D)減少動物性蛋白質攝取

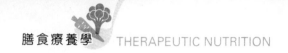

（　）10. 下列何者不是腎病症候群常見的臨床症狀？
　　　　(A)每日尿蛋白大於 3.5 g　(B)低白蛋白血症　(C)水腫　(D)高血壓

解答

BBAAD　CBABD

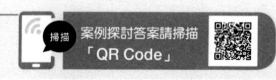

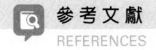

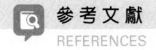

參考文獻
REFERENCES

Byham-Gray, L., & Wiesen, K. (2004). *A clinical guide to nutrition care in kidney disease.* American Dietetic Associati.

Druml, W. (2005). Nutritional management of acute renal failure. *Journal of renal nutrition, 15*(1), 63-70.

Kaysen, G. A. (1997). Nutritional management of nephrotic syndrome. *Nutritional management of renal disease.* Elsevier.

Kidney Disease: Improving Global Outcomes (KDIGO) Acute Kidney Injury Work Group. (2012). KDIGO clinical practice guideline for acute kidney injury. *Kidney Int Suppl, 2*(1), 1-138.

Kidney Disease: Improving Global Outcomes (KDIGO) CKD-MBD Work Group. (2009). KDIGO clinical practice guideline for the diagnosis, evaluation, prevention, and treatment of Chronic Kidney Disease-Mineral and Bone Disorder (CKD-MBD). *Kidney international. Supplement,* (113), S1.

Kopple, J. D. (2000). National kidney foundation KDOQI clinical practice guidelines for nutrition in chronic renal failure. *American journal of kidney diseases,35*(1), S140.

Kopple, J. D. (2003). National kidney foundation KDOQI clinical practice guidelines for management of dyslipidemias in patients with kidney disease. *American journal of kidney diseases,41*(4), S1-S91.

Levey, A. S., Greene, T., Beck, G. J., Caggiula, A. W., Kusek, J. W., Hunsicker, L. G., & Klahr, S. (1999). Dietary protein restriction and the progression of chronic renal disease: What have all of the results of the MDRD study shown? *Journal of the American Society of Nephrology, 10*(11), 2426-2439.

Levin, A., & Rocco, M. (2006). KDOQI clinical practice guidelines and clinical practice recommendations for anemia in chronic kidney disease. *American journal of kidney diseases, 47*(5).

Mahan, L. Kathleen.,Escott-Stump, Sylvia. (2017). *Krause's Food & Nutrition Therapy* (14th ed.) . Elsevier Health Science.

Mitch, W. E., & Ikizler, T. A. (Eds.). (2010). *Handbook of Nutrition and the Kidney.* Lippincott Williams & Wilkins.

Mitch, W. E., Walser, M., Buffington, G. A., & Lemann Jr, J. (1976). A simple method of estimating progression of chronic renal failure. *The Lancet, 308*(7999), 1326-1328.

National Kidney Foundation. KDOQI Clinical Practice Guideline for Nutrition in Children with CKD: 2008 Update. *Am J Kidney Dis 53*: S1-S124, 2009 (suppl 2).

National Kidney Foundation. KDOQI Clinical Practice Guidelines and Clinical Practice Recommendations for 2006 Updates: Hemodialysis Adequacy, Peritoneal Dialysis Adequacy and Vascular Access. *Am J Kidney Dis 48*:S1-S322, 2006 (suppl 1).

Pedrini, M. T., Levey, A. S., Lau, J., Chalmers, T. C., & Wang, P. H. (1996). The effect of dietary protein restriction on the progression of diabetic and nondiabetic renal diseases: A meta-analysis. *Annals of internal medicine, 124*(7), 627-632.

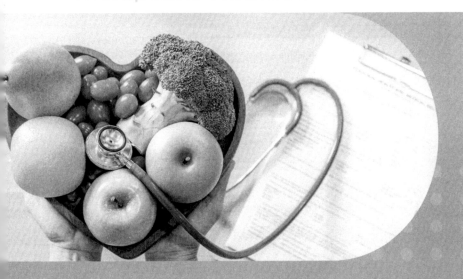

CHAPTER

13

Therapeutic Nutrition

葉松鈴／編著

新陳代謝疾病的營養照顧

本章
大綱

1. 了解骨質疏鬆症的病因、預防方法及飲食原則。

2. 了解關節炎的種類、病因及飲食原則。

3. 了解痛風的病因、症狀、治療及飲食原則。

4. 了解腎上腺皮質功能失調與甲狀腺功能失調的症狀、治療及飲食原則。

5. 了解先天性代謝異常疾病，包括苯酮尿症、半胱胺酸尿症、楓糖漿尿症、半乳糖血症、蠶豆症、腎上腺腦白質退化症、威爾森氏症及纖維性囊腫的病因、症狀、治療及飲食原則。

前言 | INTRODUCTION

　　新陳代謝是指生物體為了維持生命，在細胞內所進行的一連串化學反應；過程極其複雜，需要許多酵素、輔因子、荷爾蒙的參與調控。當某些因素造成器官機能退化、酵素活性改變、輔因子生合成異常或荷爾蒙失調時，便會使新陳代謝過程受阻，輕則影響日常生活，重則造成器官損傷、失能，甚至死亡，唯有正常的新陳代謝，才能維護身體的整體健康。

　　新陳代謝疾病的病因皆不相同，有些是因身體功能改變而導致荷爾蒙分泌異常，有些則為先天性遺傳，無法避免；其種類繁多，部分可透過藥物控制，但也存在著無法治療的疾病。本章將介紹可藉由飲食治療緩解症狀的新陳代謝疾病，以期減輕病人身體代謝負擔、維持營養狀態，並使先天性代謝異常病童能正常的生長發育。

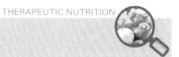

THERAPEUTIC NUTRITION

第一節　骨質疏鬆症

　　骨質疏鬆症(osteoporosis)是一種因骨量減少或骨密度降低，而使骨骼細微結構發生破壞的疾病，若破壞程度高將導致骨骼脆弱，並使骨折的危險性明顯增高。一般而言，骨質密度約在 30 歲時達到巔峰，其後骨質逐漸減少，50 歲開始流失加劇，隨著年齡增長而漸增，特別是停經後的婦女，極易因骨質的漸次流失而導致骨質疏鬆（圖 13-1）。高危險因子包括年齡大於 60 歲、有骨質疏鬆之家族史或雙親髖關節骨折病史、過度減重或高強度運動造成的停經、男性雄性素分泌過低、吸菸、任何原因造成的卵巢切除或停經造成雌激素分泌過低、過度飲酒或咖啡、任何

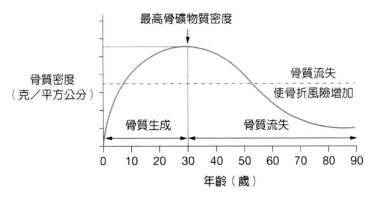

最高骨礦物質密度

骨質密度
（克／平方公分）

骨質流失
使骨折風險增加

骨質生成　　骨質流失

0　10　20　30　40　50　60　70　80　90
年齡（歲）

圖 13-1　骨質密度隨年齡之變化

參考資料：Karen, C. N., Rickelle, R. (2020). Nutrition and Bone Health.In J. L. Raymond & K. Morrow (Eds.), *Krause and Mahan's Food and the Nutrition Care Process* (15th ed., pp.473). Elsevier.

疾病或狀況影響鈣或骨質的代謝、鈣或維生素 D 攝取不足、長期服用某些藥物（如皮質類固醇）、肌少症、體重過輕、BMI<18.5 kg/m^2 等。

　　骨質疏鬆可依據骨密度 T 值(T-score)≦-2.5 來判定；而骨密度之測定，因超音波測定腳跟骨之準確度不如雙能量 X 光測定儀(dual-energy x-ray absorptiometry, DEXA)，故通常會以 DEXA 做測量工具，並應同時測量腰椎或兩側髖骨，較可得到準確數據。骨密度與 20~29 歲年輕同性比較，所計算出的 T 值≧-1.0 時為正常骨量；當 T 值介於-1.0~-2.5 間為骨質缺乏(osteopenia)；當 T 值≦-2.5 時則診斷為骨質疏鬆症。血清中的 osteocalcin、procollagen type 1 N-terminal propeptide (PINP)濃度被建議作為骨質生成的指標，而血液和尿液中的 collagen type 1 cross-linked C-telopeptide (sCTX)則是骨質分解的指標。

一、病因

　　骨質疏鬆症可分為原發性及續發性兩類。

（一）原發性骨質疏鬆

　　原因有二，其一為自然老化所致，年齡所引發的骨質疏鬆常見於 70 歲以上的老年人；其二為雌激素(estrogen)缺乏導致的骨質疏鬆，發生於停經後或任一原因的卵巢切除，使得雌激素分泌降低，造成骨小樑(trabecular bone)流失。與正常骨質同齡婦女相較，停經後骨質疏鬆婦女的腰椎骨流失量可達 25~40%，其他部位如骨盆、肋骨和近端股骨的骨質量也會降低。雖然骨質流失於男女雙方皆會發生，但女性因骨質量較小，通常較男性嚴重。

（二） 續發性骨質疏鬆

因藥物或疾病所導致。藥物如長期使用皮質類固醇(Corticosteroid)、肝素(Heparin)、抗癲癇藥物(Phenytoin、Phenobarbital)、環孢黴素(Cyclosporine)、四環黴素(Tetracyclin)、含鋁的制酸劑(Aluminum-containing antiacid)、質子幫浦抑制劑、甲狀腺荷爾蒙(Thyroid hormone)、鋰鹽(Lithium)、利尿劑(Lasix、Thiazide)、葉酸拮抗劑(Methotrexate)等；某些疾病會造成鈣的吸收減少或骨質流失，如甲狀腺機能亢進、糖尿病、慢性腎衰竭、慢性阻塞性肺病、長期腹瀉、腸道吸收不良、部分胃切除或半身不遂等。

二、治療原則

（一） 運動與活動

缺乏運動及靜態的生活模式會造成骨質流失，但負重的壓力能夠增加骨質密度，肌肉收縮亦可刺激成骨細胞功能，可有效維持健康的骨質，特別是上半身的活動；常規耐力型運動及快步行走、爬山、爬樓梯皆有助於保留骨密度。負重活動建議每週實行 3~5 次、阻力運動每週 2~3 次，而骨受力的活動如舉啞鈴等，每週30~60 分鐘。

（二） 調整飲食與生活型態

戒菸、戒酒或少量飲酒；避免過度飲用咖啡。

（三） 藥物治療

由於長期用藥的效果仍不確定，故多建議藥物治療的時間為 5 年，而非終身。美國藥物食品檢驗局(FDA)核可，能夠預防骨質疏鬆的藥物包括：

1. 雌激素替代療法(estrogen replacement therapy, ERT)：常用於停經後婦女，可改善停經症候群，但有增加子宮內膜癌及乳癌的潛在風險。

2. 雙磷酸鹽(bisphosphonate)：抑制破骨細胞活性以降低骨吸收，減低骨折風險，但可能會出現腸胃道副作用及引發下顎骨壞死（少數）。

3. 選擇性雌激素接受器調節性藥物(selective estrogen receptor modulators, SERMS)：作用於骨組織的雌激素接受器上，以減少骨質分解，對子宮或乳房組織的雌激素接受器影響甚微，不致引起兩者病變。最常見的副作用為熱潮紅。

三、營養照顧

　　骨質的健康及維持需要熱量、蛋白質及許多維生素、礦物質的參與，足夠熱量、均衡飲食、維持理想體重為維護骨質健康所必需。

　　蛋白質和鈣是骨質最重要的成分，故足夠的蛋白質及鈣攝取對維持骨質非常重要，略高於建議攝取量的蛋白質可減緩老年人骨質流失，降低髖骨骨折風險，增進骨質健康，但不建議過高的蛋白質攝取；而鈣的建議攝取量則如 DRIs 的建議，見表 13-1。鈣的來源由食物中攝取最佳，若從食物無法獲得所需鈣質，才考慮由營養補充劑補足。此外，50 歲以上建議每天攝取維生素 D 15 μg (600 IU)，而以藥物治療骨質疏鬆的病人則建議 800 IU，若食物無法提供足夠攝取量，則建議由營養補充劑補足。

表 13-1　DRIs 的鈣建議攝取量

分類	建議攝取量(mg/day)
青春前期及青春期	1,200
孕婦、哺乳婦女及 50 歲前的成人	1,000
50 歲後（不分男女）	1,200

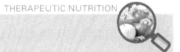

第二節　關節疾病

　　關節炎(arthritis)是指造成關節部位發炎的一種疾病。關節炎是一個集合名詞，分成兩大類別：(1)系統性自體免疫性關節炎(autoimmune arthritis)；(2)非系統性的骨關節炎(osteoarthritis, OA)。此二類關節炎分別包含多種不同疾病，如類風濕性關節炎和痛風即屬於自體免疫性關節炎，而退化性關節炎屬非系統性的骨關節炎。本節將針對常見的類風濕性關節炎、退化性關節炎以及痛風做詳細介紹。

一、類風濕性關節炎

（一）病因

　　類風濕性關節炎(rhematoid arthritis, RA)是一種慢性自體免疫系統性的關節病變，其致病機制至今仍不明，一般認為和遺傳基因及環境因素有關，以女性的罹患率較高，病情常因身心壓力而加重。

（二）症狀

關節會產生疼痛、僵硬，並影響肌肉韌帶及喪失肌腱功能，最常發生於四肢近端的指間關節，但對關節外的組織也會造成影響，可能受影響的部位包括間質組織、血管、軟骨、全身骨組織、肌腱、滑液膜，使得滑膜腫脹、周圍組織發炎。此外，也可能改變腸道黏膜功能、發生貧血及心血管疾病，而全身性慢性發炎反應恐怕還會引發修格連氏症候群(Sjögren's syndrome)。

修格連氏症候群是一種因長期慢性發炎反應引致的異常，特徵為多腺體組織的破壞，造成結膜乾燥、角膜結膜炎、口乾、淚水和唾液分泌減少，病人可能有嗅覺和味覺的異常、舌炎、口角炎、咀嚼吞嚥困難、齲齒等症狀。

（三）營養照顧

類風濕性關節炎會以幾個層面來影響病人的營養狀態，如活動能力受限制、全身性發炎反應增加了代謝速率、因唾液及其他分泌液的減少影響食物攝取、消化道黏膜的改變影響消化和吸收，其營養照顧原則如下：

1. 均衡飲食及選擇新鮮食材，避免加工、速食、添加過多糖及可能會引起過敏的食物。

2. 因活動受限通常熱量消耗較低，需根據體重和活動量做調整。

3. 蛋白質的建議攝取量，若為營養狀態良好的病人，則與正常成人相同；營養不良或正處於發炎時期者，建議 1.5~2 g/kg。蛋白質來源以瘦的動物肉品如雞肉、魚肉及豆類、核果為主。

4. 脂肪約占總熱量的 30%，並增加 ω-3 脂肪酸的攝取，包括由魚油獲得之 EPA、DHA 或植物種子胚芽所提供的次亞麻油酸(α-linolenic acid)，以降低發炎反應。

5. 抗氧化營養素之維生素 A、C、E 的補充，可能有助於降低體內氧化壓力。

6. 攝取足夠的鈣和維生素 D 以預防骨礦物質的流失。

7. 常用於控制疼痛和發炎的藥物如 Non-steroidal anti-inflammatory drug (NSAIDs)、Cyclooxygenase (COX)-2 抑制劑和皮質類固醇，會造成維生素 B_6 代謝受阻；Methotrexate 可能會造成血中同半胱胺酸增高，故補充維生素 B_6、B_{12} 和葉酸有助於降低血中同半胱胺酸濃度。

8. 降低修格連氏症候群所造成的影響；如時常漱口降低齲齒風險、將食材切成小塊，以湯汁烹煮成軟質、攝取較濕潤的食物，避免過熱或過冷及容易造成刺激的柑橘類和辛辣物、使用人工唾液或相關產品以刺激唾液分泌。

二、 退化性關節炎

（一） 病因

　　正常狀況下軟骨的存在可使骨關節平順轉動，當關節過度使用，使得關節部位軟骨損傷時，會造成軟骨流失，導致慢性關節疾病，又稱為骨關節炎。其危險因子為肥胖、年齡增長、女性、運動過程反覆使用造成的關節傷害及先天性關節異常。

（二） 症狀

　　包含關節僵硬發炎、疼痛、腫脹、行動困難及關節變形。受影響的部位如遠端趾骨關節、拇指、膝蓋、髖關節、踝關節、脊柱等承受身體重量的關節。

（三） 治療原則

　　實行個人化的運動訓練及物理治療均有助於減輕症狀，而非負重型運動（如游泳）可增加關節活動度；膝關節炎病人執行下肢強度訓練及步行計畫，可有助於恢復活動力。

（四） 營養照顧

1. 減輕體重可減輕關節的負擔，以均衡而足夠的飲食來維持理想體重。

2. 提供抗發炎飲食；其類似地中海飲食，原則為盡量選用新鮮食材、避免加工食品和速食、減少糖的用量（尤其是果糖和蔗糖）、多吃水果（特別是莓果）、增加蔬菜、瘦肉（如雞和魚）、豆類、核果、ω-3 脂肪酸和膳食纖維的攝取。

3. 攝取足夠的鈣及維生素 D。

4. 硫酸軟骨素和葡萄糖胺是構成軟骨的分子，可能有助於軟骨生成；硫酸軟骨素的安全補充劑量為 1,200 mg/day、葡萄糖胺為 1,500 mg/day。但根據過去的研究顯示，其對緩解關節疼痛並無實質幫助。

三、痛風

（一）病因

　　體內的普林(purine)會經肝臟中黃嘌呤氧化酶(xanthine oxidase)的作用代謝成尿酸，而尿酸的濃度有賴於生成量和腎臟排出量來維持平衡，當體內普林發生代謝異常，生成過多或腎臟排除功能降低，便會造成血中尿酸濃度過高(hyperuricemia)，尿酸單鈉(monosodium urate, MSU)結晶沉積在小的關節，如手指、手肘、腳趾、腳踝、耳殼等部位及周圍組織，引起發炎反應，造成關節疼痛變形。男性病人較多，且常與代謝症候群如腹部肥胖、高血壓、胰島素抗性、血脂異常等相關連。

（二）治療原則

　　普林可由體內簡單的代謝產物生成，如二氧化碳、醋酸、甘胺酸、麩醯胺等；體內的尿酸有三分之二來自普林的代謝，三分之一來自飲食中普林的攝取，因內生性的普林占體內尿酸結石來源的大部分，故飲食並非降低尿酸產生的有效治療方法，常需要合併藥物控制，但不論使用何種藥物治療，都應盡可能降低藥物引起的副作用。常用藥物如下：

1. Probenecid、Benzbromarone、Sulfinpyrazone：抑制腎小管再吸收，增加尿酸由腎臟排除。

2. Allopurinol、Febuxostat：抑制黃嘌呤氧化酶(xanthine oxidase)的作用，降低尿酸生成，長期使用可降低血中尿酸濃度。

3. 秋水仙素(Colchicine)：對尿酸的代謝無影響，但可降低發炎反應，能與其他非類固醇類抗發炎藥(NSAIDs)併用，以舒緩關節疼痛。不可長期使用。

4. Pegloticase：是一種人工合成的尿酸酶(uricase)，可將尿酸轉變成尿囊素(allantoin)，迅速由尿中排除。

（三）營養照顧

　　痛風發作常與攝取過多的肉類與酒精相關，包括牛、羊、豬肉及海鮮等，特別是紅肉和啤酒，反而與植物性蛋白質的攝取較無關連。研究顯示，即使是含普林量高的植物性食物（如豆類），亦不會增加發生風險，且低脂奶類製品還可降低痛風發生；至於咖啡則具有降低血中尿酸濃度的效果。

痛風病人需均衡飲食，避免大量攝取動物性食品、啤酒及含高普林的食物，減少甜食、限量攝取果糖（如添加果糖的飲料、果汁、糖果等），減輕體重並改善胰島素抗性。痛風的飲食原則如下：

1. 醣類宜占總熱量的 50~55%、脂肪占總熱量的 30%、蛋白質中量攝取(1 g/kg)，且大部分來自低脂肉類及乳製品。

2. 快速減重、處於飢餓狀態及過度節食會使體內脂肪分解，造成酮酸生成過多，抑制尿酸排除，故應維持原有體重或逐漸減輕體重，以達到理想體重的目標。

3. 禁食會抑制尿酸排泄；急性發作期食慾不振時，蛋白質會加速分解造成尿酸合成增加，此時應給予大量高糖液體，如蜂蜜、汽水、果汁等，避免病情惡化。

4. 急性發作期及緩解期應避免攝取高普林食物(100~1,000 mg/per 100 g of food)，如內臟、鵝肉、肉汁、濃肉湯、雞精、酵母粉、沙丁魚、魚子、干貝、牡蠣、蛤蜊、鯡魚、鯖魚等。

5. 非急性發作期時，可酌量選擇中量普林含量的食物(9~100 mg/per 100 g of food)，包括瘦肉類、魚類（旗魚、黑鯧魚、草魚、鯉魚、紅甘、秋刀魚、鰻魚、鯊魚皮、烏賊等）、家禽、甲殼類（蝦、蟹、鮑魚）、蔬菜類（蘆筍、菠菜、青江菜、茼蒿、金針、九層塔、海帶等）、乾豆、扁豆、四季豆、長豇豆、碗豆、皇帝豆、蘑菇等。

6. 為達均衡飲食，平日和急性發作期時可從下列低普林含量的食物(0~9 mg/per 100 g of food)中做選擇，包括奶類、起士、冰淇淋、蛋類、穀類及其製品、上述含中量普林以外之蔬菜、水果、核果、巧克力、咖啡、茶、碳酸飲料、醋、油脂、糖及甜食等。

7. 限制或完全禁止飲酒；因飲酒過量會產生過多 NADH，促進丙酮酸代謝生成乳酸，並抑制尿酸排泄。

8. 增加水分攝取(3 L/day)以稀釋尿液，盡量降低尿路結石的可能。此外，可可、咖啡和茶的代謝產物並不會堆積在體內組織，適度飲用可提高水分攝取，加速尿酸排泄。

第三節　其他代謝失調疾病

一、腎上腺皮質功能不良

腎上腺包含：(1)髓質(medulla)：屬中央的部分，分泌腎上腺素(epinephrine)和正腎上腺素(norepinephrine)；(2)皮質(cortex)：屬外圍的部分，分泌留鹽激素(aldosterone)、皮質醇(cortisol)和皮質酮(cortisone)、雄性素(androgen)，而腎上腺皮質功能不良(adrenocortical dysfunction)分為原發性及續發性，前者為皮質荷爾蒙分泌異常，後者的腎上腺功能正常，但腦下垂體(pituitary gland)分泌促腎上腺皮質激素(adrenocorticotropic hormone, ACTH)功能異常。

ACTH 可促進腎上腺作用，並調控腎上腺皮質；留鹽激素是一種礦物質皮質素(mineralocorticoid)，可控制水分和電解質的平衡，增加鈉的保留和鉀的排出；皮質醇和皮質酮其功能為促進糖質新生，調節醣類、蛋白質與脂質的代謝，如糖皮質固醇(glucocorticoids)；雄性素為促進蛋白質合成和生成性荷爾蒙。當上述荷爾蒙缺乏或 ACTH 分泌過多便會導致疾病產生。

（一）愛迪生氏症

1. 病因

愛迪生氏症(Addison's disease)為缺乏腎上腺皮質荷爾蒙所致，導因於腎上腺切除、腦下垂體切除或分泌異常。

2. 症狀

噁心、嘔吐、腹瀉、過多黑色素細胞刺激素(melanocyte-stimulating hormone)的分泌造成黑色素(melanin)生成過多，皮膚色素沉積。缺乏腎上腺皮質荷爾蒙造成的影響如下：
(1) 缺乏皮質醇：造成肝醣耗盡、糖質新生下降，血糖過低。
(2) 基礎代謝率下降：脂肪分解增加、脂肪酸氧化減少、蛋白質分解增加。
(3) 缺乏留鹽激素：鈉再吸收減少、細胞外液體積縮減，血鉀濃度急遽上升。
(4) 缺乏雄性素：造成組織耗損、體重減輕，降低肌肉強度。

3. 治療原則

補充缺乏的荷爾蒙是最主要的治療方法。

4. 營養照顧

(1) 每日補充 4~6 g 鹽，可節省對荷爾蒙的需要量。

(2) 隨餐服用皮質酮，避免對胃黏膜的刺激。

(3) 中至高度的蛋白質飲食。

(4) 避免單醣攝取，以複合性醣類供應。

(5) 少量多餐並多補充水分。

(6) 攝取含鉀豐富的食物。

(7) 攝取足量的維生素 C 和 B 群，以滿足代謝增加所需。

（二）庫欣氏症

1. 病因

　　庫欣氏症(Cushing's syndrome)的起因為腎上腺皮質荷爾蒙過多所致，如疾病長期以皮質荷爾蒙治療、腎上腺皮質異常增生或腦下垂體異常肥大等。

2. 症狀

　　腎上腺皮質荷爾蒙分泌過多會對營養素代謝產生下列影響：

(1) 醣類：具胰島素抗性，會增加肝醣儲存，造成高血糖。

(2) 脂質：增加體脂肪總量；脂肪堆積在臉部、鎖骨上、頸椎以下軀幹部位，造成月亮臉、水牛肩。

(3) 蛋白質：肌肉流失、負氮平衡、傷口癒合慢、生長受阻。

(4) 水分和電解質：鈉和水分滯留造成水腫、鉀流失。

3. 營養照顧

(1) 限鈉攝取，並補充含鉀豐富的食物；攝取足夠的鈣和維生素 D，以避免骨質疏鬆。

(2) 採高蛋白；限制單醣，以複合性醣類供應。

(3) 若以 ACTH 治療則需補充維生素 C。

(4) 少量多餐。

二、甲狀腺功能異常

　　甲狀腺負責調節體內多項功能，包括各個器官的新陳代謝、生長發育、營養素的代謝等。下視丘(hypothalamus)會產生並分泌促甲狀腺釋出荷爾蒙(thyrotropin-releasing hormone, TRH)，促使腦下垂體分泌甲狀腺刺激荷爾蒙(thyroid stimulating hormone, TSH)，刺激甲狀腺分泌甲狀腺素(thyroxin, T_4)和三碘甲狀腺胺酸（又稱三碘甲狀腺素(triiodothyronine, T_3)）。甲狀腺最主要且具活性的荷爾蒙為 T_3，此外，甲狀腺亦會分泌抑鈣素(calcitonin)以調節血鈣濃度，當甲狀腺分泌過多時也會迴饋抑制 TRH 和 TSH 的分泌（圖 13-2）。

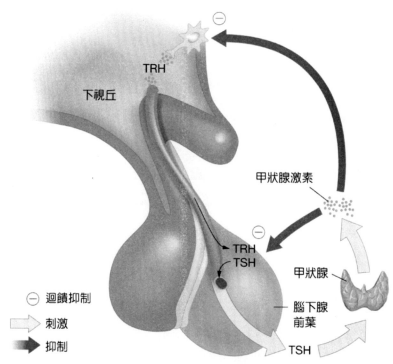

圖 13-2　甲狀腺－腦下腺負迴饋調控

（一）甲狀腺功能低下

1. 病因

　　甲狀腺功能低下(hypothyroidism)於成人稱為黏液性水腫(myxedema)，於孩童稱為呆小症(cretinism)。發生原因是由於甲狀腺活性下降或 T_3、T_4 分泌減少，造成代謝速率降低，最常見的是自體免疫異常所致，如橋本氏甲狀腺炎(Hashimoto's thyroiditis)，自身的免疫細胞會攻擊並破壞甲狀腺組織；至於甲狀腺活性降低則較常發生於身體老化和承受代謝壓力時，如懷孕。另外，碘的缺乏使得甲狀腺素合成受阻，也是造成甲狀腺功能低下的原因之一。

2. 症狀

　　包括疲倦、記憶力變差、沮喪、情緒波動大、體重增加、對冷耐受力差、皮膚乾燥、腸道吸收功能變差、便祕、懶散、嗜睡、臉部浮腫等。

3. 治療原則

　　補充甲狀腺素。

4. 營養照顧

(1) 若有體重過重情形，則提供低熱量飲食。

(2) 若有便祕則採高纖維飲食，並增加水分攝取，每日 6~8 杯。

(3) 十字花科蔬菜，如高麗菜、花椰菜、筍子、甘藍菜芽、蘿蔔、蕪菁、樹薯等含氰植物，會抑制甲狀腺素生成，稱為致甲狀腺腫因子(goitrogen)，應避免食用。

（二）甲狀腺功能亢進

1. 病因

　　甲狀腺功能亢進(hyperthyroidism)為甲狀腺過度活化，可能與遺傳或壓力引起自體免疫異常或甲狀腺腫瘤有關，使得甲狀腺腫大、甲狀腺素分泌過多，造成代謝紊亂。因自體免疫異常引起的甲狀腺功能亢進稱為葛瑞夫茲病(Grave's disease)，為甲狀腺功能亢進的常見原因。

2. 症狀

　　體重減輕、神經質、疲倦、盜汗、對熱耐受不良、焦慮、失眠、虛弱、腸道蠕動增加、月經週期紊亂、甲狀腺腫大、心悸、心臟衰竭等。甲狀腺過度活化對營養素代謝的影響如下：

(1) 代謝速率增加，熱量需求增加。

(2) 蛋白質分解及合成皆增加、酵素活性增加。

(3) 醣類吸收增加、細胞汲取量增加，促進胰島素分泌及糖質新生作用。

(4) 脂質分解和氧化增加，血中游離脂肪酸濃度增加。

(5) 維生素與礦物質需求量增加。

3. 治療原則

服用具放射活性的碘、抗甲狀腺藥物及手術。

4. 營養照顧

(1) 輕度甲狀腺亢進者，熱量增加 15~25%，嚴重者則增加總熱量 50~75%。

(2) 蛋白質不限，約每日 100~125 g。

(3) 醣類不限，建議以複合型態醣類取代單醣。

(4) 補充足量維生素與礦物質。

THERAPEUTIC NUTRITION

第四節　先天性代謝異常疾病

身體的代謝反應會將基質(substrate)變成產物(product)，此過程需要酵素的參與和輔因子的協助，而先天性代謝異常屬遺傳性疾病，為代謝過程中某種酵素或輔助因子缺乏，抑或活性過低，使基質無法被代謝成產物，故基質及其中間產物堆積在體內，而應該生成的產物無法正常產生，形成產物缺乏。大部分為體染色體隱性基因遺傳，其他則是性染色體基因缺陷。此類型疾病多數無法治癒，但可藉由藥物或飲食治療減輕代謝負擔，使其得以控制。

飲食治療的原則為：(1)限制基質的供應並補充產物；(2)補充輔因子，以促進代謝反應進行；(3)合併以上方式同時進行，以維持體內代謝之平衡。由於先天性代謝異常疾病乃與生俱來，新生嬰兒的臨床症狀常不易被察覺，而腦細胞的發育在嬰幼兒時期成長非常快速，若開始治療的時間過晚，會影響智能發育，即便日後給予再豐富的營養也無法彌補，因此，新生兒篩檢對疾病的診斷和確認至為重要，目前國內有 21 種先天性代謝異常疾病列入常規新生兒篩檢項目，如表 13-2。本節就常見的先天性代謝異常疾病作詳細介紹。

表 13-2　新生兒篩檢 21 種項目

1. 苯酮尿症(phenylketonuria, PKU)	12.瓜胺酸血症第 I 型
2. 半胱胺酸尿症(homocystinuria, HCU)	13.瓜胺酸血症第 II 型
3 半乳糖血症(galactosemia)	14.三烴基三甲基戊二酸尿症
4. 甲狀腺功能低下症(hypothyroidism)	15.全梭化酶合成酶缺乏症
5. 葡萄糖－六－磷酸鹽去氫酶缺乏症 (glucose-6-phosphate dehydrogenase deficiency)	16.丙酸血症
6. 先天性腎上腺增生症 (congenital adrenal hyperplasia, CAH)	17.原發性肉鹼缺乏症
7. 楓糖漿尿症(maple syrup urine disease, MSUD)	18.肉鹼棕櫚醯基轉移酶缺乏症第 I 型
8. 中鏈脂肪酸去氫酶缺乏症(medium chain acyl-CoA dehydrogenase deficiency, MCAD)	19.肉鹼棕櫚醯基轉移酶缺乏症第 II 型
9. 戊二酸血症第一型(glutaric aciduria type A)	20.極長鏈醯輔酶去氫酶缺乏症
10.異戊酸血症(isovaleric acidemia)	21.早發型戊二酸血症第 II 型
11.甲基丙二酸血症(methylmalonic acidemia)	

一、胺基酸代謝異常

（一）苯酮尿症

1. 病因與診斷標準

　　苯酮尿症(PKU)是一種體染色體隱性基因遺傳疾病，相較於其他遺傳疾病發生率為高，歐美地區約 1/15,000，臺灣約 1/34,000~1/40,000。大部分為典型苯酮尿症，少部分為缺乏 tetrahydrobiopterin (BH₄)所致。典型的 PKU 病人，因缺乏苯丙胺酸氫化酶(phenylalanine hydroxylase)或活性過低，使得苯丙胺酸(phenylalanine)無法代謝成酪胺酸(tyrosine)，造成苯丙胺酸及其代謝產物堆積在體內，並從尿液中排出（圖 13-3）。

　　PKU 的診斷方式為：(1)血中苯丙胺酸濃度＞6~10 mg/100 ml；(2)血中酪胺酸濃度＜3 mg/100 ml；(3)尿中出現 phenylpyruvic acid 及 ortho-hydroxyphenylacetic acid。

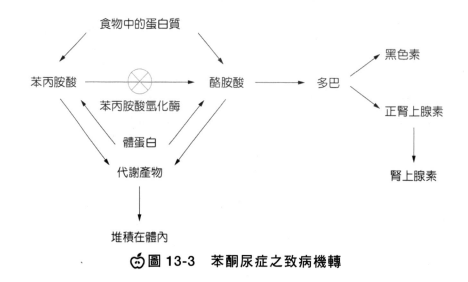

🍎圖 13-3　苯酮尿症之致病機轉

2. 症狀

　　酪胺酸原為半必需胺基酸，正常狀況下可由苯丙胺酸轉變而成，無須額外補充，其為黑色素(melanin)及神經傳導物質（多巴(dopa)、腎上腺素(epinephrine)、正腎上腺素(norepinephrine)）的前驅物，PKU 病人因缺乏酪胺酸，故有神經傳導異常及黑色素缺乏情形，未接受治療會造成嚴重智能障礙。

3. 治療原則

　　PKU 的治療發展歷史悠長，有許多成功案例，依照過去經驗，若出生後立即開始飲食治療，則智商可與正常人無異，且生長發育也能與正常孩童相當；BH_4 缺乏型的病人建議於新生兒時期接受 BH_4 補充治療。

4. 營養照顧

(1) 嬰幼兒

　　A. 出生後盡早接受飲食治療。

　　B. 限制所有蛋白質豐富的食物，包括母乳和嬰兒奶粉。

　　C. 使用特殊配方奶粉；建議選用去除 95%苯丙胺酸的配方（如 Lofenalac）以降低苯丙胺酸攝取量，但要注意的是，苯丙胺酸為必需胺基酸，若含量不足會影響蛋白質合成，故仍需搭配適量蒸發奶，來調整至身體所需之苯丙胺酸量，以維持蛋白質合成及生長需求。

　　D. 2 歲以上幼兒因攝取較多副食品，故宜選用苯丙胺酸全去除的配方（如 Phenyl-free®；Phenex-1®），也就是讓身體所需大部分的熱量和營養素由特

殊配方提供，而蛋白質合成所需的必需胺基酸（苯丙胺酸）由副食品提供。

 E. 主食類、蔬菜、水果雖蛋白質含量較低，但對 PKU 病人仍需詳細計量，不可攝食過量。

 F. 可隨意選用的食物，只有完全不含蛋白質之食物，如純醣類和油脂，以提供熱量。

 G. 攝取足夠的液體(100 ml/kg)。

 H. 每日補充酪胺酸。

 I. 維持血中苯丙胺酸濃度 1~6 mg/100 ml。

 J. 若飲食控制終止，會導致腦白質改變和神經發育受損，故需終身維持低苯丙胺酸飲食。

(2) 孕婦

 A. 維持血中苯丙胺酸濃度 1~5 mg/100 ml。

 B. 使用完全不含苯丙胺酸的配方作為主要熱量、蛋白質和其他營養素來源，並搭配低苯丙胺酸的蔬菜和水果。

 C. 每日補充 1 g 酪胺酸。

 D. 避免以阿斯巴甜(aspartame)作為甜味劑。因阿斯巴甜為天冬胺酸(aspartic acid)和苯丙胺酸的組合，會增加苯丙胺酸的攝取。

（二）半胱胺酸尿症

1. 病因

  半胱胺酸尿症(HCU)主要是由於胱硫醚合成酵素(cystathionine-β-synthase)的功能缺乏，造成同半胱胺酸(homocysteine)合成胱胺酸(cysteine)的過程中發生障礙，導致甲硫胺酸(methionine)、高胱胺酸(homocysteine)等異常代謝產物在體內堆積。在臺灣的發生率約為 1/500,000 或更低。

2. 症狀

  如果未及早治療，會有水晶體異位、近視、青光眼、白內障、視網膜剝離、脊柱側彎、智力受損，急性血管栓塞等症狀，甚至死亡。

3. 治療原則與營養照顧

  維生素 B_6 是胱硫醚合成酵素的輔因子，在治療上又因病童是否對維生素 B_6 有反應分為兩類：

(1) 維生素 B_6 反應型：服用高劑量的維生素 B_6 並補充葉酸。

(2) 維生素 B_6 無反應型：需依賴低甲硫胺酸的飲食；自嬰兒時期開始即使用低甲硫胺酸的特殊配方奶粉並實行低蛋白飲食，以降低血液及尿液中半胱胺酸濃度，使血中甲硫胺酸和胱胺酸濃度維持在正常範圍內。此外，亦需補充 L-cysteine、甜菜鹼(betaine)、維生素 B_{12} 及葉酸，可使過多的高半胱胺酸轉化為甲硫胺酸，以控制疾病。

（三）楓糖漿尿症

1. 病因

楓糖漿尿症(MSUD)主要是由於粒線體中的支鏈酮酸去氫酶(branched chain α-keto acid dehydrogenase, BCKD)活性過低，造成支鏈胺基酸(branched chain amino acid, BCAA)，包括白胺酸(leucine)、異白胺酸(isoleucine)及纈胺酸(valine)無法被代謝，導致其酸性代謝產物堆積在體內。臺灣發生率約 1/100,000，原住民較多。

2. 症狀

通常在出生後 4~7 天即出現異常症狀，如食慾降低及煩燥不安、尿液和汗液有楓糖漿味，若無及時治療，則會開始出現嘔吐、全身肌肉緊張或肌無力、代謝性酸中毒、昏迷、抽搐而致死亡。

3. 治療原則與營養照顧

需嚴格控制飲食；採低支鏈胺基酸飲食治療，搭配高醣類和油脂，以提供所需熱量和攝取足量維生素及礦物質，避免有機酸造成腦細胞損傷。此外，應定期監測血中支鏈胺基酸與尿中酮酸，目標為控制血中白胺酸濃度在 2~5 mg/100 ml（正常值為 < 2 mg/100 ml）。

二、醣類代謝異常

（一）半乳糖血症

1. 病因

半乳糖血症(galactosemia)是因半乳糖(galactose)轉變成葡萄糖的酵素，半乳糖激酶(galactokinase)或半乳糖磷酸尿核苷轉移酶(galactose-1-phosphate uridyl transferase)活性過低造成的代謝障礙，導致血中半乳糖－1－磷酸(galactose-1-phosphate)及半乳糖的堆積（圖 13-4）。臺灣地區發生率約為 1/36,000。

2. 症狀

新生兒常於餵奶時發生嚴重吐奶及腹瀉，並呈現昏睡狀，之後會出現肝脾腫大、黃疸、脫水及體重不增等現象，甚至死亡。症狀較輕的病童若未經控制，可能會有生長發育及智能障礙、白內障、肝硬化等症狀。

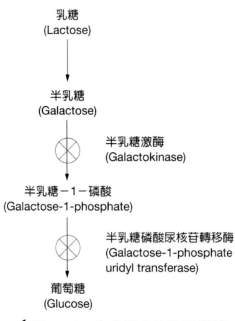

圖 13-4　半乳糖血症致病機轉

3. 營養照顧

確診後應立即開始避免攝取含乳糖或半乳糖的飲食，包括母乳、一般嬰兒奶粉、牛奶及所有乳製品；而以黃豆蛋白為基礎的配方奶，其使用玉米糖漿來取代乳糖，故建議可選用此類配方來餵食新生兒。另外，每 100 g 含有 10 mg 半乳糖的蔬果也應避免食用，如棗子、木瓜、甜椒、柿子、番茄、西瓜等。若確切執行飲食控制、補充鈣質、維生素 B_2 和維生素 D，可獲得良好的治療效果。

（二）葡萄糖－六－磷酸鹽去氫酶缺乏症

1. 病因

為 X 染色體性聯遺傳的先天性代謝異常疾病，因體內缺乏葡萄糖－六－磷酸鹽去氫酶(glucose-6-phosphate dehydrogenase, G6PD)所導致；由於蠶豆內含有抑制 G6PD 活性之成分，故又稱為蠶豆症。臺灣的發生率約為 3%，男性高於女性，客家族群也較閩南族群為高。

2. 症狀與治療原則

　　G6PD 為戊糖磷酸途徑(hexose monophosphate pathway, HMP)的主要酵素，當此酵素缺乏時，將無法產生足量的 NADPH 清除體內過多的過氧化物，當接觸某些外來誘發物後，紅血球的抗氧化功能便會不足，無法維持細胞膜的完整性，容易遭到破壞引發溶血，如接觸氧化性藥物（阿斯匹靈、某些解熱鎮痛劑、磺胺類、抗瘧疾藥物、硝基類等）、蠶豆、樟腦丸（臭丸）、紫藥水。程度嚴重即發生急性溶血性貧血，倘若延遲治療時機，則有發生核黃疸之虞，其後遺症有聽力障礙、手足徐動症及嚴重心智障礙等，避免接觸上述物質及藥物即可有效預防。

三、脂肪代謝異常

（一）病因

　　腎上腺腦白質退化症(adrenomyeloleukodystrophy, ALD)為 X 染色體性聯遺傳疾病，因先天性細胞內的過氧化小體無法合成脂質氧化酵素而致。過氧化小體(peroxisome)為負責 20 個碳以上非常長鏈脂肪酸氧化的胞器，病人因無法生成氧化極長鏈脂肪酸的酵素，因此造成非常長鏈脂肪酸（特別是 hexacosanoic acid (C26:0)和 tetracosanoic acid (C24:0)）無法被氧化、代謝，而堆積在腎上腺和腦髓鞘造成破壞，引起神經病變和腎上腺荷爾蒙分泌不足，導致愛迪生氏症和全身性的症狀。通常 7 歲前會發病。

（二）症狀

　　中央神經系統損傷、抽搐、失明、失聰、吞嚥困難、昏迷、嚴重時甚至死亡。

（三）營養照顧

　　過去經驗顯示，在未發病或發病初期實行飲食控制效果較佳。油酸(oleic acid, C18:1 及芥酸(erucic acid, C22:1 所組成的三酸甘油酯，以 4:1 的比例混合，稱為羅倫佐的油(Lorenzo's oil)，製備食物時以羅倫佐的油取代烹調用油、瑪琪琳和奶油，可降低血中 C24:0, C26:0 脂肪酸的濃度。

　　非常長鏈脂肪酸的來源有：(1)身體自行合成；(2)由食物供應：來源為奶類及乳製品、肉類、核果類、某些蔬菜及水果，故可限制飲食中富含非常長鏈脂肪酸食物，使每日的攝取量＜3 mg（未限制時每日可能達 12~40 mg）。

四、銅代謝異常

（一）病因

威爾森氏症(Wilson's disease)是一種體染色體隱性遺傳疾病，因肝臟無法生成攜帶銅離子的藍胞漿素(ceruloplasmin)，使血中藍胞漿素濃度過低，引起銅離子代謝異常，過多的銅離子會沉積在肝、腦、角膜、心臟等器官，造成全身性的症狀。發生率大約為三萬分之一。

（二）症狀

角膜周邊棕綠色環(Kayser-Fleischer rings)、肝病變、倦怠、腹痛、肝腫大和黃疸、運動神經異常、肌肉無力、步伐不穩、情緒不穩、行為改變、躁鬱症等。

（三）治療原則

終生服用銅螯合劑來降低血清中過多的銅，以減少銅在全身各組織異常堆積。

（四）營養照顧

飲食方面須遵行低銅飲食原則；由於大部分食物均含有銅，因此在限制銅的同時，需注意熱量攝取是否足夠及考量營養素的均衡。含高量銅的食品盡量避免食用，如表 13-3 所列之第三組的食物，也應避免喝酒，減少對肝臟的危害。

此外，盡量勿使用銅製器皿，並注意飲水來源，若銅濃度超過 100 μg/L 建議使用去離子水。服用營養補充劑時，選用不含銅的維生素與礦物質營養補充劑。

表 13-3　食物選擇表

食物種類	第一組 （每份含銅量＜0.1 mg）	第二組 （每份含銅量 0.1~0.2 mg）	第三組 （每份含銅量＞0.2 mg）
全穀根莖類	白米、玉米粉、太白粉	燕麥片、洋芋、綠豆	全穀類，如糙米、大麥、小麥胚芽、全麥麵包和麥片、小米
蛋魚肉類	雞蛋、火雞（白肉部分）和雞肉、燻豬／牛肉、香腸	牛肉、羊肉、豬肉、鴨肉、鵝肉、貝類、火雞（紅肉部分）、鮪魚或其他魚類	烏賊、鮭魚、內臟類（肝、心、腎、腦）、甲殼貝類（牡蠣、干貝、小蝦、龍蝦、蛤蜊和蟹）

表 13-3　食物選擇表（續）

食物種類	第一組（每份含銅量＜0.1 mg）	第二組（每份含銅量 0.1~0.2 mg）	第三組（每份含銅量＞0.2 mg）
豆類	－	小扁豆	乾豆類（黃豆、利馬大豆、烘烤的大豆、花豆）、豆粉、豆類蛋白、豆腐、扁豆
核果及種子類	－	－	腰果、花生、核桃、芝麻、杏仁、堅果和種子
奶類及乳製品	鮮奶、低脂鮮奶、乾乳酪	起司、煉奶	含巧克力及可可之乳製品
蔬菜類	大部分的新鮮蔬菜	豆芽菜、甜菜、菠菜、大番茄、球花甘藍、蘆筍、南瓜	蕈菇類（香菇、蘑菇、洋菇）、海帶、昆布、牛蒡、乾豌豆
水果類	除了右列水果及水果乾以外的新鮮水果	芒果、木瓜、鳳梨、水梨、櫻桃、藍莓、小紅莓、檸檬	油桃、棗子、酪梨、紅葡萄、水果乾（葡萄乾、芒果乾、梅乾、脫水楊桃、脫水鳳梨、脫水香蕉、蜜金棗、橄欖）
油脂類	奶油、人造奶油、蛋黃醬	花生醬	－
調味料	鹽、醬油	番茄醬	黑胡椒、芥末、咖哩
甜點	多數白糖、糖果、洋菜凍、酒和醋	甘草、糖漿	含堅果、巧克力或可可粉的糖果、黑糖、威化餅乾
飲料	果汁、水果調味飲料、檸檬水	穀類飲料、碳酸飲料	咖啡豆、咖啡、茶、速食飲料、礦泉水、豆漿、啤酒酵母、酵母粉、含銅的維生素或礦物質營養補充劑

五、器官外分泌異常

（一）病因與診斷標準

　　纖維性囊腫或稱囊腫性纖維化(cystic fibrosis, CF)，是一種體染色體隱性基因遺傳疾病，歸因於位在第 7 號染色體上的纖維囊腫穿膜調節因子(cystic fibrosis transmembrane conductance regulator, CFTR)之基因缺陷；白種人發病率較高，亞洲人較為罕見。

診斷標準如下：(1)汗液檢測(sweat test)：汗液中鈉和氯離子濃度上升（>60 mEq/L；正常值：<40 mEq/L）；(2)有慢性肺部感染發炎；(3)胰臟功能不良造成之腹瀉、腹脹及吸收不良；(4)家族史。

（二）症狀

CFTR 為氯離子通道調節蛋白，其缺陷會造成病人外分泌腺的上皮細胞無法正常傳送氯離子，使得分泌液中的水分和鈉離子量減少，變得異常黏稠，阻塞在體內多個器官的分泌管道，受影響的器官包括肺、肝、膽、胰、腸道及生殖系統。

當黏液出現在呼吸道時，可能引發慢性阻塞性肺病(chronic obstructive pulmonary disease, COPD)、肺及呼吸道的發炎或感染；胰管阻塞會使消化酵素無法釋出，造成營養素吸收不良；肝及膽管阻塞則導致膽汁性肝硬化(bilinary cirrhosis)。另外，汗液中排出大量鹽分也會使得體內鈉流失，造成缺乏。

（三）營養照顧

營養照顧目標如下：(1)促進正常生長發育；(2)維持正常器官功能；(3)預防營養素缺乏。

1. 胰臟酵素補充治療

胰臟酵素補充治療(pancreatic enzyme replacement therapy, PERT)是將胰臟酵素製成微顆粒球，表面再覆以腸溶衣(enteric coated enzyme microspheres)，使微顆粒球可包裹在膠囊內，以確保酵素顆粒能到達十二指腸；在微鹼性的環境下，其表面的腸溶衣會溶解，進而釋出酵素，幫助營養素吸收。

胰臟酵素若在通過胃時暴露在胃酸中，酵素將無法被活化，因此，胰臟酵素微粒不宜與 pH >6 的微鹼性食物共同食用，如牛奶、冰淇淋及其他奶類製品等，避免腸溶衣於口腔及胃中被溶解，而使酵素與胃酸接觸。此外，必須注意的是，酵素微顆粒亦不可壓碎或嚼碎與食物混合服用。

2. 熱量需求

熱量的供應需能夠維持孩童正常的生長發育，以及成人正常的 BMI 範圍值，大約為正常人之熱量需求建議的 120~150%，且以熱量密度及營養密度高的食物供應，但仍需視疾病嚴重度而定。

3. 蛋白質

占總熱量的 15~20%。

4. 脂肪

占總熱量 35~40%，依個人耐受度而定。脂肪可提供足夠的熱量、必需脂肪酸、脂溶性維生素，並增加食物的美味。

5. 維生素與礦物質

肝、膽、胰臟功能不良，會使脂溶性維生素和一些礦物質吸收不良而造成缺乏，脂溶性維生素的缺乏使病人對肺部感染的反應力變差；建議攝取量為維生素 D 1,500~2,000 IU/day、維生素 K 1,000 μg/day。若病人有不明原因的生長減緩、胃口不佳或長期腹瀉，有可能是鋅的缺乏，宜審慎評估並適量補充。

6. 鹽

由於排汗會大量流失鈉，故大部分的病人均需額外補充鹽，特別是在高溫、高濕的環境、劇烈運動後、發燒或腹瀉、嘔吐時，需增加補充量；嬰兒每日約四分之一至八分之一茶匙，成人每日約 2~4 g。

專有名詞介紹
TERMINOLOGY

1. 痛風(gout)：體內普林代謝異常，造成血中尿酸濃度過高的疾病。

2. 骨質疏鬆症(osteoporosis)：骨量減少或骨密度降低，骨密度 T 值≦-2.5。

3. 骨質缺乏(osteopenia)：骨量流失，T 值介於-1.0~-2.5 之間。

4. 修格連氏症候群(Sjögren's syndrome)：因長期慢性發炎反應引致的多腺體組織破壞，使體內各種分泌液減少。

5. 愛迪生氏症(Addison's disease)：缺乏腎上腺皮質荷爾蒙導致的疾病。

6. 庫欣氏症(Cushing's syndrome)：腎上腺皮質荷爾蒙分泌過多的疾病。

7. 苯酮尿症(phenylketonuria, PKU)：屬遺傳疾病，無法代謝苯丙胺酸。

8. 半胱胺酸尿症(homocystinuria, HCU)：屬遺傳疾病，無法代謝甲硫胺酸。

9. 楓糖漿尿症(maple syrup urine disease, MSUD)：屬遺傳疾病，無法代謝支鏈胺基酸，包括白胺酸、異白胺酸及纈胺酸。

10. 纖維性囊腫(cystic fibrosis, CF)：屬遺傳疾病，因上皮細胞氯離子調節因子缺陷，造成器官外分泌液黏稠、管腺阻塞，會引起肺、消化系統及生殖系統病變。

案例探討
CASE DISCUSSION

　　王太太，63 歲，家庭主婦，平日除了清晨散步、做家事、偶爾照顧兒孫外，並無其他活動。體重 50 kg，自訴身高 155 cm，但最近的身體檢查顯示身高僅 150 cm，醫師建議骨質密度檢查，診斷結果為骨質疏鬆症，經營養師評估飲食後，發現鈣和維生素 D 攝取量低，鈉攝取量過高，除建議補充鈣和維生素 D 營養補充劑外，希望她能修正日常飲食，由天然食物中獲取鈣和維生素 D，並做適度地運動。請回答下列問題：

1. 哪些食物中富含鈣和維生素 D？請設計富含鈣和維生素 D 的一日飲食。

2. 若想降低鈉的攝取，需要減少哪些食物的攝入？

3. 適合王太太的運動為何？

簡易膳食設計
DIET BY DESIGN

此為針對急性期痛風病人之一日膳食設計。原則是避免含中量及高量普林的食物，盡量以低普林食物供應，並達到熱量需求，以免造成體蛋白的分解。

— 菜單 —

早餐： 牛奶一杯、兩片吐司加果醬、果凍。

午餐： 白飯一碗、蒸蛋、起士焗大白菜、涼拌皮蛋豆腐、冬瓜湯、西瓜一片。

晚餐： 焗烤義大利麵（義大利麵、綠花椰菜、馬鈴薯、起士、橄欖油少量）、玉米濃湯、芒果一碟。

學習評量
REVIEW ACTIVITIES

(　　) 1. 同樣 100 g 新鮮食物，下列何者普林量最高？
(A)雞肉　(B)蘑菇　(C)豬肝　(D)芒果

(　　) 2. 下列關於原發性骨質疏鬆的敘述何者正確？
(A) T 質介於-1 和-2.5 之間
(B)常在婦女停經後發生
(C) collagen type 1 cross-linked C-telopeptide 是骨質生成的指標
(D)超音波測量腳跟骨為最準確的診斷方式

(　　) 3. 下列何種飲食或營養素不利於類風濕性關節炎病人的營養治療？
(A)維生素 D 和鈣質　　　　　　　　(B) ω-3 脂肪酸
(C)維生素 A、C、E　　　　　　　　(D)低蛋白飲食

(　　) 4. 關於甲狀腺功能低下，下列敘述何者不正確？
(A)可能因碘缺乏導致　　　　　　　(B)常有體重過輕的情形發生
(C)發生便祕應給予高纖維飲食　　　(D)十字花科蔬菜應避免食用

(　　) 5. 苯酮尿症病人不能代謝下列何種胺基酸？
(A) phenylalanine　(B) tyrosine　(C) leucine　(D) methionine

(　　) 6. 半胱胺酸尿症為何種胺基酸代謝異常導致？
(A) cysteine　(B) tyrosine　(C) valine　(D) methionine

(　　) 7. 楓糖漿尿症病人不能代謝下列何種胺基酸？
(A) phenylalanine　(B) alanine　(C) leucine　(D) methionine

(　　) 8. 下列同份量的主食類，何者含銅量最高？
(A)燕麥　(B)玉米　(C)糙米　(D)馬鈴薯

解答

CBDBA　DCC

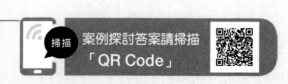
掃描　案例探討答案請掃描「QR Code」

參考文獻
REFERENCES

衛生福利部國民健康署（2018，10月）·*每日飲食指南手冊*·衛生福利部國民健康署。

衛生福利部國民健康署(2019)·*遺傳性疾病之新生兒先天性代謝異常疾病檢查項目*·衛生福利部國民健康署。

衛生福利部國民健康署（2020，7月）·*國人膳食營養素參考攝取量（第八版）*。
　　https://www.hpa.gov.tw/Pages/Detail.aspx?nodeid=4248&pid=12285

謝明哲、葉松鈴、蔡雅惠、邱琬淳(2015)·*膳食療養學實驗*·台北醫學大學保健營養系·
　　doi:10.6831/TMU.2008.00116

Karen, C. N., Rickelle, R. (2020). Nutrition and Bone Health.In J. L. Raymond & K. Morrow (Eds.), *Krause and Mahan's Food and the Nutrition Care Process* (15th ed., pp.473). Elsevier.

Mahan, L. K., & Raymond, J. L. (2016). *Krause's food & the nutrition care process-e-book*. Elsevier Health Sciences.

Raymond, J. L., & Morrow, K. (2020). *Krause and mahan's food and the nutrition care process e-book*. Elsevier Health Sciences.

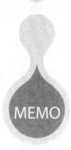

MEMO

Therapeutic Nutrition

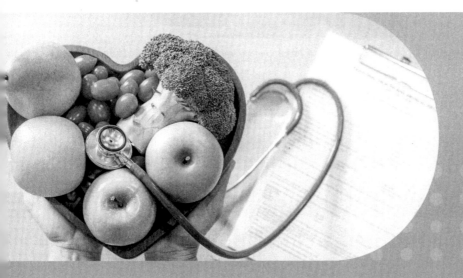

吳柏姍／編著

手術與重症的營養照顧

本章大綱

1. 了解人體遭遇壓力時的代謝反應。
2. 熟悉各種造成代謝壓力疾病的營養照顧。

前言 | INTRODUCTION

　　重症疾病與手術等損傷會導致身體大幅度的代謝改變,從受傷時開始直到傷口癒合與完整恢復是一個漫長的過程。重症病人進入加護病房接受密集照護與治療,隨著疾病的進程與治療,需要經過許多複雜的決定,極需要各醫療團隊及多專科人員的共同照護,才能使病人順利恢復,而最終目的便是希望病人能完全恢復至功能良好且有品質的生活,才算是完整的恢復。

　　由於感染、創傷、手術、燙傷等因素,身體處於急性壓力下會造成一連串高度異化代謝,導致產生重大代謝變化。但營養支持並非越快、積極越好,應待身體度過最危急的情況,生命徵象相對穩定,經過審慎地營養評估後再找出最適合病人的營養支持方式,並針對生理代謝不同之期別,給予最適量的營養處方,才能達到所謂精準醫療。

　　而手術一般分為緊急或非緊急的擇期手術,是治療疾病中必要的一部分,但是否能藉著手術建立身體新的平衡,並從手術後恢復?若術前長期受疾病的影響已呈現營養不良,要恢復至術前狀態必然會有一段辛苦的恢復期,甚至可能因術後併發症與感染,導致身體狀況更差,故針對非緊急手術,能使病人先有所預備,在目前被認為是非常重要的步驟;而加速術後康復,即是針對即將接受手術的病人營養照護相當重要的一環。本章節將針對重症期間生理壓力引起之代謝變化做介紹,開啟對重症照護的認識,以了解重症、手術、燙傷、呼吸衰竭等特殊狀況下之生理代謝變化與營養照顧。

THERAPEUTIC NUTRITION

第一節　代謝壓力反應介紹

一、遭遇壓力時的代謝反應

　　身體在面對重症疾病、外傷、敗血症、燒傷或大手術時會涉及多種代謝途徑,連帶啟動一連串的反應,包括器官功能改變、發炎及免疫反應等,造成瘦體組織加速分解、負氮平衡和肌肉快速流失。

當人體處於極度代謝壓力時，會依序產生兩階段的代謝變化，先是衰退期(ebb phase)，受傷發生 24~48 小時後進入漲潮期(flow phase)，其又可按照先後順序分為急性期（異化漲潮期）與適應期（合成漲潮期）（圖 14-1）。

1. 衰退期

受傷後立即發生；此時期會出現血容量不足（體內循環血液量減少）、休克和組織缺氧等情況，可觀察到心輸出量減少、氧氣消耗減少、體溫降低（表 14-1）、血中胰島素濃度下降且同時產生阻抗、升糖素分泌導致葡萄糖隨之增加。

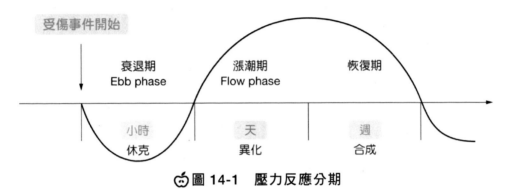

ⓒ 圖 14-1　壓力反應分期

表 14-1　衰退期代謝生理變化（以重症病人為例）

項目	代謝生理變化
醣類代謝	· 肝醣分解增加 · 糖質新生增加 · 組織胰島素阻抗 · 高血糖
脂肪代謝	· 脂肪分解增加，身體脂肪逐漸減少 · 組織利用游離脂肪酸當作能量（除腦部） · 部分脂肪酸在肝臟中轉化成酮體（提供腦部作為能量利用） · 甘油在肝臟中轉化成葡萄糖
蛋白質代謝	· 肌肉組織蛋白質分解增加 · 負氮平衡
總能量	· 新陳代謝率增加，能量消耗的程度與損傷嚴重程度相關 · 脂肪與肌肉組織逐漸減少直到刺激代解分解結束

2. 漲潮期

經代償反應、荷爾蒙作用後即進入漲潮期，此階段心輸出量與耗氧量增加、能量消耗與總蛋白質代謝分解增加、體溫上升、葡萄糖製造顯著增加、游離脂肪酸釋放，胰島素、兒茶酚胺（腎上腺素和去甲腎上腺素）、升糖素和皮質醇大量釋放以滿足身體對能量的需求；而上述的荷爾蒙反應與損傷的嚴重程度有關。又可分為急性期（異化漲潮期）與適應期（合成漲潮期）（圖 14-2）。

(1) 急性期

　A. 早期：代謝不穩定且嚴重增加代謝分解。

　B. 晚期：顯著的肌肉耗損與代謝紊亂。

(2) 適應期：跟隨著改善與復原或仍持續發炎／分解代謝狀態並延長住院療養。

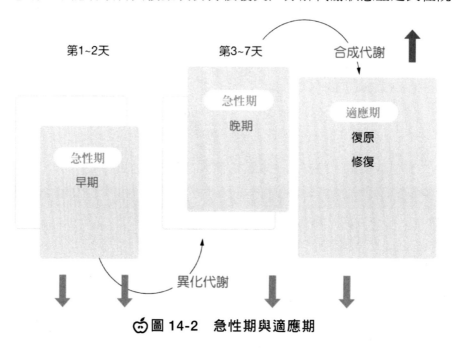

圖 14-2　急性期與適應期

二、飢餓時的代謝反應

單純飢餓的狀況下身體為延長生命，會自我啟動保護機制以降低熱量需求，亦會減少糖質新生作用，盡可能保留蛋白質組織，與身體的代謝反應為遭遇急性壓力時（如疾病）大量且快速的異化代謝有明顯差異（表 14-2）。

飢餓初期（前 24 小時）會先將儲存的肝醣作為能量來源，再啟動糖質新生及蛋白質分解，轉化為能量利用，並藉由乳酸循環產生能量；一旦飢餓時間拉長，便

改以降低體溫、減少心輸出量等方式，來減輕基礎代謝率熱量的需求，此時的能量源自體內脂肪組織分解產生的酮體。

表 14-2　急性壓力下與飢餓時身體代謝變化之比較

生理反應	急性壓力	飢餓狀態
靜態能量消耗	增加 ↑	降低 ↓
體內主要能量來源	蛋白質、脂肪	脂肪
蛋白質分解	增加 ↑↑↑	增加 ↑
糖質新生作用	增加 ↑↑↑	增加 ↑
代謝性荷爾蒙	增加 ↑	降低 ↓

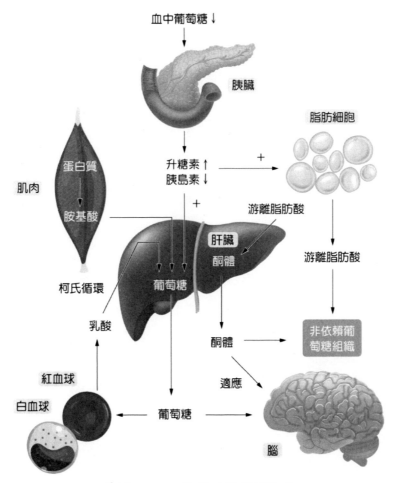

圖 14-3　飢餓時的代謝變化

第二節　重症的營養照顧

　　需要進入加護病房治療的重症病人，通常與心臟、肺部等器官受損或失能、術中或術後併發症、多重創傷、嚴重感染敗血症、燒傷等有關，而敗血症(sepsis)和全身性發炎反應症候群(systemic inflammatory response syndrome, SIRS)，則常常使重症的病程變得更加複雜。當病人對感染的反應失調，引發危及生命的器官功能障礙時，便會使用敗血症此一名詞，而 SIRS 則是指重症常見的併發症，其會進而導致器官功能障礙或衰竭，稱為多器官功能異常症候群(multiple organ dysfunction syndrome, MODS)。一般來說，器官的異常始於肺衰竭，其次是肝、腸和腎衰竭，順序並不一定，但血液與心肌衰竭通常較晚出現；然而，中樞神經系統卻隨時可能發生變化。外傷、大手術、燒傷、敗血症、急性腎損傷或急性胰臟炎等疾病過程中導致的器官損傷、持續性地發炎反應會造成繼發性 MODS，使得身體再出現其他或更多系統器官的功能衰竭。

　　SIRS 與 MODS 於臨床上的表現，包括低心輸出量、低耗氧、靜脈血氧濃度高與高乳酸血症，病人通常有嚴重的水腫與大量的體液正平衡及低血漿蛋白等現象，故傳統常用的營養評估方法，運用於此類病人身上通常效果有限，如受傷的重症病人無法即時提供飲食史資訊、休克病人經液體復甦後，體重值誤差相當大，影響體位測量之正確性，且生化測量數值在急性期並不敏感，以及血中白蛋白偏低其反映出的是疾病嚴重程度、受損與發炎反應，並非過去營養狀況。

　　身體理學檢查對重症病人更是不可忽視的，如瘦體組織的流失和過多體液蓄積對重症病人來說相當常見，判斷這些變化以及其他重要的體位數值便十分重要，除了營養相關理學檢查外，有研究建議也可利用身體組成分析，包括電腦斷層掃描、雙能量 X 光吸收儀(dual energy X-ray absorptiometry, DEXA)、生物電阻測量法(bioelectrical impedance analysis, BIA)和超音波以評估肌肉組織變化。

　　營養治療的評估和照顧計畫須考慮到幾個層面：(1)入院前、手術前或受傷前的營養狀況；(2)是否已有任何器官功能衰竭；(3)是否需要及早的醫療營養治療介入；(4)已長期使用腸道或靜脈營養等。重症病人由於疾病因素，有時需嚴格限制由口攝食的攝取量，造成營養素或液體等皆可能不足。

一、營養治療介入

　　加護病房中的首要照護重點是減輕身體對壓力的代謝反應，防止氧化壓力造成細胞損傷並調節體內免疫反應，其中與營養治療極為相關的，便是建立血流動力學的穩定性，也就是維持呼吸、體液循環和氧合充足以及酸鹼平衡，需密切監測呼吸、心跳、血壓、心輸出量與平均動脈壓(mean arterial pressure, MAP)和血氧飽和度，因為這決定了何時可以開始營養支持治療的時機。

　　在腸道功能正常的情況下，應盡可能及早給予腸道營養支持（入住加護病房48小時內），但若 MAP 小於 50 mmHg，為避免腸道缺血等狀況發生，則不建議給予腸道營養，除給予適當的巨量營養素（醣類、蛋白質、脂肪）之外，也須提供微量營養素，並達到良好的血糖控制，皆有助於減輕疾病嚴重度與縮短加護病房住院天數、降低感染率和死亡率。

　　已有許多研究證實，中等程度的血糖控制(140~180 mg/dL)對於重症病人預後有最好的結果，嚴格控制(80~110 mg/dL)有造成低血糖的風險，反而增加死亡率。要注意的是，靜脈營養配方或其他靜脈輸液中，可能含有葡萄糖成分，必須識別當中含量對血糖控制的影響。

二、營養照顧流程

　　當疾病嚴重度越高，使得生理壓力越大，造成身體代謝改變也越大，故對於重症病人須依據營養照顧流程(nutrition care process, NCP)的四個步驟及其模式，給予重症病人完整的營養照顧，包括營養評估(nutrition assessment)、營養診斷(nutrition diagnosis)、營養介入(nutrition intervention)、營養監測與評值(nutrition monitoring and evaluation)。

（一）營養評估

　　重症病人並無單一營養指標可供作營養篩檢、診斷及營養支持的工具，且根據美國腸道與靜脈營養學會(American Society for Parenteral and Enteral Nutrition, ASPEN)發表的最新版重症病人營養評估與治療指出，不應將血清白蛋白、運鐵蛋白、前白蛋白、視網醇結合蛋白等臟器蛋白當作營養狀況的指標，因上述的血漿蛋白之急遽下降與營養狀況無關，屬急性期反應的一部分，其中發炎或損傷會造成分泌和血漿蛋白改變（圖 14-4），導致肝臟合成臟器蛋白減少以及血管內體液進入組織間隙。

給予營養支持前應先執行完整營養評估，建議可使用營養危險因子篩檢方法 (Nutritional risk screening 2002, NRS 2002)（第五章第三節，130頁）或營養風險評估量表(nutrition risk in the critically ill score, NUTRIC score)（表 14-3）來為重症病人進行營養風險評估。

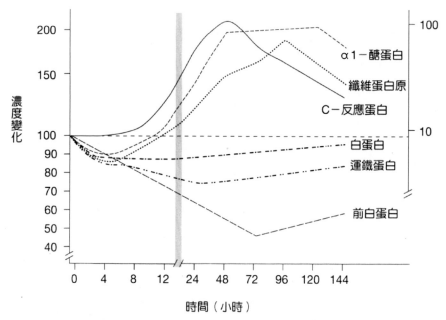

圖 14-4　發炎或損傷後的血漿蛋白變化

表 14-3　營養風險評估量表

相關參數	範圍	分數
年齡	＜50	0
	50~75	1
	≧75	2
疾病嚴重程度指標 (APACH II)	＜15	0
	15~20	1
	20~28	2
	≧28	3
連續器官衰竭評估 (the sequential organ failure assessment, SOFA)	＜6	0
	6~10	1
	≧10	2

表 14-3　營養風險評估量表（續）

相關參數	範圍	分數
共病症數量 （共病症包括：心臟、呼吸、腸胃、神經、敗血症、創傷、術後、腎臟、骨關節相關疾病）	0~1 ≧2	0 1
入住加護病房前住院天數	0~1 ≧1	0 1
介白素－6 (IL-6)	0~400 ≧400	0 1

營養風險計算

	低風險	高風險
有 IL-6	0~5	6~10
無 IL-6	0~4	5~9

註 缺少 IL-6 之評估稱為改良式營養風險評估量表(modified nutrition risk in the critically ill score, mNUTRIC score)。

（二）重症病人的熱量及營養需求

研究顯示，針對營養不良或營養風險高的病人（NRS-2002＞3 或 NUTRIC 評分≧5），攝取較高熱量和蛋白質者死亡率較低，故重症病人的的營養照顧目標，應盡可能減少飢餓、控制液體和電解質以維持足夠尿液排出量和正常的體內平衡、預防或矯正營養素缺乏及提供足夠熱量以滿足身體能量需求，降低相關代謝併發症產生。

1. 熱量需求

重症病人的熱量需求顯著增加與傷害的程度有關，需依據臨床狀況變化進行熱量需求量的測量，如此可更準確地評估在加護病房住院期間的能量需求。

入住加護病房期間，當熱量的不足累積超過 4,000 kcal 時，手術相關併發症便會隨之增加；當累積超過 12,000 kcal 以上時，不僅會增加加護病房的住院天數，同時也提高了呼吸器與抗生素的使用天數。然而，過多的熱量亦會造成其他併發症發生，如高血糖、脂肪肝和過量的二氧化碳，並影響死亡率（圖 14-5），故提供符合重症病人需求的熱量處方十分重要。最理想的情況，應使用間接能量測定儀

(indirect calorimetry, IC)來測量能量需求，而氧氣的消耗量則是決定熱量需求最主要的元素，某些情況下，IC 無法適用於所有病人，如氧氣需求量較高（＞60%以上）、裝置胸管和酸中毒等皆可能導致測量不準確，在上述情形下不建議使用，但可改以體重計算，約 25~30 kcal/kg/day 或透過預測熱量需求公式計算，如 Harris Benedict equation 或 Ireton-Jones equation。

另外，對於肥胖的重症病人，建議目標熱量以 IC 測出之靜態能量消耗 60~70%為主，若沒有或無法使用 IC，BMI 30~50 kg/m^2：11~14 kcal/kg/day（以實際體重計算）；BMI＞50 kg/m^2：22~25 kcal/kg/day（以理想體重計算）。

2. 蛋白質

重症病人因身體處於生理壓力下，代謝的高張使得體組織蛋白分解流失，其流失程度亦與疾病嚴重度成正比，故應增加蛋白質的給予減少其瘦體組織損失，以達正氮平衡為目標。

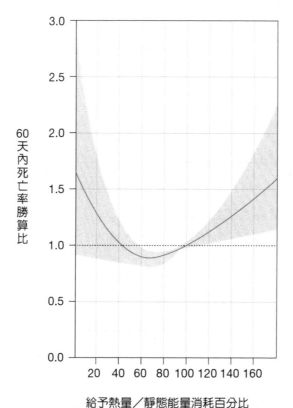

圖 14-5　熱量與死亡率之關係

資料來源：Zusman, O., Theilla, M., Cohen, J., Kagan, I., Bendavid, I., & Singer, P. (2016). Resting energy expenditure, calorie and protein consumption in critically ill patients: A retrospective cohort study. *Critical care (London, England)*, *20*(1), 367.

研究指出，除了嚴重敗血症、休克、低血壓或嚴重肝病外，重症病人之蛋白質需求最多可至 2.0~2.5 g/kg/day 仍為安全範圍，然而，具體需求量仍須取決於原本的營養狀況、損傷程度和代謝需求、異常流失（如燒燙傷、腹部開放性傷口）而定。一般重症病人的蛋白質攝取量，建議 1.2~2 g/kg/day，BMI 30~40 kg/m^2 的肥胖病人則是 2 g/kg/day，BMI > 40 kg/m^2 者可增加至 2.5 g/kg/day；至於急性腎損傷，正在接受連續性腎臟替代療法(continuous renal replacement therapy, CRRT)的病人，由於透析過程中會增加蛋白質流失，可能需要更高的蛋白質攝取。

雖然蛋白質對於重症病人相當重要，但在疾病初期快速代謝分解的情況下，單純仰賴營養的給予並不能降低代謝異常病人的負氮平衡，需待生理壓力、感染控制得宜後，方可見營養支持的效果。

3. 維生素、礦物質與微量元素

目前對於重症病人代謝高張之生理壓力，尚無維生素、礦物質與微量元素的臨床指引，但代謝會導致上述營養素需求增加，且傷口滲液、燒燙傷、營養不良、酒精依賴與再餵食症候群或藥物等，皆會影響對微量營養素的需求。

臨床上，給予燒燙傷、創傷和呼吸器使用之重症病人補充抗氧化物質（如維生素 C 和維生素 E）與微量元素（鋅、硒、銅），有助改善預後，但現階段對於劑量、頻率和途徑（針劑或口服）暫未標準化。

三、營養支持途徑

營養支持的途徑首選為由口進食；但在呼吸衰竭、氣管插管等需依賴呼吸器的狀況下，病人通常無法由口攝食，而麻醉鎮靜止痛藥物等引起的厭食、創傷後休克和憂鬱等症狀，亦會拖延由口進食的期程；即便是能由口進食的病人，亦可能無法攝取到能滿足與代謝壓力和恢復相關所需的能量和營養需求，故通常會搭配口服營養補充劑，並結合腸道與靜脈營養支持。

對於無法由口進食，但具有良好腸道功能的重症病人，腸道營養是首選途徑，其相較於靜脈營養，除了價格便宜且容易建立符合生理之優點外，更重要的是具有避免腸黏膜萎縮、維持腸道菌相平衡與減少細菌位移(bacterial translocation)等好處。進入加護病房的最初 24~48 小時內即可開始餵食，因盡早給予腸道營養可降低感染率與死亡率，且在接下來的 48~72 小時達到目標熱量。要注意的是，需在血液動力學相對穩定的狀況下給予，不穩定時（如休克大量輸液或使用大劑量升壓藥物）應停止灌食，直到完全或穩定復甦，以降低缺血或再灌注損傷之風險。腸道

營養產品配方的選擇要考慮液體、熱量和營養需求以及胃腸道功能，標準聚合配方可適用於多數重症病人，但仍需注意病人腸道功能的完整性及對脂肪的耐受程度，視情況選擇較低脂肪的配方或含較高比例的中鏈三酸甘油酯，以提升腸胃耐受性。當腸道營養無法滿足營養需求 60%大於 1 週或無法使用時，應採靜脈營養支持。

第三節　手術的營養照顧

　　提供手術後的病人正確且安全的營養處方，對於術後的恢復扮演重要角色，尤其是特殊族群，如高齡、共病症多、肥胖等或接受大型手術之病人，儘管外科手術的併發症與本身疾病程度所進行的手術最為相關。通常而言營養狀況良好的病人對於重大手術的耐受程度較好，營養不良會有較高的手術併發症與死亡率。2017 年歐洲臨床營養代謝學會(ESPEN)針對外科手術病人的臨床營養指引強調，加速病人在術後恢復的重要性，營養治療是影響手術後續的重要關鍵。

一、手術前的營養照顧

　　病人術前的營養狀況與手術所產生的代謝壓力及術後併發症相關，故應於術前即開始評估，找出營養不良及高風險的病人（表 14-4），及早進行術前的營養支持。

表 14-4　營養不良的定義與高風險條件

營養不良的定義	1. BMI<18.5 kg/m^2
	2. 體重減輕 10%和 3 個月內減輕＞5%，且 BMI 下降（＜20 kg/m^2 或 70 歲以上＜22 kg/m^2）或肌肉質量指數偏低（女性 BMI＜15 kg/m^2、男性 BMI＜17 kg/m^2）
營養不良高風險條件	1. 6 個月內體重減輕 10~15%
	2. BMI<18.5 kg/m^2
	3. 主觀性整體營養評估 C 級或 NRS＞5 分
	4. 術前血清白蛋白＜3.0 g/dL

註 1. 營養不良之定義根據歐洲臨床營養與代謝學會(European Society for Clinical Nutrition and Metabolism, ESPEN)所公布。

　2. 營養不良高風險任一條件伴隨低白蛋白血症即為高營養不良風險。

　　術前給予 10~14 天的營養治療並配合運動及復健，有助於降低術後併發症、縮短住院天數。針對營養不良、預計接受大範圍上消化道手術的病人，則優先考慮腸道營養支持；而無法使用腸道營養支持者，應於手術前 7~10 天開始予以靜脈營養支持，並持續至術後。

二、手術後的營養照顧

（一）早期恢復腸道功能

　　預期術後由口攝食無法達到所需營養或由口攝食少於需要量 50%且超過 7 天者，應及早於給予腸道營養支持，尤其是術後營養不良高風險族群，因除了能確保攝取到足夠熱量與蛋白質外，最重要的是可減少感染率。

　　術後營養不良高風險族群多為癌症病人，如消化道系癌症者，術前已多數有攝食方面的問題，且可能早有體重減輕之現象，由口進食常常因腹脹、胃排空延遲、疼痛等問題無法達到營養目標，延緩術後恢復時間，此類病人應於術中即建立可供腸道營養途徑之管路，以利術後積極給予營養支持。

（二）配方的選擇

　　重大手術前後可給予富含免疫營養素（精胺酸、核苷酸、ω-3 脂肪酸）之配方，例如外科手術前口服營養品補充或術後作為腸道營養，有助降低術後併發症之發生率並縮短住院天數；ESPEN (2016)也建議上消化道癌症切除術後病人可使用富含免疫營養素之配方，作為預計手術前 5~7 天之營養補充。

（三）加速術後恢復

　　1990 年代晚期首次提出加速術後恢復(enhanced recovery after surgery, ERAS)的跨領域多重模式整合照護，其重點為促進病人術前評估、優化術前準備、整合手術病人照護流程、改善手術全期間照護。執行 ERAS，可有效降低 30%以上的手術照護時間，並減少高達 50%的術後併發症，相較於現行的照護模式，無論在術前、術中及術後，相關的醫療品質都有明顯改善。其最大優勢在於無需大量投資硬體設備，只要善用原有的專業人力，運用經臨床實證證實有效的治療方式，便可大幅提升手術麻醉安全及術後恢復品質，使醫療資源有效利用。

　　核心要素包括疼痛控制、腸道功能障礙、靜脈輸液的需要和下床活動：(1)將營養整合入整體管理；(2)避免長時間術前禁食；(3)術後盡早重新建立經口攝食；

(4)一旦營養風險變得明顯，即早期開始營養治療；(5)代謝控制，如控制血糖；(6)減少加重相關分解代謝或影響胃腸功能的因素；(7)縮短術後呼吸器使用及麻醉藥物使用時間；(8)早期活動以促進蛋白質合成和肌肉功能恢復。

　　ERAS 的目標為病人於門診診斷時、等待手術期間做術前準備時、接受手術、術後恢復期，甚至是出院後回診追蹤的各項流程中，保持高品質且不中斷的照護（圖 14-6）。

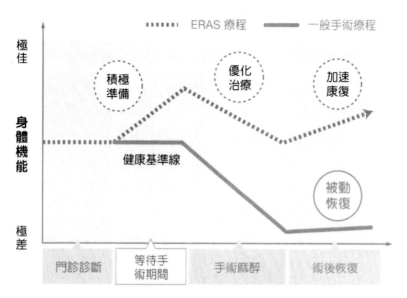

🍎 **圖 14-6　加速術後康復流程**

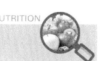

第四節　燒燙傷的營養照顧

一、燒燙傷之生理變化與代謝反應

　　嚴重燒燙傷(major burn)可視為嚴重創傷(severe trauma)，會引發整體的生理代謝改變，且比其他任何損傷更加明顯及延長。燒燙傷時，促發炎性細胞激素會大量釋放導致異化代謝、代謝亢進、肌肉蛋白組織分解、休克、感染和胰島素阻抗，甚至發生多重器官失調症候群(multiple organ dysfunction syndrome, MODS)；在過度的異化代謝情況下，蛋白質分解代謝與尿中氮排泄增加，蛋白質亦會於燒燙傷創傷面的組織滲液流失。

　　長時間處於煙霧中的燒燙傷病人，可能因吸入性傷害需要呼吸器的支持；而受傷後常出現腸阻塞、噁心、食慾不振、吞嚥困難等副作用，皆會導致病人攝取足夠營養需求的能力更加不足。此外，兒童燒傷和創傷後的康復，不僅是依賴恢復氧氣供應和足夠的熱量，以支持受傷後的新陳代謝和修復組織外，還需注意兒童之代謝率、生長需求及生理反應與成年人的不同。

　　燒燙傷後一系列的壓力反應，包括體液、代謝、免疫與營養的異常，其熱量需求可能比原本的靜態熱量消耗(REE)增加多達 100%，而需求之改變取決於受傷程度和深度，異常的程度亦與燒燙傷面積與深度成正比。燒燙傷後的代謝改變可分為三階段：(1)休克或復甦期；(2)急性分解代謝期；(3)復原合成期，此時需供給足夠的營養維持、早期餵食保持腸道黏膜完整，減少腸道細菌位移以降低感染發生。

二、營養照顧

　　嚴重燒燙傷病人的營養照顧一般分為三期：(1)第一期：燒燙傷後的第 1~3天；著重於水分的補充，以維持電解質及體液的平衡；(2)第二期：第一期至傷口完全癒合；此時期應提供高熱量、高蛋白飲食，以滿足體內的代謝亢進，避免體重快速減輕、促進傷口癒合與免疫力；(3)第三期：復原階段；傷口雖癒合，但仍需供給充足營養素以加速整體復原。

（一）營養照顧目標

1. 盡量減少代謝壓力反應：(1)控制環境溫度；(2)保持液體和電解質平衡；(3)控制疼痛和焦慮；(4)盡早切除壞死組織並覆蓋傷口；(5)使用藥物來減輕代謝需求。

2. 滿足營養需求：(1)提供足夠的熱量，避免體重減輕超過通常體重 10%；(2)提供足夠的蛋白質以促進傷口癒合、改善免疫功能、減少瘦體組織流失；(3)補充維生素與礦物質。

3. 重新評估營養需求：(1)燒燙傷初期，每週 1 次以間接能量測定儀測定熱量需要；(2)評估腸道營養的攝取量與需求量，視情況調整速率；(3)與入院（復甦前）的體重比較；(4)重複檢驗並監測體重變化。

（二）營養照顧原則

　　依據美國重症醫學會(Society of Critical Care Medicine, SCCM)與美國靜脈暨腸道營養學會(American Society for Parenteral and Enteral Nutrition, ASPEN)指引：

1. 入院後應立即進行營養篩檢及營養評估，擬定營養照顧計畫。

2. 針對燒燙傷後之高代謝採取積極營養支持，以維持正氮平衡、促進合成、增強免疫，加速傷口癒合。

3. 燒燙傷後熱量的需求增加，營養支持應充分滿足身體需求，但仍需避免過度餵食，可利用間接能量測定儀測定熱量需要，以求最接近需求量。

4. 燒燙傷後蛋白質的需求增加，補充足夠蛋白質可改善免疫功能、提高存活率，且縮短敗血症天數和使用抗生素時間。

5. 給予燒傷、創傷及加護病房病人腸道營養時，應考慮添加麩醯胺(glutamine)。

6. 燒燙傷病人適用之免疫調節性腸道營養配方（添加精胺酸(arginine)、麩醯胺、核酸(nucleic acid)、ω-3 脂肪酸(ω-3 fatty acids)及抗氧化劑(antioxidants)等營養補充品），可能有助傷口癒合、降低發炎反應。

7. 大面積燒燙傷病人(>40%)（圖 14-7）容易出現麻痺性腸阻塞(paralytic ileus)，但大多侷限於胃及大腸部分；若胃排空較差，灌食無法達到需要量時，可考慮採用 NJ 灌食，以達到早期營養支持之目標。

8. 當腸道灌食無法達到需求量 80%超過一週，才考慮使用靜脈營養支持。

（三） 熱量與營養需求

1. 熱量需求

建議以間接能量測量儀測量基礎代謝率，作為熱量的目標；若無法使用測量儀測量，可選擇以公式計算所需熱量：

(1) Curreri 公式：適用於燒燙傷面積 20~50%的病人。

$$熱量需求＝25 \text{ kcal} \times 燒燙傷前體重(kg)＋40 \text{ kcal} \times 燒燙傷面積(\%)$$

(2) 基礎能量代謝率(basal energy expenditure, BEE) × 活動因子(activity factor) × 壓力因子(stress factor)。可由 Harris-Benedict 公式計算：

男性：66 ＋（13.7 × 體重(kg)）＋（5 × 身高(cm)）－（6.8 × 年齡）
女性：65.5 ＋（9.6 × 體重(kg)）＋（1.8 × 身高(cm)）－（4.7 × 年齡）

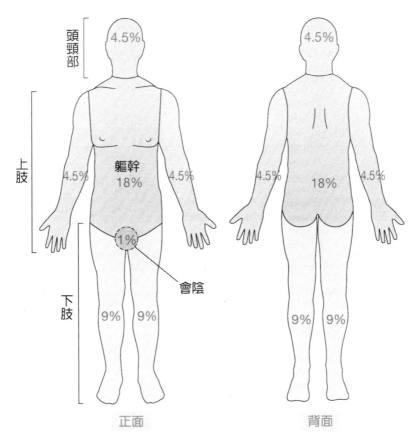

🍎 圖 14-7　燒燙傷面積所占百分比（Wallace 九則計算法）

2. 蛋白質

成人 1.5~2.0 g/kg、兒童 2.4~4.0 g/kg，或依燒燙傷面積的百分比計算（表 14-5）。大面積燒燙傷合併腎或肝功能受損，應適度限制蛋白質，至少給予 1 g/kg，再視氮平衡情況及醫療處置做調整，故需計算燒燙傷病人之氮平衡 (nitrogen balance)，其公式為：氮平衡＝氮攝取量(g)－[24 小時尿素氮(g)＋糞便氮量(g)＋24 小時傷口氮流失量(g)]（表 14-6）。

3. 醣類

占總熱量 50~60%，須留意血糖控制。

4. 脂肪

占非蛋白質熱量 15~25%。

表 14-5　燒燙傷病人非蛋白質熱量與氮的比例

成人燒燙傷面積(%)	非蛋白質熱量與氮的比例
<10	150：1
10~20	125：1
>20	80~100：1

表 14-6　傷口氮流失量

開放性傷口百分比(%)	傷口氮流失量（g/kg/day）
10	0.02
11~30	0.05
>31	0.12

5. 微量營養素與抗氧化物質

　　燒燙傷的傷口於發炎反應過程中，因傷口組織滲液的流失，導致維生素與礦物質缺乏；然而，傷口的癒合需仰賴維生素和微量元素的參與，故需給予適當地補充。目前臨床指引尚無明確的營養補充劑量可供遵循，應視病人情況做調整。

(1) 維生素 C

　　為強大的抗氧化物質並參與膠原蛋白的合成、纖維母細胞與微血管的形成以及維持身體免疫系統，能促進傷口癒合。建議攝取量 0.5~1.0 g/day。

(2) 維生素 A

　　是上皮組織形成和免疫功能相關的重要營養素，缺乏時會導致膠原蛋白的合成受損，並可能對傷口癒合不利。另須注意維生素 A 的毒性問題，尤其是肝腎功能不佳之病人。臨床研究中極少建議常規補充，通常受傷 2 週後無需額外補充即可恢復正常。

(3) 維生素 D

　　燒燙傷病人無論兒童或成人皆發現有維生素 D 缺乏情形，但目前對於其機轉和建議補充劑量、時機仍無定論，但因維生素 D 的合成將近 80~90% 來自皮膚，所以燒燙傷病人多有長期缺乏維生素 D 的風險，須小心注意。

(4) 磷、鎂

鎂會由燒燙傷口流失，須密切監測血液中電解質的平衡，並提供適當的磷酸鹽補充。臨床多以靜脈注射補充磷和鎂，以防止胃腸道刺激。

(5) 硒、銅、鋅

燒燙傷病人血清中鋅濃度會降低，由於鋅會與血清中白蛋白結合，故尚不清楚這代表全身鋅狀態或是否因低白蛋白血症所造成的結果。鋅是能量代謝和蛋白質合成的輔因子，建議營養補充劑量為 220 mg 硫酸鋅（50 mg 元素鋅），過度補充可能導致銅缺乏，應同時監測管灌飲食中鋅與其他多種維生素之含量，以防止長期過度補充。此外，根據研究，硒、銅和鋅的單獨或合併補充，對住院天數無顯著影響，但感染發生率有顯著下降。

(6) 鐵

燒燙傷後最初見到的貧血症狀通常與鐵缺乏無關，需同時注意體內各類電解質之平衡。

THERAPEUTIC NUTRITION

第五節　急性呼吸衰竭的營養照顧

呼吸作用除了呼吸系統（鼻、咽、喉、氣管、支氣管、肺臟）的運作之外，也需完整的支撐結構，包括胸腔的骨骼、肋間和腹部的肌肉、橫膈膜等，才能進行完整的呼吸作用，這些因素解釋了在營養評估中身體成分和體重參數的基本原理。

肺臟具有呼吸、代謝（酸鹼平衡、調控血壓）和免疫調節功能，當發生肺部疾病時，能量耗損增加、攝食量減少、慢性感染等導致營養狀態不佳，較差的營養狀態會使得肌肉量減少且肌力減弱、降低肺部的免疫功能和肺泡的表面張力素分泌，影響肺功能，換言之，營養不良會導致免疫力下降。

當呼吸道及肺組織病變、肺血管疾病等病因導致呼吸衰竭，造成肺通氣下降或換氣功能嚴重障礙，以致不能進行有效的氣體交換，引發缺氧、二氧化碳滯留，將引起一系列生理功能和代謝紊亂。

一、急性呼吸衰竭的生理變化

加護病房中最常出現的呼吸衰竭疾病，為急性呼吸窘迫症候群(acute respiratory distress syndrome, ARDS)，病人會出現瀰漫性肺浸潤、嚴重缺氧和呼吸衰竭情形。瀰漫性肺泡受損會釋放次發炎性細胞激素，促進嗜中性球往肺部遷移，其受到活化後即釋放有毒的介質，進而對肺泡上皮和微血管內皮產生損害，此種傷害使蛋白質流入組織間質中，使肺泡充滿血與富含蛋白質的液體，影響氣體交換，最後引發嚴重且難治性低血氧症。

各種臨床狀況均可導致 ARDS 的發展，如敗血症或創傷，也同時造成高度異化代謝，明顯增加營養需求。

二、營養照顧

患有嚴重呼吸系統疾病的病人，由於代謝的需求增加，需要迅速啟動營養補充（表 14-7）。呼吸衰竭病人的營養對策，包括減少能量消耗、預防累積的熱量不足、減少瘦體組織流失、改善營養狀況、降低發炎反應和增加呼吸肌肉的質量與功能。根據 2016 年美國重症醫學會與美國靜脈暨腸道營養學會營養指引，對於急性呼吸衰竭的加護病房病人，不建議例行給予高脂低醣（以調控呼吸商及降低 CO_2 產生）的營養配方；至於液體過多或患有肺水腫的病人，應考慮使用限水濃縮熱量配方，並密切監控血清磷濃度，需要時適當補充。

餵食量不足會導致呼吸肌力量降低，造成脫離呼吸器困難；但過度餵食也會導致不良後果，因熱量過高會使得血中二氧化碳濃度堆積、壓力性高血糖症、延遲脫離呼吸器和傷口癒合不良等，故避免過度餵食與預防餵食量不足同等重要。

三、慢性阻塞性肺病與急性發作

（一）病因

慢性阻塞性肺病(chronic obstructive pulmonary disease, COPD)是由肺氣腫、氣喘或是慢性支氣管炎導致之下呼吸道阻塞，為不可逆的慢性肺部疾病。有害微粒或氣體造成肺臟及呼吸道慢性發炎，使得肺部結構改變與呼吸道變窄，同時也造成肺實質的破壞，使肺泡失去彈性、呼氣氣流受阻。其影響疾病惡化及進展的危險因子如基因、年齡與性別、暴露於有害微粒（如吸菸、職場的塵埃或化學物質）、氣喘、慢性支氣管炎、感染等。

表 14-7　急性呼吸衰竭病人的營養照顧目標

時期	營養照顧目標	飲食建議
營養耗損期	·增加肝醣儲存量，使新陳代謝逐漸達到同化狀態	·熱量：REE[註1] × 1.2~1.3 ·需增加體重：REE × 1.4~1.6 ·此時期需注意再餵食症候群(refeeding syndrome)發生，且密切監控血中電解質與維生素的補充
使用呼吸器期	·增加瘦弱者肌肉 ·預防過多二氧化碳產生	·熱量：利用 Ireton-Jones equation[註2]計算 ·重症者：REE × 1.2~1.5 ·使用鎮定劑治療者：REE × 1.05 ·蛋白質：1.5~2.0 g/kg/day
脫離呼吸器期	·減少二氧化碳的產生與氧氣的消耗量 ·提供適度的蛋白質與熱量	·熱量：利用 Ireton-Jones equation 計算
穩定期	·預防營養不良發生	·熱量：REE × 1.0~1.5 ·蛋白質：1.0~1.5 g/kg/day （維持瘦體肌肉組織）

註
1. REE：靜態熱量消耗。
2. Ireton-Jones equation：

EEE：基本熱量消耗：
(1) 使用呼吸器者：EEE(v)＝1784－1(A)＋5(W)＋244(S)＋239(T)＋804(B)
(2) 未使用呼吸器者：EEE(s)＝629－11(A)＋25(W)－609(O)

W：體重；A：年齡；S：性別（男 1 女 0）；T：創傷（是 1 否 0）；B：燒燙傷（是 1 否 0）；O：肥胖（是 1 否 0）。

（二）慢性阻塞性肺病急性發作的營養照顧

　　慢性阻塞性肺病急性發作(acute exacerbation of chronic obstructive pulmonary disease, AECOPD)具有高死亡率與併發症，急性發作時可能需使用呼吸器支持，而與營養相關之體重過輕、近期體重減輕與瘦肌肉組織消耗殆盡等因素，可作為是否需呼吸器治療的預測因子。

　　維生素 D 在生理上扮演免疫調節的角色，涉及急性發作之疾病生理學，在 COPD 病人血液中維生素 D 均較健康者低，故對於急性發作之病人應檢測其血中維生素 D 之濃度，嚴重缺乏者(<10 ng/ml or <25 nM)應給予補充。

　　營養不良與死亡率相關，脂肪、碳水化合物、蛋白質、微量營養素和液體之給予應仔細規劃和管理。營養支持需合併提高蛋白質至 1.2~1.5 g/kg/day，並補充 ω-3 多元不飽和脂肪酸，有助改善運動耐力。

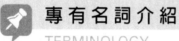

專有名詞介紹
TERMINOLOGY

1. 衰退期(ebb phase)：身體受到傷害的初期；神經及內分泌系統因壓力反應，在臨床上呈現血壓降低、心輸出量減少、體溫降低、氧氣消耗量減少等症狀。

2. 漲潮期(flow phase)：身體受到傷害後復甦，接續衰退期的階段；此時身體處於高代謝分解狀態。

3. 全身性發炎反應症候群(systemic inflammatory response syndrome, SIRS)：身體因應壓力、感染、受傷等因素所產生的一種全身性發炎反應、免疫活化症狀。至少符合下列 2 項：(1)體溫＜36℃ 或＞38℃；(2)心跳每分鐘＞90 下；(3)呼吸每分鐘＞20 次，或血中二氧化碳＜32 mmHg；(4)白血球計數＜4,000 個／mm^3 或＞12,000 個／mm^3，或未成熟嗜中性球＞10%。

4. 敗血症(sepsis)：因感染引起的全身性發炎疾病，常見症狀包括發燒、呼吸過快和心搏過速以及意識不清。

5. 休克(shock)：有效循環血容量減少、組織灌流不足，細胞代謝紊亂和功能受損的過程，伴隨低血壓、寡尿等症狀，由多種病因引起的症候群。

6. 多器官功能異常症候群(multiple organ dysfunction syndrome, MODS)：在嚴重感染、創傷或大手術等急性疾病過程中，同時或相繼併發一個以上系統或（和）器官的急性功能障礙或衰竭，通常需要各類醫療設備來輔助器官功能。

7. 平均動脈壓(mean arterial pressure, MAP)：一個心動週期中動脈血壓的平均值，公式為：平均動脈壓＝【收縮壓＋2（舒張壓）】÷3。

8. 細菌位移(bacterial translocation)：急性傷害引起腸道功能改變，使細菌穿過腸腔進入血液循環。

9. 加速術後恢復(enhanced recovery after surgery, ERAS)：跨領域多重模式整合照護；即促進術前評估、優化術前準備、整合照護流程、改善手術全期照護。

10. 燒燙傷總表面積(total body surface area, TBSA)：燒燙傷的嚴重程度，是以受損皮膚的「深度」與「面積」所占身體表面積的百分比來評估。

11. 急性呼吸窘迫症候群(acute respiratory distress syndrome)：常見症狀為雙側瀰漫性肺浸潤合併急性缺氧性呼吸衰竭，原因以敗血症為主。

案例探討
CASE DISCUSSION

1. 鐘先生，72 歲，身高 168 cm，目前體重 71 kg，通常體重 78 kg。近 1 個月來因間歇性腹痛、食慾不佳，體重已減輕 7 公斤，現因腹脹、解血便住院治療；經大腸鏡、電腦斷層檢查後確診大腸癌。追蹤抽血報告：Alb: 2.8 g/dL，預計行右側大腸切除手術。請回答下列問題：

(1) 請根據上述資料，判斷鐘先生之營養狀況為何？

(2) 該如何設計適合鐘先生的術前營養照顧計畫？

(3) 該如何設計適合鐘先生的術後營養照顧計畫？

2. 王先生，80 歲，身高 168 cm，入院體重 48 kg，過去病史為糖尿病及慢性阻塞性肺病。平時多為輕度活動，大部分時間靜坐，劇烈活動時容易喘。近一週有咳嗽、黃痰、食慾不佳的情形，這兩天開始出現端坐呼吸，呈喘，送醫治療後診斷為慢性阻塞性肺病急性發作，放置氣管內管並使用呼吸器，轉送加護病房照護。追蹤抽血報告：Alb: 2.6 g/dL、BUN/Cr.: 17/0.53 mg/dL、Na/K: 140/4.1 mmol/L、IP: 2.8 mg/dL、CRP: 28 mg/dL。根據上述資料，王先生的營養照顧重點與處方為何？

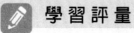

學習評量
REVIEW ACTIVITIES

( ) 1. 根據使用於重症的營養篩檢工具，下列哪位重症病人的評分屬於高營養風險？
(A) Serum albumin: 2.2 mg/dL　(B) MUST: 1　(C) NRS-2002: 4　(D) Modified NUTRIC score: 4

( ) 2. 有關重症病人給予早期腸道營養的好處，下列何者錯誤？
(A)增加腸道通透性　(B)減少感染併發症　(C)維持腸道絨毛高度　(D)降低死亡率

( ) 3. 重症病人之早期腸道營養支持(early enteral nutrition)，是指多久內開始給予腸道餵食？
(A) 6~12 小時　(B) 12~24 小時　(C) 24~48 小時　(D) 72~96 小時

( ) 4. 下列有關重症病人營養治療之敘述，何者正確？
(A)重症病人熱量需求建議為 30~35 kcal/kg/day
(B)入住加護病房第 1 週，應積極使病人達到營養需要量之 100%
(C)即使是低營養風險的病人，在加護病房第 1 週也需要積極地營養治療
(D)重症病人蛋白質需求約為 1.2~2.0 g/kg/day

( ) 5. 關於急性呼吸衰竭重症病人，下列有關營養供應的敘述何者錯誤？
(A) 若同時併發水腫、心肺衰竭及腎衰竭時宜選用濃縮配方
(B) 實證建議例行性使用高脂低醣腸道營養配方有助於減少呼吸器使用天數
(C) 呼吸衰竭病人應避免過度灌食(overfeeding)，也要密切監測、矯正血清磷離子濃度
(D)腸道營養供應超過每日建議熱量 60%時就可以停止使用靜脈營養

( ) 6. 下列何者不是重症病人進行營養評估時需考量的參數？(1)合併症，如糖尿病、心血管疾病、慢性肺部疾病等　(2)代謝症候群的標記，如腰圍、臀圍、三酸甘油酯、血膽固醇　(3)感染發炎的程度，如 CRP、全身性炎症反應徵候群(SIRS)　(4)血清蛋白標記，如 albumin、prealbumin、transferrin。
(A) (1)(3)　(B) (2)(4)　(C) (3)(4)　(D) (1)(2)(3)(4)

( )7. 有關手術前禁食的敘述以及其影響，下列何者正確？

(A)多數病人需於術前 12 小時禁食、4 小時禁水

(B)對於沒有吸入性肺炎風險者，可以飲用咖啡與茶，直到麻醉前 2 小時

(C)會減少腸道有害菌，降低感染

(D)禁食時間越長，術後併發症的發生率越低

( )8. 張先生，76 歲，身高 172 cm，過去體重 55 kg，過去病史有高血壓、COPD，近日疲倦食慾不振，體重減輕了 5 kg，現 50 kg。近期因急性肺炎入院，使用呼吸器並插管灌食，血液檢查結果：Albumin: 2.8 g/dL、BUN: 38 mg/dL、Creatinine: 0.63 mg/dL、Na: 131 mEq/L、K: 3.0 mEq/L、IP: 1.8 mg/dL。關於張先生的營養狀況，以下何者最為適當？

(A) 營養狀況良好，應以腸道營養支持為優先

(B) 嚴重營養不良，應以腸道營養支持為優先

(C) 嚴重營養不良，應立刻積極給予靜脈營養補充

(D) 嚴重營養不良，應以腸道營養支持為優先，需注意熱量之給予，預防再餵食症候群，並積極矯正電解質之不平衡

( )9. 呈上題，下列營養照顧建議何者為是？(1)應給予肺部疾病（高脂低醣）配方　(2)應給予高蛋白聚合配方　(3)若有心臟相關併發症，注意水分　(4)注意微量營養素之補充　(5)補充抗氧化物質維生素 C、E 與硒。

(A) (1)(3)(5)　(B) (2)(3)(4)　(C) (2)(3)(4)(5)　(D) (1)(3)(4)(5)

解答

CACDB　ABDC

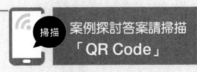
掃描　案例探討答案請掃描「QR Code」

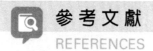

參考文獻
REFERENCES

Fleck A. (1988). Plasma proteins as nutritional indicators in the perioperative period. *British Journal of Clinical Practice. Supplement,63*, 20-24.

Heyland, D. K., Dhaliwal, R., Jiang, X., & Day, A. G. (2011). Identifying critically ill patients who benefit the most from nutrition therapy: The development and initial validation of a novel risk assessment tool. *Critical Care (London, England), 15*(6), R268.

Kondrup, J., Allison, S. P., Elia, M., Vellas, B., Plauth, M., & Educational and Clinical Practice Committee, European Society of Parenteral and Enteral Nutrition (ESPEN) (2003). ESPEN guidelines for nutrition screening 2002. *Clinical Nutrition (Edinburgh, Scotland), 22*(4), 415-421.

Ljungqvist, O., Scott, M., & Fearon, K. C. (2017). Enhanced Recovery After Surgery: A Review. *JAMA Surgery, 152*(3), 292-298.

McClave, S. A., Taylor, B. E., Martindale, R. G., Warren, M. M., Johnson, D. R., Braunschweig, C., McCarthy, M. S., Davanos, E., Rice, T. W., Cresci, G. A., Gervasio, J. M., Sacks, G. S., Roberts, P. R., Compher, C., Society of Critical Care Medicine, & American Society for Parenteral and Enteral Nutrition (2016). Guidelines for the provision and assessment of nutrition support therapy in the adult critically Ill patient: Society of Critical Care Medicine (SCCM) and American Society for Parenteral and Enteral Nutrition (A.S.P.E.N.). *JPEN. Journal of Parenteral and Enteral Nutrition, 40*(2), 159-211.

Rousseau, A. F., Losser, M. R., Ichai, C., & Berger, M. M. (2013). ESPEN endorsed recommendations: Nutritional therapy in major burns. *Clinical Nutrition (Edinburgh, Scotland), 32*(4), 497-502.

Short, H. L., Taylor, N., Thakore, M., Piper, K., Baxter, K., Heiss, K. F., & Raval, M. V. (2018). A survey of pediatric surgeons' practices with enhanced recovery after children's surgery. *Journal of Pediatric Surgery, 53*(3), 418-430.

Singer, P., Blaser, A. R., Berger, M. M., Alhazzani, W., Calder, P. C., Casaer, M. P., Hiesmayr, M., Mayer, K., Montejo, J. C., Pichard, C., Preiser, J. C., van Zanten, A., Oczkowski, S., Szczeklik, W., & Bischoff, S. C. (2019). ESPEN guideline on clinical nutrition in the intensive care unit. *Clinical Nutrition (Edinburgh, Scotland), 38*(1), 48-79.

Weimann, A., Braga, M., Carli, F., Higashiguchi, T., Hübner, M., Klek, S., Laviano, A., Ljungqvist, O., Lobo, D. N., Martindale, R., Waitzberg, D. L., Bischoff, S. C., & Singer, P. (2017). ESPEN guideline: Clinical nutrition in surgery. *Clinical Nutrition (Edinburgh, Scotland), 36*(3), 623-650.

Zusman, O., Theilla, M., Cohen, J., Kagan, I., Bendavid, I., & Singer, P. (2016). Resting energy expenditure, calorie and protein consumption in critically ill patients: A retrospective cohort study. *Critical Care (London, England), 20*(1), 367.

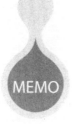

MEMO

Therapeutic Nutrition

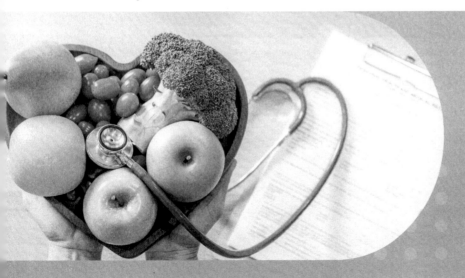

Therapeutic Nutrition

CHAPTER

15

蔡維德／編著

癌症的營養照顧

1. 了解癌症的致病機轉及危險因子。
2. 了解致癌物質及其可能存在之食物。
3. 知悉癌症飲食原則。
4. 熟悉對癌症預防或控制有幫助之飲食與生活型態。

前言 | INTRODUCTION

　　根據衛生福利部統計，2020 年國人十大死因依序為：(1)惡性腫瘤（癌症）；(2)心臟疾病；(3)肺炎；(4)腦血管疾病；(5)糖尿病；(6)事故傷害；(7)高血壓性疾病；(8)慢性下呼吸道疾病；(9)腎炎腎病症候群及腎病變；(10)慢性肝病及肝硬化。與 2019 年相較，高血壓性疾病排名由第 8 名升至第 7 名，慢性下呼吸道疾病則降為第 8 名，而榜首仍為惡性腫瘤。

　　若進一步追蹤癌症死亡率，其排名為：(1)氣管、支氣管和肺癌；(2)肝和肝內膽管癌；(3)結腸、直腸和肛門癌；(4)女性乳癌；(5)前列腺（攝護腺）癌；(6)口腔癌；(7)胰臟癌；(8)胃癌；(9)食道癌；(10)卵巢癌。與 2019 年比較，前列腺癌排名由第 6 名升至第 5 名、口腔癌則降為第 6 名；就年齡觀察，癌症病人多集中於 55 歲以上之族群。國人十大癌症標準化發生率見表 15-1。

　　由以上數據可得知癌症對於健康的威脅不容小覷，而如何預防及治療癌症便成為現今重要課題。良好的營養可使癌症治療達到事半功倍的效果，故本章將探討癌症與營養的關係，並提供癌症相關之營養建議，給予最完善的營養照顧。

表 15-1　國人十大癌症標準化發生率

依排序	1. 大腸癌	6. 攝護腺癌
	2. 肺癌	7. 甲狀腺
	3. 女性乳癌	8. 皮膚癌
	4. 肝癌	9. 胃癌
	5. 口腔癌	10. 食道癌

表 15-1　國人十大癌症標準化發生率（續）

依性別	男	1. 大腸癌
		2. 肝和肝內膽管癌
		3. 氣管、支氣管和肺癌
	女	1. 女性乳癌
		2. 大腸癌
		3. 氣管、支氣管和肺癌

資料來源：衛生福利部國民健康署 (2020)．衛生福利部公布癌症發生資料。https://www.hpa.gov.tw/Pages/Detail.aspx?nodeid=4141&pid=12682

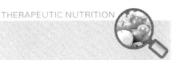

第一節　癌症介紹

一、病理機轉

　　一般來說，體細胞會不斷分裂增殖替換老化及死亡的細胞，以維持正常組織器官的新陳代謝及功能運作。正常的細胞分裂是有規律及受到調控的，而癌細胞的分裂則是不規則且不受細胞凋亡機制調控的，癌細胞會異常增殖且增長速度極快，並且會抑制、逃避免疫系統的監測及攻擊、促進腫瘤周邊血管新生，以利於腫瘤細胞的存活、增殖及轉移。身體可能因腫瘤的存在而使得體內環境缺氧、酸化及營養素缺乏，因而造成營養素及能量代謝異常。

　　癌症的發生是一種多階段的過程，通常分為三個時期：

1. 初始期(initiation)：也就是癌前時期。此時因為天生或細胞受到一些致癌因子的危害，例如化學物質、輻射或病毒等，使得基因發生改變或變異，而致生化訊息路徑的失調，引起細胞的增殖和分化。細胞增殖分化的程度，端視致癌因子影響的強度及體內 DNA 自我修復的能力而定。從正常細胞變異到可被偵測到的腫瘤細胞，可能經過幾年甚至幾十年的時間。

2. 啟動期 (promotion)：此期會有異常且沒有功能的組織生長，稱為腫瘤 (neoplasm)，並開始有不正常的細胞複製，這些不正常細胞可逃過免疫系統的監測機制，且不受控制的增殖，但腫瘤可能為良性(benign)，也可能為惡性 (malignant)。

3. 發展期(progression)：腫瘤細胞聚集並快速增長成惡性腫瘤。惡性腫瘤細胞會分泌促進血管增生的因子，促使周邊組織增生出新的血管，專門供給癌細胞養分，使其得以快速增長；同時也會侵犯附近的身體組織，造成惡性腫瘤轉移至遠端的組織器官。

二、對於營養素和能量代謝的影響

隨著癌細胞的生長，宿主體內三大營養素的代謝也產生了變化。癌細胞生長需要持續而恆定的葡萄糖供應，並利用糖解作用(glycolysis)來產生能量。糖解作用是指在氧氣不足條件下，葡萄糖或糖原分解並生成乳酸作為終產物的過程，此過程中伴有少量 ATP 的生成，有別於一般正常分化的細胞，仰賴粒線體的氧化磷酸化作用以獲取能量，癌細胞即使處於有氧環境下，仍然以糖解作用來產生能量，這種現象被稱作瓦氏效應(Warburg effect)。

糖解作用雖然是一種產生能量效率很差的途徑，但由於癌細胞對能量的快速需求，在葡萄糖供應無虞的狀況下，癌細胞仍偏好這種快速產生能源的代謝途徑。癌細胞利用葡萄糖糖解代謝的途徑比例約為 85%，只有 5%左右透過粒線體的有氧呼吸途徑。另外，癌細胞的生長也會促使蛋白質和脂質的分解，這兩種營養素分解的中間代謝產物，可經由糖質新生作用(gluconeogenesis)以維持高量的葡萄糖生合成。

癌症病人因三大營養素的代謝異常，會出現葡萄糖耐受不良、胰島素抗性、脂肪酸過度氧化、肌肉組織流失及對葡萄糖的利用降低，長期代謝異常及攝食不足常造成癌末病人的惡病質症狀。

三、危險因子

表 15-2 為衛生福利部國民健康署公布之癌症類別及其危險因子。

表 15-2　癌症與危險因子

癌症類別	危險因子
大腸癌	不健康飲食、缺乏身體活動、肥胖及菸酒、老化
乳癌	老化、基因變異（*BRCA1* 和 *BRCA2* 遺傳基因）、生育因子（初經早或停經晚、晚生、未哺乳）、家族史、有異常或良性乳房疾病、乳房較緻密、輻射線的曝露、缺乏運動、肥胖、服用荷爾蒙、酗酒
肺癌	菸害及二手菸、空氣汙染、家族史、肺部疾病

表 15-2　癌症與危險因子（續）

癌症類別	危險因子
攝護腺癌	年紀≧50歲
甲狀腺癌	女性、碘攝取不足、輻射曝露、遺傳、家族史、肥胖
子宮體癌	肥胖、高熱量高油飲食、荷爾蒙因素，如不曾懷孕（初經早或停經晚）、更年期服用雌激素、老化、缺乏運動、第 2 型糖尿病、近親或自身有子宮體癌或大腸癌家族史、乳癌或卵巢癌、子宮內膜增生、曾行骨盆腔放射治療
食道癌	喝酒、吸菸、嚼檳榔、加工食物
口腔癌	吸菸、飲酒、嚼檳榔

資料來源：衛生福利部國民健康署 (2020)・癌症登記報告。https://www.hpa.gov.tw/Pages/List.aspx?nodeid=119

四、易產生致癌物之食品

（一）烹調後會產生梅納反應的食品

丙烯醯胺(acrylamide)為一種用於工業加工的化學物質，亦存在於食品和菸草煙霧中；高溫烹調時，食物中的天門冬醯胺酸(asparagine)會與某些醣類發生梅納反應(Maillard reaction)，產生副產物丙烯醯胺。飲食中丙烯醯胺的主要來源為炸薯條、洋芋片、麵包、餅乾及咖啡。

國際癌症研究機構(International Agency for Research on Cancer, IARC)雖基於動物實驗結果，將丙烯醯胺歸類為可能的致癌物(probable carcinogen)，但是許多的流行病學研究（包括病例對照研究和世代研究），並未發現有力的證據能指出飲食中丙烯醯胺的攝取與癌症風險具有相關性。

（二）紅肉與加工肉類

紅肉是指未經加工的哺乳類動物的肉，如豬肉、牛肉、羊肉等；而加工肉類則是經由燻製、醃製、發酵或其他可改善保鮮、增強風味等加工拓成的肉類，如香腸、火腿、培根、熱狗、鴨賞及臘肉等。

食用加工肉品與癌症間的致病機轉，可能與其中含有的硝酸鹽(nitrates)和亞硝酸鹽(nitrites)，經腸道中受血基質鐵催化形成亞硝胺(nitrosamines)，以及高溫烹調過程（如直火烤肉或燒烤）中所形成的雜環芳香胺(heterocyclic aromatic amines)和

多環芳香烴(polycyclic aromatic hydrocarbons)導致 DNA 的氧化性損傷有關，故減少紅肉和加工肉類的攝取，可降低前列腺癌的死亡率及大腸直腸癌、食道癌和乳腺癌的發生風險。

（三）添加糖的食品

癌細胞對於葡萄糖的代謝相較於正常細胞為快，使部分人誤認為食品和飲料中的糖會直接「餵養」癌細胞，但其引發癌症的起因應為攝取白糖、紅糖、玉米甜味劑、高果糖玉米糖漿、含糖飲料與高熱量食品（如高度加工食品）中的添加糖(added sugar)後，導致熱量攝取增加，進而體重上升，造成體重過重或肥胖問題，間接提升罹癌風險。

食品和飲料中可發現不同種類的添加糖，雖然化學結構不盡相同，但食用後皆具有相似的代謝作用。高添加糖的飲食型態(dietary pattern high in added sugars)會影響胰島素和相關激素的分泌量，造成某些癌症的發生率上升；此外，世界癌症研究基金會／美國癌症研究所(WCRF/AICR)亦指出，高升糖負荷飲食可能會增加罹患子宮內膜癌風險。

建議每日飲食中的添加糖應小於所需總熱量的 5~10%，並限制含有大量添加糖的高度加工食品，例如蛋糕、糖果、餅乾、糕餅、冰淇淋及含糖飲料（汽水、可樂）等、注意產品營養標示，避免過多糖及熱量攝取，以保持較低的胰島素分泌及維持理想體重。

（四）高度加工食品與精製穀物產品

食品加工為食物的保存、質地與消化等應用帶來了許多好處，如全麥麵包、常溫罐裝食品和冷凍蔬菜等皆屬於加工食品，而巴氏殺菌法等技術則降低微生物汙染的風險。食用前對食物加熱使許多食物更容易消化，如番茄紅素等植物營養素在熱處理後的生物可利用率明顯增加。針對質地調整與分級的加工食品，有利於咀嚼和吞嚥困難的特定族群，如老年人及中風、舌癌、口腔癌、食道癌等病人。

超加工食品(ultra-processed foods, UPF)是指使用多種加工技術製造的食品，此類技術包括氫化、擠壓、預油炸或添加著色劑、乳化劑和防腐劑等。採用超加工技術，可使製造商創造出非常美味、生產成本低、易於銷售並且能夠在商店貨架上或在廚櫃中放置多年而不會變質的產品，如玉米是原態食物，玉米罐頭是加工食品，而玉米零食是超加工食品。

　　超加工食品主要由食物中提取的其他物質製成，例如澱粉、添加糖和氫化脂肪，並可能含有添加劑，如人工色素、香料或穩定劑等。超加工食品往往熱量密度高，含有更多的飽和脂肪、反式脂肪和游離糖，且具有纖維質、維生素與礦物質含量低的特性。而超加工碳水化合物食品則是指冷凍比薩餅、蘇打水、包裝餅乾、蛋糕和甜食等。

　　前瞻性研究指出，超加工食品的攝取和超重／肥胖、高血壓、心血管疾病、第2型糖尿病、癌症和全因死亡風險相關。有統合分析(meta-analysis)結果顯示，高量攝取超加工食品顯著增加大腸直腸癌的風險，故建議盡量攝取各種原態食物，並注意烹調方式且避免超加工食品的攝取，以維護健康及預防相關慢性疾病的發生。

（五）高溫燒烤及油炸食品

　　高溫燒烤、煙燻或長時間煎炸肉類（包括紅肉、家禽及魚類），皆會引起胺基酸、醣、肌酸或肌酸酐的連鎖化學反應，進一步形成具致癌作用的雜環胺。另外，也需注意炸油的品質，重複高溫加熱裂解後所油炸的食物應避免食用。

（六）酒精飲品

　　根據國際癌症研究機構(IARC)於 2017 年公布的研究報告顯示，飲酒與上消化道癌症（口腔癌、咽喉癌、食道鱗狀上皮細胞癌）、肝癌、大腸直腸癌及女性乳癌有因果關係；所有酒類皆包含乙醇(ethanol)，乙醇和代謝後的乙醛之致癌機轉，包括氧化壓力增加、DNA 和蛋白質的傷害和改變、DNA 修復和細胞死亡的抑制、細胞增殖的增加、營養吸收不良及 DNA 甲基化的變化，甚而增加雌激素，而導致乳腺癌。

　　無論哪一種類的酒精飲料（啤酒、葡萄酒或烈酒等），對癌症發生風險皆有影響，臺灣人體內用以代謝酒精的「乙醛去氫酶(acetaldehyde dehydrogenase)」之基因缺陷率，高居世界第一，酗酒者得到食道癌的風險亦高達 50 倍，故最好不要飲酒，也無飲酒安全建議量，若無法避免，則女性限制一日不超過 1 份酒精當量、男性一日不超過 2 份酒精當量，而 1 份酒精當量約等於 14 g 乙醇，即啤酒約 350 c.c.、葡萄酒約 150 c.c.或酒精濃度 40 度的蒸餾酒約 45 c.c.。

　　另須正視的是，飲酒暨吸菸者會有不良的加成作用，以致比起單獨飲酒或吸菸者發生上消化道癌症的風險更為增加；此外，AICR 指出，約 4 成的乳癌可由拒菸、不酒、均衡飲食及規律運動等健康生活型態來預防。

第二節　癌症的營養照顧

　　營養不良(malnutrition)常發生於癌症病人，而低肌肉量(low muscle mass)易造成治療毒性與治療中斷的後果，並對生活品質形成負面影響。據統計，癌症病人約有 10~20%的死因是由於營養不良，而非腫瘤本身所致，若能維持體重穩定，對癌症存活率將有明顯地改善。

　　國際共識小組定義癌症惡病質(cancer cachexia)為一種多因素綜合症狀，因身體骨骼肌質量持續減少（無論脂肪量有無減少），而常規營養支持無法完全逆轉所導致的進行性功能障礙。其特徵是由食物攝入減少和代謝異常的整體結果，導致蛋白質和能量的負平衡(Fearon et al., 2011)。

　　腫瘤本身可以通過上調炎性細胞因子、電解質異常、物理阻塞或腸道功能受損等來誘發惡病質，相關因素如疼痛、疲勞、抑鬱及治療惡性腫瘤的療法，如細胞毒性化學療法、免疫療法和放射療法。此外，也會經由引起味覺或嗅覺變化、唾液功能下降、噁心和疲勞等，而導致惡病質。癌症惡病質的診斷與嚴重度分級如下：

1. 惡病質前期(Precachexia)

　　六個月內體重流失≦5%（在非刻意飢餓狀態），伴隨厭食和代謝的改變。

2. 惡病質(Cachexia)

　　六個月內體重流失＞5%或身體質量指數(BMI)＜20 kg/m^2，且 6 個月內體重流失＞2%，或為肌少症(sarcopenia)且 6 個月內體重流失＞2%。常伴隨攝食減少或系統性發炎(systematic inflammation)情形。

3. 難治性惡病質(Refractory Cachexia)

　　癌症進展到促分解代謝狀態且對抗癌治療無反應，功能性評分低(low performance status)、預期存活時間少於 3 個月。功能性評分低係指美國東岸癌症臨床研究合作組織／世界衛生組織(ECOG/WHO)評分為 3 或 4 分；3 分為超過 50%的清醒時間為臥床，惟能夠進行有限的自我照顧，4 分則指完全失能，即完全臥床且無法自理。

　　在癌症診斷時及各階段治療過程中，營養師應給予客觀的營養評估與個別化的營養支持，以確保早期發現、早期介入與定期追蹤評值，使癌症病人得到該階段全方位的營養治療與良好的生活品質。

一、營養照顧目標

目標為獲得足夠的營養，以維持生理機能與良好生活品質；隨時因應癌症治療方式與副作用，調整營養支持策略，避免癌症治療中斷。

二、營養照顧原則

癌症飲食治療應考量癌別、治療方式與副作用或其他併發症，並根據飲食習慣、喜好與製備能力、時間及經濟狀況等，經由共同溝通討論後，以同理心給予適當、可行且個別化之營養諮詢與飲食建議。原則如下：

1. 熱量與健康成人需求相似；若無個別化熱量測量方式，可參考表 15-3 適時給予調整。

2. 蛋白質攝取每日至少 1.0 g/kg，可參考表 15-4 適時調整。

3. 對於具有胰島素抗性且不預期體重流失的癌症病人，可考慮增加脂肪與碳水化合物熱量的比值，以增加飲食的熱量密度並降低血糖負荷。

表 15-3　癌症病人狀態與熱量需求建議

癌症病人狀態	熱量需求(kcal/kg/day)
營養耗損、體重減輕	30~35
活動差、非壓力狀態(nonstressed)	25~30
高分解代謝、壓力狀態(stressed)	35
造血細胞移植 (hematopoietic cell transplant)	30~35
敗血症(sepsis)	25~30

表 15-4　癌症病人狀態與蛋白質需求建議攝取量

癌症病人狀態	蛋白質需求(g/kg/day)
營養耗損、體重減輕	1.0~1.5
活動差、非壓力狀態(nonstressed)	1.0
高分解代謝、壓力狀態(stressed)	1.5~2.5
造血細胞移植 (hematopoietic cell transplant)	1.5
敗血症(sepsis)	1.5~2.0

4. 維生素與礦物質需求量，建議近似於每日飲食建議攝取量(the recommended daily allowance, RDA)。而缺乏特定微量營養素的情況下，不鼓勵自行服用高劑量微量營養素補充品。

5. 若欲服用中藥、健康食品或其他保健相關產品，應主動與醫師及營養師討論並取得建議。

6. 不飲酒。

7. 立即戒菸。

8. 適量的體能活動，包括有氧運動(aerobic exercise)與阻力運動(resistance exercise)，以維持肌肉質量、肌肉強度與身體功能。

三、癌症治療相關副作用的營養照顧

　　依據癌症類型、期別、是否有轉移或其他相關合併症、年齡與意願等，醫療團隊會進行整體評估考量，並與病人及家屬共同溝通討論後，決定適合的癌症治療介入方式，包括手術(surgery)、放射治療(radiotherapy)、化學治療(chemotherapy)、同步放化療(concurrent chemoradiotherapy, CCRT)、荷爾蒙治療(hormonal therapy)、標靶治療(targeted therapy)及免疫治療(immunotherapy)等，而不同的癌症治療過程皆可能造成不等程度的副作用，需藉由營養介入輔助，給予適當營養支持，以獲得足夠體力避免治療中斷。常見的癌症治療相關副作用及其飲食對策以下分別敘述之。

（一）口腔黏膜炎

　　採取化學治療的癌症病人約有 30~40%會發生黏膜炎，其中造血幹細胞移植(hematopoietic stem cell transplantation, HSCT)病人發生比例為 60~85%，而接受同步放化療的頭頸癌(head and neck cancer, HNC)病人，其發生比例上升逼近 90%。

　　口腔黏膜炎(oral mucositis)所造成的不適，其擴及範圍包含口腔及胃腸道，會引發疼痛、無法進食、體重減輕與局部感染；對於嚴重程度較高的黏膜炎病人，亦可能導致不得不延緩或中斷癌症治療，影響預後，其營養照顧原則如下：

1. 選擇質地柔軟、濕潤或流質且冷涼的食物，例如冰沙、奶昔、豆漿或布丁，也可考慮以牛奶、高湯或肉湯軟化並濕潤食物後再食用。

2. 可嘗試以少許橄欖油代替奶油或人造奶油，使食物溼潤滑爽，容易吞嚥。

3. 進食時，應細嚼慢嚥並徹底咀嚼，但不要咀嚼冰塊以避免損壞牙齒。

4. 進食流質食物時，可使用吸管繞過口腔潰瘍處，減少疼痛。

5. 吮吸冷凍的水果；但水果的小種子可能會刺激口腔，故應避免含有小種子的種類，如草莓等漿果，可選擇冷凍葡萄、哈密瓜和西瓜等。

6. 每次進食（包括零食、點心）後皆需進行口腔沖洗護理，以保持口腔清潔，避免發生更嚴重的感染。

7. 若因口乾而難以吞嚥，可尋求醫師或藥師建議，使用專門為口乾製作的唾液替代品，如口腔保濕劑等。

（二）噁心／嘔吐

　　由癌症治療引起的噁心(nausea)及嘔吐(vomiting)有以下分類，包括可預期的、急性的和延遲性的三種類型。對於可預期的噁心和嘔吐，醫師會給予止吐藥來預防或降低不適感，必要時經由靜脈注射補充液體。

　　為促進病人的舒適，應盡力協助控制或避免噁心嘔吐的發生，並預防後續營養不良和脫水等問題。營養照顧原則及生活方面建議如下：

1. 避免刺激性食物，如油炸、油酥、甜膩或辛辣調味；若病人本身對製備食物的油煙味感到困擾，可請他人協助。

2. 選擇無強烈氣味的冷食或將食物冰涼後再食用。

3. 攝取足量液體並分次飲用，以避免脫水；可選擇喜歡的果汁、薑茶、茶或運動飲料等。

4. 避免於治療前、後立即進食或飲水，至少待治療後 1 小時再開始以避免噁心感；但對於某些病人來說，治療前先吃一些零食能降低噁心不適，亦可嘗試。

5. 針灸可減輕因化學治療所引起的噁心或嘔吐；而深呼吸、引導圖像、催眠或其他放鬆技巧（聽音樂、看書或冥想）等也有助益。

（三）厭食症

　　厭食症(anorexia)即食慾不振(poor appetite)或對食物的興趣不足，是疾病行為的關鍵因素，並被證明對病人具有負面的預後影響。癌症治療可能會降低食慾或改變原本對食物的口感或風味，且口腔黏膜炎或噁心、嘔吐等副作用皆可能造成進食困難，針對此類狀況之營養照顧原則如下：

1. 選擇自己喜愛、高營養密度的食物或提高食物的營養密度，如於較高植物蛋白質的豆漿中添加自己喜歡的芝麻粉或杏仁粉、於蒸蛋中加入魚肉、蝦仁或黃豆等，以增加蛋白質與熱量。

2. 少量多餐；正餐盡量先食用富含蛋白質的豆魚蛋肉類，再搭配其他碳水化合物及蔬果等，點心可輔以方便製備或購買的種類。

3. 適度調味，使用可接受的辛香料或調味料等來刺激食慾，如番茄醬、咖哩醬、味噌醬、堅果醬等。

4. 若是進食困難，可嘗試調整飲食質地，使食物容易咀嚼或吞嚥，如切碎、糊狀或流質等。

5. 若經口攝食無法達到建議需求量的一半，可考慮由適口性高的特定疾病配方食品來補充，並飲用足夠水分以免脫水。

6. 保持愉快心情進食，如和談得來的家人或朋友共同用餐。

7. 用餐前短程散步或戶外散心，餐後可依當下心情略為休息或慢步活動。

8. 保持口腔清潔衛生，才能吃出食物的好風味。

（四）腹瀉

　　疾病本身、癌症治療、藥物、感染或壓力皆可能引起腹瀉或使情況加劇，而嚴重腹瀉(diarrhea)或長時間持續腹瀉，則會導致人體無法吸收足夠的水分和營養，造成脫水及營養不良；脫水會使得鈉和鉀含量過低，可能危及生命。

　　當腹瀉發生時，臨床處置會先採取禁食且透過靜脈輸液補充液體，並確認是否因藥物導致，評估停藥或換藥必要性以及找出可能原因，加以治療。其營養照顧原則和注意事項如下：

1. 與醫師確認腹瀉可能原因；初期可考慮禁食，並依個別狀況飲食進展，恢復進食後可先選擇白稀飯或白吐司，調味需清淡，避免辛辣食物，再慢慢增加食物種類。

2. 避免任何可能導致腹瀉的食物，如乳糖不耐症者須避免含乳糖的牛奶或乳製品（如優格、優酪乳、起司、鮮奶吐司）等。

3. 避免含咖啡因的食物或飲料，如咖啡、茶或巧克力等。

4. 避免具輕瀉作用的果汁，如黑棗汁(prune juice)、過濾的蘋果汁等。

5. 避免含山梨糖醇(sorbitol)的食物，如糖果和口香糖等。

6. 避免任何生食，如生魚片、半熟蛋、蛋蜜汁、生菜沙拉、泡菜、醃菜等。

7. 避免高油脂食品，如油炸、油酥、油煎的烹調方式和食用培根或洋芋片、炸薯條，應選擇易消化的烹調法和食物，如蒸蛋。

8. 初期避免高纖維食品，待腹瀉狀況好轉，再慢慢增加纖維質含量的食物，並注意補充足夠的水分。

9. 注意衛生安全，包括製備時及用餐前、後正確洗手等。

10. 若為壓力所致之腹瀉，盡可能找出壓力源，適時請信任的家人、朋友或專業諮商師協助。

（五）便祕

　　癌症治療可能會導致便祕(constipation)，而某些藥物、飲食限制、飲水量不足或活動不足也都是可能因素。對於便祕的處理，可先確認是否因藥物所致，視情況調整藥物或停藥。營養照顧原則及運動建議如下：

1. 增加高纖維食物攝取，如白米飯改為五穀飯或糙米飯、白吐司改含堅果或果乾的全麥麵包、食用煮熟的蔬菜及適量水果等。若診斷為腸阻塞或行腸外科手術，則禁止採用高纖維飲食。

2. 攝取足量液體；每日至少 2,000 ml 並分次飲用。但根據癌症治療的方式、正在服用的藥物或其他健康因素，可能需要補充更多液體，應視個別情況做調整。

3. 每天保持適度運動，如依體力狀況步行 15~30 分鐘或其他喜愛的活動。

（六）癌症相關疲憊

　　癌症相關疲憊(cancer related fatigue)意指與癌症或癌症治療相關的疲勞或疲憊感，並造成身體、情緒或認知上令人感到沮喪且持續的主觀感受；疲憊程度和身體近期的活動度不成比例及干擾正常功能，即使充分休息仍無法回復，是許多癌症治療（包括化學治療、放射治療、免疫治療、骨髓移植和手術等）的常見副作用。此外，貧血、疼痛、藥物、失眠、憂慮和壓力等也會導致疲憊或狀況加劇。營養照顧原則及生活型態建議如下：

1. 應選擇容易咀嚼的食物；不易咀嚼的食物會耗費更多熱量來進食，使病人更加疲勞。

2. 每餐都應包含高蛋白質食物，如雞蛋、豬肉、雞肉、黃豆及其製品、牛奶及乳製品等，有助於提高免疫力並保持肌肉強健。

3. 增加攝取含鐵量高的食物，尤其是在貧血的情況下。食物來源建議優先選擇含多量血基質鐵(heme iron)的種類，如牛肉、豬肉，肝臟與文蛤等；而食用非血基質鐵(non-heme iron)含量高的食物（紅莧菜、黑芝麻與紅豆等）時，則需搭配高維生素 C 含量食物，如柑類水果、芭樂、奇異果、草莓等，以提高非血基質鐵的吸收率。

4. 攝取足量液體；每日至少 2,000 ml 並分次飲用，避免脫水。

5. 避免繁瑣的飲食製備過程及採取可節省體力的製備方式：
   (1) 可選擇常溫、易開的罐頭、冷凍蔬菜或食品及復熱容易的方便食品。
   (2) 利用微波爐烹調或加熱。
   (3) 在較不疲倦時額外準備份量適當的食物，並寫上製作日期後冷凍保存，以備近日食用。
   (4) 可利用網路宅配送餐或離家近處自行取餐。
   (5) 請家人或朋友協助準備飯菜和休閒食品，如手易拿取的點心，包括保久乳、燕麥片、堅果、水果或果乾等。

6. 若欲服用中藥、健康食品或其他保健相關產品，應主動與醫師及營養師討論並取得建議。

7. 生活作息安排與管理：
   (1) 安排時間休息，必要時小睡片刻。
   (2) 不要熬夜，盡量保持規律就寢時間和早晨起床習慣。
   (3) 避免就寢前 1~2 小時使用 3C 產品，如看電視、手機或玩網路遊戲。
   (4) 避免在下午時飲用含咖啡因的飲料以防影響夜間睡眠，如茶或咖啡等。
   (5) 從事社交和有意義的活動，如加入興趣愛好團體或志願服務，使自己感到愉悅或被需要。

8. 每天保持適度的運動，如依體力狀況步行或其他愛好的活動。

9. 若為憂慮、壓力所致之相關疲憊，盡可能找出壓力源，適時請信任的家人、朋友或專業諮商師協助。

（七）嗜中性球低下症

嗜中性球由骨髓生成，其主要功能為對抗感染；而癌症病人的治療（尤其是化學治療和標靶治療）因骨髓抑制，故容易發生嗜中性球低下症(neutropenia)，增加感染風險。其營養照顧原則如下：

1. 保持良好衛生習慣，如飯前洗淨雙手。

2. 食物勿生食（如生魚片）或未全熟（太陽蛋、牛肉八分熟），需完全煮熟並盡快食用，並避免烹調後才加入的食材（如香菜、蔥等）。

3. 避免未經高溫殺菌的牛奶或優酪乳、起司等。

4. 可食用厚皮水果（如香蕉、葡萄柚和柳橙等；葡萄柚請注意與化學治療藥物之交互作用），以冷水清洗並去皮食用，避免食用生鮮水果或果汁。

5. 避免未煮熟的蔬菜（如生菜沙拉）、私釀醃菜。

6. 注意食物製備或烹調時之衛生安全，如刀具及砧板須區分生熟食使用，避免交互汙染。

7. 食物冷藏時，除完整包覆並依溫層放置外，應注意熟食放上層，生食放下層，以避免交互汙染。

8. 注意食品有效期限及其存放位置與溫度。

9. 盡量避免外食。外食時，選擇衛生安全的餐廳的熟食，避免使用未經烹調的調味料（如辣椒醬、醬油膏等）。

（八）味覺及嗅覺改變

癌症病人可能因腫瘤生長部位而使得味覺及嗅覺改變，且治療過程中也可能造成味蕾細胞的傷害，藥物或環境因素亦會影響味覺的靈敏度，使得食慾不振、營養攝取不足，對治療產生不良影響。其相關營養照顧原則如下：

1. 食物烹調前可先以自己喜好的調味醃製食物，或在烹調過程中加入香料和醬汁，增加食物風味。

2. 若對肉類感到無法接受，可改食用其他蛋白質含量高的家禽類、魚類及海鮮類、蛋類或黃豆類及其製品等替換。

3. 無噁心、不舒服的時候，嘗試吃喜歡的食物，並在感覺最好時品嚐新食物。

4. 嘗試自己喜歡且可接受的酸味食物和飲料。

5. 若覺食物乏味但不會感到厭惡或噁心，可慢慢咀嚼食物，延長食物與味覺感受器更多接觸的時間。

6. 若感覺食物有金屬味，則盛裝容器可改用符合食品標準之塑料器具等。

7. 若氣味令人不舒服，可將食物蓋好、使用附蓋的杯子並使用吸管。烹調時開啟抽風機或使用烤箱、微波爐等。選擇衛生安全的餐飲店外帶，可避免因烹調而致的油煙味。

8. 當口中有金屬味或苦味時，可考慮使用檸檬或水果風味等冰塊或口香糖、薄荷糖等。

9. 保持良好的口腔衛生習慣，如常漱口或刷牙，保持口腔清爽衛生。

（九）唾液變稠或口乾

　　施行放射線治療或部分化學治療後，可能因此造成唾液腺的傷害，使得唾液量分泌減少、黏稠，形成口乾(xerostomia)，影響咀嚼、吞嚥及食慾，相關營養照顧原則如下：

1. 把每天應喝水量分散至全天，以保持口腔濕潤。

2. 嘗試自己喜歡且可接受的酸味食物和飲料，如檸檬水，以幫助分泌更多唾液。

3. 吸吮水果製成之冰棒或冰塊等或嚼口香糖。

4. 選擇容易吞嚥且多汁的食物，或使用醬汁、肉汁、沙拉醬等潤濕食物，也可考慮打成流質來飲用。

5. 不要飲用任何類型的酒精飲品，如啤酒、水果酒或葡萄酒。

6. 避免食用易使口腔不舒服的食物，如辛辣、太硬及過乾的食物。

7. 每 1~2 小時漱口一次，但勿使用含有酒精的漱口水。

8. 使用護唇膏以保持嘴唇濕潤。

9. 不要使用煙草製品，並且避免二手菸。

10. 與醫生討論人造唾液或其他產品，以覆蓋、保護和潤濕喉嚨和口腔。

THERAPEUTIC NUTRITION

第三節 預防癌症的飲食原則與生活型態

WHO 指出 30~50%的癌症是可避免的；而 WCRF 關於營養和身體活動的報告認為，整體飲食攝入量和營養狀況優於單獨食物的指標；2020 年美國癌症協會(American Cancer Society, ACS)亦頒布預防癌症的飲食和身體活動指南(guideline on diet and physical activity for cancer prevention) (Rock, Thomson et al. 2020)，包含達到並維持理想體重(achieve and maintain a healthy body weight throughout life)、積極運動(be physically active)、調整飲食與飲食型態(diet and diet patterns)及避免飲酒。

一、達到並維持理想體重

當體重過重或肥胖時，體內脂肪組織(excess body fat)亦會過多，導致部分癌症的風險增加，如女性停經後乳癌、子宮內膜癌與子宮體癌及膽囊癌、胰臟癌、大腸直腸癌、腎臟癌與多發性骨髓瘤等，也可能使疾病加速進展。而維持理想體重，除了與部分癌症的發生風險降低有關外，還可減少心血管疾病及糖尿病發生率。

體內脂肪組織過多除了先天遺傳因素及隨著年齡增長而基礎代謝率下降外，亦包括熱量攝取過多及消耗過少所導致的熱量不平衡。體內脂肪組織過多的因素，是因西化飲食型態(western-style diet)，如富含添加糖、肉類與脂肪的飲食內容（如速食）、久坐行為(sedentary behaviors)與過多的螢幕時間(greater screen time)。

◎ 目標

保持體重在理想範圍內，並避免在成人時體重過重或肥胖。

◎ 飲食原則與生活型態

採取富含纖維食物及地中海飲食型態(mediterranean-style diet)的飲食方式，並搭配有氧活動，可有效預防體內脂肪組織過多發生。

二、積極運動

根據 2018 年國際癌症研究基金會暨美國癌症研究所與身體活動指南諮詢委員會(the WCRF/AICR and Physical Activity Guidelines Advisory Committee, PAGAC)指出，體能活動與較低的癌症發生風險有關，包括大腸癌、乳癌、腎臟癌、子宮內膜癌、膀胱癌、胃癌及食道癌。相較於過去幾十年，由於科技進步，有半數以上的人於非工作時間皆以坐姿使用 3C 相關產品，包括電腦、電話及電視等，PAGAC 認

為坐著的時間越長，與早發性死亡(premature mortality)、第 2 型糖尿病及心血管疾病發生率、大腸癌、子宮內膜癌及肺癌高風險相關性越高，但 WCRF/AICR 卻表示僅與子宮內膜癌高風險相關，由於此部分尚無共識，仍待進一步探討、研究。

體能活動能影響多種系統性功能，其機制包括胰島素／葡萄糖代謝、免疫功能、發炎反應、性荷爾蒙、氧化壓力、基因體不穩定性(genomic instability)及肌動蛋白(myokines)等，舉例來說，體能活動與停經後婦女的性荷爾蒙濃度降低有關，可用以解釋體能活動與停經後婦女乳癌發生率較低的相關性。

◎ 目標及原則

1. 成人運動建議：每週 150~300 分鐘的中重度運動或 75~150 分鐘的劇烈運動，最為理想的情況是達到或超過每週 300 分鐘。

2. 兒童及青少年運動建議：每日至少實行 1 小時中度以上運動或每日劇烈運動。

3. 限制久坐行為：包括躺著、坐著看電視或其他任何螢幕形式的環境。

三、調整飲食與飲食型態

所有年齡層皆應遵循並建立健康的飲食型態，避免癌症的發生，如地中海飲食(mediterranean diet)或得舒飲食(dietary approaches to stop hypertension diet, DASH)，其共同特點為食物來源大部分以植物為主（非澱粉性蔬菜、原態水果、全穀類、豆類及核果種子類）、多選用健康的蛋白質（多量的豆類、魚類和家禽類及較少量的紅肉及加工肉類）、含多元不飽和脂肪酸（單元不飽和脂肪酸與多元不飽和脂肪酸），以及較少的添加糖(added sugar)、飽和脂肪酸或反式脂肪酸及熱量。

健康飲食型態為經由多種機制來降低癌症及其他疾病的風險，故營養素與食物間的加乘和交互作用非常重要，如以植物為基礎的飲食(plant-based diets)與降低發炎程度、改善胰島素反應、較少的 DNA 氧化傷害及較多的腸道有益菌叢有相關性，亦與慢性疾病風險、癌症風險及全死亡率(all-cause mortality)之降低相關聯。

（一）建立健康飲食型態

原則如下：(1)應選擇富含營養素的食物和高纖維的豆類，以幫助達到與維持健康體重；(2)食用多樣化的蔬菜和水果，如深綠色、橘紅色等各色蔬菜及不同顏色的全態水果(whole fruit)；(3)以全穀類替代精製穀物。

（二）健康飲食建議

1. 蔬菜及水果

　　根據 WCRF/AICR 於 2018 年公布的報告指出，非澱粉類蔬菜或全態水果可能具保護消化道癌症的效用，包括口腔癌、咽喉癌、鼻咽癌、食道癌、胃癌及大腸直腸癌等；因蔬菜（含豆類）和水果具有多種維生素、礦物質、膳食纖維、類胡蘿蔔素(carotenoids)、類黃酮(flavonoids)和其他生物活性物質，如固醇(sterols)、吲哚(indoles)和酚類(phenols)與較低熱量、飽足感，有助於預防癌症。ACS 建議，若目標為降低癌症風險，則每日蔬菜至少應攝取 250~300 g；水果 150~200 g。

2. 豆類

　　豆類(legumes)除富含蛋白質、膳食纖維、鐵、鋅、鉀和葉酸外，其飽和脂肪酸含量低、不含麩質(gluten-free)且為低升糖指數(low glycemic index)食物，故可用以取代紅肉或加工肉品。好的豆類來源包含紅腎豆(kidney beans)、白腎豆(white beans)、斑豆(pinto beans)、黑豆(black beans)、鷹嘴豆(chickpeas)、扁豆(lentils)、毛豆(edamame or green soybeans)及其他黃豆食物。

　　黃豆及其製品為優良蛋白質的良好來源，因黃豆含有多種生物活性成分，如異黃酮(isoflavones)；其結構與雌激素(estrogens)相似，能與雌激素受體結合進而削減雌激素作用，研究證實食用豆腐、豆干、豆漿等傳統黃豆食品，可降低乳腺癌和前列腺癌發生的風險。而某些食品中添加的分離大豆植物化學物質或大豆蛋白粉補充劑，目前尚無足夠證據可定論是否具降低癌症發生風險的效果，但已有研究指出，食用大豆補充劑對雌激素受體陰性乳腺癌(estrogen receptor–negative breast cancer)和有乳腺癌家族史的女性致癌風險反而升高，應謹慎使用。

3. 全穀類

　　WCRF/AICR 於 2018 年報告指出，全穀類富含植物化學物質(phytochemicals)與膳食纖維，經由腸道脂肪酸產生的調整、降低促發炎的腸道菌叢，加速腸道運送(gut transit time)，可減少腸道與致癌物接觸時間；若每日攝取 30 g 全穀類（如糙米飯、全麥製品、地瓜、芋頭、馬鈴薯、南瓜、山藥、蓮藕、玉米、栗子、菱角及燕麥等），可降低約 5%罹患大腸直腸癌的風險，對預防癌症有助益。

4. 抗氧化劑

　　人體由於正常的氧化代謝反應，會不斷地發生組織損傷，其與癌症發生風險增加有關，而食物中某些具生物活性成分的物質(bioactive food components)，可防止或減少組織損傷，故某些抗氧化劑(antioxidant)被認為具有預防癌症風險的效用。

　　抗氧化劑可從飲食中獲得，包括維生素 C、維生素 E、類胡蘿蔔素和許多生物活性成分，特別是蔬菜和水果中抗氧化劑含量特別豐富，但並不足以表示其對於預防的癌症效果來自抗氧化劑的種類與含量，也可能是其他具有生物活性的成分。

　　此外，目前尚無足夠證據可證實抗氧化劑補充劑能降低癌症發生，甚至某些大型研究中，服用抗氧化劑補充劑的實驗組，其癌症發生風險更為增加，故現階段建議最佳的獲取方法仍為透過多樣化且原態的食物，而非經由營養補充劑來攝取。

5. 咖啡

　　適量飲用咖啡可能具有降低口腔癌、咽喉癌、基底細胞皮膚癌及女性惡性黑色素瘤發生風險的效用，但有研究指出飲用超過攝氏 65℃以上的飲料，有增加食道癌風險的疑慮，故溫度宜適中。另外，需注意咖啡是否有額外添加奶精或糖，避免無形中增加飽和脂肪酸、單醣及熱量的攝取。

6. 無麩質飲食

　　麩質是小麥、黑麥和大麥中的一種蛋白質，對大多數人而言無不良影響，但對於患有乳糜瀉的病人，食用麩質食品會引發免疫反應，進一步造成小腸內壁損傷，可能因此增加癌症的風險。

　　然而，目前尚無證據顯示一般人食用麩質與消化道癌症風險增加有關聯，而非患有乳糜瀉(celiac disease)的人，亦無證據證明採用無麩質飲食(gluten-free diet)與降低癌症風險有關。

7. 升糖指數與升糖負荷

　　升糖指數(glycemic index)是指進食富含碳水化合物的特定食物後，與進食標準量的葡萄糖相比，測量血中血糖增加的狀況；而高升糖指數(high glycemic index)食物是指攝取後會迅速釋放葡萄糖，並造成血糖急遽升高的食物，通常為高度精製或加工後的穀物產品，其纖維含量較少且多額外添加糖類。

　　升糖指數被認為是富含碳水化合物食物，造成血糖迅速升高的品質量度；升糖負荷(glycemic load)則是同時考量上述的品質量度及食用量，故更能代表特定食品

攝取後，其血中血糖相對升高的情況。目前研究顯示，高升糖負荷的飲食型態 (dietary pattern high in glycemic load)會增加子宮內膜癌(endometrial cancer)的風險，未來需要更多的研究來確定對其他癌症的影響。

8. 素食

素食的飲食內容，飽和脂肪含量較低且不含紅色和經過加工的肉類，其纖維、維生素和其他生物活性成分含量也較高，基於上述理由，採取素食飲食型態可能可以降低癌症風險，促進健康；許多研究亦表明，相對於非素食者，素食者的總體癌症風險更為低。

嚴格素食者的飲食，因排除了所有動物產品（包括牛奶和雞蛋），被稱為「素食」飲食，需額外補充維生素 B_{12}、鋅和鐵，可由富含此類營養素的食物中獲取，也可選擇營養補充劑。但要注意的是，兒童和停經前婦女除上述營養素外，尚應攝取足夠的鈣，因與素食或含肉飲食者做比較，含鈣量相對較低的素食者，其發生骨折的風險較高。

9. 綜合維生素與礦物質營養補充劑

蔬菜和水果中含有許多有益健康的化合物，此類化合物能發揮協同作用，降低癌症發生風險；儘管富含蔬菜、水果和植物來源的飲食(plant-based foods)能減輕癌症發生，但目前尚無實證研究的證據可證明，使用綜合維生素與礦物質營養補充劑具有降低癌症風險的可能性，甚至有研究發現，使用含高劑量 β－胡蘿蔔素、維生素 A 和維生素 E 等之營養補充劑，反而會增加某些癌症的發生率。

食物是維生素、礦物質和其他生物活性成分的最佳來源，建議從各類原態食物多樣化攝取，若因身體因素想補充維生素與礦物質，並於醫師或營養師諮詢後可選擇綜合維生素與礦物質營養補充劑，但劑量不可超過個別維生素或礦物質的每日飲食建議攝取量。

◎ 微波爐烹調和塑膠容器

使用微波爐正常微波食品，並不會增加癌症風險；但塑膠容器(plastic containers)可能會在食物儲存期間或微波爐烹調過程中，釋放如鄰苯二甲酸鹽 (phthalates)或如雙酚 A (bisphenol A)等可能致癌化合物。故不僅應選擇新鮮、原態且加工少的食材外，也需選擇對的儲存或烹調器具及正確烹調方式、適當地烹調時間，避免陷於癌症風險之中。

專有名詞介紹
TERMINOLOGY

1. 瓦氏效應(Warburg effect)：癌細胞即使處於有氧環境下，仍然以氧氣不足條件下進行的糖解作用來產生能量。

2. 腫瘤(neoplasm)：是一群異常增生的細胞，可能是良性或是惡性的。

3. 梅納反應(Maillard reaction)：高溫烹調時，食物中的天門冬醯胺酸會與某些醣類發生之反應，產生的副產物為丙烯醯胺。

4. 亞硝胺(nitrosamines)：加工肉品其中含有的硝酸鹽和亞硝酸鹽，在腸道中受血基質鐵催化而形成，與導致 DNA 的氧化性損傷有關。

5. 雜環芳香胺(heterocyclic aromatic amines)和多環芳香烴(polycyclic aromatic hydrocarbons)：高溫烹調過程如直火烤肉或燒烤中所形成，與導致 DNA 的氧化性損傷有關。

6. 癌症惡病質(cancer cachexia)：一種多因素綜合症狀，因身體骨骼肌質量持續減少（無論脂肪量有無減少），而常規營養支持無法完全逆轉所導致的進行性功能障礙。

7. 鄰苯二甲酸鹽(phthalates)及雙酚 A (bisphenol A)：為可能致癌的化合物，塑膠容器會在食物儲存期間或微波爐烹調過程中釋放。

案例探討
CASE DISCUSSION

　　王先生，33 歲，身高 175 cm、體重 89 kg，平日工作忙碌，早餐通常為培根吐司及紅茶 1 杯，中午總是和同事一起訂購炸排骨便當（會吃裹粉炸皮），便當內青菜都不想吃，下午也和同事們一起團購甜飲料；為犒賞自己工作辛苦，經常吃宵夜，如 1 週食用 3 次燒烤，並搭配啤酒 1~2 罐。飯後會吸菸，每月約 2 包，已持續 10 年。因工作太累回家只想休息，並無運動習慣。近日因腹痛、排便習慣改變，甚至出現腹瀉和糞便帶血等症狀故就醫，經檢查後診斷為大腸直腸癌；過去病史為血中三酸甘油酯過高、脂肪肝及高血壓。請回答下列問題：

1. 請問王先生的飲食與生活習慣問題有哪些？

2. 請問王先生的每日飲食熱量與蛋白質需求為何？

3. 該給予王先生何種飲食與生活型態建議？

學習評量

(　　) 1.　癌症惡病質診斷與嚴重度分級中，惡病質的診斷定義不包括下列何者？
(A)6 個月內體重流失大於 5%
(B)身體質量指數(BMI)小於 20 kg/m² 且 6 個月內體重流失大於 2%
(C)身體質量指數(BMI)小於 22 kg/m² 且 6 個月內體重流失大於 5%
(D)肌少症且 6 個月內體重流失大於 2%

(　　) 2.　高溫烹調時，食物中的天門冬醯胺酸會與某些醣類發生梅納反應，產生可能的致癌副產物為何？
(A)乙烯膽鹼　(B)乙烯醯胺　(C)丙烯醯胺　(D)丙酮

(　　) 3.　食用加工肉品或高溫烹調過程（如直火烤肉或燒烤）中所形成的哪些物質，可能會導致細胞 DNA 的氧化性損傷，與致癌有關？
(A)亞硝胺　(B)雜環芳香胺　(C)芳香烴　(D)以上皆是

(　　) 4.　高添加糖的飲食型態會影響胰島素和相關激素的分泌量，造成某些癌症的發生率上升，故建議每日飲食中的添加糖應小於所需總熱量的？
(A) <5%　(B) 5~10%　(C) 10~20%　(D) 5~20%

(　　) 5.　癌症病人在活動差、非壓力狀態下，其熱量需求的參考建議為何？
(A) 15~20 kcal/kg/day　(B) 20~25 kcal/kg/day
(C) 25~30 kcal/kg/day　(D) 30~35 kcal/kg/day

(　　) 6.　癌症病人在營養耗損、體重減輕狀態下，其蛋白質需求的參考建議為下列何者？
(A) 0.8~1.0 g/kg/day　(B) 1.0~1.5 g/kg/day
(C) 1.5~2.0 g/kg/day　(D) 2.0~2.5 g/kg/day

(　　) 7.　癌症病人發生嗜中性球低下症時，飲食應注意事項下列何者為非？
(A)飯前應洗淨雙手
(B)勿吃生魚片或生菜沙拉
(C)避免未經高溫殺菌的牛奶或優酪乳、起司
(D)可於烹調後再加入香菜、生蒜頭

（　）8. 體能活動能影響身體多種系統性功能，故建議成人每週中重度運動時間
至少幾分鐘？
(A) 30~75 分鐘　(B) 75~150 分鐘　(C) 100~250 分鐘　(D) 150~300 分鐘

（　）9. 嚴格素食者因排除了所有動物產品，建議可由富含哪些營養素的食物中
或營養補充劑獲取？
(A)維生素 B_{12}　(B)鋅　(C)鐵　(D)以上皆是

（　）10. 下列食物中的抗氧化劑含量何者特別豐富？
(A)雞肉和豬肉　(B)蔬菜和水果　(C)油脂類　(D)含糖飲料

解答
CCDBC　BDDDB

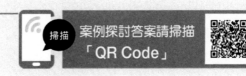
掃描　案例探討答案請掃描「QR Code」

參考文獻
REFERENCES

衛生福利部國民健康署(2020)．*癌症登記報告*。https://www.hpa.gov.tw/Pages/List.aspx?nodeid=119

衛生福利部國民健康署(2020)．*衛生福利部公布癌症發生資料*。https://www.hpa.gov.tw/Pages/Detail.aspx?nodeid=4141&pid=12682

Clinton, S. K., Giovannucci, E. L., & Hursting, S. D. (2020). The World Cancer Research Fund/American Institute for Cancer Research third expert report on diet, nutrition, physical activity, and cancer: Impact and future directions. *The Journal of nutrition*, *150*(4), 663-671.

De las Peñas, R., Majem, M., Perez-Altozano, J., Virizuela, J. A., Diz, P., Donnay, O., ... & Ocon, M. J. (2019). SEOM clinical guidelines on nutrition in cancer patients (2018). *Clinical and translational oncology*, *21*(1), 87-93. doi:10.1007/s12094-018-02009-3

Fabi, A., Bhargava, R., Fatigoni, S., Guglielmo, M., Horneber, M., Roila, F., ... & Ripamonti, C. I. (2020). Cancer-related fatigue: ESMO Clinical Practice Guidelines for diagnosis and treatment. *Annals of Oncology*, *31*(6), 713-723. doi:10.1016/j.annonc.2020.02.016

Fearon, K., Strasser, F., Anker, S. D., Bosaeus, I., Bruera, E., Fainsinger, R. L., ... Baracos, V. E. (2011). Definition and classification of cancer cachexia: An international consensus. *Lancet Oncology, 12*(5), 489-495. doi:10.1016/S1470-2045(10)70218-7

Matos, R. A., Adams, M., & Sabaté, J. (2021). The Consumption of Ultra-Processed Foods and Non-communicable Diseases in Latin America. *Frontiers in Nutrition, 8*, 110. doi:10.3389/fnut.2021.622714

Muscaritoli, M., Arends, J., Bachmann, P., Baracos, V., Barthelemy, N., Bertz, H., ... & Bischoff, S. C. (2021). ESPEN practical guideline: Clinical Nutrition in cancer. *Clinical Nutrition, 40*(5), 2898-2913. doi:10.1016/j.clnu.2021.02.005

Raymond, J. L., & Morrow, K. (2020). *Krause and mahan's food and the nutrition care process e-book*. Elsevier Health Sciences.

Rock, C. L., Thomson, C., Gansler, T., Gapstur, S. M., McCullough, M. L., Patel, A. V., ... & Doyle, C. (2020). American Cancer Society guideline for diet and physical activity for cancer prevention. *CA: A cancer journal for clinicians*, *70*(4), 245-271. doi:10.3322/caac.21591

Vieytes, C. A. M., Taha, H. M., Burton-Obanla, A. A., Douglas, K. G., & Arthur, A. E. (2019). Carbohydrate nutrition and the risk of cancer. *Current nutrition reports*, *8*(3), 230-239. doi:10.1007/s13668-019-0264-3

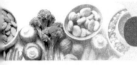

附錄一　**兒童生長曲線圖（女孩）**

兒童生長曲線百分位圖（女孩）

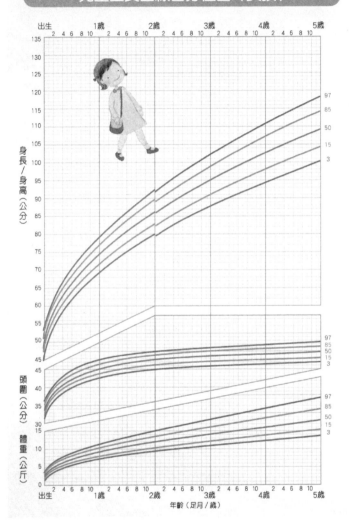

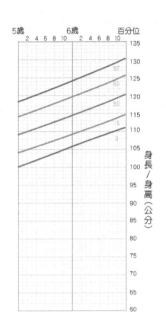

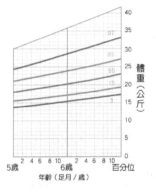

兒童生長曲線圖（女孩）

附錄二　兒童生長曲線圖（男孩）

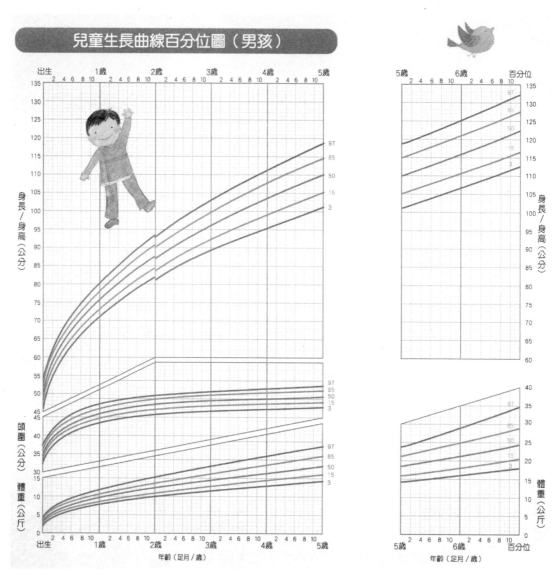

🍎兒童生長曲線圖（男孩）

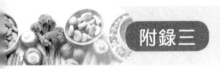

附錄三　國人膳食營養素參考攝取量修訂第八版 (Dietary Reference Intakes, DRIs)

行政院衛福部　中華民國 109 年 4 月

營養素	身高		體重		熱量[2][3]		蛋白質[4]		碳水化合物			膳食纖維		維生素A[6]	
單位	公分		公斤		大卡		公克		公克		總熱量	公克		微克	
年齡[1]	(cm)		(kg)		(kcal)		(g)		(g)		%	(g)		(µg RE)	
	男	女	男	女								男	女		
0~6月	61	60	6	6	100/公斤		2.3/公斤		AI=60					AI=400	
7~12月	72	70	9	8	90/公斤		2.1/公斤		AI=95					AI=400	
					男	女									
1~3歲	92	91	13	13	1150	1150	20		100	130	50~65%			400	
（稍低）												16	16		
（適度）					1350	1350						19	19		
4~6歲	113	112	20	19			30		100	130	50~65%			400	
（稍低）					1550	1400						20	20		
（適度）					1800	1650						25	23		
7~9歲	130	130	28	27			40		100	130	50~65%			400	
（稍低）					1800	1650						25	23		
（適度）					2100	1900						29	27		
														男	女
10~12歲	147	148	38	39			55	50	100	130	50~65%			500	500
（稍低）					2050	1950						29	27		
（適度）					2350	2250						33	32		
13~15歲	168	158	55	49			70	60	100	130	50~65%			600	500
（稍低）					2400	2050						34	29		
（適度）					2800	2350						39	33		
16~18歲	172	160	62	51			75	55	100	130	50~65%			700	500
（低）					2150	1650						30	23		
（稍低）					2500	1900						35	37		
（適度）					2900	2250						41	32		
（高）					3350	2550						47	36		

營養素	身高		體重		熱量(2)(3)		蛋白質(4)		碳水化合物			膳食纖維		維生素A(6)	
單位	公分		公斤		大卡		公克		公克		總熱量	公克		微克	
年齡(1)	(cm)		(kg)		(kcal)		(g)		(g)		%	(g)		(μg RE)	
19～30歲	171	159	64	52			60	50	100	130	50~65%			600	500
（低）					1850	1450						26	20		
（稍低）					2150	1650						30	23		
（適度）					2400	1900						34	27		
（高）					2700	2100						38	29		
31～50歲	170	157	64	54			60	50	100	130	50~65%			600	500
（低）					1800	1450						25	20		
（稍低）					2100	1650						29	23		
（適度）					2400	1900						34	27		
（高）					2650	2100						37	29		
51～70歲	165	153	60	52			55	50	100	130	50~65%			600	500
（低）					1700	1400						24	20		
（稍低）					1950	1600						27	22		
（適度）					2250	1800						32	25		
（高）					2500	2000						35	28		
71歲～	163	150	58	50			60	50	100	130	50~65%			600	500
（低）					1650	1300						23	18		
（稍低）					1900	1500						27	21		
（適度）					2150	1700						30	24		
懷孕 第一期					+0		+10		+0	+0	50~65%	+0		+0	
懷孕 第二期					+300		+10		+35	+45	50~65%	+5		+0	
懷孕 第三期					+300		+10		+35	+45	50~65%	+5		+100	
哺乳期					+500		+15		+60	+80	50~65%	+7		+400	

營養素	AI 維生素D[7]	AI 維生素E[8]	AI 維生素K	維生素C	維生素B₁	
單位	微克	毫克	微克	毫克	毫克	
年齡[1]	(μg)	(mg α-TE)	(μg)	(mg)	(mg)	
0～6月	10	3	2.0	AI=40	AI=0.3	
7～12月	10	4	2.5	AI=50	AI=0.3	
1～3歲（稍低）（適度）	10	5	30	40	0.6	
					男	女
4～6歲（稍低）（適度）	10	6	55	50	0.9	0.8
7～9歲（稍低）（適度）	10	8	55	60	1.0	0.9
10～12歲（稍低）（適度）	10	10	60	80	1.1	1.1
13～15歲（稍低）（適度）	10	12	75	100	1.3	1.1
16～18歲（低）（稍低）（適度）（高）	10	13	75	100	1.4	1.1

營養素	AI 維生素D(7)	AI 維生素E(8)	AI 維生素K		維生素C	維生素B₁	
單位	微克	毫克	微克		毫克	毫克	
年齡(1)	(μg)	(mg α-TE)	(μg)		(mg)	(mg)	
			男	女			
19〜30歲	10	12	120	90	100	1.2	0.9
（低）							
（稍低）							
（適度）							
（高）							
31〜50歲	10	12	120	90	100	1.2	0.9
（低）							
（稍低）							
（適度）							
（高）							
51〜70歲	15	12	120	90	100	1.2	0.9
（低）							
（稍低）							
（適度）							
（高）							
71歲〜	15	12	120	90	100	1.2	0.9
（低）							
（稍低）							
（適度）							
懷孕　第一期	+0	+2	+0		+10	+0	
懷孕　第二期	+0	+2	+0		+10	+0.2	
懷孕　第三期	+0	+2	+0		+10	+0.2	
哺乳期	+0	+3	+0		+40	+0.3	

營養素	維生素B₂		菸鹼素(9)		維生素B₆		維生素B₁₂		葉酸
單位	毫克		毫克		毫克		微克		微克
年齡(1)	(mg)		(mg NE)		(mg)		(µg)		(µg)
0～6月	AI=0.3		AI=2		AI=0.1		AI=0.4		AI=70
7～12月	AI=0.4		AI=4		AI=0.3		AI=0.6		AI=85
1～3歲 （稍低） （適度）	0.7		9		0.5		0.9		170
	男	女	男	女					
4～6歲 （稍低） （適度）	1	0.9	12	11	0.6		1.2		200
7～9歲 （稍低） （適度）	1.2	1.0	14	12	0.8		1.5		250
							男	女	
10～12歲 （稍低） （適度）	1.3	1.2	15	15	1.3		2.0	2.2	300
					男	女			
13～15歲 （稍低） （適度）	1.5	1.3	18	15	1.4	1.3	2.4		400
16～18歲 （低） （稍低） （適度） （高）	1.6	1.2	18	15	1.5	1.3	2.4		400

營養素	維生素B$_2$		菸鹼素[9]		維生素B$_6$		維生素B$_{12}$	葉酸
單位	毫克		毫克		毫克		微克	微克
年齡[1]	(mg)		(mg NE)		(mg)		(µg)	(µg)
19～30歲	1.3	1.0	16	14	1.5	1.5	2.4	400
（低）								
（稍低）								
（適度）								
（高）								
31～50歲	1.3	1.0	16	14	1.5	1.5	2.4	400
（低）								
（稍低）								
（適度）								
（高）								
51～70歲	1.3	1.0	16	14	1.6	1.6	2.4	400
（低）								
（稍低）								
（適度）								
（高）								
71歲～	1.3	1.0	16	14	1.6	1.6	2.4	400
（低）								
（稍低）								
（適度）								
懷孕 第一期	+0		+0		+0.4		+0.2	+200
懷孕 第二期	+0.2		+2		+0.4		+0.2	+200
懷孕 第三期	+0.2		+2		+0.4		+0.2	+200
哺乳期	+0.4		+4		+0.4		+0.4	+100

營養素	AI 膽素		AI 生物素	AI 泛酸	AI 鈣	AI 磷
單位	毫克		微克	毫克	毫克	毫克
年齡[1]	(mg)		(µg)	(mg)	(mg)	(mg)
0～6月	140		5.0	1.7	300	200
7～12月	160		6.5	1.8	400	300
1～3歲 （稍低） （適度）	180		9.0	2.0	500	400
4～6歲 （稍低） （適度）	220		12.0	2.5	600	500
7～9歲 （稍低） （適度）	280		16.0	3.0	800	600
10～12歲 （稍低） （適度）	350	350	20.0	4.0	1000	800
	男	女				
13～15歲 （稍低） （適度）	460	380	25.0	4.5	1200	1000
16～18歲 （低） （稍低） （適度） （高）	500	370	27.0	5.0	1200	1000

營養素	AI 膽素		AI 生物素	AI 泛酸	AI 鈣	AI 磷
單位	毫克		微克	毫克	毫克	毫克
年齡[1]	(mg)		(μg)	(mg)	(mg)	(mg)
19～30歲 （低） （稍低） （適度） （高）	450	390	30.0	5.0	1000	800
31～50歲 （低） （稍低） （適度） （高）	450	390	30.0	5.0	1000	800
51～70歲 （低） （稍低） （適度） （高）	450	390	30.0	5.0	1000	800
71歲～ （低） （稍低） （適度）	450	390	30.0	5.0	1000	800
懷孕 第一期	+20		+0	+1.0	+0	+0
懷孕 第二期	+20		+0	+1.0	+0	+0
懷孕 第三期	+20		+0	+1.0	+0	+0
哺乳期	+140		+5.0	+2.0	+0	+0

AI

營養素	鎂	鐵[5]	鋅	碘	硒	氟
單位	毫克	毫克	毫克	微克	微克	毫克
年齡[1]	(mg)	(mg)	(mg)	(µg)	(µg)	(mg)
0～6月	AI=25	7	5	AI=110	AI=15	0.1
7～12月	AI=70	10	5	AI=130	AI=20	0.4
1～3歲 （稍低） （適度）	80	10	5	65	20	0.7
4～6歲 （稍低） （適度）	120	10	5	90	25	1.0
7～9歲 （稍低） （適度）	170	10	8	100	30	1.5
10～12歲 （稍低） （適度）	男　230　女　230	15	10	120	40	2.0
13～15歲 （稍低） （適度）	350　320	15	男　15　女　12	150	50	3.0
16～18歲 （低） （稍低） （適度） （高）	390　330	15	15　12	150	55	3.0

AI

營養素	鎂		鐵(5)		鋅		碘	硒	氟
單位	毫克		毫克		毫克		微克	微克	毫克
年齡(1)	(mg)		(mg)		(mg)		(μg)	(μg)	(mg)
			男	女	男	女			
19～30歲 （低） （稍低） （適度） （高）	380	320	10	15	15	12	150	55	3.0
31～50歲 （低） （稍低） （適度） （高）	380	320	10	15	15	12	150	55	3.0
51～70歲 （低） （稍低） （適度） （高）	360	310	10		15	12	150	55	3.0
71歲～ （低） （稍低） （適度）	350	300	10		15	12	150	55	3.0
懷孕 第一期	+35		+0		+3		+75	+5	+0
懷孕 第二期	+35		+0		+3		+75	+5	+0
懷孕 第三期	+35		+30		+3		+75	+5	+0
哺乳期	+0		+30		+3		+100	+15	+0

* 表中未標明 AI（足夠攝取量 Adequate Intakes）值者，即為 RDA（建議量 Recommended Dietary allowance）值。

附註： 1. 年齡係以足歲計算。

2. 1 大卡 (Cal; kcal)=4.184 仟焦耳 (kj)。

3. 「低、稍低、適度、高」表示生活活動強度之程度。

4. 動物性蛋白在總蛋白質中的比例，1 歲以下的嬰兒以占 2/3 以上為宜。

5. 日常國人膳食中之鐵質攝取量，不足以彌補婦女懷孕、分娩失血及泌乳時之損失，建議自懷孕第三期至分娩後兩個月內每日另以鐵鹽供給 30 毫克之鐵質。

6. R.E.(Retinol Equivalent) 即視網醇當量。

   1μg R.E.=1μg 視網醇 (Retinol)=6μg β- 胡蘿蔔素 (β-Carotene)

7. 維生素 D 係以維生素 D_3(Cholecalciferol) 為計量標準。

   1μg=40 I.U. 維生素 D_3

8. α-T.E.(α-Tocopherol Equivalent) 即 α- 生育醇當量。

   1mg α-T.E.=1mg α-Tocopherol

9. N.E.(Niacin Equivalent) 即菸鹼素當量。菸鹼素包括菸鹼酸及菸鹼醯胺，以菸鹼素當量表示之。

10. 根據大腦葡萄糖需要量設定碳水化合物之 EAR 或 RDA。

* 107 年新增碳水化合物、膳食纖維，以及檢討修訂鈣、碘及維生素 D。

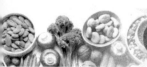
附錄四　扇形均衡飲食及六大類食物

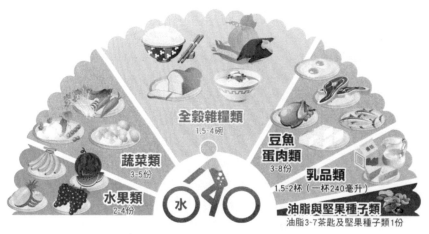

全穀雜糧類
1.5~4碗

蔬菜類
3~5份

水果類
2~4份

豆魚
蛋肉類
3~8份

乳品類
1.5~2杯（一杯240毫升）

油脂與堅果種子類
油脂3~7茶匙及堅果種子類1份

水

🍎扇形均衡飲食及六大類食物

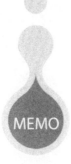

MEMO

Therapeutic Nutrition

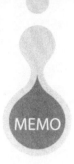

MEMO

Therapeutic Nutrition

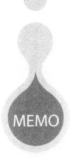

MEMO

Therapeutic Nutrition

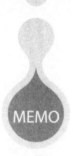

MEMO

Therapeutic Nutrition

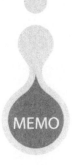

MEMO

Therapeutic Nutrition

國家圖書館出版品預行編目資料

膳食療養學／葉松鈴、陳淑子、簡怡雯、翁慧玲、
許秋萍、翁德志、鄭佾琪、陳巧明、林栩禎、蘇
秀悅、戰臨茜、邱琬淳、吳柏姍、蔡維德編著.
－初版.－新北市：新文京開發出版股份有限公司,
2022.04
　　　面；　公分
　　　ISBN 978-986-430-829-3（平裝）

1.CST：食療　2.CST：營養　3.CST：健康飲食

418.91　　　　　　　　　　　　　111005509

膳 食 療 養 學　　　　　　　　（書號：B441）

總 校 閱	葉松鈴
編 著 者	葉松鈴　陳淑子　簡怡雯　翁慧玲　許秋萍 翁德志　鄭佾琪　陳巧明　林栩禎　蘇秀悅 戰臨茜　邱琬淳　吳柏姍　蔡維德
出 版 者	新文京開發出版股份有限公司
地 址	新北市中和區中山路二段 362 號 9 樓
電 話	(02) 2244-8188（代表號）
Ｆ Ａ Ｘ	(02) 2244-8189
郵 撥	1958730-2
初 版	西元 2022 年 06 月 15 日

New Wun Ching Developmental Publishing Co., Ltd.

New Age · New Choice · The Best Selected Educational Publications—NEW WCDP

新文京開發出版股份有限公司

NEW
WCDP 　新世紀・新視野・新文京 — 精選教科書・考試用書・專業參考書